SHENJING NEIKE JIBING
LINCHUANG ZHENLIAO GUIFAN

神经内科疾病临床诊疗规范

主编 菅朝丽 郑华燕 刘 雪 吴 晨
柴仁昌 杜文芳 王奇峰

黑龙江科学技术出版社
HEILONGJIANG SCIENCE AND TECHNOLOGY PRESS

图书在版编目（CIP）数据

神经内科疾病临床诊疗规范 / 菅朝丽等主编. -- 哈
尔滨：黑龙江科学技术出版社，2024.4
ISBN 978-7-5719-2349-5

Ⅰ. ①神… Ⅱ. ①菅… Ⅲ. ①神经系统疾病－诊疗
Ⅳ. ①R741

中国国家版本馆CIP数据核字（2024）第068495号

神经内科疾病临床诊疗规范
SHENJING NEIKE JIBING LINCHUANG ZHENLIAO GUIFAN

主　　编　菅朝丽　郑华燕　刘　雪　吴　晨　柴仁昌　杜文芳　王奇峰
责任编辑　包金丹
封面设计　宗　宁
出　　版　黑龙江科学技术出版社
　　　　　地址：哈尔滨市南岗区公安街70-2号　邮编：150007
　　　　　电话：（0451）53642106　传真：（0451）53642143
　　　　　网址：www.lkcbs.cn
发　　行　全国新华书店
印　　刷　黑龙江龙江传媒有限责任公司
开　　本　787 mm×1092 mm　1/16
印　　张　23.25
字　　数　589千字
版　　次　2024年4月第1版
印　　次　2024年4月第1次印刷
书　　号　ISBN 978-7-5719-2349-5
定　　价　198.00元

编委会

◎ **主　编**

菅朝丽　郑华燕　刘　雪　吴　晨

柴仁昌　杜文芳　王奇峰

◎ **副主编**

王当惠　于丽伟　韩兆伟　谭贤佩

刘　冰　田　涌

◎ **编　委**（按姓氏笔画排序）

于丽伟（平度市第三人民医院）

王当惠（菏泽市中医医院）

王奇峰（青州市人民医院）

田　涌（淄博市博山区人民医院）

刘　冰（邯郸市中心医院）

刘　雪（梁山县人民医院）

杜文芳（郓城县人民医院）

吴　晨（郯城县第一人民医院）

郑华燕（江山市人民医院）

柴仁昌（昌乐齐城中医院）

菅朝丽（乐陵市人民医院）

韩兆伟（鄄城县中医医院）

谭贤佩（湖北省荆州市第一人民医院）

前言

　　神经系统疾病多属临床疑难顽症，治疗难度较大、患者痛苦异常。如何攻克这一难关，已成为当今医学界重点研究的课题之一。随着现代医学，特别是分子生物学、转化医学和电子信息科学在医学领域中的应用和发展，用于疾病诊断的新技术和新药物不断及更新。这些新技术的应用和新药的研发使临床医师不但对神经内科疾病有了新的认识，更对一些疾病的传统治法提出了异议。如何从众多诊疗方法中为患者筛选有益、安全、经济、方便的方案已经成为当今临床医师面临的新挑战。为此，我们特邀请从事神经内科临床工作多年的专家，在参阅大量国内外文献的基础上，以临床为基点，编写了《神经内科疾病临床诊疗规范》一书。

　　本书从临床实际出发，不仅系统地介绍了神经内科疾病经典的诊治内容，还巧妙地融入了国内外前沿诊疗理论和临床技能。除介绍神经系统疾病的检查方法和相关理论知识外，本书还以疾病机制为分类依据，重点阐述了各种神经内科疾病的病因、发病机制、临床表现、诊断和治疗方法。本书条理清晰、涵盖面广，资料详实、语言精练，对提高神经内科专业临床医师的诊疗技巧、思维能力及临床实践能力大有助益，可供各级医疗机构神经内科医师和医学院校学生学习参考使用。

　　由于编者的编写时间有限、编写风格不统一，加之神经内科学的不断发展，书中内容难免存在疏漏和不足之处，望广大读者给予批评指正，以便再版时修正。

《神经内科疾病临床诊疗规范》编委会

2024 年 1 月

C目录

1

第一章
神经系统疾病的病史采集与诊断方法

第一节 病史采集

神经科医师在日常临床工作中,特别是接诊新患者时,首先要详细了解患者的病史,注意病程中出现的各种症状的顺序,以及不同症状间的相互关系。细致、全面和系统地采集病史是医师接诊患者时要做的第一件事情,是诊断和治疗疾病必要的前提条件。

为了确保病史采集的客观性、真实性和准确性,临床医师应遵循实事求是的原则,不可主观臆断、妄自揣度;要耐心和蔼地接待患者,提问时要注重启发,避免暗示,让患者能够充分表述自己患病的真实情况。临床医师对患者描述的症状应善于明智地追问,分析其表述的真正含义。例如头晕可能被患者用来描述真性眩晕、短暂的忽悠感或不稳定感;麻木可能指感觉完全丧失、麻痹或有刺痛感等。

在床边做即时的记录能使医师把握疾病的要点,保证最大限度的可靠性与准确性;但不论获得的病史多么可靠,都必须通过有一定知识和了解患者发病情况的人确认患者的叙述。如果患者由于意识障碍、精神症状及智能缺陷等不能自行叙述病史,则需通过亲属了解情况,提供尽可能客观详尽的病史。此外,不应忽视阴性症状,它可能对确定诊断或排除某些疾病亦有重要意义。

神经科医师采集病史时切勿片面地局限于神经系统症状,忽略其他系统的表现。问诊时要善于对各种症状的内在联系进行分析综合,分清主次,去伪存真,进行归纳整理。总之,病史的采集应提供患者病情的全面资料,包括起病时的状况、首发症状、进展经过,以及患者目前的主要临床症状等。

一、主诉

主诉是患者前来就诊的主要原因,也是患者对疾病的主要表述,主要包括发病时间、主要症状及病程经过等的概括描述。

二、现病史

现病史是病史中最重要的部分,可能为疾病的临床分析和诊断提供重要的信息。①起病情况：如发病时间、起病急缓、发病前致病因素和诱因等，例如起病急缓是定性诊断或病理诊断的重要线索，急骤起病经常因急性血管事件、炎症、中毒及创伤等所致，缓慢起病可因肿瘤、慢性炎症、变性疾病、遗传代谢性疾病和发育异常性疾病等所致；②疾病进展与演变过程：如症状自出现到加重、恶化、复发、缓解或消失的经过，症状加重与缓解的原因，各种症状出现的时间顺序、方式、性质及伴发的症状，既往诊治经过及疗效等，疾病进展与演变情况可能有助于定性诊断，同时又能指导正确治疗及判断预后；③疾病首发症状经常可以指示病变的主要部位，各种症状与体征体现的功能缺损又可能提示病变相应的解剖学结构，为定位诊断或解剖学诊断提供重要的线索。可见，现病史是纵观疾病全貌，进行正确诊断、治疗及判定预后最重要的基础。

神经系统疾病常见的症状主要包括以下几项，应根据患者的具体情况有侧重点地加以询问。

(一)头痛

通常指额部、颞部、顶部和枕部疼痛或全头痛，应注意询问头痛的特点。

1.部位

头痛是全头痛，还是局部头痛及具体部位。

2.性质

头痛为胀痛、搏动性疼痛、钻痛、割裂痛、隐痛或紧箍痛等。

3.规律

头痛为持续性或发作性，持续的时间及发作的频率，是否有头痛发作的相关病因及诱因，头痛发作或缓解与体位、头位、情绪、睡眠、疲劳和气候的关系，以及脑脊液压力暂时增高，如咳嗽、喷嚏、屏气、用力及排便等是否有影响。

4.先兆及伴发症状

头痛有无先兆，是否伴有头晕、恶心、呕吐、面色苍白或潮红、视物不清、闪光、畏光、复视、耳鸣、失语、偏瘫、倦睡、晕厥及昏迷等症状。

(二)疼痛

与头痛类似，需询问疼痛的部位、性质、规律及伴发症状等，尤应注意其为局部性疼痛、放射性疼痛(如根痛)或扩散性疼痛(如牵涉痛)，即疼痛与神经系统解剖定位关系，可能为病因诊断提供证据。

(三)抽搐

抽搐或癫痫发作通常需要回顾性地确立诊断，通常根据患者的发作史，特别是可靠目击者提供发作过程和表现的详细描述，如发作间期脑电图出现痫性放电通常可确诊，必要时可通过视频脑电监测发作表现及实时同步描记的脑电图证实。需要询问以下几项。

(1)患者发作前是否有躯体麻木、感觉异常、视物模糊、闪光幻觉、耳鸣和怪味等先兆症状，对发作经过能否回忆等。

(2)目击者需确认患者有无失神、瞪视、无意识言语或动作等，发作过程为全身性或局部性，是强直性、阵挛性或不规则性，是否伴意识丧失、口吐白沫、舌咬伤及尿便失禁等。

(3)发作后症状，如发作后患者进入昏睡或持续一段时间的意识模糊、失定向等(发作后状态)，在清醒后伴有头痛、周身酸痛、疲乏、精神异常及肢体瘫痪等，如发作后出现一过性偏瘫(Todd瘫痪)可能提示局灶性脑损害。

(4)患者最早发病的年龄，是否有高热惊厥、脑创伤、脑炎、脑膜炎和寄生虫病等病史，以及发作的频率，诱因如睡眠剥夺、情绪、疲劳、月经及闪光刺激等，既往药物治疗史及疗效等。

(四)瘫痪

需要了解瘫痪发生的急缓;瘫痪的类型如偏瘫、单瘫、截瘫、四肢瘫或某些肌群的瘫痪等;瘫痪性质为痉挛性或弛缓性,是否进展,以及进展的过程和速度;伴发症状如发热、疼痛、感觉障碍、肌萎缩、失语、抽搐或不自主运动等。

(五)感觉异常

应注意询问感觉异常的性质,如麻木、痒感、冷感或热感、沉重感、针刺感、蚁走感、肿胀感、电击感及束带感等,感觉异常的范围经常具有定位意义。

(六)视力障碍

视力障碍包括视物模糊、视力下降、一过性黑矇和失明等,视物不清可能由于视野缺损、复视或眼球震颤所致,需注意鉴别。复视应询问出现的方向、实像与虚像的位置关系和距离,是否有过单眼复视等。

(七)其他症状

1.言语障碍

言语障碍包括构音障碍,以及失语症,如口语、听理解、复述、命名、阅读和书写能力的降低或丧失。

2.睡眠障碍

睡眠障碍包括失眠,如入睡困难、易醒和早醒等,以及嗜睡和梦游。

3.脑神经障碍

如眼裂闭合不严、口角歪斜、耳鸣、耳聋、眩晕、眼球震颤、饮水呛咳、吞咽困难和构音障碍等。

4.精神障碍

如抑郁、焦虑、紧张、惊恐和偏执等,以及药物导致的各种精神异常等。

三、既往史

既往史包括患者过去的健康状况和曾经患过的疾病,特别是高血压病、糖尿病、高脂血症等,以及创伤史、手术史、预防接种史及过敏史等,也包括睡眠、情绪及情感体验等;特别是与目前所患疾病有关的病史,对探究当前疾病的病因及鉴别诊断有意义。在神经系统疾病方面还应着重了解以下问题。

(1)头部或脊柱创伤或手术史,创伤时情况,是否伴有昏迷、抽搐或瘫痪,是否合并骨折,有无后遗症等。

(2)神经系统感染性疾病史,如各种原因脑炎、脑膜炎、脑脓肿及寄生虫病,以及流行性疾病、传染病等。

(3)心血管疾病史,如各种类型心脏病、心律不齐、心肌梗死、高血压病、动脉粥样硬化、大动脉炎及周围血管栓塞等病史。

(4)食物或药物过敏史及中毒史,金属或化学毒物如汞、锰、砷、苯、有机磷等接触及中毒史,放射性物质、工业粉尘接触史及中毒史。

四、个人史

个人史应重点询问患者的发育史、社会经历和职业、习惯与嗜好、婚姻史及冶游史等;对女性患者需要询问月经史和生育史。在神经系统疾病诊断中,生长及发育史对某些先天性发育异常疾病和遗传代谢疾病患者或患儿尤为重要,须了解患者母亲妊娠时的健康状况、妊娠年龄以及严重感染、营养缺乏、阴道出血、抽搐和子痫等病史;患者出生情况如是否足月、顺产或难产、是否施行麻醉或产钳,出生时是否出现发绀、窒息、惊厥或病理性黄疸,以及新生儿评分,患者发育情况等。

此外,应了解患者的生活习惯与嗜好,如饮食习惯、睡眠习惯和质量,右或左利手,烟酒嗜好的时间长短和摄入量,是否有异嗜癖和使用毒麻药等。

五、家族史

神经系统遗传性疾病临床并非少见且种类较多,如进行性肌营养不良症、遗传性共济失调、橄榄脑桥小脑萎缩等。注意询问患者家族成员中是否有罹患同样疾病者,以及家族中患病者分布情况。同时应注意患者家族中有无与患者疾病有关的癫痫、肿瘤、周期性瘫痪和偏头痛等病史者。

(王奇峰)

第二节 诊 断 方 法

神经病学临床诊断应达到4个主要的预期目的:①首先,确定疾病的部位和病因,在此基础上临床医师为患者制定适宜的有效的治疗方案;②判定和预测疾病的预后或转归;③如果罹患遗传性疾病,应向患者的双亲提供遗传咨询,防止病婴出生;④医学致力于疾病治疗和预防,在疾病诊断及防治的临床实践中研究疾病现象,不断地更新临床知识,并在临床实践中应用和检验。神经科医师不应满足于目前已能够治疗某些疾病,应始终认真地诊治每一例患者,不断地探索疾病的治疗和预防方法,特别是难治性疾病的治疗方法,不断提高诊治水平。

一、临床诊断的方法与步骤

临床诊断的方法是临床医师在诊治疾病时通常采取的思维模式,也是医师在临床诊断过程中必须遵循的必要的条理化步骤。

(1)通过采集病史及神经系统检查分别获得患者的症状和体征等临床资料。

(2)临床医师运用解剖学及生理学知识解释当前疾病相关的症状和体征,识别患者的神经功能障碍及其受累的解剖学结构。

(3)在明确了患者的临床症状、体征及其相互联系后,为临床医师进行神经系统疾病的定位诊断提供了条件,这一步骤被称为解剖学诊断或定位诊断。有时根据临床确定的一系列特征性症状和体征可能组成某种特定的临床综合征,这一步骤称为综合征诊断,经常与定位诊断同时进行,可能有助于疾病的定位和定性诊断。例如一例年轻的女性临床出现眼球震颤和核间性眼肌麻痹,可以确定病变是在脑桥,并要首先高度怀疑多发性硬化。

(4)根据病变定位诊断的结果及其他临床资料,尤其疾病发作及进展方式,以及患者相关的既往史及家族史、实验室及其他辅助检查所见等,可推断出疾病的病理诊断,如能够从所获得的临床资料中寻觅出病因及发病机制时,即可推断出病因诊断。

（5）最后，临床医师需对患者的致残程度进行评估，并确定其为一过性或永久性，这对于疾病的治疗及判定患者功能恢复的潜在可能性都很重要。这一步骤可称为功能诊断。

二、神经病学相关知识的重要性

神经解剖学、神经生理学、神经病理学、遗传学及免疫学等基础知识是神经病学临床诊断与治疗的基础。神经科临床医师不仅要具有临床技能，掌握获取可靠的临床资料的方法，还要具有丰厚的基础理论知识，善于运用正确的临床思维，才能得心应手地解释和分析获得的临床资料及辅助检查结果，得出正确的结论。

最基本的神经解剖学知识包括大脑皮质区及其联系如皮质脊髓束，运动单元（前角细胞、周围神经及肌肉），基底节和小脑运动联系，感觉通路及视觉、听觉通路等，以及脑神经、下丘脑及脑垂体、脑干及脑干网状结构、边缘系统、自主神经系统和脑脊液通路等解剖结构。神经生理学基本知识包括神经冲动、神经肌肉传递及肌肉收缩过程、脊髓反射活动和中枢神经的传递，以及神经元的兴奋、抑制及释放过程，皮质激活和痫性发作的形成等。

从诊断和治疗的观点来看，神经科医师可以极大地受益于病理解剖学知识，使之能够准确地进行病变的定位诊断，并熟悉神经系统的病理改变，包括常见的梗死、出血、脱髓鞘、损伤、压迫、炎症、肿瘤、变性及发育异常等。熟悉和了解这些病变的大体和显微镜下所见，以及不同病变常见的临床症状和体征，与这些病变相关的各种临床疾病，这些疾病可能伴发的神经影像学异常及实验室检查异常，这无疑可以提高临床医师解释患者临床表现的能力、确定诊断与实施治疗的能力，以及预见疾病预后的能力。

三、神经系统疾病临床诊断原则

在神经系统疾病进行临床诊断时，通常采取解剖学（定位）诊断优先的原则。因为如果不明确神经系统病变发生的部位而去寻找病因，就像内科医师还不知晓患者罹患肺病、胃肠病或肾脏病就要试图确定疾病的病因一样，是不可思议的。此外，由于神经系统不同部位的病变经常与特定的神经疾病有密切的相关性，定位诊断一旦确定之后，也为其病因（定性）诊断提供了最重要的思路和可能。

在临床工作中应始终坚持病史和神经系统检查是最基本、最重要的临床诊断依据的原则，因为许多神经系统疾病的诊断都是以症状和体征为基础的。在多数情况下，医师能够解决定位诊断问题，但病因诊断却常常扑朔迷离，令人难以琢磨。病史和神经系统检查获取的信息经常是病因诊断的线索和思路，也是明智地选择最适当、最有价值的辅助检查方法的根据。

在通常情况下，只要能够正确应用临床诊断方法及程序均能追本溯源，获得正确的诊断。事实上，有些病例并不需要坚持通常的每一步骤，可不囿于规矩。例如帕金森病极具特征性的临床表现就可能使医师一目了然，医师只要再检查患者具有齿轮样肌张力增高，脑 CT 或 MRI 检查显示无特异性病变即可诊断。有些体征本身极富特异性，如副肿瘤性小脑变性出现的斜视眼阵挛，肝豆状核变性的角膜 K-F 环，神经梅毒或糖尿病性眼肌运动性神经病的阿-罗瞳孔等，这些体征可能对疾病的定位与定性诊断具有指示性意义。如果患者的症状、体征提示为周围神经损害，则须进一步追溯其可能的病因。

此外，也有一些疾病的综合征诊断及定位诊断本身就已经提示了病因（定性）诊断，例如以眩晕发作起病的患者，表现为一侧面部痛觉缺失伴对侧半身痛温觉缺失，以及同侧 Horner 征、小脑性共济失调和饮水呛咳、吞咽不能等,所有的这些症状和体征形成了完整的 Wallenberg 综合征,提示病变受累的部位是在延髓背外侧,再结合患者起病为急性经过,即可确定其病因可能是小脑后下动脉或椎动脉血栓形成。

在神经系统疾病临床诊断的过程中须运用科学的、灵活的临床思维方法,注意到不同的疾病可能累及神经系统的同一部位,如痉挛性截瘫可见于脊髓压迫症、多发性硬化、脊髓肿瘤或遗传性痉挛性截瘫等。相反地,同一疾病也可能表现为不同的症状、体征,如多发性硬化可以表现为大脑、小脑、脑干、脊髓及视神经受累的不同组合的症状体征,临床表现可能极为复杂多样;因此多发性硬化的诊断应把握其特征性临床表现,诸如病程的缓解-复发,以及较特异性症状和体征的组合,如突发的视力障碍或脊髓损害,眼球震颤与核间性眼肌麻痹并存的体征,提示病灶位于脑干,应高度怀疑多发性硬化的可能。有经验的临床医师高度重视综合征的临床价值,综合征经常是临床医师便于疾病诊断而概括的一组症状和体征的组合。例如福斯特-肯尼迪综合征在眼底检查时可见病变侧原发性视神经萎缩,对侧视盘水肿,通常因前颅窝肿瘤或额叶占位性病变所致;再如一个半综合征是一侧脑桥病变使该侧脑桥旁正中网状结构受损,导致向病灶侧凝视麻痹,同侧眼球不能外展和对侧眼球不能内收,因病灶同时累及对侧交叉过来支配同侧动眼神经核的内侧纵束,使同侧眼球也不能内收,仅对侧眼球可以外展。常见于脑干的肿瘤、腔隙性梗死、出血或多发性硬化等。识别这些综合征常可确定病变的定位,同时显著缩小了可能的病因范围,对临床诊断颇有意义。

在临床诊断过程中,不管要解决的临床问题多么复杂,通常都应遵循临床诊断的基本步骤,包括准确判定患者的症状和体征,正确地解释神经系统的功能紊乱,识别特征性临床综合征,进而作出定位诊断与定性诊断。许多临床经验表明,当诊断不确定或有争议时,后来经常发现在首诊时患者的症状未被正确解释。例如患者主诉头晕被误认为是眩晕而不是头重脚轻,持续性部分性癫痫发作被误认为是锥体外系症状如舞蹈-手足徐动,使临床思路从一开始就出现了偏差。可见,临床检查获得准确无误的、真实可靠的症状体征是保证临床诊断正确性的必要前提和基础。对诊断较困难的病例有时进行反复的神经系统检查是完全必要的,而且在重复检查中很可能获得意外的重要发现。因此,细致周密的、不厌其烦的工作作风是做一名优秀临床医师的基本素质。

四、临床诊断应注意的问题

在疾病的临床诊断过程中,即使严格地遵循临床诊断程序,并进行必要的实验室等辅助检查,仍有许多患者的疾病无法得到确诊。在此情况下要特别注意以下问题。

(1)要将临床分析集中于主要症状、体征的仔细推敲上。例如临床常见的良性发作性位置性眩晕患者以剧烈的眩晕为主诉,临床常归咎于后循环缺血或颈椎病,实际上只要医师追问,就可了解到其发作时间短暂,一般为数秒或十余秒,通常不超过 30 秒,常因变换头位或体位诱发,呈反复发作,具有自限性,Dix-Hallpike 试验可为阳性,通常易于作出诊断。这里的问题是出在对主要体征没有全面的认识,同时也提出对良性发作性位置性眩晕认识不足是导致误诊的另一主要原因,医师要不断地学习和更新知识,这正是其职业责任感的表现。

(2)如前所述,如果主要体征被错误解释时,临床思维从一开始便可能走入了歧途,诸如把震颤误认为是共济失调,或将患者主诉的疲劳误认为是肌无力等。要避免过早地下诊断,更要避免思路过分地被某一病史特点或某一神经系统体征所局限,先入为主地作出诊断,而不再考虑其他的可能。应该始终把最初的诊断视为一个待检验的假说,随时准备对其加以修正,当获得新的临床资料时应予以重新审视。

(3)如果疾病是处于转变期的患者,有时需要疾病的全部特征表现出来以后才能明确诊断。例如一例老年患者以反复的短暂性缺血发作起病,即使患者及时入院治疗,但仍可能进展为不同程度的脑梗死,对这类患者应予动态观察和复查脑部 MRI,及时作出正确的全面的诊断。

(4)医师的临床思维模式通常应首先关注和考虑常见疾病,在完全排除常见疾病之后再去考虑少见的疾病。此外,还要注意常见疾病的少见症状,在大多数情况下,医师更可能遇到常见疾病的少见症状,而不是少见疾病的典型症状。临床诊断应始终基于疾病的主要症状和体征,而不是根据临床现象的统计学分析,因为统计学资料并不可能衡量和评估个别的临床资料或个体的患者。

(5)对难以确诊的病例,可根据具体情况的需要尽可能进行病理组织学检查,以期为临床诊断提供确切的证据。

临床医学作为一门经验科学,在临床医师记忆里常会留下许多典型病例的印象,如果医师在头脑中能够把许多疾病的诊断标准与许多活生生的病例联系在一起,当遇到相似的患者时便会迅速产生联想,审视当前患者的临床表现与资料是否符合该病的诊断标准,再与相关疾病进行鉴别,这是医师长期的临床经验培育出的强烈直觉。再譬如,某种疾病可能出现哪些临床表现,不能出现哪些临床表现;反之,某些临床表现可见于哪些疾病,又不可能出现于哪些疾病;这些经验常可使医师不会立即接受表面上看似合理的解释,而是对问题进行深入分析、审视与思考,说明丰富的临床经验确实可以使医师技高一筹,这正是医师水平的较高境界。然而,医师的能力又不完全是一种直觉,也并不完全取决于临床经验,而是植根于长期临床工作中对患者细心的观察,留意疾病过程中的许多细节,并认真思考或与同行及专家讨论和切磋,或把许多不能解决的疑点记录下来,并将其编成目录留待日后思考与解决,这正是做一名合格的临床医师的基本素质,是需要终身进行修炼的。

总之,在解决临床疑难问题时,临床医师要详细地占有临床资料,凭借正确、严谨的临床检查方法,并进行必要的辅助检查,运用缜密扎实的基础知识进行科学分析,善于运用临床经验,才能作出正确的诊断。

(王奇峰)

第二章

神经系统疾病的常用检查

第一节 体 格 检 查

患者的一般体格检查包括一般状况、意识、精神状态,以及头部、颈部、躯干和四肢检查。

一、一般状况

患者的一般状况主要包括患者的年龄、性别,查体是否合作,发育状况,体型,营养情况(有无营养不良及营养过度),面容表情(如有无痛苦表情、面具脸、贫血面容、急性病容、慢性病容、肝病面容、肾病面容、满月面容等),体位(自主体位、被动体位、强迫体位),皮肤及淋巴结等,以及生命体征(体温、呼吸、血压、脉搏)等。

二、意识状态检查

意识在医学中是指大脑的觉醒程度,或为中枢神经系统对内、外环境刺激做出应答反应的能力,或为机体对自身及周围环境的感知和理解能力。正常人意识清醒,它是建立在大脑半球认知功能与网状结构觉醒机制之间完善的相互作用的基础上。意识内容包括定向力、感知力、注意力、记忆力、思维、情感和行为等,是人类的高级神经活动,可以通过语言、躯体运动和行为等表达出来。

(一)意识障碍及解剖学基础

意识障碍包括意识水平(觉醒或清醒)受损,如昏迷和急性意识模糊状态,以及意识水平正常而意识内容(认知功能)改变,如痴呆和遗忘等。本节主要讨论意识水平下降。

影响意识最重要的结构是脑桥中部以上的脑干上行性网状激活系统,它发放兴奋向上传导至丘脑非特异性核团,再由此弥散地投射至整个大脑皮质,对皮质诱发电位产生易化作用,使皮质不断地维持醒觉状态,该结构损害不可避免地导致意识障碍;其次是大脑皮质中枢整合机构,若弥漫性大脑皮质或脑干网状结构发生损害或功能抑制时就会引起意识水平下降或意识障碍。

(二)临床分类

意识水平异常以觉醒障碍为特点,可能是上行性网状激活系统或双侧大脑半球急性病变所致。

1.根据意识障碍程度分类

(1)嗜睡:是意识障碍的早期表现,唤醒后定向力基本完整,能配合检查,常见于颅压增高的患者。

(2)昏睡:处于较深睡眠,较重的疼痛或言语刺激方可唤醒,仅能模糊地作答,旋即熟睡。

(3)昏迷:是意识水平的严重下降,是病理性睡眠样状态,患者对刺激无意识反应,不能被唤醒。患者的起病状态、症状体征可能提示昏迷的病因。例如突然起病的昏迷常提示为血管源性,特别是脑干卒中或蛛网膜下腔出血;在数分钟至数小时内,由半球体征如偏瘫、偏身感觉障碍或失语等迅速发展为昏迷可能是颅内出血的特征;较缓慢(数天或更长时间)出现的昏迷可能见于脑脓肿、脑炎、脑肿瘤或慢性硬膜下血肿等;先有意识模糊状态或激越性谵妄、无局灶性体征的昏迷可能由于代谢紊乱或中毒所致。临床上可以分为浅昏迷、中昏迷和深昏迷。

2.伴意识内容改变的不严重的意识下降

(1)急性意识模糊状态:为轻度意识障碍。表现嗜睡、淡漠和意识范围缩小,常有定向力障碍、注意力不集中。错觉可为突出的表现,但不像谵妄那样丰富生动,幻觉少见。可伴心动过速、高血压、多汗、苍白或潮红等自主神经症状,以及震颤、扑翼样震颤或肌阵挛等运动异常。常见于缺血性卒中、肝肾功能障碍所致的代谢性脑病、系统性感染或发热伴精神创伤、高龄患者手术和癔症发作等。

(2)谵妄状态:较意识模糊病情严重,定向力和自知力障碍,不能与外界正常交流。患者多伴易激惹、焦虑和恐怖等,可表现间歇性嗜睡,有时可彻夜不眠,注意力涣散,常有丰富的错觉与幻觉,形象生动逼真的错视可引起患者的恐惧、外逃或伤人行为。患者可有发热和周身发抖,乙醇和药物依赖者的戒断性谵妄常伴抽搐发作。急性谵妄状态常见于高热、急性弥漫性脑损害或药物中毒,也见于脑炎或脑膜炎,偶见于右侧半球顶-枕区大面积脑梗死。慢性谵妄状态多见于慢性酒精中毒或巴比妥类药物依赖者突然戒断。由于患者常表现严重的激动不安、失定向力、幻觉及妄想等,可被误诊为精神分裂症,须注意鉴别。

3.特殊类型意识障碍

特殊类型意识障碍即醒状昏迷或睁眼昏迷,主要包括去皮质综合征和无动性缄默症。

(1)去皮质综合征:亦称为去皮质状态,患者能够无意识地睁眼闭眼,光反射、角膜反射存在,但对外界刺激无反应,无自发性言语及有目的动作,呈上肢屈曲、下肢伸直姿势(去皮质强直状态),可见病理征。由于患者的中脑及脑桥上行网状激活系统未受损,故可保持觉醒-睡眠周期,可以无意识地咀嚼和吞咽。常见于缺氧性脑病,以及脑血管疾病及脑创伤导致的大脑皮质广泛损害等。

(2)无动性缄默症:亦称运动不能性缄默症,患者处于缄默不语、四肢不动的特殊意识状态,貌似清醒,能注视周围的人,睡眠-醒觉周期可能保留或呈睡眠过度状态;对外界刺激无意识反应,四肢不能活动,可无目的睁眼或有眼球运动,伴自主神经功能紊乱症状,如体温高、心跳或呼吸节律不规则、多汗、皮脂腺分泌旺盛、尿便潴留或失禁等,肌肉松弛,无锥体束征,可呈不典型的去脑强直状态,为脑干上部或丘脑的网状激活系统及前额叶-边缘系统损害所致。

(三)鉴别诊断

1.闭锁综合征

闭锁综合征又称去传出状态,是由于双侧皮质脊髓束及皮质延髓束受损导致几乎全部的运动功能丧失,脑桥及以下的脑神经均瘫痪,表现四肢瘫,不能讲话和吞咽;可自主地睁眼或眼球垂直活动示意,看似昏迷,实为清醒,脑电图正常。多见于脑血管疾病引起的脑桥基底部病变。当检查疑诊昏迷的患者时,可让患者"睁开你的眼睛""向上看""向下看"和"看你的鼻尖"等,即可与此综合征作出鉴别。

2.意志缺乏症

患者处于清醒状态,能意识到自己的处境,但却不讲话,无自主活动。虽然感觉和运动通路仍然完整,患者仍保存对自身及环境的记忆,但对刺激没有反应、无欲望,呈严重的淡漠状态,多见于双侧额叶病变的患者。

(四)脑死亡

脑死亡通常指包括脑干在内的全脑功能丧失的不可逆转状态。脑死亡有别于"植物人",因为植物人的脑干功能存在,昏迷是由于大脑皮质受到严重损害或处于突然抑制状态所致,患者可以有自主呼吸、心跳和脑干反应,而脑死亡则无自主呼吸,是永久、不可逆性的。诊断脑死亡必须依据严格的诊断程序进行确认,例如医师的资格和人数,测试的次数和时间间隔等,一般要求参与器官移植的医师回避。

三、精神状态检查

检查精神障碍患者时医师不得不降低对患者合作程度的依赖性,主要检查患者的一般行为、情感、思维、知觉、定向力、记忆力、计算力及判断力等。需要审视患者的主诉,例如抑郁患者可主诉记忆力下降或无力,但事实上可能既无健忘症也无肌力下降,诈病者可能伪装瘫痪等。

四、头部和颈部检查

(一)头颅部检查

1.视诊

观察头颅大小,有无巨颅畸形、小头畸形、尖头畸形、舟状头畸形等,有无肿块、凹陷、瘢痕和手术切口等。

2.触诊

头部有无压痛、触痛、隆起、凹陷,婴儿需检查囟门是否饱满,颅缝有无分离等。

3.叩诊

如头部叩击痛、脑积水患儿的空瓮音(Macewen 征)等。

4.听诊

颅内血管瘤、血管畸形、大动脉部分阻塞等可闻及血管杂音,透光试验对儿童脑积水常有诊断价值。

(二)面部及五官检查

首先观察有无面肌抽动、萎缩、面部畸形、色素脱失或沉着,脑-面血管瘤病患者面部的血管色素斑痣,结节硬化症者面部的皮脂腺瘤等。其次,观察有无眼睑下垂、眼球内陷或外凸、角膜溃疡、角膜缘黄绿色或棕黄色环(肝豆状核变性)等,鼻部有无畸形、鼻旁窦区压痛,口部有无唇裂、疱疹等。

(三)颈部检查

观察双侧颈部是否对称,有无疼痛、颈强、活动受限、姿态异常(痉挛性斜颈或强迫头位)、角弓反张等。强迫头位、颈部活动受限见于后颅窝肿瘤、颈椎病变;颈项粗短、后发际低、颈部活动受限见于颅底凹陷症和颈椎融合症患者。注意检查双侧颈动脉搏动是否对称及有无异常等,颈动脉狭窄在颈部可闻及血管杂音。

五、躯干和四肢检查

胸部、腹部及背部检查与内科查体相同,神经内科检查须注意脊柱、骨骼及四肢有无畸形、强直、叩痛和压痛等,有无肌萎缩、疼痛及握痛等。例如进行性肌营养不良可见肌萎缩、腰椎前凸及翼状肩胛等,脊髓空洞症和脊髓型共济失调可见脊柱侧凸等。

六、无神经系统症状患者的检查

对无明显神经系统症状的内科及外科患者检查应遵循从简的原则,但任何检查都应认真完成,并在病历上准确记录。

(一)脑神经检查

脑神经检查包括瞳孔大小及对光反射,眼球运动,视、听敏度(通过提问),面部、腭部及舌运动等。

(二)上肢检查

观察裸露伸出的手臂,查看有无肌无力(旋前位坠落)、肌萎缩、震颤或反常活动,检查手握力及腕背屈力,肱二头肌、肱三头肌及桡反射,指鼻试验评估上肢共济运动等。

(三)下肢检查

下肢检查包括膝部、足及足尖屈伸运动及灵活性,膝腱反射、跖反射和病理反射等,跟膝胫试验评估下肢共济运动。

(四)躯干检查

躯干检查包括躯干部痛觉、温度觉和触觉,手指和足尖振动觉及位置觉等。以上检查是神经系统检查的最基本部分,仅需 3~4 分钟,但常规检查这些项目可能为发现某些神经系统疾病提供线索。例如跟腱反射消失和振动觉减退可能提示糖尿病性周围神经病或乙醇营养不良性神经病,患者此时可能并无明显的症状。另外,准确记录重要的阴性资料对某些疾病也很有益处。

(王奇峰)

第二节　脑神经检查

脑神经检查是神经系统检查的重要组成部分,对于神经系统疾病的定位或解剖学诊断具有重要的意义。

一、嗅神经(Ⅰ)

(一)嗅神经检查方法

先询问患者有无嗅幻觉等主观嗅觉障碍。然后让患者闭目,闭塞其一侧鼻孔,用松节油、杏仁等挥发性物质或香皂、牙膏和香烟等置于患者受检鼻孔,令患者说出是何气味或作出比较。醋酸、乙醇和福尔马林等刺激性物质可刺激三叉神经末梢,不宜用于嗅觉检查,如鼻腔有炎症或阻塞不能做此检查。

(二)临床意义

嗅觉障碍常表现嗅觉减退或缺失,偶可出现嗅觉过敏或嗅觉倒错。

(1)一侧或两侧嗅觉丧失多由于鼻腔局部(嗅神经和鼻本身)病变所致。

(2)颞叶嗅中枢病变不引起嗅觉丧失,可引起幻嗅发作;前颅凹骨折、嗅沟脑膜瘤等压迫嗅球、嗅束可引起单侧嗅觉减退或缺失。

(3)嗅觉过敏多见于癔症。

二、视神经(Ⅱ)

视神经主要检查视力、色觉、视野和眼底等。

(一)视力

代表视力中心视敏度,分为远视力和近视力,分别用国际远视力表或近视力表检查,远视力检查距离为 5 m,近视力为 30 cm。

1.远视力

常用分数表示,分子为实际看到某视标的距离,分母为正常眼应能看到某视标的距离,如 5/10 指患者在 5 m 处仅能看清正常人在 10 m 处能看清的视标。

2.近视力

通常用小数表示为 0.1～1.5。如在 5 m 处不能辨认视力表上最大视标(0.1 行),可嘱患者逐渐走近视力表,直至可识别视标,如在 3 m 处看清 50 m(0.1 行)视标,视力应为 3/50(0.06)。如在视力表前 1 m 处仍不能识别最大视标,可从 1 m 开始逐渐移近,辨认指数或眼前手动,记录距离表示视力;如不能辨认眼前手动,可在暗室中用电筒分别检查两眼的光感,光感消失为完全失明。

(二)色觉

应用色盲检查图或令患者辨认不同颜色的物件,对颜色辨认障碍见于先天性色盲、视觉通路病变和失认症等。

(三)视野

视野是眼球向前方正视时所能看到的空间范围,可反映周边视力。临床常用手动法(对向法)粗略测试,患者与检查者相距约 1 m 对面而坐,测试左眼时,受试者遮其右眼,左眼注视检查者右眼,检查者遮其左眼,用示指或试标在两人中间等距离处分别从上内、下内、上外和下外等方位自周围向中央移动,直至患者看到后告知,可与检查者的正常视野比较。检查时双眼分别测试,正常人视野鼻侧约 65°,颞侧约 91°,上方约 56°,下方约 74°,外下方视野最大。必要时可用精确的视野法检查。

(四)眼底

检查时患者背光而坐,眼球正视前方,检查右眼时,医师站在患者右侧,右手持检眼镜用右眼观察眼底;左眼恰相反。一般不要散瞳。正常眼底可见视盘呈圆形或椭圆形,边缘清楚,色淡红,生理凹陷清晰,动脉色红,静脉色暗,动静脉比例为 2∶3。检查应记录视盘形状大小(有否先天性发育异常)、色泽(有否视神经萎缩)、边缘(有否视盘水肿),以及视网膜血管(有否动脉硬化、狭窄、充血、出血),视网膜(有否出血、渗出、色素沉着和剥离)等。

三、动眼神经、滑车神经及展神经(Ⅲ、Ⅳ、Ⅵ)

动眼神经、滑车神经及展神经共同支配眼球运动,称为眼外肌运动神经,可同时检查。

(一)眼睑

正常成人上睑缘应覆盖角膜上部1~2 mm,注意观察睑裂是否对称及上睑下垂等。

1.睑裂变小

常提示一侧上睑下垂或对侧面瘫。

2.上睑下垂

可分为真性和假性,真性上睑下垂缘于动眼神经麻痹、重症肌无力和肌营养不良症等,假性可因颈交感神经麻痹所致,用力时可完全上抬。

3.双侧睑裂增大

可见于甲状腺功能亢进或双侧突眼。

(二)眼球

注意检查眼球位置及眼球运动,观察有无眼球震颤。

1.眼球位置

(1)观察是否有眼球前突或内陷、斜视、同向偏斜等。①单侧突眼:常提示眶内或颅内病变,亦见于甲状腺功能亢进;②双侧突眼:可缘于恶性突眼症、良性颅压增高、多发性眶内肿瘤等;③眼球内陷:多因眼球病变产生眼萎缩引起,偶见于 Horner 征眼眶肌麻痹。

(2)正常休息时,双眼前后轴(视轴)保持平衡向前。临床上可见多种眼球位置异常。①双眼向一侧痉挛性共同偏视:见于癫痫、前庭病变及额叶皮质侧视中枢或脑桥侧视中枢病变所致的核上性眼肌麻痹等。②跷跷板斜视:为双眼球呈反向运动,病侧眼球偏向内下,病灶对侧眼球偏向外上,见于小脑及桥臂的病变、四叠体的病变和双侧内侧纵束病变。③双眼不自主发作性向上偏斜,称为动眼危象,为上丘刺激性病变所致,见于帕金森病。④一或数个眼外肌瘫痪可致瘫痪性斜视。⑤先天异常等眼科疾病亦可导致斜视。

2.眼球运动

患者坐位保持头部不动,与检查者相距约 0.5 m,令患者两眼注视检查者手指,并随之向上、下、左、右四个方向运动,并检查辐辏动作。眼球内转时瞳孔内缘应达到上、下泪点连线,眼球外转时角膜外缘应达到外眦部,眼球向上或向下转动时瞳孔下缘或上缘应超过内眦与外眦连线。观察有否眼球运动受限及方向、程度,有无复视等。

(1)眼球活动障碍和复视:提示存在眼肌麻痹,包括周围性、核性、核间性和核上性,常伴复视,轻微眼肌麻痹有时可仅有复视,不能发现眼球活动受限。复视是双眼注视目的物时产生的映像不能同时投射到双侧黄斑区,不对称的视网膜刺激在枕叶皮质上引起两个影像冲动,导致患者在向麻痹肌收缩方向注视时出现复视,处于外围的影像是假象。

(2)复视检查方法:手动检查是最简便方法,虽较粗略,但常可发现问题。嘱患者注视(头面部不动,仅转动眼球)检查者置于各个方向的单个手指,询问何处可见双影。也可在患者一眼前放置一枚红色镜片,然后注视 75 cm 或 1 m 远处的燃烛(或一个 10 cm 长的日光灯),患者如看见一支红烛(红灯)和一支白烛(白灯)则证明存在复视,若见粉红色单影则证明患者无复视。

(3)眼球震颤:在检查眼球运动时注意是否存在眼球震颤,记录眼震的方向、幅度、节律、频率及持续时间等。

(三)瞳孔及瞳孔反射

(1)瞳孔:应注意观察瞳孔的大小、形状、位置及是否对称。正常人瞳孔直径 3～4 mm,呈圆形,边缘整齐,位置居中。瞳孔直径<2 mm 者称为瞳孔缩小,>5 mm 者称为瞳孔扩大。①单侧瞳孔缩小:可见于动眼神经刺激性病变或颈交感神经通路破坏性病变;②双侧瞳孔缩小:可见于婴儿、老年、睡眠、吗啡或镇静药中毒、脑桥病变、先天性瞳孔扩大肌缺失等;③单侧瞳孔扩大:可由动眼神经麻痹或颈交感神经通路刺激性病变引起;④双侧瞳孔扩大:可见于近视眼、疼痛、恐惧、中脑病变、脑缺氧的深度昏迷、阿托品中毒及先天性异常等;⑤正常人瞳孔可出现虹膜震颤使瞳孔大小明显波动,双侧瞳孔轻度不对称可见于 15％～20％的正常人。

(2)瞳孔光反射:是光线刺激引起瞳孔收缩的反射,感光瞳孔缩小称为直接光反射,对侧未感光瞳孔也收缩称为间接光反射。检查时嘱患者注视远处,用电筒光从侧方分别照射瞳孔,观察是否呈活跃和对称收缩。如受检侧视神经损害,直接和间接光反射均迟钝或消失,如受检侧动眼神经损害,直接光反射消失而间接光反射仍存在。

(3)调节反射:两眼注视远处物体时再突然注视近物,出现两眼会聚、瞳孔缩小。

(4)除对光反射和调节反射,瞳孔反射亦包括眼睑反射、眼瞳反射、睫脊反射、三叉神经瞳孔反射、耳蜗瞳孔反射、前庭瞳孔反射、迷走瞳孔反射和精神反射等,但并不作为常规检查。

(5)特殊瞳孔。①阿-罗瞳孔:表现光反射消失,调节反射存在,典型病例还包括双侧瞳孔不对称、瞳孔缩小、睫脊反射消失及阿托品散瞳迟钝等,常见于神经梅毒、糖尿病、脑炎、脑创伤和多发性硬化等,目前认为是光反射通路在中脑顶盖前区受损所致,双侧睫状神经节病变亦是可能的病因;②艾迪瞳孔:表现瞳孔散大,常为一侧,光反射消失,但在暗室中用强光持续地刺激时可有缓慢的收缩,停止刺激后缓慢扩大,调节反射亦缓慢出现,缓慢恢复,称艾迪瞳孔。瞳孔大小常自发地波动,常伴全身腱反射消失,多见于成年女性。

四、三叉神经(Ⅴ)

三叉神经是混合神经,主要由感觉神经纤维组成,支配面部的感觉,运动纤维支配咀嚼肌和鼓膜张肌,检查包括感觉、运动和反射三部分。

(一)面部感觉

用圆头针、棉签及盛冷热水试管分别测试面部三叉神经分布区皮肤的痛、温和触觉,两侧及内外对比。注意区分周围性与核性感觉障碍,前者(眼支、上颌支、下颌支)病变区各种感觉缺失,后者呈葱皮样分离性感觉障碍。

(二)咀嚼肌运动

首先观察有否颞肌、咬肌萎缩,再用双手压紧双侧颞肌、咬肌,让患者做咀嚼动作,感知肌张力和肌力,两侧是否对称等。再嘱患者张口,以上下门齿中缝为标准,判定下颌有无偏斜,如下颌偏斜提示该侧翼肌瘫痪,是健侧翼肌收缩使下颌推向病侧。

(三)反射

1.角膜反射

检查用细棉絮轻触角膜外缘,正常表现双眼瞬目动作;受试侧瞬目称为直接角膜反射,对侧瞬目为间接角膜反射;角膜反射通路:角膜-三叉神经眼支-三叉神经感觉主核-双侧面神经核-面神经-眼轮匝肌;如受试侧三叉神经麻痹,双侧角膜反射消失,健侧受试双侧角膜反射存在;细棉絮轻触结膜也可引起同样反应,称为结膜反射;在三叉神经核上型麻痹中,刺激角膜可以引起下颌向对侧偏斜,称为角膜下颌反射或瞬目下颌现象。

2.下颌反射

患者略张口,轻叩击置于其下颌中央的检查者拇指,引起下颌上提,正常人不易引出,脑干上运动神经元病变时反射增强。

五、面神经(Ⅶ)

面神经是混合神经,支配面部表情肌运动为主,尚有部分味觉纤维支配舌前 2/3 的味觉。

(一)面肌运动

先观察额纹、眼裂、鼻唇沟和口角是否对称,然后让患者做蹙额、皱眉、瞬目、示齿、鼓腮和吹哨等动作,观察有无瘫痪及是否对称。疑有轻度面肌瘫痪时,可嘱患者用力闭眼和鼓腮并加以阻力。眼轮匝肌用力收缩时,检查者可见睫毛不能被眼睑完全包裹而有部分睫毛露出,或可触及眼睑肌收缩时的震颤,称为睫毛征。周围性面瘫导致眼裂上、下的面部表情肌均瘫痪,中枢性面瘫只造成眼裂以下的面肌瘫痪。

(二)味觉

测试味觉时嘱患者伸舌或用海绵纱布把舌头拽出来,检查者以棉签蘸少许食糖、食盐、醋或奎宁溶液,轻涂于舌前一侧,不能讲话、缩舌和吞咽,用手指出事先写在纸上的甜、咸、酸、苦四个字之一。先试可疑侧,再试另侧,每试一种溶液需用温水漱口。面神经损害可使舌前 2/3 味觉丧失。

六、位听神经

位听神经(Ⅷ)分为蜗神经和前庭神经两部分。

(一)蜗神经

传导听觉,损害时出现耳鸣、耳聋。常用耳语、表声或音叉进行检查,声音由远及近,测量患者单耳(另侧塞住)能够听到声音的距离,再与另侧耳比较,并与检查者比较。用电测听计检测可获得准确资料。

耳聋可分为外耳和中耳病变所致的传音性耳聋,以及内耳及蜗神经病变所致的感音性耳聋,由耳蜗病变引起的称为耳蜗性耳聋,蜗神经及其中枢传导通路病变引起的称神经性耳聋。传音性耳聋听力损害主要为低频音的气导,感音性耳聋为高频音气导与骨导均下降,可通过音叉检查鉴别。

1.Rinne 试验

比较骨导与气导,将频率 128 Hz 振动的音叉置于受试者耳后乳突部,至骨导不能听到声音后将音叉置于该侧耳旁,直至气导听不到声音;再检查另一侧。

2.Weber 试验

将振动的音叉置于患者额部正中,比较双侧骨导。

3.Schwabach 试验

患者与正常人骨导比较,用振动的音叉置患者乳突部,反复与检查者正常骨导对比,传音性耳聋骨导延长,感音性耳聋骨导缩短。

(二)前庭神经

联系广泛,功能牵涉躯体平衡、眼球动作、肌张力、体位、脊髓反射及自主神经系统等,受损出现眩晕、呕吐、眼球震颤和平衡障碍等。

1.自发性症状检查

观察患者有无眩晕和呕吐、眼球震颤、错定物位、平衡障碍、步态不稳等自发性症状体征。

2.诱发实验

观察刺激前庭感受器诱发眼震情况,临床常用冷热水试验和转椅试验,通过变温和加速刺激引起两侧前庭神经核接受冲动不平衡诱发眼震。

(1)冷热水试验:患者仰卧,头部抬起 30°,灌注热水时眼震快相向同侧,冷水快相向对侧,正常时眼震持续 1.5～2 秒,前庭受损时该反应减弱或消失。

(2)转椅试验:让患者闭目坐在旋转椅上,头部前屈 80°,向一侧快速旋转后突然停止,让患者睁眼注视远处,正常出现快相与旋转方向相反的眼震,持续约 30 秒,如<15 秒提示前庭功能障碍。

七、舌咽神经、迷走神经

舌咽神经、迷走神经(Ⅸ、Ⅹ)在解剖与功能上关系密切,常同时受累,临床上常同时检查。

(一)运动

检查发音有否声音嘶哑、带鼻音或完全失音,嘱患者张口,观察悬雍垂是否居中,双侧腭弓是否对称;嘱患者发“啊”音,观察双侧软腭抬举是否一致,悬雍垂是否偏斜;一侧麻痹时,病侧腭弓低垂,软腭上提差,悬雍垂偏向健侧;双侧麻痹时,悬雍垂虽居中,但双侧软腭抬举受限,甚至完全不能。

(二)感觉

用棉签或压舌板轻触两侧软腭及咽后壁,观察有无感觉。

(三)味觉

舌咽神经支配舌后 1/3 味觉,检查法同面神经。

(四)反射

1.咽反射

嘱患者张口,用压舌板分别轻触两侧咽后壁,正常出现咽肌收缩和舌后缩(作呕反应),舌咽、迷走神经损害时,患侧咽反射减弱或消失。

2.软腭反射

嘱患者张口,用压舌板轻触软腭或悬雍垂,正常时引起软腭的提高和悬雍垂的后缩;以上两个反射的中枢位于延髓,传入神经为舌咽神经,传出神经为迷走神经,Ⅸ、Ⅹ神经损害可导致这两个反射迟钝或消失。

3.眼心反射

检查者用中指与示指对双侧眼球逐渐施加压力 20～30 秒,正常人脉搏可减少 10～12 次/分;此反射由三叉神经眼支传入,迷走神经心神经支传出,迷走神经功能亢进者反射加强(脉搏减少 12 次以上),迷走神经麻痹者反射减退或消失。

4.颈动脉窦反射

检查者用示指与中指压迫一侧颈总动脉分叉处引起心率减慢,反射由舌咽神经传入,由迷走神经传出;颈动脉窦过敏患者按压时可引起心率过缓、血压下降和晕厥,须谨慎行之。

八、副神经

副神经（Ⅺ）支配胸锁乳突肌和斜方肌。

（一）检查法

检查胸锁乳突肌时可让患者对抗阻力向两侧转颈和耸肩，并加以阻力，比较两侧肌力及肌肉收缩时的轮廓和坚实程度。斜方肌可使枕部向同侧倾斜，抬高和旋转肩胛并协助臂部上抬，双侧收缩时导致头部后仰；检查时可在耸肩或头部向一侧后仰时加以阻力，并请患者将臂部高举。

（二）临床意义

副神经损害时向对侧转颈及病侧耸肩无力或不能，同侧胸锁乳突肌及斜方肌萎缩、垂肩和斜颈。

九、舌下神经

（一）舌下神经（Ⅻ）检查法

首先观察舌在口腔内位置及形态，然后嘱患者伸舌，观察有否伸舌偏斜、舌肌萎缩和肌束颤动。

（二）临床意义

核下性病变伸舌偏向病侧，伴该侧舌肌萎缩，双侧舌下神经麻痹舌不能伸出口外；核上性损害伸舌偏向病灶对侧，核性损害可见肌束颤动。

（杜文芳）

第三节 反 射 检 查

反射检查包括深反射、浅反射和病理反射等。

一、深反射

深反射是肌腱和关节的反射，临床常用的深反射如下。

（一）肱二头肌反射

反射中心 $C_{5\sim6}$，经肌皮神经传导。肘部屈曲成直角，检查者左拇指（坐位）或左中指（卧位）置于患者肘部肱二头肌腱上，用右手持叩诊锤叩击左指甲，反射为肱二头肌收缩，引起屈肘。

（二）肱三头肌反射

反射中心 $C_{6\sim7}$，经桡神经传导。患者上臂外展，肘部半屈，检查者托持其上臂，用叩诊锤直接叩击鹰嘴上方肱三头肌腱，反射为肱三头肌收缩，引起前臂伸展。

（三）桡反射

反射中心 $C_{5\sim6}$，经桡神经传导；患者前臂半屈半旋前位，检查时叩击桡骨下端，反射为肱桡肌收缩，引起肘部屈曲、前臂旋前。

（四）膝反射

反射中心 $L_{2\sim4}$，经股神经传导。患者取坐位，小腿完全松弛下垂，与大腿成直角；卧位时检查者用左手托起双膝关节,使小腿屈成120°,右手用叩诊锤叩击髌骨下股四头肌腱,反射为小腿伸展。

(五)跟腱反射

反射中心 $S_{1\sim2}$,经胫神经传导。患者取仰卧位,屈膝约90°,检查者用左手使足背屈成直角,叩击跟腱,反射为足跖屈;或俯卧位,屈膝90°,检查者用左手按足跖,再叩击跟腱;或患者跪于床边,足悬于床外,叩击跟腱,反射作用为腓肠肌和比目鱼肌收缩而致足跖屈。

(六)阵挛

阵挛是腱反射高度亢进表现,临床常见髌阵挛与踝阵挛。

1.髌阵挛

患者仰卧,下肢伸直,检查者用拇、示两指捏住髌骨上缘,突然和持续向下方推动,髌骨发生连续节律性上下颤动。

2.踝阵挛

踝阵挛较常见,检查者用左手托患者腘窝,右手握足前部突然推向背屈,并用手维持压于足底,跟腱发生节律性收缩,导致足部交替性屈伸动作。

(七)霍夫曼征

反射中心 $C_7\sim T_1$,经正中神经传导。以往该征与罗索利莫征被列入病理反射,实际上是牵张反射,可视为腱反射亢进表现,也见于腱反射活跃的正常人。患者手指微屈,检查者左手握患者腕部,右手示指和中指夹住患者中指,以拇指快速地向下拨动中指指甲,阳性反应为拇指屈曲内收和其他各指屈曲。

(八)罗索利莫征

反射中心 $C_7\sim T_1$,经正中神经传导。患者手指微屈,检查者左手握患者腕部,用右手指快速向上弹拨中间3个手指尖,阳性反应同霍夫曼征。

(九)罗索利莫足部征

反射中心为 $L_5\sim S_1$,经胫神经传导。原理同手指征,用手指快速向上弹拨足趾跖面或用叩诊锤叩击足趾跖面,足趾向跖面屈曲为阳性。

(十)临床较少用的深反射

1.肩胛反射

反射中心为 $C_{4\sim5}$,经肩胛背神经传导。检查时叩击肩胛下角内缘,反射呈现肩胛内移,肱部内收。

2.胸大肌反射

反射中心为 $C_5\sim T_1$,经胸前神经传导。检查时叩击放在胸大肌腱上的手指,反射为胸大肌收缩。

3.屈指反射

反射中心为 $C_6\sim T_1$,经正中、尺神经传导。检查时叩击放在患者手指掌面上的手指,反射为手指屈曲,拇指远端指节屈曲。

4.肋骨膜反射

反射中心为 $T_{5\sim9}$,经肋间神经传导。检查时叩击肋下缘或剑突,反射为上腹肌收缩。

5.深腹壁反射

反射中心为 $T_{7\sim12}$,经肋间神经传导。检查时叩击放在腹壁上的手指,反射为腹肌收缩。

6.耻骨反射

反射中心为 $T_{6\sim12}$、$L_{2\sim4}$，经肋间神经、髂腹下神经和闭孔神经等传导。检查时叩击耻骨联合，反射为下腹肌、股内收肌收缩。

7.股二头肌反射

反射中心为 $L_5\sim S_2$，经胫神经传导。检查时叩击膝后股二头肌腱，反射为股二头肌收缩。

8.半筋和半膜肌反射

反射中心为 $L_5\sim S_2$，经胫神经传导。检查时叩击其肌腱，反射为半筋肌、半膜肌收缩。

临床检查深反射时须注意，应避免使患者紧张，肢体应处于放松状态，检查者叩击的力量应均等和适当。最重要的是，对双侧腱反射要加以对比，如两侧腱反射呈对称性活跃、亢进，或者减弱、消失，则需对患者的病情加以分析，在某些情况下可能并无临床意义。若双侧腱反射明显不对称，通常多具有明显的临床诊断价值。深反射强弱的描述可分为消失（－）、减弱（＋）、正常（＋＋）、亢进（＋＋＋）和阵挛（＋＋＋＋）等。

二、浅反射

浅反射是刺激皮肤、黏膜、角膜等引起肌肉快速收缩反应。角膜反射、咽反射和软腭反射见脑神经检查。

（一）腹壁反射

反射中心 $T_{7\sim12}$，经肋间神经传导。患者仰卧，双下肢略屈曲使腹肌松弛，用钝针或竹签沿肋弓下缘（$T_{7\sim8}$）、脐孔水平（$T_{9\sim10}$）和腹股沟上（$T_{11\sim12}$）平行方向，由外向内轻划两侧腹壁皮肤，反应为该侧腹肌收缩，脐孔向刺激部分偏移，分别为上、中、下腹壁反射。肥胖者和经产妇可引不出。

（二）提睾反射

反射中心 $L_{1\sim2}$，经生殖股神经传导。用钝针自上向下轻划大腿上部内侧皮肤，反应为该侧提睾肌收缩使睾丸上提。年老体衰患者提睾反射可引不出。

（三）跖反射

反射中心 $S_{1\sim2}$，经胫神经传导。用竹签轻划足底外侧，自足跟向前至小趾根部足掌时转向内侧，反射为足趾跖屈。

（四）肛门反射

反射中心 $S_{4\sim5}$，经肛尾神经传导。用竹签轻划肛门周围皮肤，反射为肛门外括约肌收缩。

三、病理反射

（一）巴宾斯基征

巴宾斯基征是最经典的病理反射，虽然简单，但可确切提示锥体束受损，几乎没有哪个神经体征的分量可与之相比。检查方法同跖反射，大脚趾背屈伴其他足趾扇形展开为阳性反应，也称跖反射伸性。

（二）强握反射

用手指触摸患者手掌时强直性握住检查者手指。此在新生儿为正常反射，可见于成人对侧额叶运动前区病变。

(三)钟摆样膝反射

令患者取坐位,小腿与足部自然下垂,做膝腱反射,患者小腿呈现钟摆样动作,来回数下方停止。缘于肌张力降低,常见于小脑病变。

(四)脊髓自主反射

脊髓横贯性病变时,针刺病变平面以下皮肤引起单侧或双侧髋、膝、踝部屈曲(三短反射)和巴宾斯基征。若双侧屈曲并伴腹肌收缩、膀胱及直肠排空,以及病变以下竖毛、出汗、皮肤发红等,称为总体反射。

(杜文芳)

第四节 运动系统检查

运动系统检查包括肌肉形态和营养、肌张力、肌力、不自主运动、共济运动、姿势与步态异常等。

一、肌肉形态和营养

观察和比较双侧对称部位肌肉外形及体积,有无肌萎缩、假性肥大及其分布范围。下运动神经元损害和肌肉疾病可见肌萎缩,进行性肌营养不良可见肌肉假性肥大,表现外观肥大、触之坚硬,但肌力减弱,常见于进行性肌营养不良症(假肥大型)的腓肠肌和三角肌。

二、肌张力

肌张力是肌肉松弛状态的紧张度和被动运动时遇到的阻力。

(一)检查法

检查时嘱患者肌肉放松,触摸感受肌肉硬度或紧张程度(静止肌张力),肌张力减低肌肉柔软弛缓,肌张力增高肌肉坚硬;或用叩诊锤轻敲受检肌肉听其声音,如声调低沉则肌张力低,声调高而脆则肌张力高;然后被动屈伸肢体感知阻力,肌张力降低时阻力减低或消失、关节活动范围较大,肌张力增高时阻力增加、关节活动范围缩小。也可用头部下坠试验、肢体下坠试验、膝部下坠试验、上肢伸举试验和下肢摆动试验等辅助方法,可发现轻微肌张力改变。

(二)临床意义

1.肌张力减低

肌张力减低见于下运动神经元病变(如多发性神经病、脊髓前角灰质炎),小脑病变和肌源性病变等。

2.肌张力增高

肌张力增高见于锥体系和锥体外系病变,前者表现痉挛性肌张力增高,上肢屈肌和下肢伸肌张力增高明显,被动运动开始时阻力大,终了时变小,称为折刀样肌张力增高;后者表现强直性肌张力增高,伸肌与屈肌张力均增高,向各方向被动运动时阻力均匀,称为铅管样肌张力增高(不伴震颤),如伴震颤为齿轮样肌张力增高。

三、肌力

肌力是肢体随意运动时肌肉收缩力。

(一)检查法

一般以关节为中心检查肌群的伸、屈、外展、内收、旋前和旋后等功能,肌群肌力的测定可分别由以下关节选择下列运动。①肩关节:外展、内收。②肘关节:屈、伸。③腕关节:屈、伸。④指关节:屈、伸。⑤髋关节:屈、伸、外展、内收。⑥膝关节:屈、伸。⑦踝关节:背屈、跖屈。⑧趾关节:背屈、跖屈。⑨颈关节:前屈、后伸。⑩躯干:仰卧位抬头和肩,检查者给予阻力,观察腹肌收缩力;俯卧位抬头和肩,检查脊旁肌收缩力。

这些检查适用于上运动神经元病变及周围神经损害引起的瘫痪,但对单神经病变诸如尺神经、正中神经、桡神经、腓总神经损伤,以及局限性脊髓前角病变如脊髓前角灰质炎,需要对相应的单块肌肉分别进行检查。

(二)六级(0～5 级)肌力记录法

检查时让患者依次做有关肌肉收缩运动,检查者施予阻力,或嘱患者用力维持某一姿势时,检查者用力改变其姿势,判断肌力。

0 级:完全瘫痪。

1 级:肌肉可收缩,但不能产生动作。

2 级:肢体能在床面上移动,但不能抵抗自身重力,即不能抬起。

3 级:肢体能抵抗重力离开床面,但不能抵抗阻力。

4 级:肢体能做抗阻力动作,但不完全。

5 级:正常肌力。

(三)临床常用的轻瘫检查法

当轻瘫不能确定时可用以下方法检查。

1.上肢平伸试验

双上肢平举,手心向下,数分钟后可见轻瘫侧上肢逐渐下垂和旋前(掌心向外),亦称手旋前试验。

2.巴利分指试验

相对分开双手五指并伸直,两手相合,数秒钟后轻瘫侧手指逐渐并拢屈曲。

3.小指征

双上肢平举,手心向下,轻瘫侧小指常轻度外展。

4.数指试验

嘱患者手指全部屈曲,然后依次伸直,做计数动作;或反之,手指全部伸直,然后一一屈曲,轻瘫侧动作笨拙或不能。

5.手指肌力试验

令患者大拇指分别与其他各指连成环状,检查者以一个手指快速将其分开,以试手指肌力。

6.杰克逊征

仰卧位双腿伸直,轻瘫侧下肢常呈外旋位。

7.下肢轻瘫试验

下肢轻瘫试验也称敏卡锡尼试验,仰卧位,双膝、髋关节均屈曲成直角,轻瘫侧小腿逐渐下落。

8.巴利下肢第一试验

即膝下垂试验,令患者俯卧,膝关节成直角,数秒钟后轻瘫侧下肢逐渐下落。

9.巴利下肢第二试验

令患者俯卧,尽量屈膝部,并使足跟接近臀部,轻瘫侧小腿、足跟、足趾距离臀部较远,踝、趾关节不能用力跖屈。

四、不自主运动

检查时须注意观察患者有无不能随意控制的舞蹈样动作、手足徐动、肌束颤动、颤搐、肌阵挛,以及静止性、动作性和姿势性震颤及部位、范围、程度和规律,与情绪、动作、寒冷、饮酒等关系,并询问家族史。

五、共济运动

首先观察患者日常活动的随意动作有无协调作用障碍,如吃饭、穿衣、系纽扣、取物、书写、讲话、站立及步态等,有无动作性震颤和语言顿挫等,然后检查以下共济运动试验。

(一)指鼻试验

嘱患者用示指尖触及前方距其 0.5 m 检查者的示指,再触自己的鼻尖,用不同方向、速度、睁眼与闭眼反复进行,两侧比较。小脑半球病变可见指鼻不准,接近目标时动作迟缓或出现意向性震颤,常超过目标(过指),称为辨距不良。感觉性共济失调睁眼指鼻时无困难,闭眼时出现明显异常。

(二)误指试验

患者坐在检查者对面,上肢前伸,用示指从高处指向检查者伸出的示指,睁眼、闭眼对比,两侧对比。正常人闭眼后误差不超过 5°,一侧小脑病变时同侧上肢常向病侧偏斜;前庭病变时两侧上肢均向病侧偏斜。

(三)跟-膝-胫试验

取仰卧位,上举一侧下肢,用足跟触及对侧膝盖,再沿胫骨前缘下移。小脑损害抬腿触膝时出现辨距不良和意向性震颤,下移时摇晃不稳;感觉性共济失调闭眼时足跟难寻到膝盖。

(四)快复轮替试验

嘱患者用前臂快速旋前和旋后,或一手用手掌、手背连续交替拍打对侧手掌,或用足趾反复快速叩击地面等。小脑性共济失调患者动作笨拙,节律慢而不协调,称快复轮替运动不能。

(五)反跳试验

嘱患者用力屈肘,检查者握其腕部使其伸直,然后突然松手。正常人由于对抗肌的拮抗作用,可立即制止前臂屈曲。小脑病变患者由于缺少这种拮抗作用,屈曲的前臂可反击到自己的身体。

(六)起坐试验

取仰卧位,双手交叉置于胸前,不用支撑试行坐起,正常人躯干屈曲并双腿下压,小脑病变患者双下肢向上抬离床面,起坐困难,称为联合屈曲征。

(七)闭目难立征

患者双足并拢站立,双手向前平伸、闭目,共济失调患者出现摇摆不稳或倾跌。

1.后索病变

出现感觉性共济失调,睁眼站立稳,闭眼时不稳,称为 Romberg 征(＋)。

2.小脑病变

睁眼闭眼均不稳,闭眼更明显,蚓部病变向前后倾倒,小脑半球病变向病侧倾倒。

3.前庭迷路病变

患者闭眼后并不立即出现身体摇晃或倾倒,经过一段时间后才出现,且摇晃程度逐渐加强,表现身体向两侧倾倒。

4.周围性病变

两足并拢站立时出现身体摇晃不稳或向侧方倾倒,闭眼时可较明显。

六、姿势与步态异常

首先观察患者卧位、坐位、站立和行走时有无姿势和步态异常,常见的步态异常如下。

(一)痉挛性偏瘫步态

病侧上肢内收、旋前,指、腕、肘关节屈曲,下肢伸直、外旋,行走时病侧上肢的协同摆动动作消失,病侧骨盆抬高,向外做画圈样步态前进,又称画圈样步态,多见于急性脑血管病后遗症。

(二)痉挛性截瘫步态

双下肢强直内收(内收肌张力增高),使行走时每一步都交叉到对侧,如剪刀样,称为"剪刀步态"。见于双侧锥体束损害和先天性痉挛性双侧瘫痪等。

(三)慌张步态

帕金森病患者行走时步伐细小,双足擦地而行,躯干强硬前倾,碎步前冲,起步及止步困难,双上肢协同摆动动作消失。

(四)小脑性步态

小脑性共济失调患者行走时双腿分开较宽(阔基底),左右摇晃,向侧方倾斜,直线行走困难,状如醉汉,临床易与"醉酒步态"混淆。

(五)醉酒步态

步态蹒跚、摇晃、前后倾斜,似乎随时都会失去平衡跌倒,见于酒精中毒或巴比妥类药物中毒。

(六)感觉性共济失调步态

感觉性共济失调患者不能掌握平衡,高抬足,足跟着地,闭目尤甚。见于脊髓痨患者。

(七)跨阈步态

腓总神经麻痹导致足下垂,行走时患肢高抬,如跨越门槛样。

(八)肌病步态

进行性肌营养不良患者因盆带肌无力使脊柱前凸,行走时臀部左右摇摆,亦称摇摆步态或鸭步。

(九)癔症步态

表现奇形怪状步态,下肢肌力佳,但不能支撑体重,步态蹒跚,向各个方向摇摆,欲跌倒状,但罕有跌倒自伤者。见于癔症等心因性疾病。

其他尚有正常颅压脑积水性步态、额叶病变步态、"老年"步态、谨慎步态、精神发育迟滞性步态等。

（杜文芳）

第五节　感觉系统检查

感觉系统检查主观性强，患者理解问题能力、教育程度、合作程度、年龄等都对结果判定有较大影响，易产生误差，是神经系统查体中最困难的部分。检查时患者闭目，检查者应耐心细致，使患者充分配合。检查时注意左右、近远端对比的原则，自感觉缺失部位查向正常部位，自肢体远端查向近端，必要时可重复检查，避免暗示性提问，以获取准确的资料。无感觉症状的患者可仅查手足振动觉及位置觉，面部、躯干及肢端痛觉，观察两侧是否对称；有感觉症状或局限性肌萎缩、肢体无力、共济失调、关节营养性改变或无痛性溃疡的患者应全面系统检查。

感觉检查包括浅感觉、深感觉和复合（皮质）感觉检查等。

一、浅感觉检查

（一）皮肤痛觉检查

用大头针轻刺皮肤，询问是否疼痛；检查应从痛觉减退区向正常部位移动，不要反复刺激一个部位，用力要均匀，针刺频率应每秒 1 次，以免因累积效应产生过度疼痛，如有痛觉减退或丧失应确定范围及障碍类型。

（二）触觉检查

用棉签或软纸片轻触皮肤，询问有无感觉。

（三）温度觉检查

用装冷水（0～10 ℃）和热水（40～50 ℃）的两个玻璃试管交替接触患者皮肤数秒钟，辨别冷、热感，如痛、触觉无改变，一般可不必再查温度觉，如有感觉障碍应记录部位和范围，应注意接触皮肤时间不能过短，不能压得过轻。

（四）深部组织痛觉检查

用手捏挤肌腱或肌肉确定有无深部组织疼痛，或压迫各主要神经干走行区，询问有无压痛，皮肤痛觉减退时深组织痛觉可存在，相反亦然，深部痛觉障碍常见于脊髓痨。

二、深感觉检查

（一）运动觉检查

患者闭目，检查者用手指轻轻夹住患者手指或足趾两侧，上下移动 5°左右，让患者辨别"向上""向下"移动，如感觉不明显可加大活动幅度或测试较大关节。

（二）位置觉检查

患者闭目，检查者将其肢体摆成某一姿势，请患者描述该姿势或用对侧肢体模仿；伸平上肢时患肢不能保持稳定，令分开手指会出现类手足徐动症样不自主动作，称为"钢琴手"；让其用示指指鼻尖可出现意向性震颤,不能准确指到鼻尖;检查下肢常见昂伯征,闭眼时难以直立,睁眼时改善,患者最好光脚站在地上,精神紧张的患者可让其用示指交替指鼻或双手握紧以转移注意力。

(三)振动觉检查

将振动的 C128Hz 音叉柄置于骨隆起处,如手指、桡尺骨茎突、鹰嘴、锁骨、足趾、内外踝、胫骨、膝、髂前上棘和肋骨等处,询问有无振动感和持续时间,并两侧对比。

(四)压觉检查

用手指或钝物如笔杆轻触和用力压患者的皮肤,让患者鉴别压迫的轻重。

三、复合(皮质)感觉检查

大脑感觉皮质或丘脑皮质投射纤维受损出现的特殊辨别觉障碍,对痛、温、触和振动觉等影响很小。

(一)皮肤定位觉和书写觉检查

嘱患者闭目,检查者用手指或棉签轻触患者皮肤后,让其指出受触的部位,正常误差手部<3.5 mm,躯干部<1 cm;用手指或棉签在皮肤上书写,或指出笔画方向,不同部位敏感度不同,一般指腹可辨别 1 cm 大小的数字,手掌则超过 4 cm,Wall 等认为定位觉是判断后索功能最简单和有用的方法。

(二)两点辨别觉检查

令患者闭目,用分开一定距离的钝双脚规接触皮肤,如患者感觉为两点时再缩小间距,直至感觉为一点为止,两点须同时刺激,用力相等;正常值指尖为 2～4 mm,手背 2～3 cm,躯干 6～7 cm。

(三)图形觉检查

令患者闭目,用钝针在皮肤上画出简单图形,如三角形、圆形或 1、2、3 等数字,让患者辨出,应双侧对照。

(四)实体觉检查

患者闭目,令其用单手触摸常用物品如钥匙、纽扣、钢笔、硬币等,说出物品形状和名称,两手比较。

(五)重量觉检查

取重量相差 50％以上的两种物品,先后放在患者一侧手中,指出孰轻孰重。

经典躯体感觉理论认为,感觉皮质对躯体支配为对侧性,事实并非绝对如此,Oppenheim 报道一例双侧实体觉及触觉丧失病例,大脑半球仅有一处病损,以后许多学者证实这一观点,发现左侧半球病变可引起双侧复合觉障碍,右侧半球病变只产生左侧复合觉障碍。Caselli 发现,右侧半球大面积梗死患者除严重半身忽略,可有双侧触觉丧失。对实体觉缺失与触觉失认的关系,有人认为意义相同,有人认为是优势半球顶叶中央后回后部损害的结果,是与失语、失认相同的功能障碍。Carmon 等认为,右侧半球可能是触觉辨别觉的优势半球。评价感觉功能时应考虑年龄因素,因感觉功能随年龄增长逐渐衰退,振动觉敏感度下降受年龄影响最大。

(刘 冰)

第六节　失语症、失用症及失认症检查

语言是人类在劳动及生活中形成并发展起来的,并通过各种方式或符号(如口语、文字、手势或手语等)进行交流。在进行语言检查前,首先应注意受检患者的意识及精神状态、智力、注意力、定向力、视力及听力、发音器官等均正常,无肢体瘫痪,能够合作,是进行失语症、失用症和失认症检查的必要前提。

一、失语症检查

语言的基本形式包括听、说、读、写,失语症检查包括口语表达、听理解、复述、命名、阅读和书写等。

(一)口语表达

通过患者自发谈话或与之交谈,注意谈话语量、语调和发音,说话是否费力,有无语法词或结构,有无实质词或错语、找词困难、刻板语言,能否达意等,由这些特点区分流利型或非流利型口语。

(二)听理解

要求患者执行口头指令,如简单的"张嘴",以及含语法词的复合句,如"摸鼻子之前先摸耳朵";听辨认要求患者从几种物品、图画或身体部分中指出检查者说的是哪个词,了解对语音、字词和句子的辨别理解力。如肢体瘫痪不能执行指令时可用是/否题检查,对检查者说的话表示"是"或"不是";是否句应包括最熟悉句,如"你的名字是……吗?",以及含语法词的句,如"马比狗大,对吗?"。

(三)复述

要求患者"跟我学""我说什么,你也说什么"。包括常用词(如铅笔、苹果、大衣),不常用词(风光、峰回路转),抽象词(如劳动、时间),短语(蘸蓝墨水的钢笔),短句(我喜欢你)和长复合句(美丽的春天终于来到了西藏高原)等,注意能否一字不错或不漏地准确复述,有无复述困难、错语复述、原词句缩短或延长、完全不能复述等。

(四)命名

让患者说出检查者所指的常用物品、图画、颜色或身体部分的名称,不能说出时可说明物品用途,提示名称开头字音如铅……(笔)或做出发音的口形。

(五)阅读

通过朗读书报文字,以及字辨认、听词辨认、词图匹配、朗读并执行写在纸上的指令等,判定患者对文字的朗读及理解能力。

(六)书写

要求患者书写姓名、地址、系列数字和简要叙事(如一天中的事件),以及听写、抄写等判定书写能力。

国外对失语症研究较早,对语言障碍机制研究已获得了较多成果,用于失语症检查的方法有多种,常用的有波士顿诊断性失语检查(BDAE)及西方失语成套测验(WAB)等。近年来,随着神经心理学和语言学逐渐被重视及研究的深入,国内一些学者依据我国语言文化的特点,参照BDAE及WAB等失语检查法并加以改良,制定了汉语失语症检查法。检查包括以上6个方面。

二、失用症检查

失用症通常很少被患者自己察觉,患者很少或完全没有这方面主诉,也常被医师忽视。检查可用口头和书面命令,如有失语或失认,可出示动作令患者模仿,按以下步骤检查。

(一)运动性失用

观察患者的自发动作有无错误,如穿衣、洗脸、梳发、剃须和使用餐具等,患者如有肢体运动性失用,虽无瘫痪,但各肌群不能按适当的顺序协调运动,动作笨拙,不能做精细动作,不能完成快速有目的的运动如书写、系纽扣和弹琴等。

(二)观念性失用

嘱患者做某些动作,如先做伸舌、闭眼、举手和解纽扣等简单动作,再做复杂动作如穿衣、打结、梳头、用锤子钉钉子、划火柴和燃点香烟等,患者能做简单动作,但做复杂动作时往往出现时间、顺序障碍,以致不能完成,但模仿动作多无障碍。

(三)观念运动性失用

检查方法同上,患者不能按命令做简单动作,如伸舌、刷牙、招手和敬礼等,更不能完成复杂的随意运动,但有时可自发地做出这些动作,模仿动作亦有障碍。

(四)结构性失用

令患者用积木搭房子或用火柴拼成简单的图案和图形,检查者可先示范,再让患者模仿,看有无结构性失用。

三、失认症检查

(一)视觉失认

给患者看一些常用物品,令其辨认并用语言、书写和手势来表达,辨认颜色或令其将同色归类,给患者看一些建筑物或风景画片令其描述,或让其画人形、钟面或小房子等。

(二)听觉失认

辨认常见的声音如铃声、抖动纸张声和敲击茶杯声等,有些音乐知识的人可让其辨认一段乐曲或歌曲。

(三)触觉失认

令患者闭目触摸物体加以辨认。

(谭贤佩)

第七节 自主神经系统检查

一、一般观察

(一)皮肤黏膜

色泽(苍白、潮红、发绀、红斑、色素沉着、色素脱失等),质地(光滑、变硬、增厚、变薄、脱屑、干燥、潮湿等),温度(发热、发凉),以及水肿、溃疡和褥疮等。

(二)毛发和指甲

多毛、少毛、局部脱毛、指和趾甲变形松脆等。

(三)出汗

全身或局部出汗过多、过少和无汗等。

二、括约肌功能检查

(一)膀胱功能测试

膀胱和尿道平滑肌受交感神经(腹下神经)和副交感神经支配,尿道外括约肌受躯体运动神经(阴部神经)支配。须注意有无排尿、排便障碍及性质和特点,如尿急、尿频、排尿困难、尿潴留及尿失禁等,检查下腹部膀胱区膨胀程度,测定膀胱内压力、内感性和容积可了解膀胱的功能。尿动力学测试或经尿道膀胱置管,用生理盐水或 CO_2 气体使膀胱充盈,记录充盈量、患者感觉和反应,画出膀胱内压变化图。正常情况下膀胱充盈感一般为 $150\sim250$ mL,最大充盈量男为 $350\sim750$ mL,女为 $250\sim550$ mL。尿动力学测试或膀胱测压试验对确定膀胱自主神经功能障碍的性质、类型和病损部位有帮助。

(二)胃肠功能测试

须注意有无胃下垂、腹胀及便秘等。检查将薄膜橡皮球连于三腔管上,经口送入胃或肠道,通过压力转换器,用多导记录仪描记胃或肠腔内压力,观察胃肠收缩频率和强度。还可通过三腔管注药物进行各种试验。正常情况下胃收缩波为 3 次/分,十二指肠收缩波为 12 次/分。迷走神经兴奋时胃肠收缩频率增加,收缩强度增强,波幅增高;交感神经兴奋时症状恰相反。

(三)自主神经反射检查

1.卧立位试验

可观察体位与呼吸改变时血压和心率反应。由卧位转换成直立位时,由于重力作用使血流动力学发生改变,心脏以下的静脉扩张充血,血容量增加约 500 mL,回心血量减少,自主神经系统发生代偿性反应,维持重要脏器的血液供应。检查时令患者取平卧位,计数 1 分钟的脉搏数,并测定血压,连续 2 次;然后转换为直立位(持续 5 分钟),再计数 1 分钟的脉搏数和测定血压,连续 2 次。最好采用多导记录仪,同时记录血压、脉搏的变化。正常人心率每分钟增加 $8\sim20$ 次,血压下降少于 1.3 kPa(10 mmHg)。

临床意义:如由卧位转换为直立位血压下降>2.0 kPa(15 mmHg),心率增加>25 次/分,提示有效血容量不足;血压下降>2.0 kPa,心率增加<10 次/分,提示压力感受器或交感神经功能减低;血压下降>2.0 kPa,心率反而下降提示副交感神经功能亢进。

2.瓦尔萨瓦手法

用力呼气引起胸腔内压力改变,压力感受器将冲动经舌咽和迷走神经传入孤束核,更换神经元后再传入脑干及高级中枢,反射性引起心率和血压改变。检查时被检查者用力向水银测压计呼气,产生 5.3 kPa(40 mmHg)压力维持 20 分钟。动态监测整个过程的血压及心率改变。正常反应可分为四期:Ⅰ期血压短暂升高;Ⅱ期血压下降,反射性心动过速;Ⅲ期血压继续下降;Ⅳ期(5 分钟后)血压升高超过基础水平,心率减慢。

临床意义:正常人Ⅱ期心率至少增加 20 次/分,若低于 20 次/分或无改变提示交感神经功能减退;正常人Ⅳ期平均动脉压增加 1.3 kPa(10 mmHg),如小于此值提示交感神经功能减退;心率不减慢提示副交感神经功能减退。

3.发汗试验(碘淀粉法)

出汗较高级中枢位于丘脑下部,低级中枢位于 $T_1 \sim L_3$ 脊髓中央灰质,发出的节前纤维在交感神经节更换神经元,节后纤维(胆碱能纤维)支配汗腺。检查可通过人工发汗法观察出汗障碍分布范围,先将碘 1.5 g、蓖麻油 10.0 mL 与 96％乙醇配制成的碘液涂满全身或病变有关的节段皮肤,待干后再涂淀粉,同时皮下注射毛果芸香碱 10 mg 使全身出汗,汗液与淀粉、碘发生反应,致使出汗处皮肤变蓝黑,可指示交感神经功能障碍范围;头、颈及上胸部交感神经来自 $C_8 \sim T_1$ 脊髓侧角,节后纤维由颈上(至头)和颈中神经节(至颈、上胸)发出;上肢交感神经来自 $T_{2\sim8}$,节后纤维由颈下神经节发出;躯干交感神经来自 $T_{5\sim12}$,下肢来自 $T_{10} \sim L_3$;但此节段性分布可以有较大的个体差异。常用发汗方法还有加热法,将人置于室温较高环境中使其出汗;或口服阿司匹林 1 g,同时饮热水引起全身出汗。

临床意义:正常状态下汗腺兴奋即出现出汗反应。①脊髓横断性损害:病变以上区域出汗,病变以下区域无汗;②$T_1 \sim L_3$脊髓中央灰质或前根病变节段支配区,服用阿司匹林或加热法均不出汗,但毛果芸香碱可使之出汗;③交感神经节或周围神经损害时,上述发汗方法均不能使支配区出汗。出汗过多或不耐热提示交感神经功能亢进,发汗试验减少提示交感中枢或传出神经通路损害。

4.眼心反射及颈动脉窦反射

见脑神经检查。

5.竖毛试验

皮肤局部受寒冷或搔划刺激,引起竖毛肌(由交感神经支配)收缩,局部出现竖毛反应,并逐渐向周围扩散,但扩散至脊髓横贯性损害平面处即停止。刺激后 7~10 秒时反射最明显,以后逐渐消失。

6.皮肤划纹试验

当皮肤受到刺激时交感神经兴奋,引起血管收缩,皮肤颜色变白。副交感神经兴奋时血管扩张,皮肤颜色变红。检查可用钝头骨针在胸腹壁两侧皮肤上划一条线,经 8~20 秒潜伏期出现一条白线,约半分钟后变为红条纹为正常反应,变化的程度和持续时间有个体差异。如划线后的白线条持久出现,为交感神经兴奋性增高;如红线条明显增宽,甚至隆起,为副交感神经兴奋性增高或交感神经麻痹。皮肤检查可进行皮肤温度测定和皮肤电阻测定等。

7.泪腺功能测试

泪腺分泌功能受副交感与交感神经调节,后者的作用较前者弱。Schirmer 试验是测试泪腺分泌功能的常用方法。检查可将 2 mm×25 mm 的薄条滤纸的一端置于结膜囊的下缘吸收泪液,另一端置于下睑缘上,观察 5 分钟,然后测量滤纸被浸湿的长度。正常情况下,滤纸被浸湿长度约 15 mm。如 5 分钟滤纸被浸湿长度≤10 mm,提示泪腺功能低下。

8.阴茎勃起功能测试

检查采用夜间阴茎膨胀试验,用硬度监测仪监测勃起次数、持续时间、膨胀程度及阴茎硬度。正常人每夜有 3~5 次生理性勃起,每次至少持续 25 分钟,常出现于快速睡眠期;或直接用海绵体内肌电图针或阴茎表面电极记录海绵体平滑肌的肌电活动。心理性勃起障碍者夜间阴茎膨胀试验阳性,器质性勃起障碍试验阴性。海绵体肌电活动减弱或消失表明自主神经功能障碍。

9.加压输入及其他直接心血管试验

正常人加压输入,即输入去甲肾上腺素后可引起一定程度的血压升高,自主神经功能障碍患者输入去甲肾上腺素后可引起明显的血压升高,甚至出现皮肤红斑,儿童的去甲肾上腺素反应通常更强烈,特发性直立性低血压患者输入血管紧张素Ⅱ后可引起血压升高。

通过肌内注射阿托品、麻黄碱及新斯的明等药引起心率改变,可以评价支配心脏的自主神经功能。如正常情况下肌内注射阿托品 0.8 mg 可引起副交感神经传导阻滞,导致心率增快,如不出现这种反应提示心脏交感神经功能障碍。

(四)自主神经功能药理实验

由于大多数自主神经系统药物的化学结构与神经递质有某些相似之处,可与受体结合,结合后能兴奋受体者称为受体激动剂,阻断受体与神经递质结合者称为受体阻滞剂。临床上常用的拟交感神经递质药物包括肾上腺素(兴奋 α-受体和 β-受体)、去甲肾上腺素(兴奋 α-受体作用强于兴奋 β-受体作用)、异丙肾上腺素(兴奋 β-受体),临床常用的 α-受体激活剂包括甲氧明、去氧肾上腺素、去甲肾上腺素等。α-受体阻滞药包括酚妥拉明、酚苄明和妥拉唑林等;β-受体阻滞药包括普萘洛尔,常见的乙酰胆碱受体激活药有卡巴胆碱、毛果芸香碱、新斯的明、毒扁豆碱、加兰他敏及有机磷毒剂等;阻滞药有阿托品、东莨菪碱、山莨菪碱、六烃季胺、美卡拉明、箭毒、毒碱和琥珀酰胆碱等。自主神经系统功能药理实验是通过观察作用于自主神经药物的反应,判断自主神经功能为亢进、降低或不稳定。临床常用试验如下。

1.肾上腺素试验

早晨空腹状态下安静卧床休息 30 分钟。在 10 分钟内测 3 次血压、脉搏和呼吸,取其平均值。然后给予 0.1% 盐酸肾上腺素(0.013 mL/kg),每 5～10 分钟观察 1 次,60 分钟后,每 30 分钟观察 1 次,直至恢复正常。

临床意义:脉搏增快＞20 次/分,血压升高＞2.7 kPa(20 mmHg),尿糖(＋＋＋～＋＋＋＋);出现四肢颤抖、皮肤苍白、出汗、兴奋、心悸和头痛等。全部出现者为强阳性(交感功能异常亢进),出现 3 项以上者为中等阳性(交感功能亢进),出现 2 项为弱阳性(边缘状态或正常)。如出现血压下降、脉搏缓慢等,提示副交感功能亢进;重复检查结果差异很大或完全不同提示自主神经功能不稳定。

2.毛果芸香碱试验

1% 盐酸毛果芸香碱(0.013 mL/kg)皮下注射。注射后 30、60、90、120 分钟分别记录唾液分泌量、出汗、脉搏、流泪和流涕等。

临床意义:唾液分泌量 1 小时内＞75 mL,出汗有汗珠,脉搏增加＞20 次/分,面部潮红,流泪和流涕等。全部出现者为强阳性,出现 2 项者为阳性,出现 1 项为弱阳性,强阳性和阳性提示副交感功能亢进。

3.阿托品试验

1% 硫酸阿托品(0.013 mL/kg)皮下注射,注射后 2 小时内,观察瞳孔、脉搏、呼吸变化、口干、头痛和心悸等症状。

临床意义:脉搏增加＜20 次/分,口腔干燥,头痛、心悸及瞳孔扩大。全部出现者为强阳性,出现 2 项者为阳性,出现 1 项为弱阳性,强阳性和阳性提示副交感神经张力低下。

对以上 3 种药物试验均敏感者提示自主神经功能不稳定;对阿托品试验敏感,对其他两药试验不敏感提示自主神经功能低下;对阿托品试验不敏感,对其他两药试验敏感,提示自主神经功能亢进。

(杜文芳)

第八节 昏迷患者的检查

昏迷患者病情危重,首先应对症急救,同时进行详细的全身和神经系统检查,以及必要的辅助检查,尽快明确病因和确诊,开始有效治疗。

一、病史采集

病史采集很重要,需要重点了解以下内容:①昏迷发病过程和缓急、伴发症状和体征;②昏迷为首发症状或在病程中出现,如后者需了解昏迷前有何疾病;③有无创伤及药物、毒物或农药中毒;④有否患有可引起昏迷的内科疾病;⑤对短暂昏迷须询问癫痫史,并注意与晕厥鉴别。

二、一般检查

(一)体温

体温增高提示感染性或炎症性疾病;体温过高可能为中暑或中枢性高热(脑干或下丘脑病变);体温过低提示休克、甲状腺功能低下、低血糖、冻伤或镇静安眠药(如巴比妥类)过量等。

(二)脉搏

缓慢有力提示颅压增高;过缓(40次/分以下)可能为房室传导阻滞或心肌梗死;过速提示休克、心力衰竭、高热或甲亢危象;不齐提示心脏病;微弱无力可能为休克或内出血等。

(三)呼吸

深快规律性呼吸常见于糖尿病酸中毒;浅速规律性呼吸见于休克、心肺疾病或药物中毒。不同水平脑损害出现特殊呼吸节律失常。

1.潮式呼吸

提示大脑半球广泛损害,表现或大或小的过度呼吸,间以短暂的呼吸暂停。

2.中枢神经源性过度呼吸

提示中脑被盖部病变。

3.长吸式呼吸

吸2~3次呼1次或吸足气后呼吸暂停,提示脑桥上部病变。

4.丛集式呼吸

频率、幅度不一的周期性呼吸,提示脑桥下部病变。

5.失调式呼吸

呼吸频率和时间均不规律,提示延髓特别是其下部损害。

(四)血压

过高提示脑出血、高血压脑病或颅压增高等;过低可能为脱水、休克、心肌梗死、镇静安眠药中毒等。

（五）气味

酒味提示急性酒精中毒；肝臭味提示肝性脑病；苹果味提示糖尿病酸中毒；大蒜味提示有机磷中毒；氨味可能为尿毒症。

（六）皮肤黏膜

黄染可能是肝性脑病或药物中毒；发绀多为心肺疾病等引起缺氧；多汗提示有机磷中毒、甲亢危象或低血糖；苍白见于休克、贫血或低血糖；潮红为高热、阿托品类或一氧化碳中毒等；大片皮下瘀斑可能为胸腔挤压综合征。

（七）头颅创伤体征

眶周瘀斑：或称浣熊眼；Battle 征：耳后乳突骨表面肿胀变色；鼓膜血肿：鼓膜后积血；脑脊液鼻漏或耳漏：脑脊液自鼻或耳漏出，可提示颅底骨折。触诊可以证实凹陷性颅骨骨折或软组织肿胀。

（八）躯干及四肢

桶状胸、叩诊反响、口唇和指甲发绀、肺部听诊啰音等提示严重肺气肿和肺部感染，可能合并肺性脑病，心律失常见于心房纤颤、心房扑动、阿-斯综合征等。肝、脾大合并腹水者常见于肝性脑病，腹部膨隆且有压痛可能为内出血或麻痹性肠梗阻。四肢肌束震颤见于有机磷中毒，双手扑翼样震颤多见于代谢性或中毒性疾病，杵状指提示慢性心肺疾病，指甲内横行白线提示重度贫血或重金属中毒，双下肢可凹性水肿可能为心、肝、肾病。

三、神经系统检查

（一）瞳孔

正常瞳孔直径为 3～4 mm，双侧等大，对光反射灵敏对称，但儿童正常瞳孔略大，老年人略小。异常瞳孔包括以下几种。

1.丘脑性瞳孔

丘脑性瞳孔常见于占位性病变使丘脑受压，早期光反射较弱，可能因下行交感神经通路受阻。

2.固定的散大瞳孔

固定的散大瞳孔常见于动眼神经自中脑至眶部走行径路的任何部位病变或抗胆碱药、拟交感神经药物中毒，瞳孔直径＞7 mm 且固定（对光反应消失）；昏迷患者固定散大的瞳孔最常见原因为幕上占位性病变引起颞叶内侧小脑幕切迹疝。

3.固定的中等大小瞳孔

固定的中等大小瞳孔为中脑水平脑干损伤所致，瞳孔固定，直径约 5 mm。

4.瞳孔缩小

瞳孔缩小、对光反射存在常提示下丘脑或脑桥病变；脑桥背盖损害瞳孔缩小，只对强光有反应；Horner 征或颈内动脉血栓形成可见病侧瞳孔缩小；巴比妥类中毒虽呈深昏迷仍可见较弱对光反应。

5.针尖样瞳孔

直径为 1.0～1.5 mm，光反射消失，用放大镜仔细观察可能发现轻微反应。通常提示脑桥水平局灶性损伤如脑桥出血或阿片类中毒，也可见于有机磷中毒、应用缩瞳药和神经梅毒等。

6.不对称瞳孔

可见双侧瞳孔不等大，直径相差约 1 mm，见于 20％ 的正常人群，双侧对光反应程度相似，无眼外肌运动异常,但一侧瞳孔光反射迟钝可提示中脑或动眼神经病变。

(二)眼底

视盘水肿可见于颅内占位性病变或颅压增高体征,眼底片状出血见于蛛网膜下腔出血和大量脑出血等。

(三)眼球位置

眼球位置可推测脑神经受损,如一眼球内收或外展障碍,指示该侧动眼神经或展神经瘫痪;双眼球分离说明双动眼神经受损,眼球内聚提示双展神经受损等。

(四)疼痛反应

用力按压眶上缘、胸骨或指甲床检查昏迷患者对疼痛的运动反应,可能有助于定位脑功能障碍水平或判定昏迷的程度。

1.单侧或不对称性姿势反应

提示对侧大脑半球或脑干病变,健侧上肢可见防御反应,病侧则无,观察面部疼痛表情判断有无面瘫。

2.对疼痛刺激的去皮质强直反应

如屈肘、肩部内收、腿及踝部伸直等,常与丘脑本身病变或大脑半球巨大病变压迫丘脑有关。

3.对疼痛刺激的去大脑强直反应

如伸肘、肩及前臂内旋、下肢伸直等,常见于中脑功能受损,通常提示较去皮质强直更严重的脑功能障碍,但两者均不能准确定位病变部位。

4.肢体状态

双侧对称性姿势可见于双侧结构性病变或代谢性疾病,单侧的或非对称性姿势提示对侧大脑半球或脑干病变,脑桥和延髓病变通常对疼痛刺激无反应,偶可见膝部屈曲(脊髓反射)。

(五)瘫痪体征

通过观察自发活动减少可判定昏迷患者的瘫痪肢体,偏瘫侧下肢常呈外旋位,足底疼痛刺激下肢回缩反应差或消失,可出现病理征。昏迷患者检查偏瘫可压眶上缘,健侧面部可有痛苦表情、上肢可有防御反应,偏瘫侧则无。坠落试验将患者双上肢同时托举后突然放开任其坠落,瘫痪侧上肢坠落较快,状如扬鞭称为"扬鞭征"。偏瘫和四肢瘫有助于鉴别半球和脑干病变,一侧大脑半球急性严重病变如脑卒中,常伴头眼向病灶侧偏斜、偏瘫侧腱反射和腹壁反射消失、一侧或双侧病理征等。如患者四肢可随意运动、被动违拗或对疼痛刺激有回避反应,说明皮质脊髓束基本完整。一侧肢体抽动常表示对侧相应皮质运动区受刺激,舞蹈指划样运动说明基底节损害。

(六)脑膜刺激征

脑膜刺激征如颈强直或布鲁津斯基征提示脑膜炎或蛛网膜下腔出血,但深昏迷时可消失。脑膜刺激征伴发热常提示中枢神经系统感染,不伴发热合并短暂昏迷可能提示蛛网膜下腔出血。

(七)脑干功能

1.头眼反射

头眼反射又称玩偶头试验,轻扶患者头部向左右、上下转动时眼球向与头部运动相反方向移动,然后逐渐回到中线位;在婴儿为正常反射,随着大脑发育而抑制;该反射涉及前庭核、脑桥侧视中枢、内侧纵束、眼球运动神经核,无脑干病变的昏迷患者,检查头眼反射时通常可见双眼水平同向运动充分,大脑半球弥漫性病变导致昏迷时出现此反射,脑干病变时反射消失,如一侧脑干病变,头向该侧转动时无反射,向对侧仍存在。

2.眼前庭反射

眼前庭反射或称冷热水试验,用注射器向一侧外耳道注入1 mL冰水,无脑干病变如半球弥漫性病变而脑干功能正常时的昏迷患者,冰水刺激试验双眼向冰水刺激侧强直性同向运动。昏迷患者,如存在完全的反射性眼球运动提示脑桥至中脑水平的脑干完整。如动眼神经及核病变,见于中心疝综合征,眼前庭检查可显示眼球内收不能,伴对侧眼外展正常;反应完全缺如脑桥水平脑干结构病变或易累及脑干的代谢障碍,常见镇静药中毒;一侧冰水刺激试验时单眼或双眼向下偏斜高度提示镇静药中毒。其他主要的脑干反应如下。

(1)眼脊反射:针刺锁骨上的颈部皮肤,正常可引起同侧瞳孔散大,反射消失提示损害平面累及间脑。

(2)额眼轮匝肌反射:用手指向外上方牵拉患者眉梢外侧皮肤并固定,然后用叩诊锤轻叩手指可引起同侧眼轮匝肌收缩闭眼,此反射消失为间脑-中脑平面受累特征。

(3)瞳孔对光反射:光刺激引起瞳孔缩小,此反射消失是损害扩张至中脑水平的表现。

(4)角膜、结膜反射:用棉花丝轻触角膜或球结膜引起闭眼,此反射消失提示脑桥平面受累。

(5)嚼肌反射:叩击颏部引起嚼肌收缩,反射消失提示脑桥受累。

(6)眼心反射:压迫眼球引起心率减慢,反射消失提示延髓平面受损。

(7)掌颏反射:轻划手掌大鱼际区引起同侧颏肌收缩,出现此反射提示皮质-皮质下平面受累。

(8)角膜下颌反射:轻触角膜引起闭眼,且引起翼外肌收缩下颌向对侧移动,此反射出现为间脑-中脑及中脑平面受累表现。

上述反射均消失是损害达到延髓的征象。尽管受到明显限制,仔细检查昏睡或昏迷患者能得出关于神经系统功能的信息。脑部局灶性、脑干疾病或脑膜刺激征等对引起昏睡和昏迷疾病的鉴别诊断非常有用。

病变受累水平(如下行性小脑幕疝)可根据呼吸模式、瞳孔变化、反射性眼球运动和对疼痛运动反应而定。

弥漫性脑病包括代谢性疾病如低血糖和药物中毒,以及脑膜炎、蛛网膜下腔出血及癫痫发作等脑弥漫性损害(多采取内科治疗)。结构性脑病如脑出血、大面积脑梗死、幕上占位病变扩展可使脑组织移位至相邻颅腔,导致不同的脑疝综合征。

昏迷患者检查应重点而简洁,如瞳孔对光反射、玩偶头试验(转头时眼球向相反方向移动)、眼前庭反射(冷水刺激鼓膜诱发眼球运动)、疼痛刺激引起运动反应性质(特别是双侧对称性)及脑膜刺激征等。昏迷患者的评价最重要的是鉴别结构性脑病变,如幕上占位性病变或弥漫性脑病所致。存在其他脑干功能受损而瞳孔反应正常,是诊断代谢性脑病的金指标。

(杜文芳)

第九节 脑电图检查

一、脑电图的定义

根据国际临床神经生理学会联盟的专用术语,脑电图(EEG)定义为"在特定的位置,通过头皮表面放置的电极采集到的大脑皮质的电活动",直译为脑电图。脑电图是从颅外头皮或颅内记录到的局部神经元电活动的总和。在头皮表面放置电极记录到的为皮质脑电图,在脑深部插入针电极记录到的为深部脑电图。

二、脑电图检查的适应证和禁忌证

(一)适应证

(1)鉴别脑器质性疾病和功能性疾病:如鉴别抽搐和假性抽搐、器质性还是功能性精神障碍等。

(2)各种脑部疾病辅助诊断、鉴别诊断及定位:常用于癫痫、脑瘤、脑外伤、颅内血肿、脑炎、脑寄生虫病、脑脓肿、脑血管病及其他各种脑病和危重昏迷的患者。

(3)了解全身疾病疑有脑损害者是否脑受累:如肿瘤的颅内转移、感染、中毒、肝或肾性疾病等是否造成脑功能损害。

(4)随访了解脑部疾病的变化、疗效、脑发育状况,帮助了解脑衰老及脑死亡。

(5)睡眠障碍的诊断和鉴别诊断。

(二)禁忌证

(1)头皮外伤严重,广泛或开放性颅脑外伤,无法安放电极或可能因检查造成感染者。

(2)不宜搬动的病情危重患者,而脑电图机又非便携式不能移至床旁检查者。

(3)极度躁动不安、当时无法使其镇静而配合检查者。

三、患者检查前的准备

检查前嘱咐患者进食,检查时使患者放松,取卧位或坐位,在闭目安静状态下描记。已接受癫痫治疗的患者,特殊情况下为增加痫性放电的记录机会,可停服抗癫痫药1~2天。

四、正常脑电图

(一)正常清醒期脑电图表现

1.后头部 α 节律

(1)定义:α 节律是清醒状态下出现在后头部的 $8\sim13$ Hz 的节律,一般在枕区电压最高,波幅可变动,但在成人常低于 $50~\mu V$,闭眼且精神放松状态下容易出现,注意力集中,特别是视觉注意和积极的精神活动可使其阻滞(图 2-1)。出现在其他部位或其他状态下的 α 频带的节律不是严格意义上的 α 节律,如 Rolandic 区的 μ 节律、睡眠期的纺锤节律等,频率虽然在 α 频带,但不能称为 α 节律。在确定 α 节律时,部位和反应性比频率更重要。α 节律与脑功能状态及发育水平有密切关系,但与智力水平、人格或个性无关。

(2)波形:α 节律多数波形圆钝或为正弦样波。少数正常人可表现为负相成分较尖而正相成分较钝,形成尖形 α 节律,多见于儿童及青少年,也有些与应用镇静剂后混入 β 波有关。

(3)频率:α 节律的频率与年龄有密切关系。一般在 3 岁左右出现最初的 α 节律,在 8 Hz 左右;10 岁时 α 节律的频率接近成人水平,达到 10 Hz,但仍混有 δ 波和 θ 波;成人 α 节律的主频段在 9～11 Hz,60 岁以后 α 节律变慢,但仍≥9 Hz。成人同一个体在同一次记录中,α 节律的频率变化范围在两侧半球的对应区域内不超过 1 Hz,称为调频,反映脑波活动的规律性。全头的频率变化范围不应超过 2 Hz。但不同个体之间差别较大。

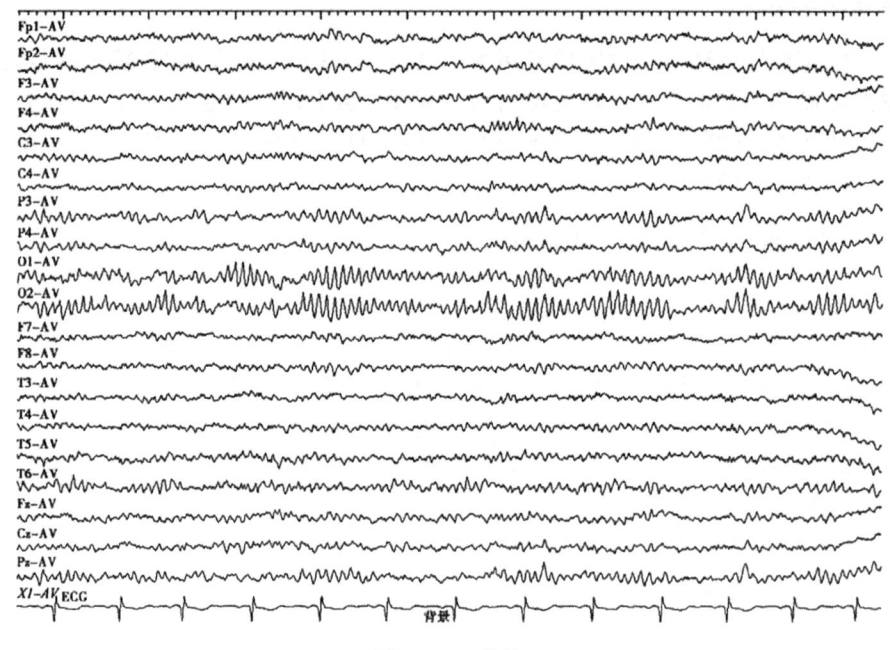

图 2-1　α 节律
女,10 岁,枕区 11～12 Hz 低、中波幅 α 节律,调节和调幅良好

正常成年人的 α 节律可有变异:①慢 α 变异型为较慢的波或节律,频率为其本人 α 波的1/2,如 α 波为 10 Hz,则其变异型为 5 Hz,慢波上常带有切迹,为两个不完全的 10 Hz 波。慢 α 变异型波可夹杂在 α 节律中出现。②快 α 变异型较少见,有些人的基本 α 节律较快,在 11～13 Hz,其间常夹杂 14～20 Hz 的快波,对外界刺激的反应与 α 节律一致。这两种变异型均应出现在枕区。

(4)波幅:α 节律的波幅在个体间差别很大,同一个体的波幅也呈现出有一定规律的波动,一般枕区波幅最高。成人 α 节律的波幅一般在 20～100 μV,儿童的 α 节律波幅多数较高,在 4～7 岁儿童可高达 100～150 μV,以后逐渐降低,13～15 岁接近成人水平。左右枕区的 α 节律可有轻度的波幅差,多数为非优势半球侧的波幅较高,但这种生理性的不对称波幅差不应超过 30%。正常 α 节律的波幅呈渐高-渐低的梭形变化,称为调幅,反映脑波的稳定性。每一串梭形 α 节律持续时间在 1～2 秒,少数可长达 20 秒。两串 α 节律之间为低波幅 β 波持续不超过 2 秒。小儿年龄越小,脑波稳定性越差,常缺乏调幅现象。

(5)分布:α 节律主要分布在后头部(枕、顶、后颞区),有时可扩散到中央区、中颞区或颅顶,文献上将出现在这些部位的节律性 α 波称为 α 频率的节律或 α 样节律。波及中央区时应注意与 μ 节律鉴别,后者的频率及波形与 α 节律相似,但多出现在睁眼状态下,不受睁闭眼的影响,触觉刺激、运动或运动的意念可使之消失。α 节律很少扩散到额区,如在单极导联时额区出现和枕区一致的 α 节律,多数与参考电极活化有关,特别是将参考导联置于乳突时容易受后头部活动的影响,此时前后头部的 α 节律有 180° 位相差,采用双极导联可消除参考电极活化的影响。

α 泛化指 α 频带的节律或活动广泛分布于全头部。α 分布倒置或 α 前移则指 α 活动以前头部最明显。这些 α 的异常分布常见于头部外伤及其后遗症、长期应用抗惊厥药物、脑肿瘤、去皮质综合征、α 昏迷等情况,机制不明,可能与脑干或丘脑节律起搏点功能异常有关,也可能与额叶功能紊乱有关。

(6)反应性:α 节律最突出的特点之一是外界或内源性刺激可使波幅明显降低或完全消失,代之以低波幅不规则快波活动,类似睁眼状态下的图形,称为 α 阻滞或 α 抑制。最常使用的是睁-闭眼试验,可见闭目后即刻或 1~1.5 秒出现 α 节律,睁眼后即刻或 1 秒钟内 α 节律消失。但在闭眼状态下如被试者紧张、有明显外界刺激或有积极的思维活动,α 节律也可被抑制。虽然 α 节律的反应性有较大个体差异,但如果 α 节律对各种刺激的反应性完全消失为不正常现象,见于脑桥水平损伤的昏迷患者。

2.β 活动

β 活动是指频率超过 40 Hz 的快波活动,是正常成人清醒脑电图的主要成分,分布广泛,波幅通常较低,成人多在 30 μV 以下。当 α 节律因生理性反应而抑制时,常代之以 β 活动。不同部位的 β 活动具有以下几项不同的特征。

(1)额区 β 活动最常见,频率在 20~30 Hz,睡眠期多为 35~40 Hz,比催眠药引起的 β 活动频率更快,但通常不形成纺锤形节律。

(2)中央区 β 活动,部分可能是在 Rolandic 区 μ 节律基础上的变异,快波中常混杂有 μ 节律。

(3)后头部 β 活动,频率多为 14~16 Hz,也可达 20 Hz,反应性与 α 节律相同,可被睁眼阻滞,属于快 α 变异型。

(4)弥漫性 β 活动,与上述部位的生理性节律均无关。

(5)缺口节律,指在有颅骨缺损的患者,可见局部 β 活动数量增多,波幅增高。这是因为在没有颅骨衰减的情况下,可记录到更多的高频脑电活动。

婴幼儿思睡期和浅睡期 β 活动常增多。思维活动也可增加 β 活动。巴比妥类、安定类及水合氯醛等镇静催眠剂可引起大量 β 活动,频率在 18~25 Hz,波幅为 30~100 μV,前头部明显,常呈纺锤形节律,是脑电图对药物的正常反应。当脑内有病变时,病变区域的药物性快波反应常常减弱或消失。哌甲酯、安非他明等中枢兴奋剂也可引起广泛性 β 活动增多。

以 β 活动为主的低波幅活动既可见于少数正常人,也可见于某些病理情况下,但与癫痫无明确关系(图 2-2)。在无前后对照的一次脑电图记录时不能肯定为异常现象,如在以往 α 型背景的基础上变为低波幅 β 活动为主,则属不正常图形。局部或一侧 β 活动电压明显降低(降低 50% 以上)或消失属不正常现象,常伴有局部背景活动的低电压,提示有局部皮质损伤。

3.中央区 μ 节律

中央区 μ 节律是在清醒状态下出现于一侧或双侧中央区(C3、C4),在颅顶区(Cz)的 9~11 Hz,30~80 μV 的节律,其中常混有 20 Hz 左右的快波活动,波形为负相尖而正相圆钝,常以短串形式出现,可左右交替或同时出现,或从一侧游走至另一侧,有时扩散到顶区(图 2-3)。μ 节律不受睁-闭眼的影响,但可被对侧躯体的主动或被动运动阻滞,甚至准备运动或肢体运动的意念也可对其产生抑制。μ 节律是 Rolandic 区的生理性脑电活动,虽然其频率和波幅与 α 节律相似,但出现部位、反应性和生理意义均与 α 节律不同,应注意鉴别。

μ节律的出现与年龄相关,4岁以下儿童很少出现典型的节律,8岁之后随年龄增长出现率增加,中年后逐渐减少。但婴幼儿清醒期在Rolandic区可见8~10 Hz的节律,其波形不像典型的节律,而分布、频率及对肢体运动的反应性均类似于年长儿和成人的节律。

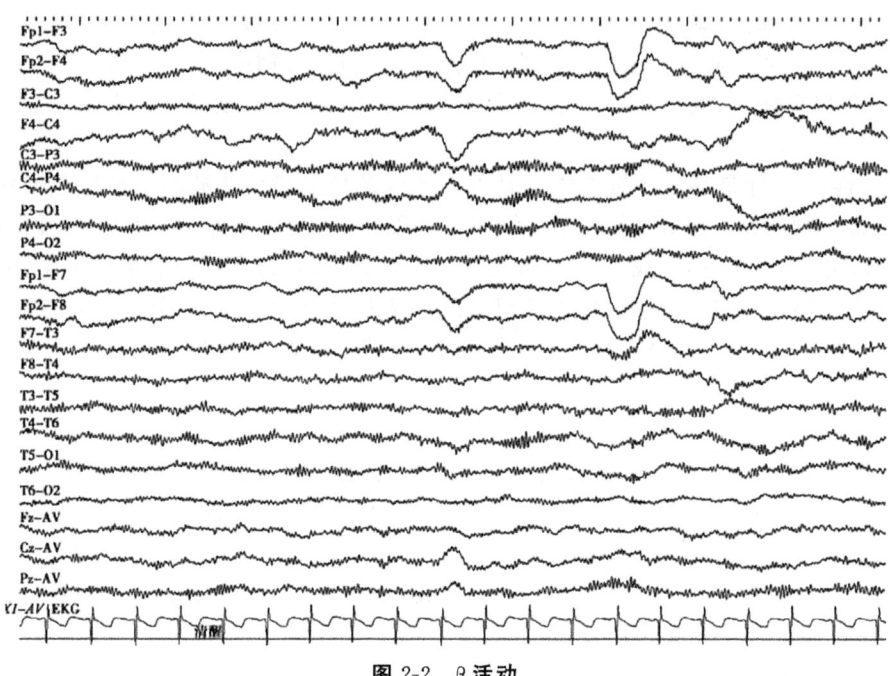

图 2-2　β活动

女,15个月,抽搐待查,未用抗癫痫药物,清醒期大量广泛性低波幅β活动

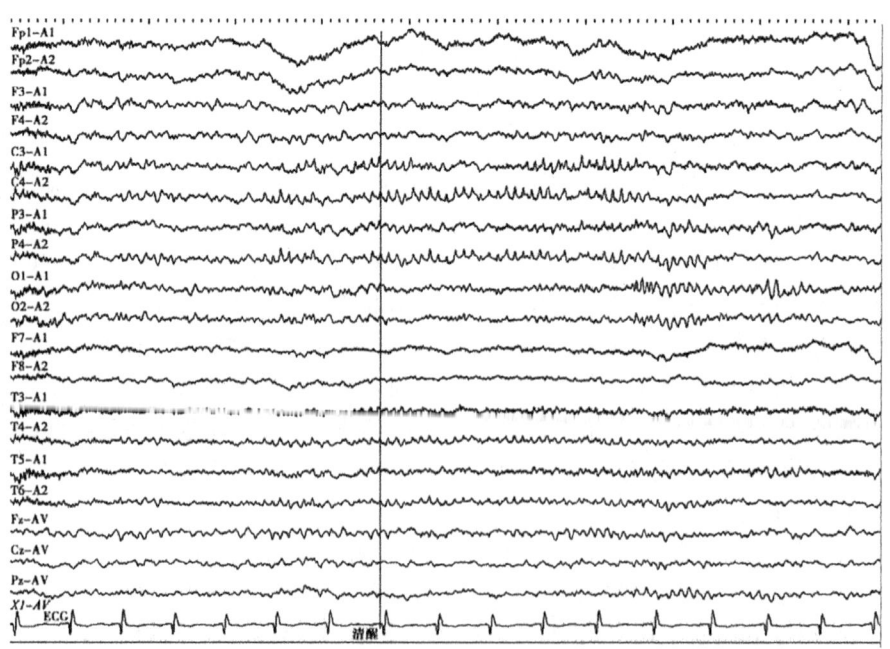

图 2-3　中央区 μ节律

男,14岁

4.θ波和额中线θ节律

(1)θ波:正常人θ波的数量与年龄及状态密切相关。婴幼儿和儿童可有较多的θ活动。青少年和成年人思睡时也可出现θ活动。正常成年人清醒状态时仅有少量(约10%)散在的低波幅θ波,主要分布在额、中央区,此外在颞、顶区也有少量分布,一般不形成节律。

(2)额中线θ节律为前头部中线区(Fpz、Fz、Cz)出现的5～7 Hz中、高波幅的节律性正弦样波,持续1秒以上,多见于儿童及青少年期(图2-4)。中线θ节律受情绪和思维的影响,在注意力高度集中如心算或思考等智力活动时出现,有人认为其与脑的成熟度有关。额中线θ节律应与连续节律性眨眼引起的伪差鉴别。

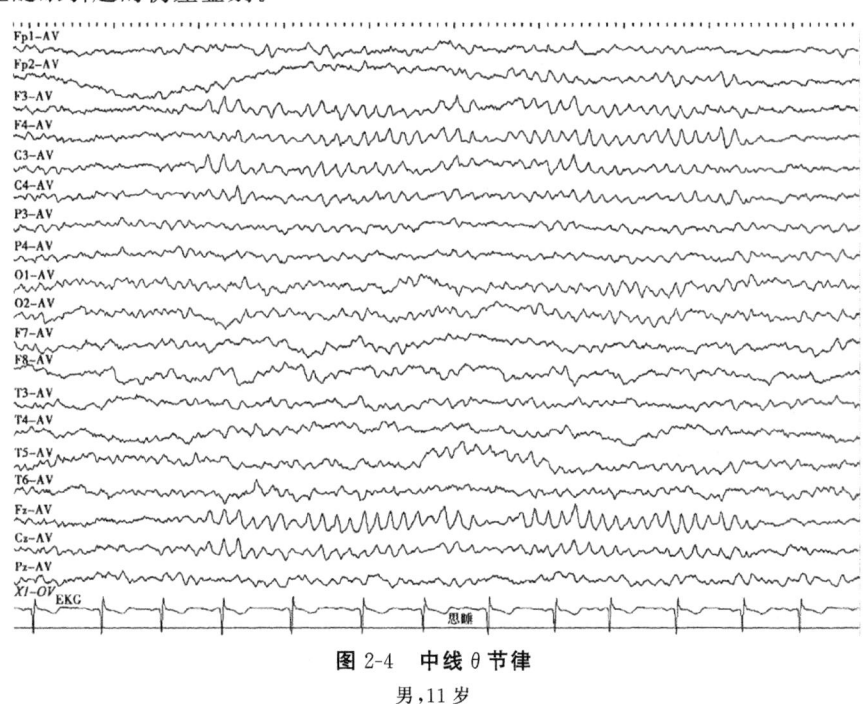

图2-4 中线θ节律

男,11岁

5.λ波

λ波是清醒期出现在枕区的双相或三相尖波,多数正相成分最突出,波幅一般不超过50 μV,少数可为70～80 μV,波底较宽,为200～300 毫秒,呈倒三角形或锯齿状,μ散发或连续出现。λ波主要位于枕区,一般双侧同步,可扩散到顶区和后颞区,在注视活动的物体或复杂的几何图形、眼球扫视运动或节律性闪光刺激时容易出现。在双导纵联(香蕉导联)时,枕区电极(O1或O2)只连接放大器的正相端(G2),此时λ波的波峰向上,应注意与异常枕区尖波鉴别。λ波常见于2～15岁的儿童,甚至可见于婴儿期(图2-5),且小儿λ波有时在头皮记录中呈现负相尖波且波幅更高。λ波与枕区异常尖波的区别点在于λ波仅出现在清醒睁眼扫视时,如果处于暗环境下,或令被试者闭眼,或让被试者注视一张白纸,λ波会消失,但这些情况对异常尖波通常没有影响。

6.儿童后头部慢波

正常小儿后头部可有数量不等的慢波活动,以枕区最突出,称为儿童后头部慢波,属正常发育现象,进入青春期后消失。儿童后头部慢波有以下几种表现形式。

(1)枕区多位相慢波:为2～4 Hz中、高波幅多位相慢波,以正相波为主,反复出现在枕区α

节律中。一般从 3 岁后增多,9～10 岁达高峰,13 岁后明显减少,在正常儿童中占 30％左右。

(2)后头部慢波节律:间断出现在枕区 α 节律中,为 2.5～4.5 Hz 的中、高波幅慢波节律,持续 1～3 秒或更长时间,双侧出现或非恒定地出现于某一侧,通常以右侧为著,在过度换气时更明显。高峰年龄为 4～7 岁,可持续到 11 岁。

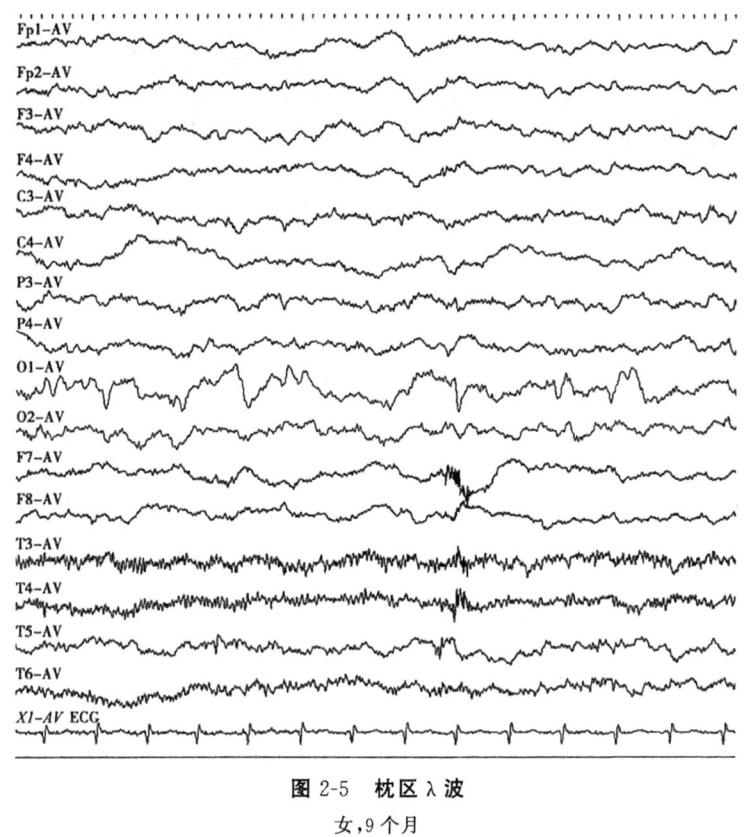

图 2-5 枕区 λ 波

女,9 个月

(3)后头部孤立性慢波:后头部孤立性慢波又称后头部插入性慢波,为在后头部 α 节律中插入的单个慢波,有时其前面的 α 波较为高而尖,容易被误认为棘慢复合波,应注意鉴别(图 2-6)。

在各种病因的脑损伤儿童也可出现后头部为主的慢波活动,如缺氧缺血性脑损伤后、颅脑闭合性外伤后、中枢神经系统感染等。有时上述情况下的异常后头部慢波与出现在正常儿童的与发育有关的后头部慢波难以区别。除有相应的疾病基础外,以下特征对鉴别正常和异常儿童后头部慢波有帮助。①波形:正常后位慢波常为半节律性的类正弦形波,频率一般在 3.5～4 Hz 或更快,而异常慢波则以慢而不规则的多形性 δ 波为主,波形复杂多变。②波幅:正常后位慢波一般不超过同一段图中 α 节律波幅的 1.5 倍,而异常慢波常常波幅更高。③持续性:正常慢波仅出现在闭眼状态 α 节律出现时,睁眼时随 α 节律的阻滞而消失,但病理性的慢波活动在睁眼和闭眼状态下持续存在。④对称性:正常慢波双侧对称或非恒定性的不对称,而异常慢波如有不对称,常恒定在一侧不变。⑤慢波的数量:异常慢波常比正常慢波数量更多,但并没有明确的定量标准。⑥α 节律:在正常情况下,在慢波之间保留有发育良好的 α 节律,但异常慢波常伴有 α 节律明显减少,节律性差。

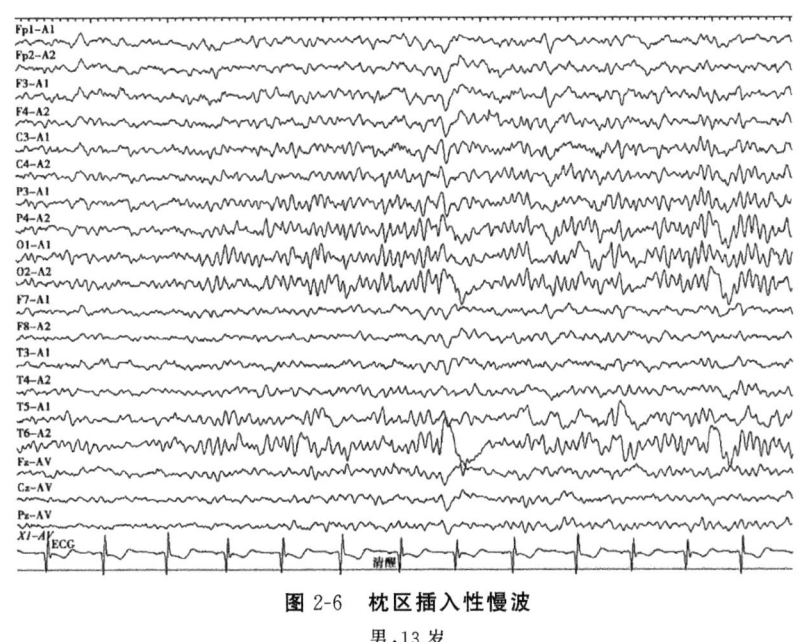

图 2-6 枕区插入性慢波
男,13 岁

(二)正常睡眠期脑电图表现

认识睡眠期脑电图的特点主要是为了判断睡眠周期,鉴别正常睡眠波和异常阵发性病理波,诊断与睡眠有关的各种疾病等。

1.思睡期慢波活动

思睡期慢波活动出现在思睡期向浅睡眠期过渡时,成人为 5～7 Hz 的低、中波幅 θ 活动,以中央、顶区为著,可扩散到全头部,每次持续 0.5～2 秒,也可散发出现。在进行清醒脑电图记录中应注意因患者思睡而出现的这种慢波,并及时唤醒患者,避免将其判断为异常慢波活动。

儿童思睡期可见 4～5 Hz 中、高波幅 θ 活动,婴儿期则可为 3～4 Hz 慢波活动。小儿思睡期的慢波活动可表现为两种形式

(1)持续性超同步化慢波:表现为思睡期 3～5 Hz 的广泛而持续的慢波活动,后头部突出(图 2-7),在健康小儿的出现率为 30%。最早出现于 3 个月左右,1 岁前表现最明显,可持续到 10 岁以后。

(2)阵发性超同步化慢波:为短阵出现的 3～5 Hz 高波幅慢波,中央、顶、枕区波幅最高,持续 1～2 秒,在 4～9 岁最明显。当某些背景快活动插入在超同步化的 θ 节律中时,易被误认为是棘慢复合波,区别点为此种慢活动仅出现在思睡期,类棘(尖)波成分波幅很低(图 2-8)。

2.顶尖波

顶尖波又称驼峰波,是浅睡期(NREM 睡眠Ⅰ期)的一个标志,并可延续到睡眠纺锤期即 NREM 睡眠Ⅱ期的早期。顶尖波最大波幅出现在颅顶区(Cz),在缺少中线记录时以双侧中央、顶区最明显,可扩展至额、颞区。在参考导联记录时,波形为以负相成分为主的尖波,多数波峰较钝如驼峰状,少数很尖。波宽 125～300 毫秒(3～8 Hz),其前后可有小的正相成分。波幅 100～300 μV。顶尖波可单个出现,或成对出现,亦可以 1 Hz 左右的间隔连续数个假节律性出现。典型的顶尖波双侧对称同步。小儿的顶尖波可以非常高或非常尖,酷似异常尖波,应注意鉴别。顶尖波也可波及更大的范围或左右不同步、不对称地出现(图 2-9)。30 岁以后随年龄增加波幅逐渐降低。少数正常成人的顶尖波很小,不易辨认。在有些病理情况下,可出现一侧顶尖波被抑制。

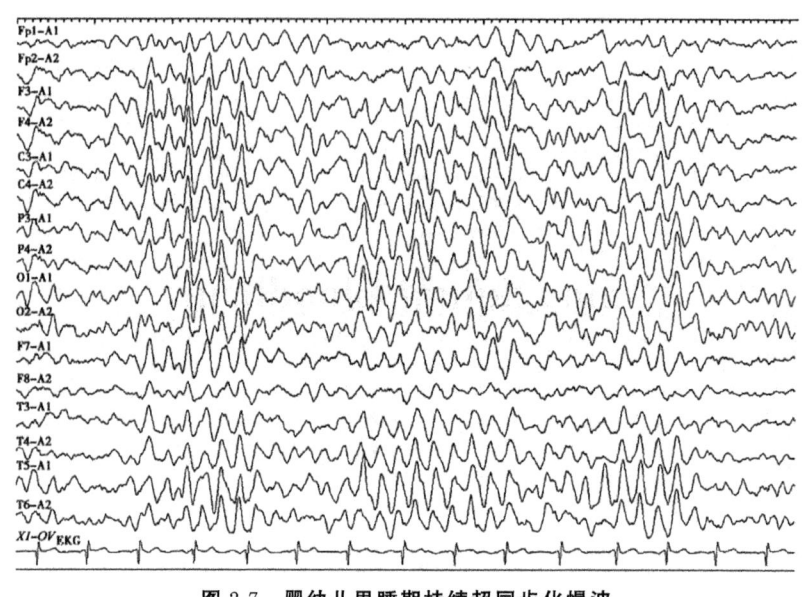

图 2-7　婴幼儿思睡期持续超同步化慢波

女,3岁8个月

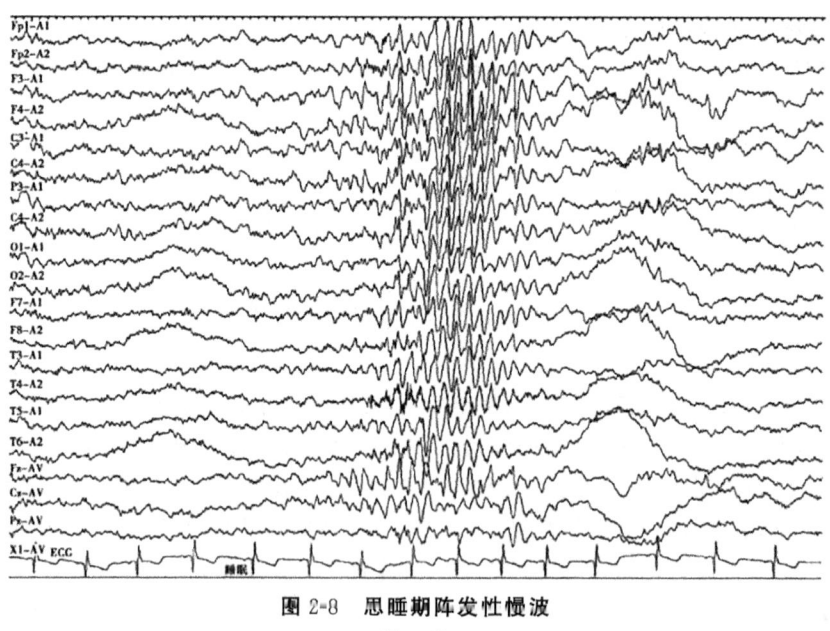

图 2-8　思睡期阵发性慢波

男,3岁

3.睡眠纺锤

睡眠纺锤又称 σ 节律,是进入 NREM 睡眠Ⅱ期的标志,并可延续到 NREM 睡眠Ⅲ期。睡眠纺锤的出现部位在颅顶区最大,并可波及两侧的额、中央、顶区,有时可扩展至颞区。波形为 12～14 Hz 的梭形节律。成年人一般在 $50～75~\mu V$,老年人常更低。每串纺锤的长度一般在 0.5～2 秒,睡眠纺锤可左右不同步或不对称出现,但只要不是恒定地在一侧消失,即应视为正常(图 2-10)。小儿睡眠纺锤的波幅可高达 $100～150~\mu V$,有些小儿甚至超过 $200~\mu V$,串长可超过 5 秒,称为极度纺锤或巨大纺锤,常见于癫痫或智力低下儿童,但也可见于正常儿童。婴儿期的睡眠纺锤波幅较低,多为 30～50 μV,串长可为 6～8 秒,甚至达 20 秒。小儿睡眠纺锤有时波形很尖,应注意与异常波区分。巴比妥及安定类镇静剂在增加 β 频带快活动的同时,也使睡眠纺锤数量增多,分布更广泛甚至波形更尖。

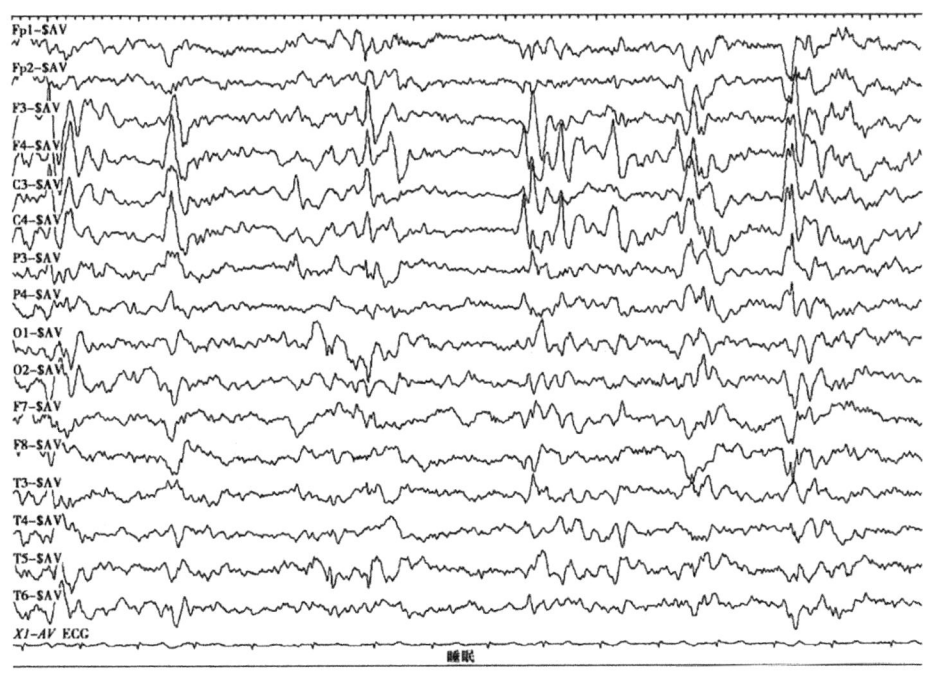

图 2-9 顶尖波

男,7 岁,双侧中央、顶区的顶尖波,有时左右不对称或不同步

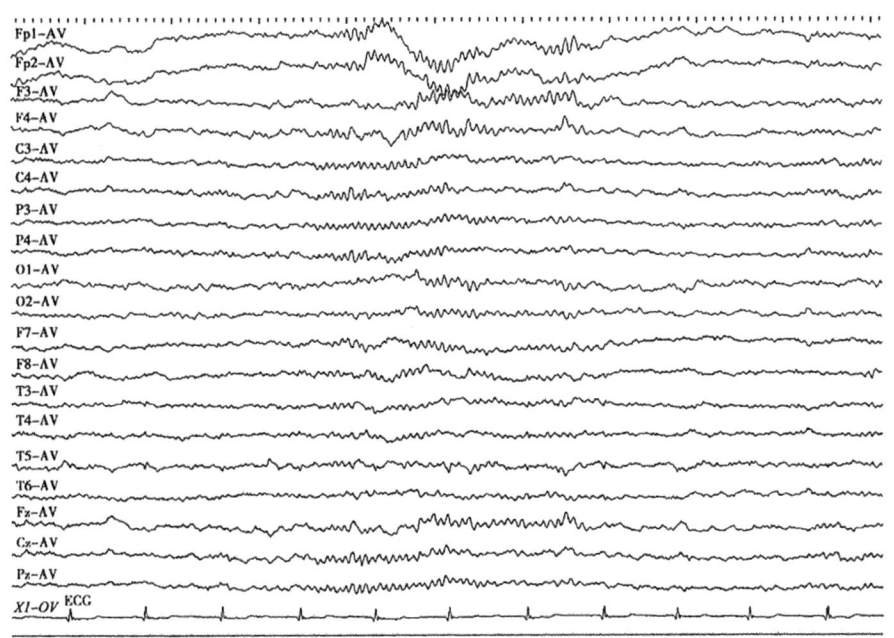

图 2-10 睡眠纺锤

男,16 岁

4.K-综合波

K-综合波出现于 NREM 睡眠Ⅱ期并可延续到Ⅲ期,主要分布在顶区或额区,但常扩展至脑电图的各个导联。K-综合波常由声音、触觉等外界刺激诱发,即使看似是自发出现,也是由某种形式的传入刺激所致,属于最轻微的脑电觉醒反应,但不伴有行为的觉醒。一个完整的 K-综合波由两个部分组成,首先是一个高波幅复合双相或多相慢波,类似顶尖波,但常比顶尖波更宽,慢波上升支上的切迹常常形成一个比较尖的成分,看起来类似尖慢复合波,慢波上可复合少量快波;慢波之后多有一个比较深的正相偏转,其后跟随一串 12～14 Hz 的纺锤波(图 2-11)。K-综合波可单个出现,亦可以 1 秒左右的间隔连续重复出现。

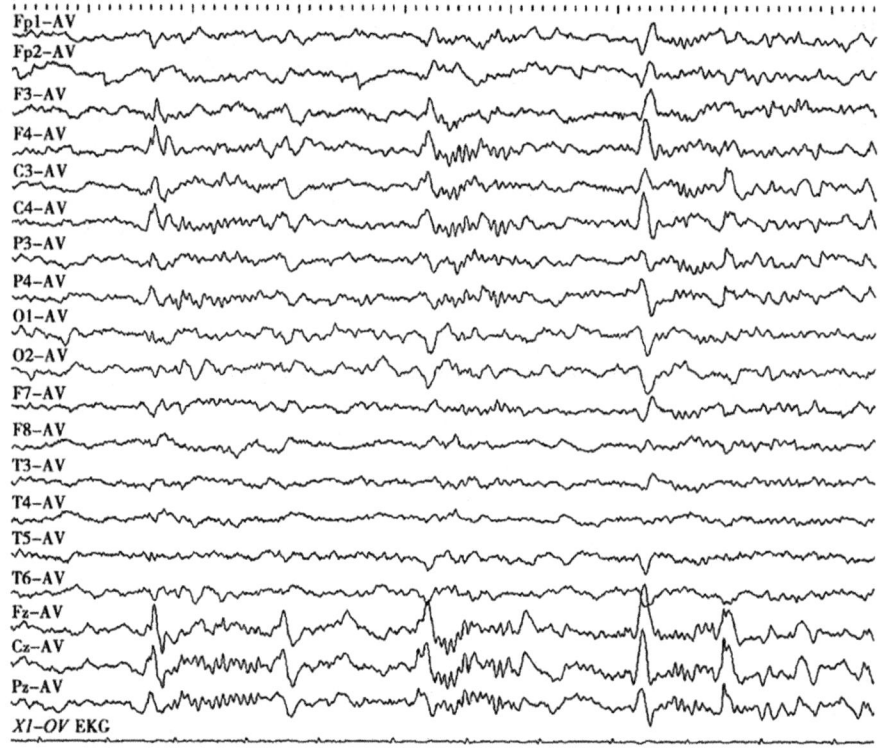

图 2-11　K-综合波

女,16 岁

5.睡眠期枕区一过性正相尖波

睡眠期枕区一过性正相尖波为睡眠中出现于枕区的 4～5 Hz 正相尖波,波幅 20～80 μV,可双侧不对称或不同步,在枕中(Oz)波幅最高。单极导联时最明显,呈散发或非节律性连续出现(图 2-12)。见于 NREM 睡眠各期,Ⅱ、Ⅲ期多于Ⅰ、Ⅳ期,REM 期偶见或消失。POSTS 最多见于青少年及成年人(15～35 岁),常伴有成人脑电图的图形。健康成年人的睡眠脑电图 50%～80%可记录到 POSTS,但亦可早至 4 岁即出现。

由于 POSTS 有时波形较尖,不对称,易在睡眠期重复出现,可能被误认为是癫痫样放电。区别特征为 POSTS 为正相,波幅低,波形单一,仅出现在 NREM 睡眠期;而癫痫样放电正相波较少见,且各期均可出现。在双极纵联时枕区的正相尖波波峰向上,有时容易被误判为异常尖波。

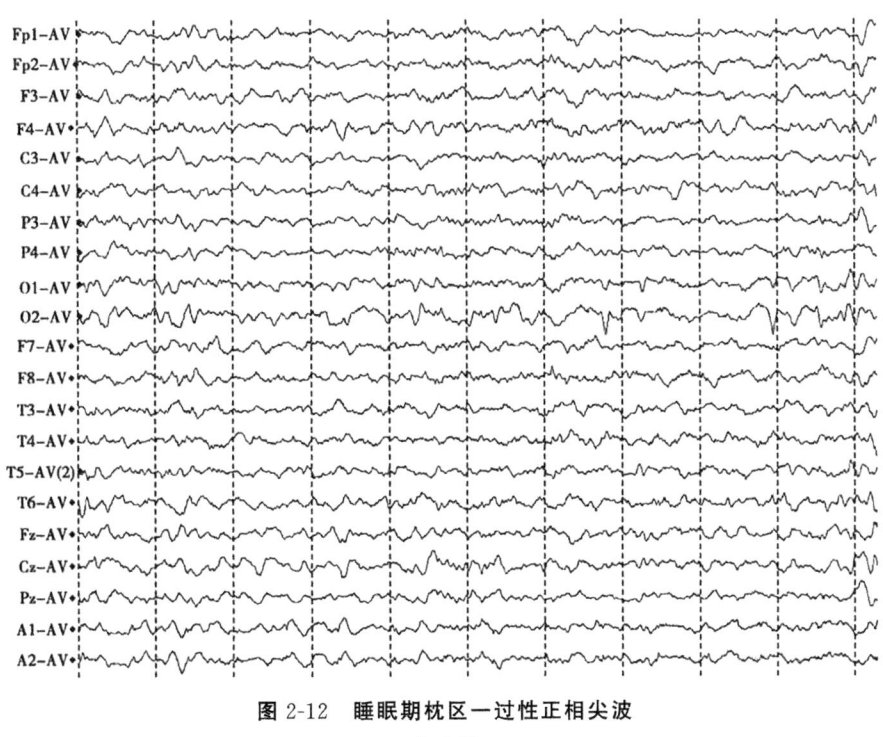

图 2-12 睡眠期枕区一过性正相尖波

女,3 岁

6.觉醒反应

青少年和成年人从睡眠到觉醒的过程非常迅速,常常是在一个或连续几个顶尖波或 K-综合波后出现节律良好的后头部 α 节律。小儿在觉醒过程中脑电图会出现明显的觉醒反应,又称觉醒过度同步化。在从 NREM 睡眠 Ⅰ 期以外的任一睡眠期觉醒时,在额、中央区出现阵发性高波幅 θ 节律或 δ 节律,并迅速向后头部扩散,频率渐快,波幅渐低,持续 3～10 秒,常伴有较多肌电活动。觉醒反应之前常可见 K-综合波(图 2-13)。觉醒反应后可出现清醒期图形并伴行为觉醒,也可仅为脑电觉醒反应,然后再次进入 NREM 睡眠 Ⅰ～Ⅱ 期,或进入 REM 睡眠期。在从 NREM 转入 REM 睡眠过程中常有短暂的觉醒反应图形。

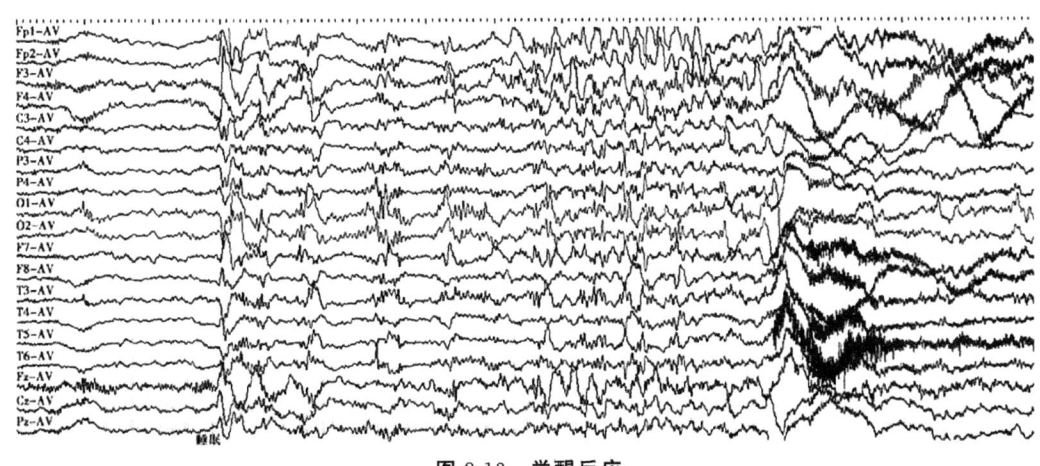

图 2-13 觉醒反应

女,6 岁,首先连续出现数个 K-综合波,然后额区为主慢波活动,并可将肌电和运动伪差

由于觉醒反应是在睡眠中突然出现的阵发性同步化慢波节律暴发,应注意与异常放电鉴别。正常觉醒反应的慢波活动中没有棘波、尖波成分。某些人的觉醒期慢波活动中可夹杂明显的棘波或尖波,或出现类似尖慢复合波节律的暴发图形,这种现象属于异常觉醒反应图形,常见于儿童癫痫患者,并在其他状态下有异常癫痫样放电。

(三)睡眠周期

正常睡眠周期分为两个主要时相,即非快速眼动睡眠(NREM,又称慢波睡眠)和快速眼动睡眠(REM,又称快波睡眠或反相睡眠)。NREM 期根据睡眠深度进一步分成I～Ⅳ期(表 2-1)。整个睡眠过程周期性变化。

表 2-1　睡眠分期

国际分期	睡眠深度	脑电图	EOG	EMG
潜伏期	思睡期	α 节律解体,散在 α 波,低波幅 θ 波,阵发 θ 节律	不规则	持续高波幅
NREM I 期	入睡期	阵发 θ 节律,顶尖波	慢,不规则	波幅下降
NREM Ⅱ 期	浅睡期	睡眠纺锤,K-综合波,少量顶尖波	无眼球运动	波幅低平
NREM Ⅲ 期	中睡期	2 Hz 以下高波幅慢波占 20%～50%,K-综合波,少量睡眠纺锤	无眼球运动	消失,平坦
NREM Ⅳ 期	深睡期	2 Hz 以下高波幅慢波占 50% 以上,少量 K-综合波	无眼球运动	消失,平坦
REM 期	REM 睡眠	低、中波幅去同步化混合波	间歇性快速眼球运动	消失,平坦

1.思睡期

思睡期即睡眠潜伏期。此时出现困意。脑电图表现为 α 节律变得不连续,逐渐变为散发 α 波,并被逐渐增多的散发低波幅 2～7 Hz 慢波活动取代,其间夹杂 15～25 Hz 更低波幅的快波活动,这种现象称为 α 解体。α 解体后的去同步化图形应与清醒睁眼或警觉状态下的去同步化区别,前一种状态慢波成分较多,后一种状态以 α 和 β 频段的快波为主。思睡状态时轻微刺激即可使 α 节律重新出现,通常波幅更高,有时分布更广。思睡期常伴有眼球的缓慢漂移,肌电活动减少和因皮肤电反应引起的脑电图基线缓慢漂移。

思睡状态后期可出现阵发性中、高波幅 4～6 Hz 的 θ 节律发放,以额、中央、顶区为著,可波及更广泛的区域,在婴幼儿特别突出,被称为思睡期超同步化节律或"催眠节律"。

2.非常浅睡期

非常浅睡期也称入睡期,即 NREM 睡眠 I 期。此期最重要的标志是在 α 解体的基础上出现顶尖波。顶尖波是一种诱发反应的复合电位,通常与环境中轻微的声音或触觉刺激有关,也可自发出现,最大波幅位于颅顶 Cz-Pz 的位置,相当于额中线后部辅助运动区的后部,可波及更大的范围,双侧对称或交替一侧突出,可单独出现,也可以 1 秒左右的间隔连续出现。

思睡期出现的另一种生理性睡眠波形为睡眠中一过性枕区正相尖波(POSTS),可持续到浅睡期甚至深睡期,多见于青少年至中年人,健康成年人的出现率为 50%～80%,70 岁以后减少。

3.浅睡期

浅睡期即 NREM 睡眠 Ⅱ 期。进入此期后顶尖波逐渐减少,仍有 POSTS 甚至增多。浅睡期的主要标志是出现 14 Hz 左右(12.5～15.5 Hz)的睡眠纺锤,最大位于颅顶区,在双侧额、中央、顶区都很明显,可波及前额和颞区。随着睡眠进程的加深,睡眠纺锤的频率有所减慢,空间分布也有变化,到浅睡期末,纺锤频率减至 12 Hz 左右(11～13.5 Hz),最大波幅位于额中线区。进入深睡期后进一步减慢到 10 Hz 左右,并转变为 6～10 Hz 的节律性活动,以前额区突出。浅睡期还可出现比较多的 K-综合波。K-综合波实际上是顶尖波和睡眠纺锤的组合,是一种轻微的脑电觉醒反应。

除睡眠纺锤和 K-综合波外,浅睡期的背景以低、中波幅 θ 频段的慢波活动为主,但随着睡眠的加深,中、高波幅 δ 波逐渐增多。婴幼儿浅睡期可见低波幅的 β 活动,儿童期后减少。

4.中睡期

中睡期即 NREM 睡眠Ⅲ期。由浅睡期逐渐过渡而来,没有明显的标志性波。随着睡眠深度增加,0.75～3 Hz 高波幅 δ 波逐渐增多,一般将 δ 数量占 25%～50% 作为 NREM 睡眠Ⅲ期。本期睡眠纺锤逐渐减少,频率稍慢(12 Hz 左右),且以额区最显著。额区可见 6～10 Hz 节律性活动。外界刺激仍可引起 K-综合波。此期仍可见 POSTS。

少数健康成年人表现为 α 睡眠图形,特征为节律性 7～11 Hz 活动,夹杂 δ 频段的慢波活动,额区最突出,在 NREM 睡眠Ⅲ期最明显,有时表现为一定的周期性。

5.深睡期

深睡期即 NREM 睡眠Ⅳ期。睡眠进一步加深,以高波幅 δ 波为主,数量超过 50%。睡眠纺锤逐渐消失。较强刺激时偶有 K-综合波。深睡期肌张力降低,不易唤醒,各项生理指标多在稳定的低水平活动。儿童从深睡期觉醒常伴有觉醒障碍如夜惊、梦游等,遗尿也常出现在这一期。

6.REM 睡眠期

全夜睡眠显示第一个 REM 睡眠一般在入睡后 60～90 分钟出现,以后几个睡眠周期的 REM 睡眠可从 NREM 睡眠的Ⅱ期、Ⅲ期或Ⅳ期突然转变而来,中间常有短暂的脑电觉醒反应伴翻身等躯体运动。每一段 REM 睡眠期持续 20～30 分钟。REM 期的突出标志是快速眼球运动,可通过眼动图(EOG)记录,有时也可在双侧前颞(F7、F8)导联发现 EOG 电位。

REM 睡眠期脑电图为持续中等波幅的混合波,主要为 θ 波和低波幅 δ 波,类似 NREM 睡眠Ⅰ期或Ⅱ期,但没有顶尖波、睡眠纺锤或 K-综合波,波幅比较平稳。间断出现暴发或孤立的快速眼动,有时快速眼动之前额区可见 2～6 Hz 锯齿状波。在没有 EOG 和其他生理指标记录时,有经验的技术人员可根据睡眠脑电图特征判断进入 REM 睡眠期,但准确的分析应有 EOG 做参考。

REM 睡眠期肌张力消失,不易唤醒,但各项生理指标活跃而不稳定,常有面部或肢体肌肉小的抽动,呼吸和心律不平稳。如从这一期主动或被动唤醒,常能回忆在做梦。

REM 睡眠经过一段时间后,一般逐渐转变为 NREM 睡眠Ⅱ期,表现为在类似 REM 睡眠的背景上出现越来越明显的睡眠纺锤和逐渐增多的慢波活动。

7.觉醒期

觉醒期是指从睡眠到清醒的一个动态转换过程。正常人可从睡眠周期的任何一个阶段觉醒,在没有外来刺激的情况下,通常从 NREM 睡眠Ⅰ期或Ⅱ期觉醒。也可从 NREM 睡眠Ⅲ期、Ⅳ期或 REM 睡眠期被唤醒,但觉醒阈值较高。

觉醒过程中脑电图表现为突然出现中、高波幅的 θ 节律,从额区开始并迅速向后头部扩散,持续 5～10 秒,其中常混有运动引起的肌电活动,其前常有 K-综合波或顶尖波。觉醒时的这种脑电图现象在小儿表现尤为突出,成人可能不明显。根据觉醒的程度可分为脑电觉醒和行为觉醒:脑电觉醒时仅有脑电图的觉醒反应,但受检者并未真正醒来,在一个轻微的躯体运动(翻身等)后继续入睡,可能进入 REM 睡眠期,也可能重新回到浅睡期。行为觉醒时受检者在脑电觉醒反应的同时真正从睡眠中醒来,脑电图出现 α 节律或睁眼时的去同步化快波。

正常人上述睡眠各阶段周期性重复出现。入睡时首先进入 NREM 睡眠,从Ⅰ期到Ⅳ期逐渐进展,但时常有反复,然后从Ⅰ期以外的任何一期进入 RE 睡眠期。NREM 睡眠和 REM 睡眠交替出现一次为一个睡眠周期。正常成年人全夜有 4～6 个睡眠周期。前半夜,特别是第一个睡眠周期,NREM 睡眠期持续时间较长,为 60～90 分钟,主要是Ⅲ～Ⅳ期持续时间比较长。以后 NREM 睡眠逐渐缩短、REM 睡眠时间逐渐延长,至全夜睡眠的后 1/3 到后 1/4 时间段,以 REM 睡眠为主,NREM 睡眠则多在Ⅱ期水平。由于早晨醒前多处于 REM 睡眠期,所以人们醒后常常感觉"整夜都在做梦",其实只是睡醒前的一段时间在做梦。

(四)影响脑电图的因素

脑电活动始终处于动态变化之中,并容易受到多种因素的影响。了解可能对脑电图产生影响的各种因素,有助于对脑电图检查结果做出合理的评价。

1.遗传因素

遗传因素对脑电活动产生重要影响。这些影响可通过由基因所决定的皮质发育过程显现出来,包括神经元的移行、突触的建立、脑内神经纤维的连接方式等;也包括某些病理特性的遗传,如离子通道、神经递质和受体及遗传性的发育异常等。遗传因素决定了脑电活动特征在个体间的差异以及在家族成员中表现出不同程度的一致性。

脑电图可作为研究人类复杂行为和心理的遗传基础标志。双胎研究和家族研究可确定遗传对脑电图个体之间差异的作用。据调查单卵双胎正常脑电图的一致率为 87%,异常脑电图的一致率为 40%～90%,双卵双胎的一致率仅为 5%～20%。目前认为脑电背景活动以多基因遗传为主。癫痫性异常可为多基因或单基因遗传,外显率随年龄发育而改变,4～16 岁的外显率最高。

2.年龄和发育

年龄是评价脑电图最重要和最基本的尺度之一,正常小儿不同年龄的脑电图特征有着很大的差别。年龄和发育因素不仅影响正常小儿脑电图的特征,也决定了某些异常脑电图现象的出现和消失时间,特别是某些年龄依赖性的小儿癫痫综合征。在分析小儿脑电图时要随时考虑到发育因素的影响,不同年龄的正常脑电图有不同的判断标准,不能简单套用成人脑电图的判断标准。进入老年期后,脑电图出现一些退行性改变,产生这些变化的主要因素是各种神经系统或全身性疾病对脑功能的影响,属于病理性改变而不是正常现象。

3.觉醒水平和精神活动

意识状态和警觉水平的改变会对脑电图产生明显的影响。精神活动如思维、计算或警觉水平增高如紧张、高度注意可使枕区 α 节律抑制、β 活动及 θ 活动增多。清醒脑电图记录时轻度的思睡即可使图形发生明显变化。另外,警觉水平增高常会抑制异常放电,而警觉水平下降可使异常放电增加,睡眠常可激活或增加癫痫样发放。因此在脑电图记录时应随时判断被试者的意识状态和警觉水平。

4.外界和内在刺激

突然的外界刺激,包括声、光、触觉刺激等都可影响脑电图改变。清醒时可引起 α 阻滞,出现低波幅去同步化快波;睡眠期可引起顶尖波、K-综合波或觉醒反应。

活跃的心理活动如思维活动(计算、思考问题)、焦虑、激动、恐惧等情绪反应也可对脑电图产生明显影响,通常表现为后头部节律阻滞,出现广泛性低波幅去同步化快波,有时在额区 θ 活动增多。

5.体温变化

(1)体温增高:发热可由机体的感染或炎症反应所致,也可因环境温度过高而引起体温异常升高。低热状态下脑电图可正常或轻度非特异性异常,如α节律偏慢、快波活动增多、调节不良、散发低、中波幅θ波增多等。持续高热可导致脑组织充血和水肿,造成中枢神经系统功能障碍,如头痛、昏迷、惊厥等,严重时伴有全身多系统功能障碍。高热伴昏迷等脑功能障碍时多为持续弥漫性高波幅δ和θ慢波活动,严重时可见暴发-抑制或周期性波。可有各种癫痫样放电,伴或不伴临床惊厥发作。当体温升高到42℃时可出现低波幅慢波活动。

学龄前儿童在非神经系统感染的发热时伴有惊厥发作称为热性惊厥。由于发热对脑电图背景活动的影响可持续到退热之后数天。因此对热性惊厥患儿的脑电图检查应在退热7～10天后进行,以准确评价基础状态下的背景活动。

(2)体温降低:当长时间处于冰水或严寒中导致体温过低时,脑的代谢活动明显降低甚至接近停止,患者可出现意识混浊或深昏迷。当体温降为20～22℃时脑电图出现暴发-抑制,体温低于18℃表现为电静息。但如能采取适当的复温和脑保护措施,脑电图仍有恢复的可能。在心脏直视外科手术中的深低温状态下,也可出现暴发-抑制或电静息,并可见散发的棘波或周期性图形,特别是在体温低于32℃时。在这些情况下脑电图的改变除受到低温的影响外,还有脑血流量减低、麻醉等因素的影响。

近年来,亚低温作为一种脑保护措施用于脑外科及新生儿缺氧缺血性脑损伤等疾病的治疗。临床一般将体温低于28℃称为深低温,28～35℃为亚低温。亚低温治疗是将脑温下降2～3℃,持续1～3天,以达到降低脑代谢,增加脑细胞对缺氧耐受性的作用。但由于接受亚低温治疗的患者均有严重脑损伤和中、重度脑电图异常,因此很难单独评价亚低温本身对脑电活动的影响。

6.药物的影响

很多中枢兴奋剂、抑制剂、抗精神病药物等具有中枢活性的药物都对脑电活动有影响。对背景活动的影响可表现为慢波增多或快波增多,也有些可引起某些阵发性异常电活动。脑电图记录前应详细了解患者的服药情况,以评价脑电图改变与药物影响的关系。

了解药物对脑电图的影响具有两方面的意义。

(1)判断药物引起的脑电图改变并与基本脑病变引起的脑电图改变相区别,避免将正常治疗剂量下出现的药物性快波或慢波误认为异常脑电图。

(2)作为评价药物对中枢神经系统作用的一个方法或指标,研究药物的时-效及量-效关系。近年来发展的药物定量脑电图已对多种抗癫痫药物对脑电图的影响做了深入的研究。

五、异常脑电图

(一)背景活动异常

背景活动指的是在一份脑电图记录中持续存在或占优势的脑电活动。背景活动异常包括正常脑波活动减少或消失、脑电活动频率的改变(慢波增多或快波增多)、节律的改变(正常节律消失或出现异常节律性活动)、波幅的改变(明显增高或降低)、波形明显改变(如多形性慢波)等,也包括脑电活动空间分布和时间分布的异常。一般情况下,应在清醒放松闭目状态下判断背景活动,但对于意识障碍的患者和不能记录到清醒期图形的新生儿或小婴儿,昏迷状态或睡眠状态的图形也可作为判断基本背景活动的依据,此时应结合患者的临床情况和具体状态分析。

1.正常节律的改变

局部脑损伤(特别是后头部损伤)及广泛性脑损伤可改变正常α节律。局部性改变包括一侧频率减慢(两侧α节律的频率差≥1 Hz)、α节律的反应性消失、调节性消失、波幅衰减、一侧α节律消失等(图2-14)。双侧α节律改变时常伴有其他广泛性异常背景。

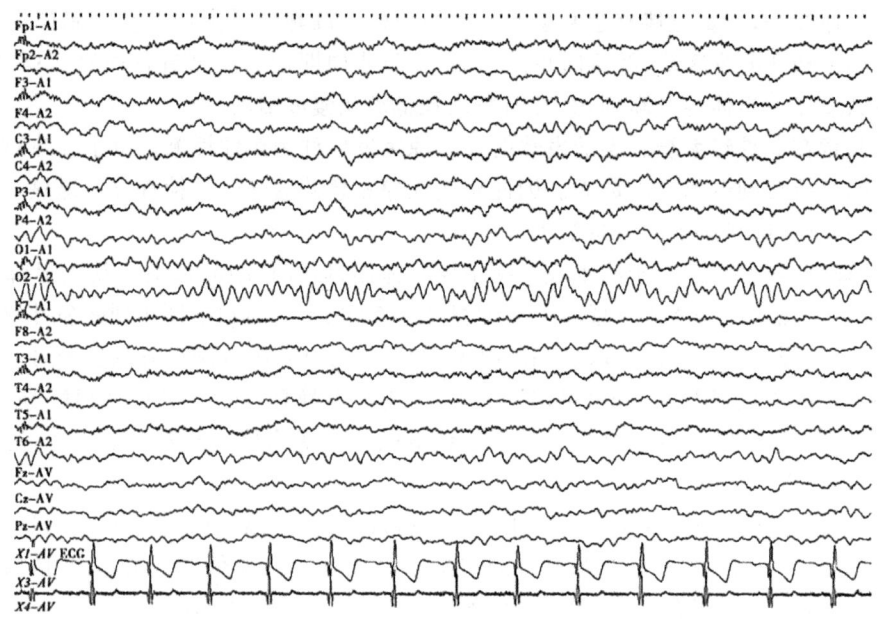

图 2-14　枕区 α 节律不对称

男,10岁,左侧枕区波幅低,节律差

2.慢波性异常

慢波是最常见的非特异性异常脑波。慢波的波形可以是类正弦样波形,也可表现为多形性慢波或重叠有快波成分的复合性慢波,一般波幅较高。根据慢波的出现部位和方式又分为以下几种。

(1)基本脑波节律慢化:指基本背景活动,特别是枕区节律相对患者的年龄而言频率偏慢,如30～50 岁的成年人枕区节律正常应在 10～11 Hz,如降低为 8～9 Hz 为异常;或 6 岁小儿枕区节律正常应有 8 Hz 以上的 α 节律,如以 4～5 Hz 的 θ 活动为主为异常(图2-15)。基本脑波节律的慢化常伴有调节、调幅不良,是一种非特异性的轻度异常表现,见于各种轻、中度脑部病变。背景节律慢化的程度反映了脑功能异常的程度。背景活动慢化常伴有其他形式的脑电图异常。单纯的基本节律慢化在小儿有些属于发育性异常;成年人,特别是中、老年人则多属于脑电活动的退行性改变。

(2)持续弥漫性慢波活动:表现为广泛而持续的中、高波幅慢波活动。在描述时应指明慢波是以 θ 频带为主还是以 δ 频带为主。慢波可为单一节律或波形不规则的多形性慢波,也可在慢波上复合一些快波活动(复合性慢波),有时可夹杂数量不等的棘波或尖波,对外界刺激没有反应。这种背景特征提示有弥漫性脑损伤,见于各种化脓性或病毒性脑炎的急性期、严重缺氧、外伤、脑水肿等各种原因脑损伤所致的昏迷患者以及严重进行性脑病等。慢波的程度和数量反映了弥漫性脑病的严重程度。δ 频带为主的持续高波幅慢波提示损伤更严重,并常伴有意识障碍(图 2-16)。

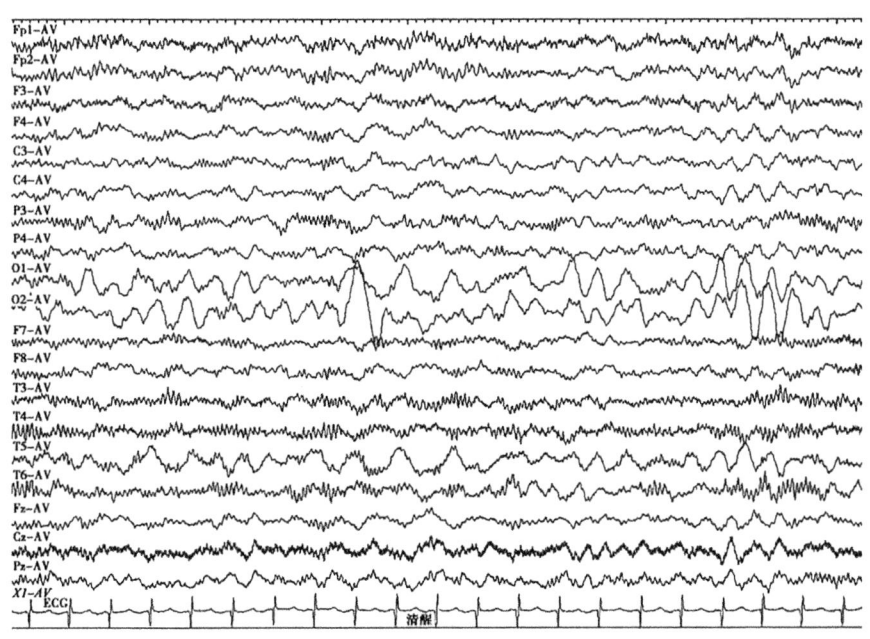

图 2-15 枕区节律慢化

男,6 岁,清醒闭眼时枕区以 4~5 Hz 中、高波幅 θ 节律为主,但睁眼可抑制,提示枕区
节律较其实际年龄偏慢。图中大量低波幅 β 活动是受药物(苯巴比妥)影响所致

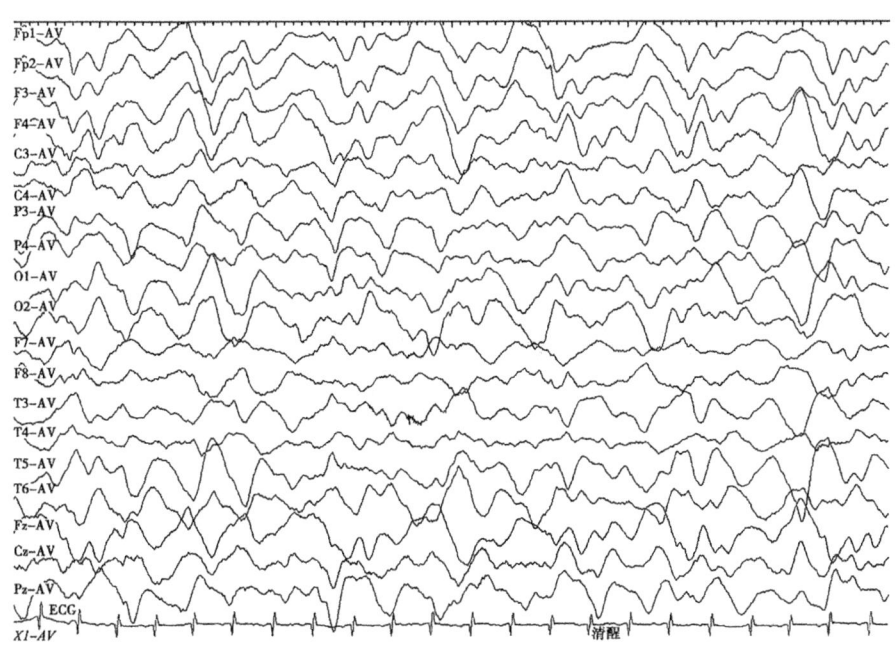

图 2-16 持续弥漫性慢波

女,3 岁 10 个月,持续精神萎靡、嗜睡 1 周,间有短暂全身抽搐,病因
待查。图示醒觉状态下持续弥漫性 δ 为主高波幅不规则慢波活动

(3)广泛间断性慢波活动:特点为间断出现节律性的 δ 活动(IRDA),频率在 2.5~3 Hz,波形
呈正弦样或锯齿状,波幅逐渐增高然后逐渐下降,持续数秒,在整个记录中反复间断出现。

IRDA 常为双侧广泛分布(图 2-17),有时表现为游走性不对称。根据其主要分布部位的不同,又分为额区 IRDA(图 2-18)、枕区 IRDA(图 2-19)及颞区 IRDA(图 2-20)。IRDA 的出现多与状态有关,警觉或睁眼时数量减少或波幅降低,闭眼、过度换气或瞌睡时增多,进入 NREM 睡眠 Ⅱ 期后消失,但在 REM 睡眠期可再次出现。

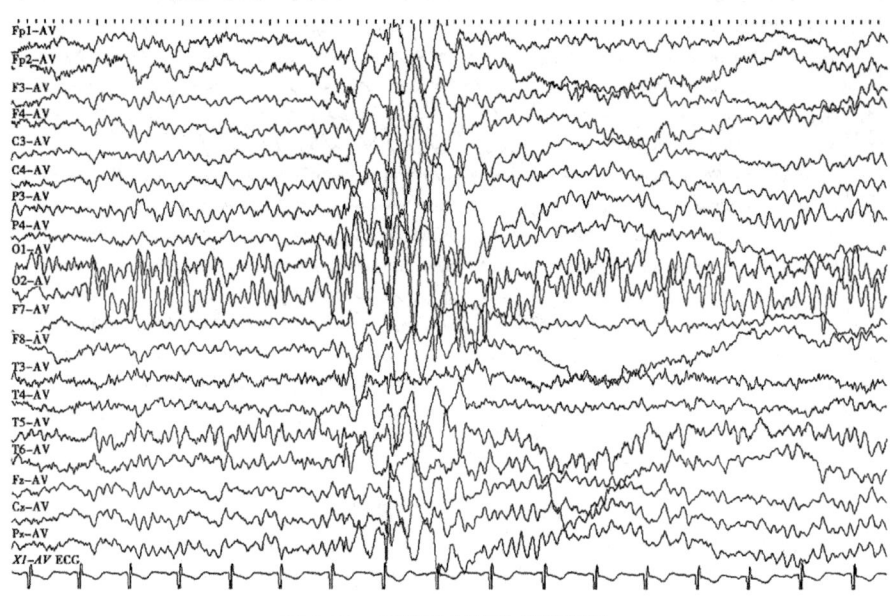

图 2-17　广泛性间断性慢波活动

女,7 岁,癫痫,部分性发作

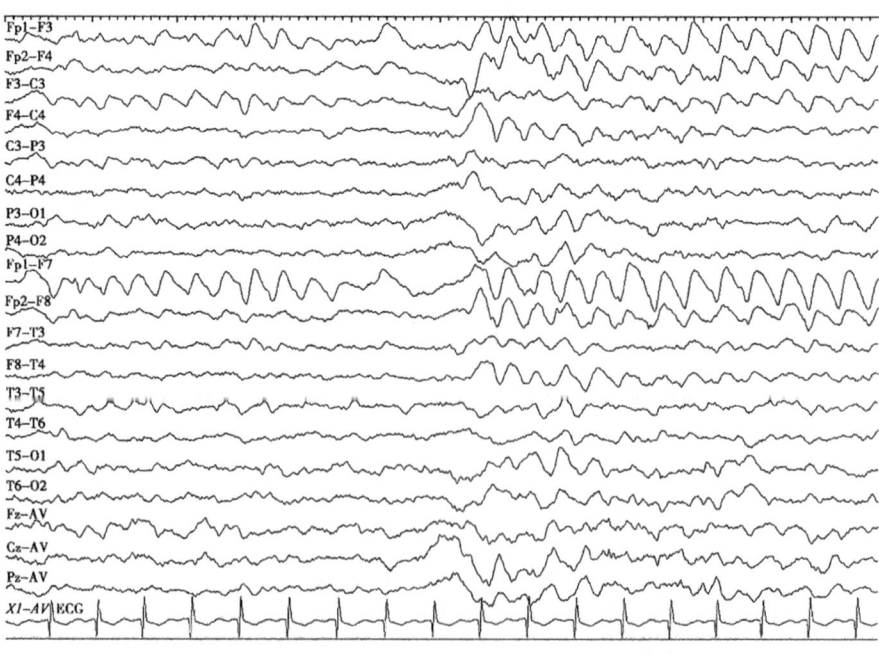

图 2-18　额区间断节律性 δ 活动

女,9 岁,癫痫

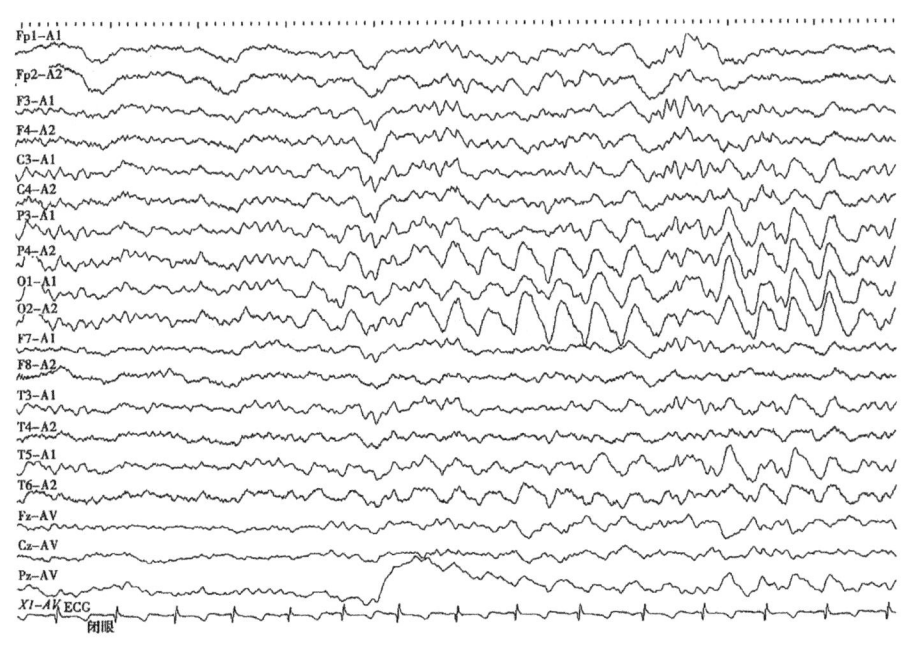

图 2-19　枕区间断节律性 δ 活动

女,11 岁,癫痫,间期癫痫样放电位于双侧额区

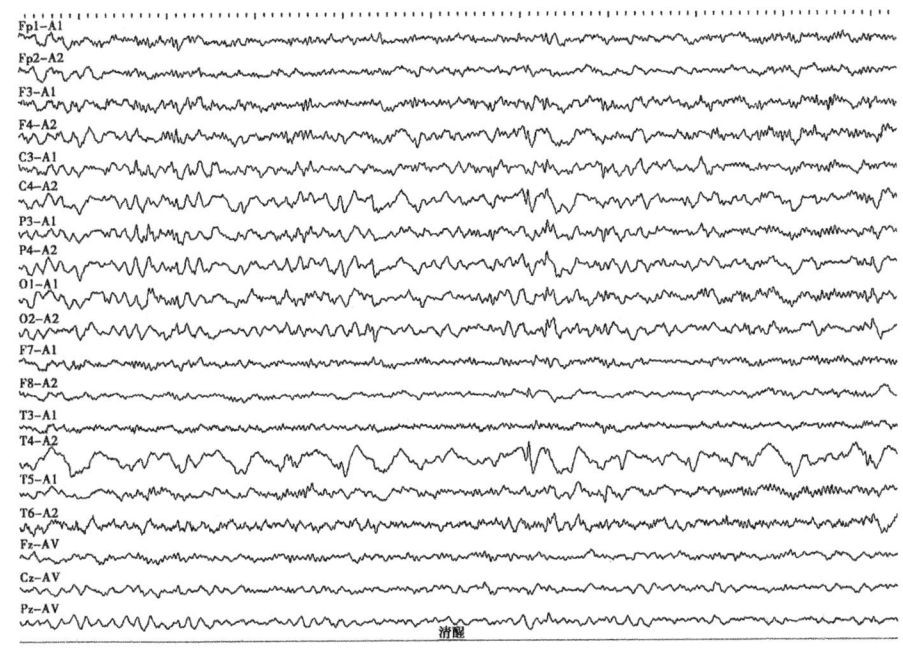

图 2-20　颞区间断节律性 δ 活动

男,5 岁,癫痫,部分性发作,间期癫痫样放电位于右颞间断慢波区

　　IRDA 是一种广泛起源的非特异性异常波形,多数无病因特异性,可见于多种中枢神经系统病变或全身性病变,其突出部位不论在额区还是枕区均没有明确的定位及定侧意义。在有局部病灶时,定位和定侧应主要根据持续存在的局灶性异常活动,而不是 IRDA 或类似的广泛性间断

性慢波活动。但 IRDA 和癫痫有密切关系。

（4）广泛性非同步性慢波：也称为散发性或弥漫性慢波活动，慢波出现于两侧半球的不同区域，双侧不同步，频率亦不尽相同，且不成节律（图 2-21）。通常在睁眼及警觉时减少，放松及过度换气时增多。可能在某些区域如枕区、额区或颞区更突出。波幅多为中、高波幅，少数为低波幅的慢波。广泛性非同步性慢波是最常见但最缺乏特异性的异常，可见于各种病因引起的双侧半球弥漫性病变，可能是功能性病变，也可见于各种严重的、进行性的病变。慢波的数量可反映脑功能损伤的程度。

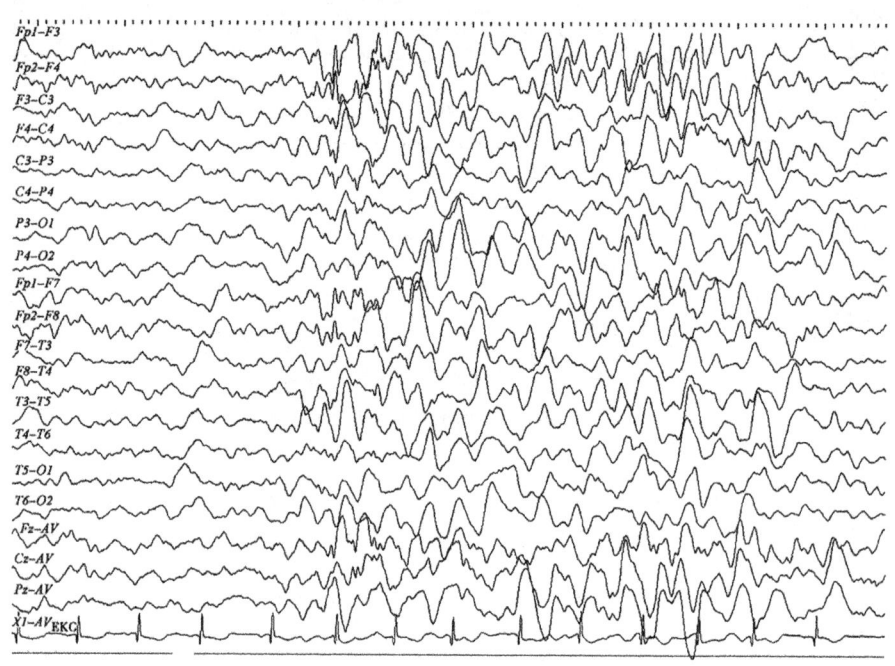

图 2-21　广泛性非同步性慢波
男,5 岁,遗传代谢病,清醒期记录

（5）局灶性或一侧性持续性慢波：为局部或一侧半球出现的 δ 或 θ 频段的慢波，可呈散发或节律性发放。波形可类似正弦样波，但常常为高波幅的多形性慢波。持续的局灶性多形性 δ 活动在成人一般为 $100\sim150~\mu V$，儿童可高达 $500~\mu V$。多形性 δ 活动多提示在大脑皮质、皮质下或丘脑核团有局部结构性脑损伤，如肿瘤、卒中、脓肿、脑实质内血肿或脑挫裂伤等，局灶性多形性 δ 活动多数在脑损伤部位最明显。但在大范围皮质和白质损伤时，损伤部位的 δ 活动波幅可降低甚至无活动，而在损伤周边区域波幅较高。病变比较表浅时（如皮质或皮质下白质），可能与慢波部位一致，深部病变则慢波范围可有不同程度的偏离，甚至引起一侧或双侧半球的广泛性慢波。一侧前额区病变引起的慢波常扩散至对侧额区，导致双侧性慢波异常（图 2-22）。

局灶性多形性 δ 活动也可见于无局部结构性脑损伤时。在这种情况下，δ 活动常为间断出现，在睁眼或其他状态变化时可衰减，或在睡眠期消失，且混有较多 θ 频段的慢波活动。此时脑功能异常有可能是可逆的。

3.快波性异常

β 频段的快波活动在正常情况下以低波幅去同步化的形式散在或间断出现在背景活动中。少数正常人的基本背景活动以低波幅快波活动为主。在使用巴比妥类、安定类、水合氯醛等镇静催眠剂、某些抗癫痫药物如大剂量丙戊酸或使用中枢兴奋剂时,可出现快波活动增多。以上情况下的快波活动均不属于异常现象。快波性异常主要有非药物影响的快波异常增多和药物作用下的正常快波反应消失两类。

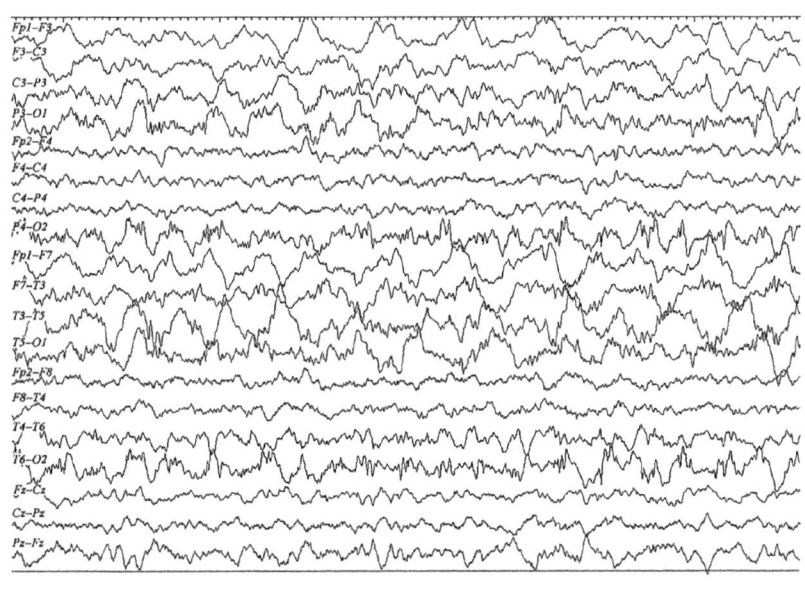

图 2-22　持续一侧性慢波活动

男,7 岁,癫痫,病因待查,EEG 示左侧半球持续高波幅不规则 δ 活动,双侧半球多量低波幅快波活动

　　(1)非药物性快波异常:在确定近期未用任何影响中枢神经系统的药物的情况下,清醒放松状态下出现大量明显的 β 节律发放,应属异常现象,但多数缺乏特异性,可见于中枢神经系统功能性病变、全身性疾病(如甲亢、垂体功能异常)、发热患者及昏迷患者等。在脑结构性异常,如巨脑回、多小脑回畸形等皮质发育异常时,常出现局部性或广泛性中、高波幅 β 活动(图 2-23)。

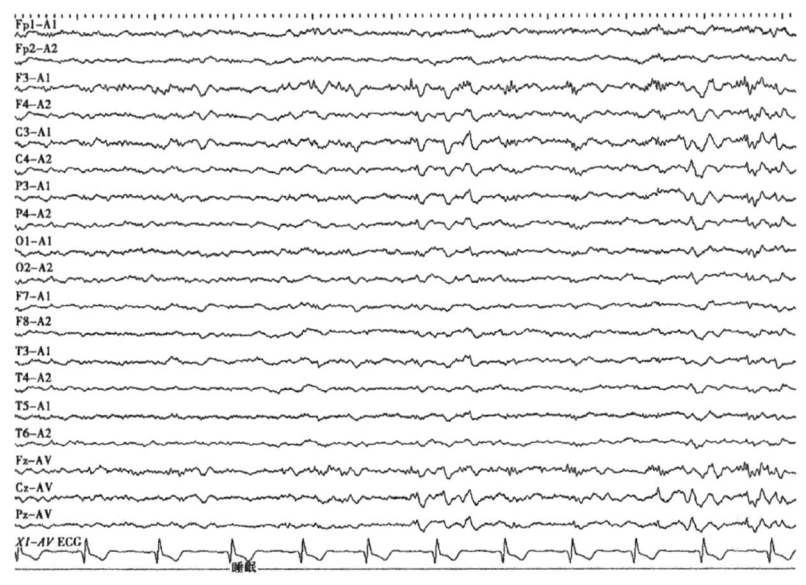

图 2-23　局灶性异常快波活动

男,16 岁,左额癫痫灶切除术后,仍有发作,无颅骨缺损,可见 F3 为主间断低波幅 β 活动

（2）局部β活动衰减：见于多种情况，如脑脓肿、脑卒中、动静脉畸形、脑肿瘤等。此外，局部硬膜下、硬膜外或帽状腱膜下积液或血肿可选择性衰减高频活动，引起局部快波减少，慢波活动更突出。

（3）β昏迷和α昏迷：弥漫性β活动或α节律出现，并伴有明显的意识障碍。

（4）药物性快波反应异常减少或消失：巴比妥类、苯二氮䓬类（安定、氯硝西泮等）、水合氯醛等镇静催眠剂正常情况下引起脑电图的快波增加，以安定类药物的快波反应最明显。静脉注射安定或氯硝西泮后，脑电图很快出现广泛的快波反应，多呈梭形的 20 Hz 左右的β节律，特别是在前头部更突出，清醒安静及浅睡期显著，深睡期可能减少或消失。缺乏这种药物性快波反应为异常现象。在局灶性癫痫或其他脑内局灶性病变时，应用安定类药物后病灶区常常不出现快波活动。

4.局部电压衰减

局部电压衰减指由于局部病理过程的影响，正常应该出现的一些脑波活动（如α节律、β活动、睡眠纺锤、顶尖波、K-综合波等）明显减弱或没有出现。电压衰减产生的基础常为较大范围的结构性脑损伤，如各种病因引起的脑软化、脑萎缩、脑穿通畸形、Sturge-Weber 综合征、脑占位性病变等。病变部位的中心通常为坏死区或没有正常神经元的活动，周围组织的结构和电活动亦不正常，因而出现脑电活动波幅降低，正常节律消失，常伴有局部多形性慢波等异常图形（图 2-24）。此外，硬膜下、硬膜外或帽状腱膜下积液也可引起局部电压衰减，特别是快波频率的衰减。

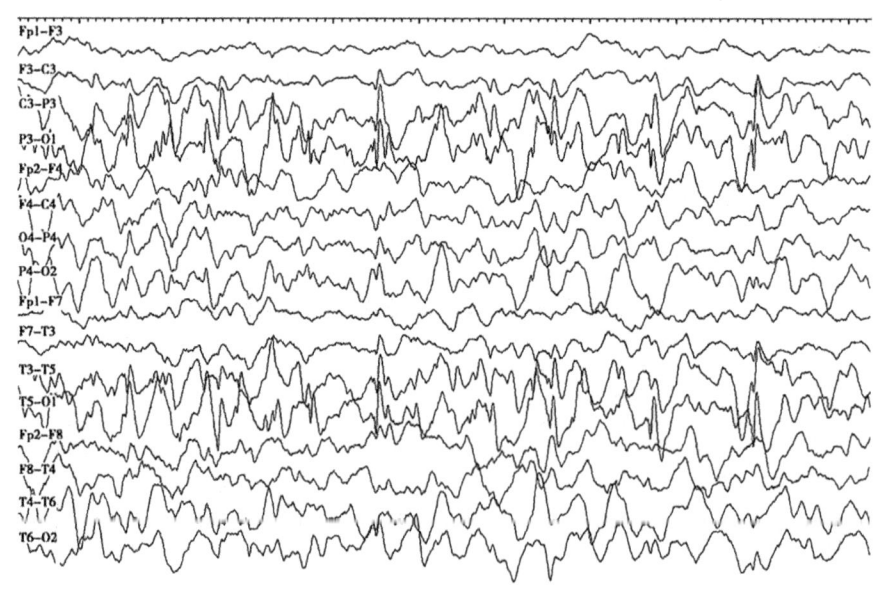

图 2-24 局灶电压衰减

男，6 岁，颅内出血后，部分性癫痫，MRI 显示左额区软化灶，
EEG 显示左侧前头部电压衰减，左侧后头部频发癫痫样放电

局部电压衰减对定位诊断并不敏感，但对定侧诊断有一定价值。只有某种生理性脑波在一次较长时间的记录中恒定减弱或消失时才能确定有衰减现象。睡眠纺锤或顶尖波在双侧半球不同步出现不属于衰减现象。由于衰减是一种比较泛指的概念，所以现在较少使用，在分析脑电图时多使用更具体的描述，如一侧α节律消失、一侧睡眠纺锤消失或局部低波幅多形性慢波等。

5.暴发-抑制

暴发-抑制是一种严重的异常脑电图现象,表现为高波幅的暴发性活动与低电压或电抑制状态交替出现,或在持续低电压背景上间断出现暴发性电活动。暴发成分主要为高波幅的 θ 波或 δ 波,有时复合棘波、尖波及快波,持续 0.5～1 秒。暴发之间为持续 5～20 秒的低电压或电抑制期,波幅低于 5～10 μV。暴发-抑制是大脑皮质和皮质下广泛损伤或抑制的表现,主要见于以下几种情况。

(1)严重缺氧缺血性脑损伤:如溺水、一氧化碳中毒、呼吸循环骤停等,或新生儿重度缺氧缺血性脑病,提示预后不好。严重者可进一步发展为电静息和脑死亡。存活者多遗留不同程度的神经系统后遗症。

(2)婴儿癫痫性脑病:如早期婴儿癫痫性脑病(大田原综合征)、早期肌阵挛性脑病等。常发展为难治性癫痫,伴明显的精神运动发育落后。严重的可在婴幼儿期死于原发病或惊厥持续状态(图 2-25)。

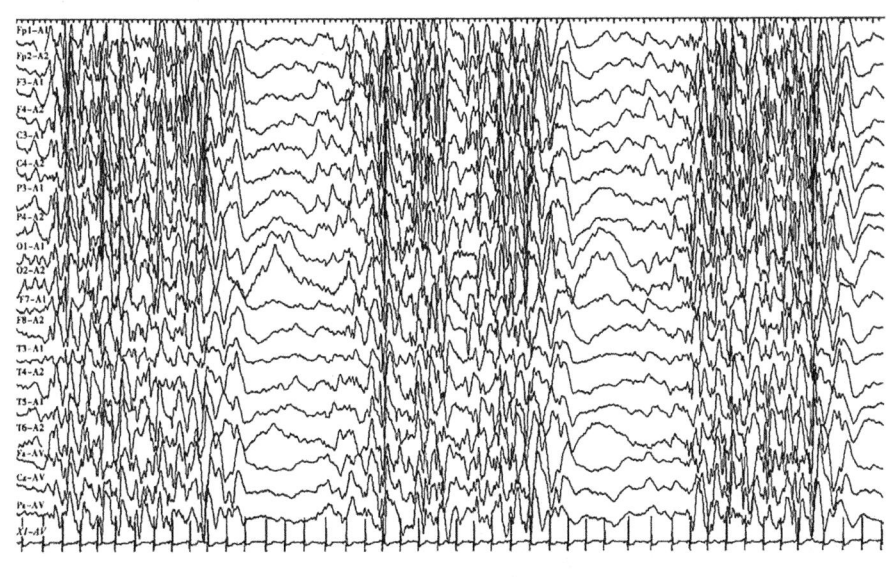

图 2-25 暴发-抑制

男,5 岁,癫痫性脑病,频繁失张力发作和痉挛发作

(3)麻醉状态:在某些麻醉剂引起的麻醉状态时脑电图可出现暴发-抑制图形,一般出现在麻醉深度的第 2 期,提示大脑皮质和皮质下被广泛抑制,但随麻醉剂撤除可以恢复。临床可根据抑制时间的长短判断麻醉深度,麻醉越深,抑制时间越长。在少数严重的,各种抗癫痫药物难以控制的惊厥持续状态时,需要使用麻醉剂并使脑电图出现暴发-抑制图形方可控制发作。

(4)大量中枢抑制性药物:如巴比妥类、安定类药物中毒,可引起皮质和皮质下高度抑制状态,脑电图出现暴发-抑制,严重时甚至可发展为电静息,但有时仍有可能逆转。

(5)临终状态:各种病因在临终时多并发呼吸和循环衰竭,累及中枢神经系统,脑电图可表现为暴发-抑制,随着病情发展,抑制期越来越长,暴发波越来越少且波幅逐渐降低,波形渐趋简单,最终发展为持续电静息状态。

6.低电压和电静息

低电压和电静息都是严重异常的脑电图表现,提示脑功能严重抑制或基本丧失。在判断时应注意电极间的距离不应低于 10 cm,因电极间距过近也可使电压降低。在波幅偏低时,可将灵敏度调至 1 mm＝7 μV 或 1 mm＝5 μV,以便准确测量,但在增加灵敏度后,应避免将非脑电活动的背景噪声误认为脑电活动。

(1)低电压:电压持续低于 5 μV,且不受状态变化的影响,对外界刺激很少有反应(图 2-26)。低电压一般表明大脑皮质及皮质下活动被明显抑制,见于各种病因所致严重的弥漫性脑功能损伤,预后不良。一过性低电压或背景抑制亦可见于麻醉状态、镇静剂中毒或全面性惊厥性癫痫发作后。

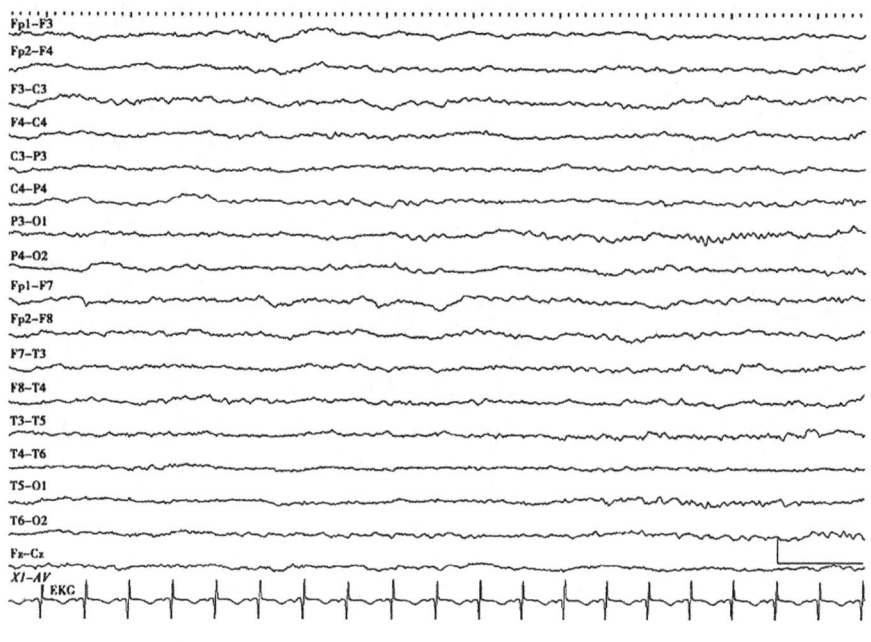

图 2-26　低电压

女,CA＝41+4 W,新生儿窒息、新生儿感染(标尺 1 秒,50 V)

(2)电静息:脑电活动持续低于 2 μV 或呈等电位线为电静息,对外界刺激无反应。见于大脑严重损伤、深昏迷及脑死亡患者。在脑死亡时,脑电图的电静息反映大脑半球功能丧失,而脑干听觉诱发电位中Ⅱ～Ⅴ波消失或短潜伏期体感诱发电位 N_{20} 和 N_{18} 消失则表明脑干功能亦丧失。

(二)阵发性异常

临床上常将棘波、尖波、棘慢复合波、尖慢复合波、多棘慢复合波等阵发性异常称为癫痫样放电。棘波或尖波由兴奋性突触后电位形成,是由一组神经元快速超同步去极化引起,反映了神经元的兴奋性异常增高。其后的慢波成分则由抑制性突触后电位形成。癫痫样放电是癫痫发作的病理生理学基础,但并不是所有的癫痫样放电都伴有癫痫发作,任何器质性或功能性脑病变导致神经元膜电位不稳定的情况都可能出现癫痫样放电,有些神经发育性异常也可产生年龄相关的癫痫样放电。另外,"癫痫是阵发性超同步化放电"这一概念在神经元水平可能是正确的,但在宏观的脑电图层面则不尽然,某些癫痫发作在头皮脑电图上可能表现为低波幅去同步化现象。

局部癫痫样放电对癫痫有定位意义,但由于癫痫样放电可能形成较大范围的电场,并有快速传导的特点,因而头皮脑电图记录到的癫痫样放电很难精确定位,特别是对深部结构传导而来的电活动。

1.棘波

棘波时限为 20～70 毫秒(14.5～50 Hz),多数波幅＞100 μV,波形锐利,突出于背景活动。棘波的主要成分多为负相;也可为正-负或负-正双相,但正相成分很低;少数为正相,但头皮脑电图记录到的正相棘波通常不是肯定的病理性脑波。负相棘波的上升支陡峭,下降支可稍缓,降至基线以下后逐步回到基线水平,有时在上升支之前有一小的正相成分(图 2-27)。混藏在 20 Hz 左右药物性快波中的棘波可能引起识别上的困难,此时可增加纸速,将波形展宽,分析波形及位相特点,通常棘波波形更尖,负相成分更突出。

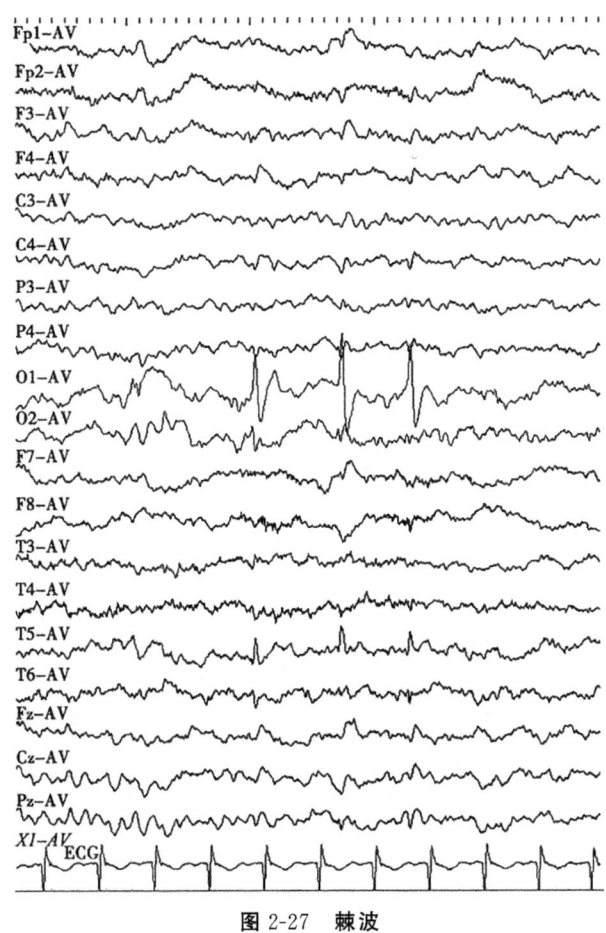

图 2-27 棘波

男,5 岁,视力下降原因待查,EEG 显示左侧枕区频发棘波

棘波是最基本的阵发性脑电活动,其病理生理学基础是一组神经元的快速超同步化放电,但并不是所有的棘波都意味着癫痫性事件。在分析解释时应注意年龄、棘波出现的时间、部位和极性。正相棘波多数没有明确的临床意义。儿童期 Rolandic 区棘波的 90% 或枕区棘波的半数以上不伴有癫痫发作。

2.多棘波

多棘波为连续出现 2 个或 2 个以上的双相或多相棘波,一般为中、高波幅,持续时间不足 1 秒,多为双侧广泛同步分布,通常在额区的波幅最高(图 2-28),但高度失律图形时则表现为枕区突出。广泛性多棘波可伴有短暂的肌阵挛发作,见于 Lennox-Gastaut 综合征等小儿癫痫性脑病,也可见于光敏性癫痫的肌阵挛发作。

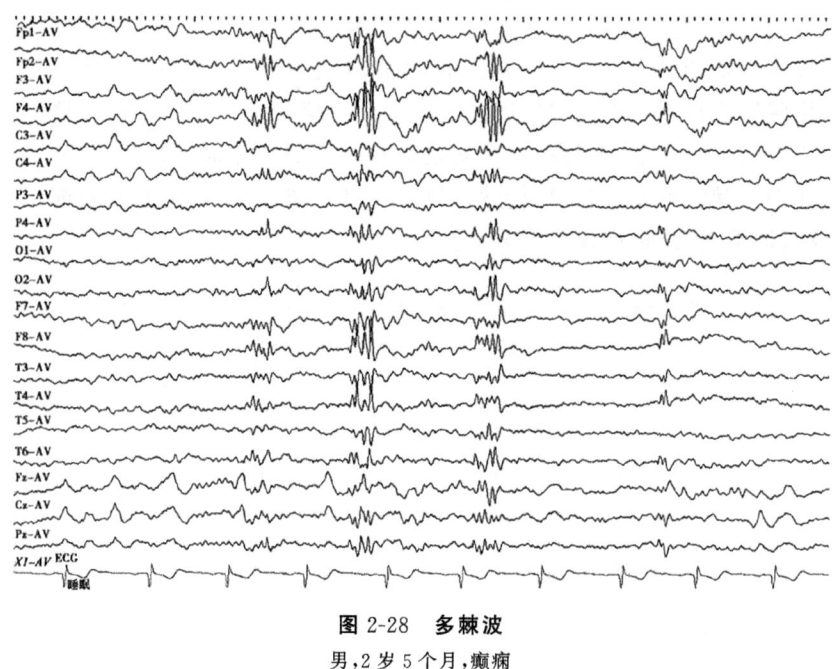

图 2-28　多棘波

男,2 岁 5 个月,癫痫

3.棘节律

棘节律又称快节律或快活动,是指广泛性的 10～25 Hz 棘波节律性暴发,波幅在 100～200 μV,额区电压最高,持续 1 秒以上,波幅常逐渐增高(募集反应),没有抑制性慢波的插入(图 2-29)。持续 5 秒以上的棘节律常伴有强直发作。棘节律是 Lennox-Gastaut 综合征的典型脑电图表现,较少见于其他类型的癫痫。部分性癫痫发作时可记录到局灶性棘节律或快活动。

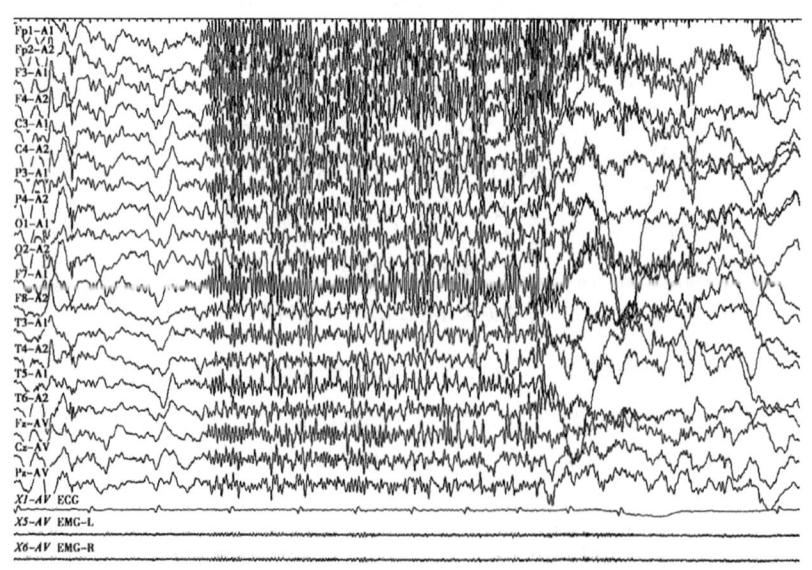

图 2-29　棘波节律

男,3 岁,癫痫性脑病

4.尖波

尖波时限为70～200毫秒(5～14 Hz),波形与棘波相似。尖波与棘波的形成机制相同,棘波或尖波的区别主要反映神经元群放电时同步化程度的差别,时限只是一个人为的划分。少数有局部或广泛脑结构异常的儿童及成年人,也可出现时限超过200毫秒的畸变尖波(图2-30)。在判断病理性尖波时应注意与生理性尖波,如浅睡期顶尖波区分。

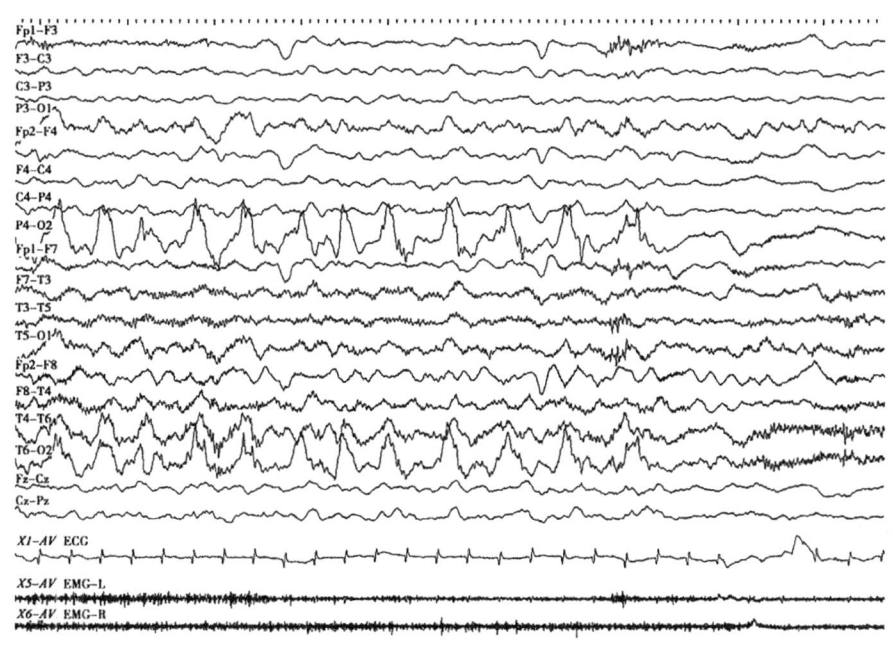

图2-30 尖波

女,11个月,癫痫,部分性发作。图示发作期右侧枕、后颞区连续不规则
尖波发放,其间复合低波幅快波,伴临床发作(头眼持续向一侧偏转)

5.棘慢复合波

棘慢复合波简称棘慢波,为一个棘波后紧跟着一个慢波。有时棘波成分落在其后慢波成分的升支或前一个慢波的降支上,但从棘慢复合波产生的机制来看,总是棘波和跟随其后(而不是其前)的慢波形成一个复合波,其中棘波成分由兴奋性突触后电位构成,而慢波成分则为抑制性突触后电位的总和。尖慢复合波或称尖慢波,为一个尖波之后紧跟着一个慢波,意义与棘慢复合波相似。

广泛性棘慢复合波的频率对确定癫痫分型有很大帮助。在双侧同步3 Hz棘慢复合波节律暴发常伴有失神发作;1.5～2.5 Hz的慢棘慢复合波多见于不典型失神,棘慢复合波发放常不甚规则。3.5～5 Hz的广泛性快棘慢复合波则多见于青少年特发性全面性癫痫。

局限性棘慢复合波或尖慢复合波多数为散发出现,偶可见短程的节律性发放,在不扩散的情况下,通常为发作间期放电,一般不引起临床发作(图2-31)。局灶性的癫痫性负性肌阵挛是一个少见的例外,此时一侧中央区的单个或短阵棘慢复合波发放即可引起对侧肢体,特别是上肢的瞬间肌张力丧失。

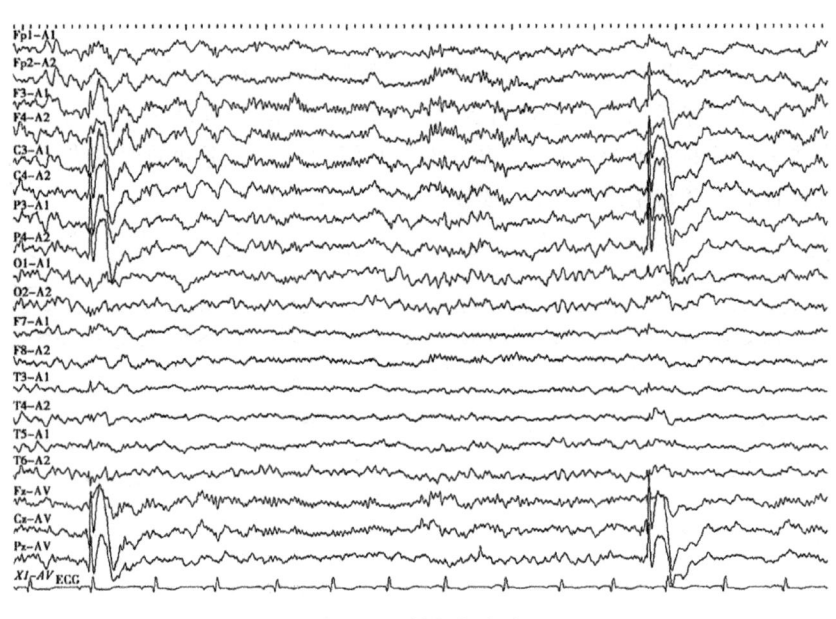

图 2-31 棘慢复合波

女,9岁,儿童良性癫痫伴中央颞区棘波

6.多棘慢复合波

多棘慢复合波是在连续一个以上棘波之后跟随一个慢波,慢波之前可连续出现 2～10 个棘波,常见于肌阵挛性癫痫,肌阵挛抽动的幅度和强度常与棘波的数量和波幅有关。多棘慢波也可出现于其他类型的癫痫。在测量多棘慢复合波的频率时,应以最后一个棘波与慢波的时限为准;在有多个棘波连续出现时,应同时单独测量棘波的频率(图 2-32)。

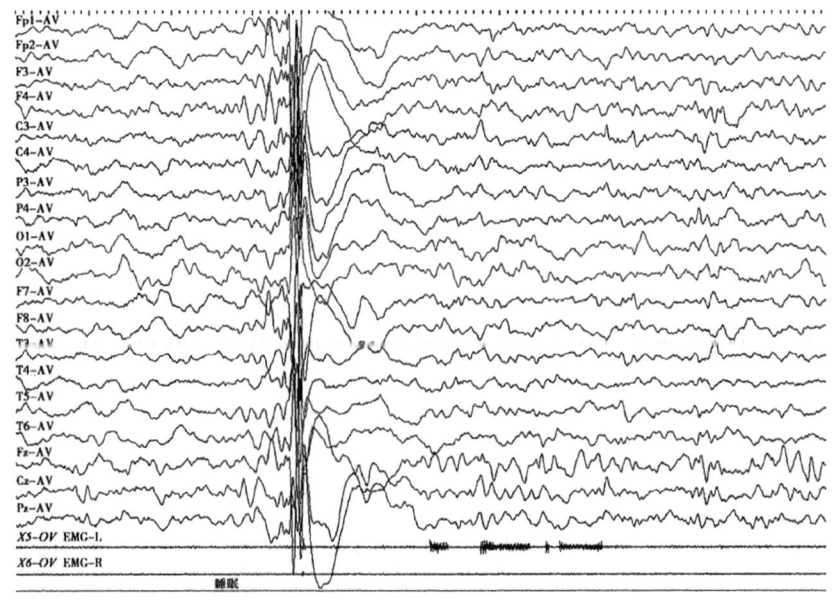

图 2-32 广泛性多棘慢复合波

男,5岁,癫痫

7.高度节律失调

高度节律失调又称高度节律紊乱,简称高度失律,表现为在持续弥漫性不规则高波幅慢波中夹杂各种不同步、不对称的棘波、尖波及多棘波。高度失律主要见于婴儿期癫痫性脑病如婴儿痉挛、早期肌阵挛性脑病等(图 2-33)。高度失律可在清醒和睡眠期持续存在,也可仅在睡眠期持续或间断出现。临床可见有些不典型的高度失律图形,常伴有相应的脑结构性病变和/或不典型的临床发作形式。

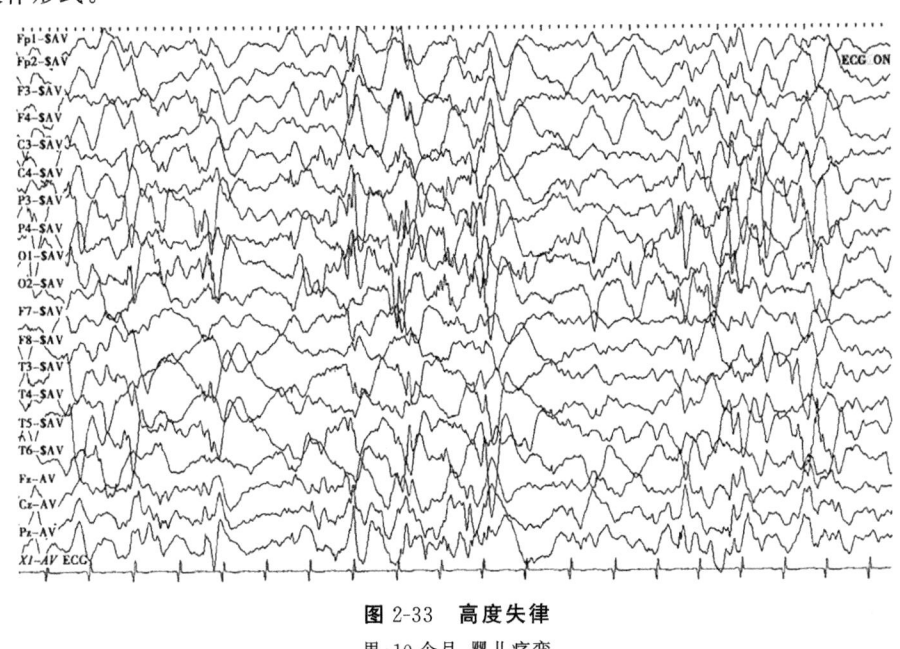

图 2-33　高度失律
男,10 个月,婴儿痉挛

8.节律性暴发

节律性暴发指某一频率的节律突然出现,突然终止,明显突出于背景活动并持续一段时间。暴发波的频率可以是 δ 或 θ 频段的慢节律,也可以是 α 或 β 频段的快节律,或表现为尖波、棘波节律暴发。其波幅通常明显高于背景活动,但也可以表现为波幅突然降低,或仅有频率的突然改变而波幅的变化不明显。节律性暴发的分布可以是局部性的,多灶或游走性的,也可为全导广泛性暴发。

慢波节律暴发一般为非特异性异常电活动,可见于癫痫患者,亦可见于其他病因引起的一过性脑功能障碍,如偏头痛等。快波频率的单一节律暴发或棘波、尖波节律暴发多数为癫痫发作期的波形,也可没有临床发作。在持续时间较长的节律性暴发时,频率、波幅和部位可逐渐变化(图 2-34)。

异常节律性暴发应注意与某些正常生理性脑电活动鉴别。如思睡期阵发性 θ 节律、觉醒反应时的慢波发放、儿童过度换气时的高波幅慢波节律暴发或思维活动时出现在额区的 θ 活动均为正常生理性反应,不应判断为异常暴发。

各型癫痫样放电常见的临床情况见表 2-2。但除典型失神发作伴有广泛性 3 Hz 棘慢复合波节律等少数情况外,癫痫样放电的波形与癫痫发作类型多数没有严格的对应关系。

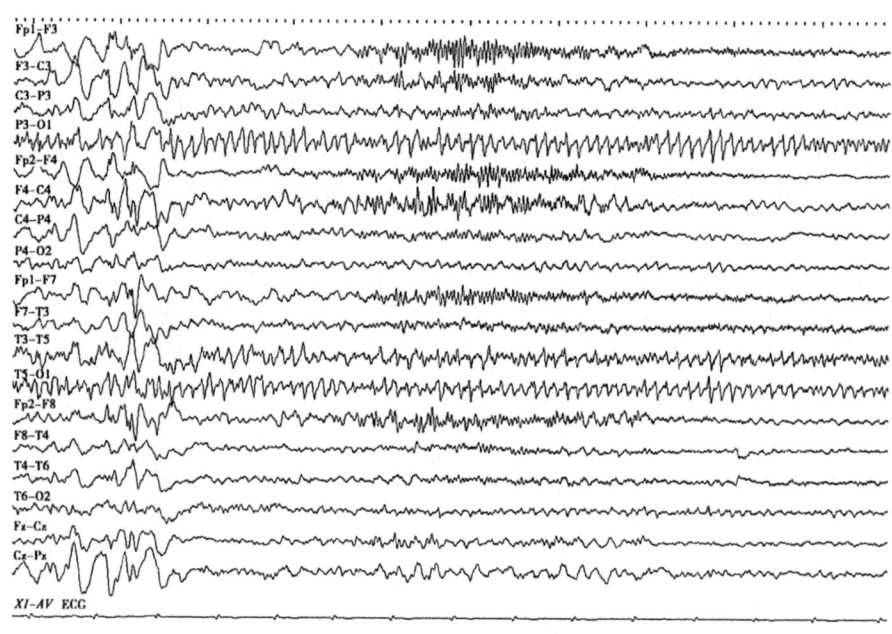

图 2-34　单一节律发放

男,17 岁,Lennox-Gastaut 综合征,兼有全面性和部分性发作。图示在广泛性慢波、棘慢波之中,左侧枕区出现低、中波幅 8～10 Hz 节律持续发放,同时背景为低波幅快波,合并临床发作(双眼间断向右侧偏转伴眼球震颤)

表 2-2　各型癫痫样放电常见的临床情况

癫痫样放电类型及部位	常见临床情况
局灶性癫痫样放电	
额区	额叶癫痫
	内侧额叶癫痫(传导性)
枕区	枕叶癫痫
	无癫痫发作(临床下放电)
	基底动脉性偏头痛(少见)
顶区	顶叶癫痫
前颞区	内侧颞叶癫痫
	额叶癫痫(传导性)
Rolandic 区	儿童良性 Rolandic 癫痫
	儿童癫痫性失语(有或没有癫痫发作)
	小儿脑瘫(有或没有癫痫发作)
	Rett 综合征(有或没有癫痫发作)
	儿童孤独症(有或没有癫痫发作)
	无症状儿童(临床下放电)
中线棘波	局部运动性或感觉性发作
多灶性棘(尖)波	广泛性或弥漫性脑损伤合并部分性癫痫
一侧性癫痫样放电	HH 或 HHE 综合征

癫痫样放电类型及部位	常见临床情况
	Rasmussen 综合征
	Kojewnikow 持续性部分性发作
	一侧半球广泛性病变
双侧广泛同步癫痫样放电	
2.5～3Hz 棘慢复合波节律	典型失神发作(儿童或少年失神癫痫)
1.5～2.5Hz 慢棘慢复合波	非典型失神发作(Lennox-Gastaut 综合征、Doose 综合征等)
3.5～5Hz 快棘慢复合波	特发性全身性癫痫(少年肌阵挛癫痫,觉醒大发作等)
多棘慢复合波	肌阵挛发作(多种癫痫综合征)或肌阵挛-失张力发作(Doose 综合征)
棘波节律	强直发作(Lennox-Gastaut 综合征)
高度失律	婴儿痉挛、早期肌阵挛脑病
暴发-抑制	大田原综合征、早期肌阵挛脑病

(三)其他异常波形

有些阵发性异常波形与癫痫没有密切关系,如三相波;或介乎于背景波与阵发性放电之间,如周期性波。这些异常波常常对临床诊断有重要意义,介绍如下。

1.三相波

三相波为频率 1.5～2.5 Hz 的中、高波幅慢波,通常在双极导联时显示更清楚,多出现在弥漫性低波幅慢波背景上。其第一相为波幅较低的负相波,第二相为一个突出的正相波,第三相为时限长于第二相的负相慢波。三相波的波形变异很大,某些复合波的成分特别尖,第一个成分类似棘波,而其他成分是单相、双相或四相,但正相部分显得更"深"且时限更宽。

三相波多数双侧同步广泛出现,60%在额区最突出;40%后头部为主或弥漫性分布;9%的患者位于一侧,多数位于损伤一侧半球;也可出现局部性三相波,以额、中央区最明显,有时可见于颞区。在广泛性三相波时,主要正相成分在额-枕区可有 25～140 毫秒的位相差(图 2-35)。

三相波可见于多种代谢性脑病(肝性脑病、尿毒症、低钠血症、高钙血症、非酮症高渗性昏迷、低血糖、甲亢等)及克-雅病、一氧化碳中毒、缺氧性脑病、中毒性脑病等。在少数情况下,三相波也可见于非代谢性脑病,如脑卒中、颅咽管瘤、丘脑水平的胶质细胞瘤、皮质和皮质下的转移瘤、Binseanger 皮质下脑病等。出现三相波时患者常处于嗜睡状态或有不同程度的意识障碍,随着昏迷程度的加深,三相波可被广泛性慢波活动取代。

2.周期性波

周期性波为某种突出于背景的脑波或波群以相似的间隔反复出现。周期性波的波形重复而刻板,可为尖波、棘波、慢波或三相波等。周期性波的持续时间及间隔时间在不同的疾病或病程的不同阶段有不同的特征。周期性发放可为广泛性,亦可为限局性或一侧性。在有些情况下,周期性并没有严格的规律性,成为类周期性或假周期性波(图 2-36)。周期性波是一种严重的异常脑电图波形,是脑功能严重受损的表现,常提示有急性或亚急性弥漫性脑病。周期性波的间隔期多表现为低波幅的慢波活动。不同病因脑病的周期性复合波的重复频率和波形具有一定的特征,各种病变出现周期性波的特点见表 2-3。

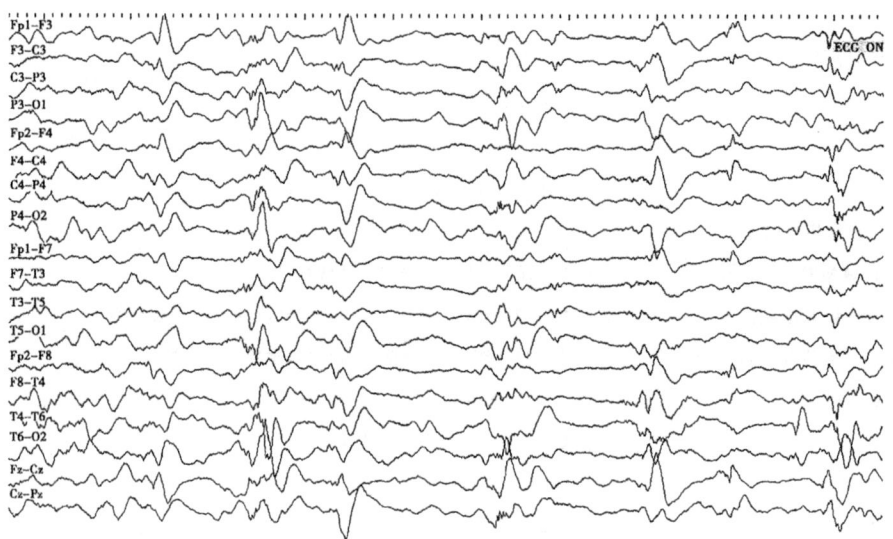

图 2-35　三相波

男,1 岁,癫痫性脑病

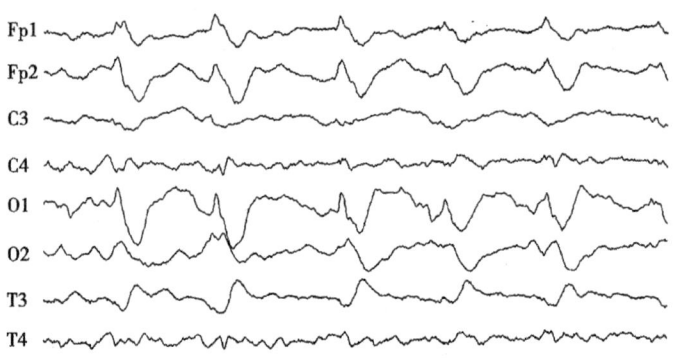

图 2-36　周期性波

女,3 岁,病毒性脑炎

表 2-3　各种病变周期性波的特点

	波形	波形组成	持续时间(秒)	间隔时间(秒)	部位
亚急性硬化性全脑炎	周期性波	慢波、尖波	0.5~1	3~20	广泛性
克-雅病	周期性波	双相或三相尖波	0.2~0.3	0.5~2	广泛性
单纯疱疹病毒性脑炎	周期性波	尖波、多棘波、慢波	0.5~1	1~5	一侧或双侧颞、额区
小儿癫痫性脑病	类周期性波	棘波、尖波、棘慢复合波、多棘慢复合波	1~2	2~8	广泛性或一侧性
代谢中毒性脑病	周期性波	双相或三相尖波	0.2~0.3	1~2	广泛性或局灶性
缺氧后脑病	类周期性波	慢波、尖波或三相波	不规则	不规则	广泛性

3.周期性一侧性癫痫样放电

周期性一侧性癫痫样放电(periodic lateralized epileptiform discharges, PLED)指癫痫样放电(棘波、棘慢复合波、尖波、多棘波等)每间隔1~2秒周期性反复出现在一侧半球或一侧局部(图2-37)。在双侧脑部病变时,可见双侧出现但各自独立的PLED(双侧周期性一侧性癫痫样发放)。PLED是一种严重的异常脑电图现象,常提示有严重的急性脑损伤,多数预后不好。引起PLED最常见的病因是脑卒中,特别是急性出血性梗死,其他病因包括中枢神经系统感染(单纯疱疹病毒性脑炎等)、中枢神经系统慢感染、缺氧缺血性脑病、脱髓鞘病、线粒体脑肌病、代谢中毒性脑病、脑肿瘤及癫痫等。PLED多为一过性的脑电图异常,随着临床病情的演变,通常在1周内消失,发展为其他形式的异常图形,仅少数持续数周以上。在出现PLED期间,70%有癫痫发作,包括肌阵挛发作或部分性发作,有时可出现部分性发作持续状态。

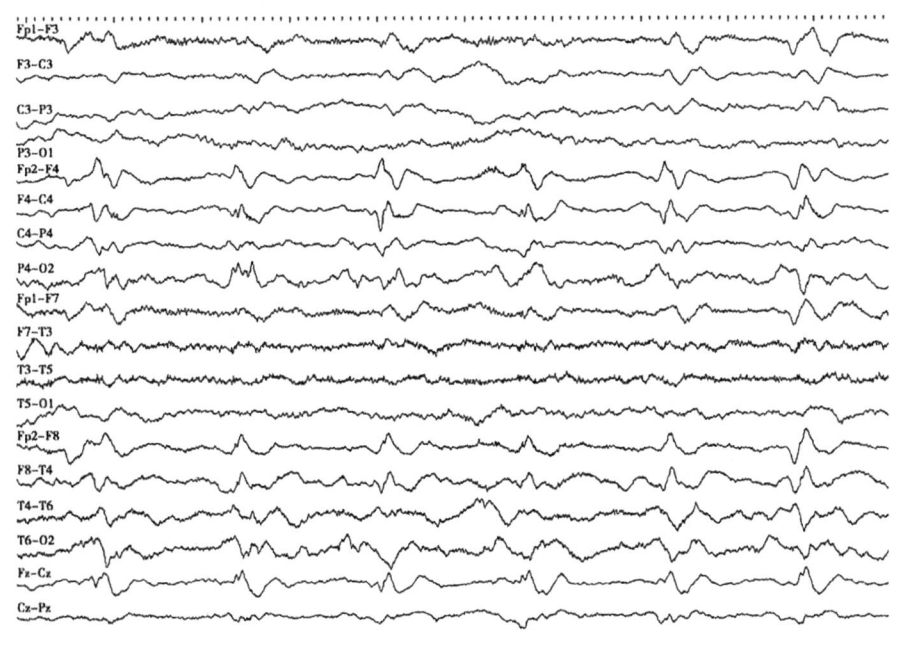

图2-37　周期性一侧性癫痫样放电(PLED)

男,6个月,癫痫

六、脑电图在临床中的应用

(一)癫痫

脑电图是研究癫痫发作特征的重要工具,是确诊癫痫和确定发作类型的重要方法。

1.癫痫发作期的脑电图

(1)全面性发作:全面性发作的最初临床症状是由双侧半球同时受累导致的双侧运动症状。

强直阵挛发作:全面强直阵挛发作是临床最常见的全面性发作类型之一。发作间期脑电图背景活动正常或轻度异常。发作时的强直期以突然而广泛的低电压去同步化开始,持续1~3秒,而后出现广泛的10~20 Hz的低波幅快活动,逐渐波幅增高和频率减慢。但由于该期全身肌肉持续剧烈收缩,脑电活动中夹杂大量的肌电位差,甚至可完全掩盖脑电活动。部分患者在强直期之前有短暂的阵挛期,脑电图可见全导多棘复合波暴发或棘慢复合波节律性发放。阵挛期棘波频率进一步减慢,并混有不规则的慢波,慢波逐渐增多,转为棘波或多棘波与慢波交替出现,棘波或多棘波对应于收缩相,而慢波对应于松弛相。随着发作的进展,周期性交替的电活动减慢为 1～0.5 Hz 或更慢时,阵挛期结束,进入发作后期。发作后期可出现数秒的低电压或等电位图形,并伴有强度不等的肌电活动。随后出现弥漫性 0.5～1 Hz 的低波幅不规则的慢波,波幅逐渐增高,频率逐渐增快,持续数十秒至数分钟,逐渐出现睡眠纺锤波,患者进入深度睡眠(图 2-38)。

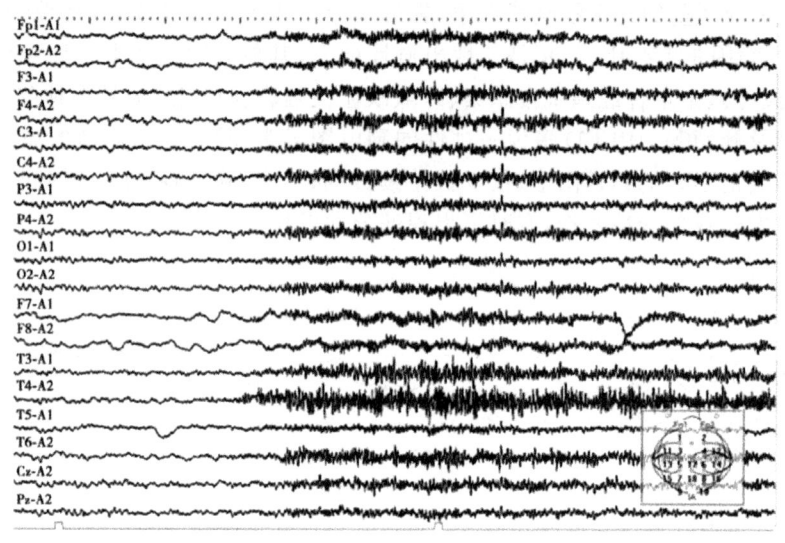

图 2-38　强直阵挛发作

典型失神发作:失神发作的机制可能与丘脑皮质环路的异常振荡节律有关。典型失神发作具有特征性的脑电图改变,即双侧同步 3 Hz 棘慢复合波节律性暴发,少数可有多棘慢复合波。暴发起止突然,持续数秒至数十秒,容易被过度换气诱发。棘慢复合波的最大波幅出现在额-中央区。发作间期清醒期可见少量散发或持续 3 秒以内的广泛性 3 Hz 棘慢复合波发放,偶可见局限在一侧或双侧额区的单发棘波或棘慢复合波(图 2-39)。

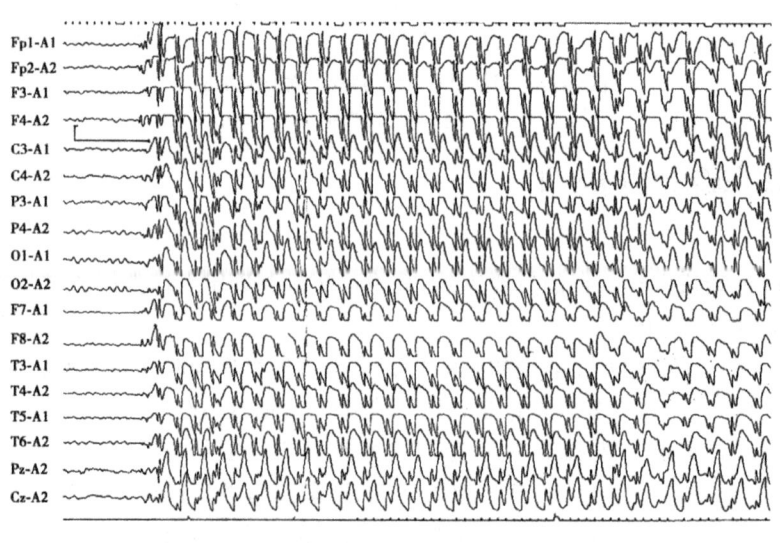

图 2-39　失神发作

非典型失神发作:发作期可见广泛性高波幅 1.5～2.5 Hz 慢棘慢复合波发放,也可为不规则的棘慢复合波、多棘慢复合波或弥漫性高波幅慢波,持续数秒到数十秒,可突然暴发出现,也可由较慢的背景活动逐渐演变而来。

强直发作:发作期脑电图为广泛性10~25 Hz棘波节律,或称快活动,波幅逐渐增高,额区最突出,持续数秒,很少超过10秒。

肌阵挛发作:肌阵挛的脑电图特征取决于肌阵挛的类型和癫痫综合征的类型。Lennox-Gastaut综合征肌阵挛发作时脑电图为广泛同步的多棘慢复合波暴发,青少年肌阵挛癫痫则为广泛性3.5~5 Hz棘慢复合波、多棘慢复合波暴发,肌阵挛的强度与多棘波的数量和波幅有关。

(2)部分性发作:包括局灶性运动性发作和局灶性感觉性发作。

局灶性运动性发作:局灶性运动性发作是最常见的部分性发作。发作期脑电图最初为弥漫性低电压快活动,而后可出现一侧额及顶区的节律性放电或各种频率的广泛性节律性放电,其中可夹杂不同程度的肌电干扰,对侧半球可逐渐出现频率不等的慢波活动。

局灶性感觉性发作:①躯体感觉性发作,发作放电从对侧的顶、中央区起源,最初为低波幅的10~20 Hz快波活动,或不规则棘波、尖波及慢波活动,波幅逐渐增高,频率逐渐减慢,并向同侧的额、枕、颞区扩散,也可扩散到对侧顶、中央区。②视觉性发作,发作期放电从一侧枕或后颞区开始,为10~20 Hz的低、中波幅棘波节律,波幅渐高,频率渐慢,并向同侧顶、中颞区扩散,甚至扩散到整个同侧半球,但频率较快的棘波活动仍以后头部突出,前头部或对侧枕区则以高波幅慢波活动为主。③听觉性发作,发作放电起源于中、后颞区,可为棘波节律或其他节律性放电。④嗅幻觉和味幻觉,部分患者发作期为一侧或双侧颞区出现5~6 Hz的中波幅的θ节律发放或尖波节律发放。发作间期可见一侧或双侧蝶骨电极和前颞区散发的尖、棘波。

(3)癫痫持续状态(SE):是指异常癫痫样电活动持续发放,导致意识障碍、精神行为或认知功能异常,和/或各种形式的惊厥发作持续时间超过5分钟或者发作间期未恢复到基线水平。根据有无运动症状,SE分为惊厥性癫痫持续状态和非惊厥性癫痫持续状态,前者包括全身强直-阵挛持续状态和持续性部分性癫痫;后者包括4种主要临床类型:失神发作持续状态、单纯部分性发作持续状态、复杂部分性发作持续状态和昏迷中的癫痫持续状态,其中昏迷中的癫痫持续状态还包括微小发作持续状态。

全身强直-阵挛持续状态:发作期脑电图开始与自限性的全面强直-阵挛发作相似,之后表现为节律性或不规则棘波、尖波、棘慢复合波、多棘慢复合波发放,后期在弥漫性慢波或抑制背景上出现不规则或间断的棘慢复合波、多棘慢复合波暴发,继之广泛电压抑制或电静息,持续数十秒至十余分钟,并逐渐弥漫性0.5~3 Hz的高波幅慢波,波幅逐渐增高,持续数分钟至数十分钟,之后患者逐渐入睡,呈现睡眠期脑电图的改变。

惊厥性癫痫持续状态:脑电图背景从基本正常到明显异常。发作期脑电图可表现为不规则的多形性慢波活动,可不出现棘波、尖波发放,并且发作期脑电图很难判定放电的确切起源部位。发作间期脑电图可表现为弥漫性、以一侧为主的棘波、棘慢复合波、多形性慢波或多灶性放电,以额、颞区或额、中央区为著;也可在一侧前头区有持续性高波幅节律性慢活动、夹杂棘波。

非惊厥性癫痫持续状态:是指脑电图上持续的癫痫样放电,导致出现临床上的非惊厥性发作,其具体可表现为失语、遗忘、意识障碍或行为改变,包括意识模糊、昏迷、谵妄、躁狂等;有时也可出现自动症、眼球偏斜、眼球震颤样运动(常为水平性)或面部、口周、腹部及肢体轻微抽动。NCSE的脑电图变化多样,且部分异常脑电图与临床表现并不完全一致,并且不同基础疾病所导致的NCSE的脑电图表现不同。

2.癫痫综合征的脑电图

(1)儿童和青少年失神癫痫。

儿童失神癫痫:经典脑电图表现是3 Hz棘慢复合波。发作期脑电图为双侧对称同步的3 Hz棘慢复合波暴发。棘慢复合波的频率在发作开始时稍快,平均4.5 Hz;结束前稍慢,可到2.5~2.8 Hz。波幅以前头部最高。发作后背景活动无抑制或慢波现象。发作间期背景活动正常。半数以上患儿可见少量散发的局灶性棘慢复合波,以额区最显著,也可位于中央颞区或顶枕区。

青少年失神癫痫:发作时脑电图为双侧同步3 Hz棘慢复合波节律暴发,常有多棘慢复合波,频率可达3.5~4 Hz。发作间期常有片段性3.5~4.5 Hz快棘慢复合波发放。

(2)伴有中央颞区棘波的儿童良性癫痫(BECT):又称为儿童良性Rolandic癫痫,是儿童期最常见的部分性癫痫,是一种特殊类型的部分性癫痫综合征。发病年龄为3~13岁。

发作间期脑电图表现为特征性的中央-中颞痫性放电,通常为刻板的双相或三相尖波或棘波,随后出现慢波,即棘慢复合波。尖波或棘波波幅为100~300 μV。痫性放电经常在中央和颞区同时出现,但其中一个部位的波幅可能会更高。棘慢复合波经常在双侧半球的同源区域对称或独立出现,也可从一侧转移到对侧。尖波经常是孤立性放电。患者在兴奋或思考时棘慢复合波较少或消失,入睡后立刻明显增多,并趋于全脑或双侧性发放。BECT患者中后颞区放电一般持续到青春期前后才逐渐消失。

发作期为一侧中央颞区起源的低电压快活动,波幅逐渐增高且频率逐渐减慢(强直期),逐渐演变为棘波和慢波交替(阵挛期),可扩散到同侧半球,有时进一步扩散到对侧半球(图2-40)。

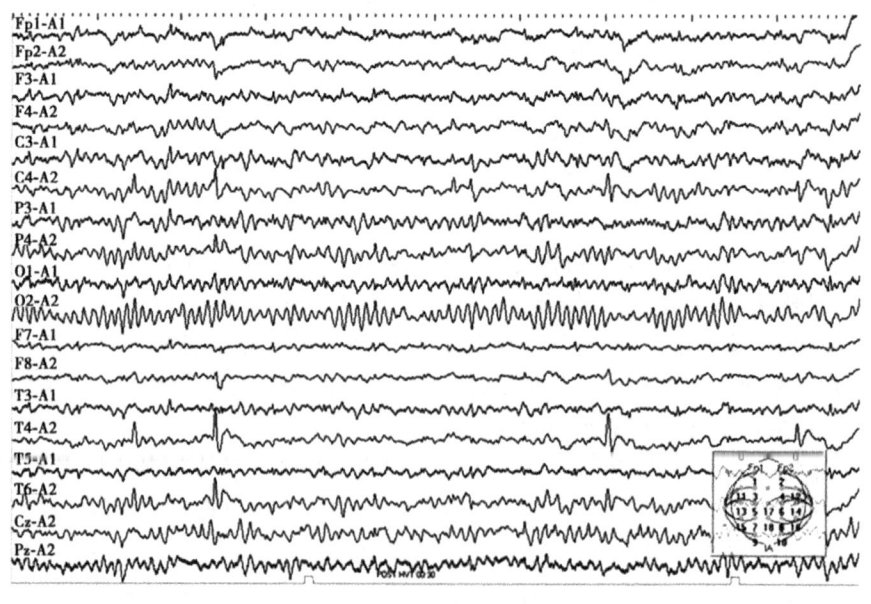

图 2-40　伴有中央颞区棘波的儿童良性癫痫

(3)儿童枕叶癫痫:儿童枕叶癫痫可分为两种,一种为早发变异型Panayiotopoulos综合征;另一种为晚发变异型,符合Gastaut最初描述的综合征。

发作间期的脑电图在两种儿童枕叶癫痫中没有明显的区别,通常表现为正常背景活动下枕叶形态刻板的痫性放电。特征性放电包括双相棘波和尖波,其特征为典型的高波幅负相尖波,随后出现低波幅正相波峰,跟随出现负相慢波。放电在枕区波幅最高,但有时可扩散到后颞区。发作期脑电图为最初位于一侧枕区的节律性棘波,继而演变为 θ 或 δ 频率的放电。发作时放电既在同侧向前扩散,又向对侧枕区扩散,但通常局限在枕区且枕区最明显、最确定。

(4)青少年肌阵挛发作(JME):发作间期脑电图在背景活动正常或接近正常的基础上可有自发的暴发性泛化的、双侧同步的痫性放电。JME 的癫痫样放电为暴发性泛化双侧同步对称的多个棘波,以额区和中央区波幅最高,随后为高波幅不规则的 2~5 Hz 的慢波,混杂有棘波。痫性放电可以是孤立的多棘波暴发,也可以是持续 20 秒的长时间阵发性活动。

肌阵挛发作时常伴有多棘波和多棘慢波暴发,发作期多棘波的数量较发作间期多,波幅从第一个波到最后一个波逐渐升高。肌阵挛的发作强度与棘波的重复数量相关。多棘波为中、高波幅,在额区波幅最高,跟随有高波幅的慢波。由于发作本身十分短暂,典型的相应的脑电图放电一般持续 1~2 秒,也可长达 4 秒。

(5)West 综合征:也称为婴儿痉挛。婴儿痉挛发作间期的脑电图背景活动多数表现为高度失律。典型特征为在弥漫性不规则中、高波幅混合慢波上夹杂大量杂乱多灶性棘波、尖波,左右不对称、不同步,完全失去正常脑电图节律。偶尔出现广泛性棘波、尖波发放,但不呈节律性重复出现。棘、尖波和慢波多数没有固定的组合关系,即不形成真正的棘慢复合波。棘、尖波发放常在后头部更突出。高度失律在清醒期和睡眠期持续存在,在睡眠期更明显(图 2-41)。

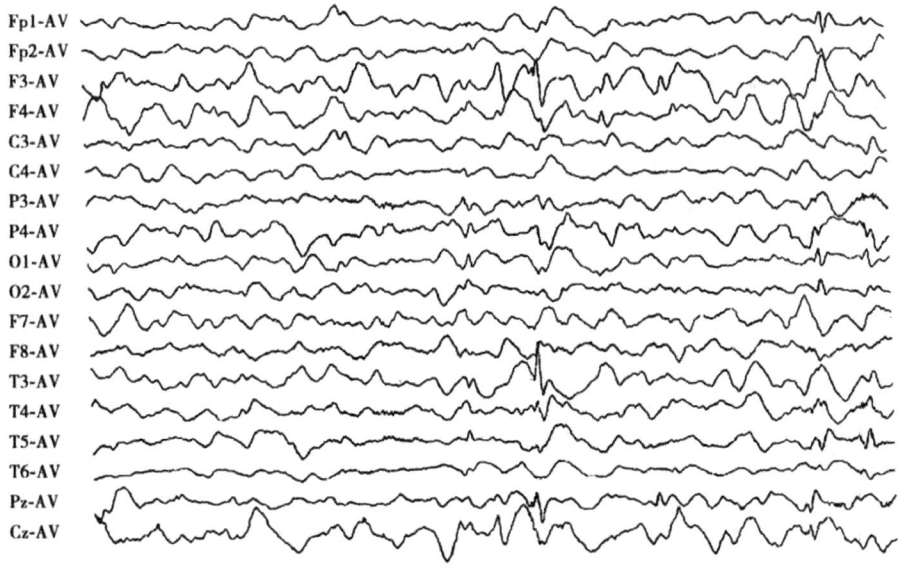

图 2-41　WEST 综合征

高度失律可存在 5 种变异型:①伴有半球间同步化增强的高度失律;②不对称的高度失律;③伴有持续的局部异常放电的高度失律;④伴有泛化局灶性或单侧性波幅降低的高度失律;⑤由最初的高电压、双侧不同步慢活动和相对少的痫性放电组成的高度失律。

发作期脑电图最常见的特征是额部为主的高波幅短暂的泛化性慢波,继而出现弥散性波幅减低(脑电抑制)。发作期放电的持续时间可为 0.5~100 秒。

(6)Lennox-Gastaut 综合征(LGS):脑电图清醒时背景节律变慢,典型的 LGS 波形是弥漫、两侧同步的 1.5~2.5 Hz 慢棘慢复合波,在额、颞区波幅最高。慢棘慢复合波可单独散在出现,更多见的是短程或长程暴发,甚至持续出现。有时波形不规则,两侧不对称,或有局限性棘慢波灶。过度换气和闪光刺激对波形的影响不明显。广泛性棘波节律和快节律暴发是 LGS 第二个最具特征性的脑电图改变,几乎在所有的患者睡眠中出现,为广泛性 10~20 Hz 的低、高波幅的快节律暴发,持续 0.5~10 秒,见图 2-42。

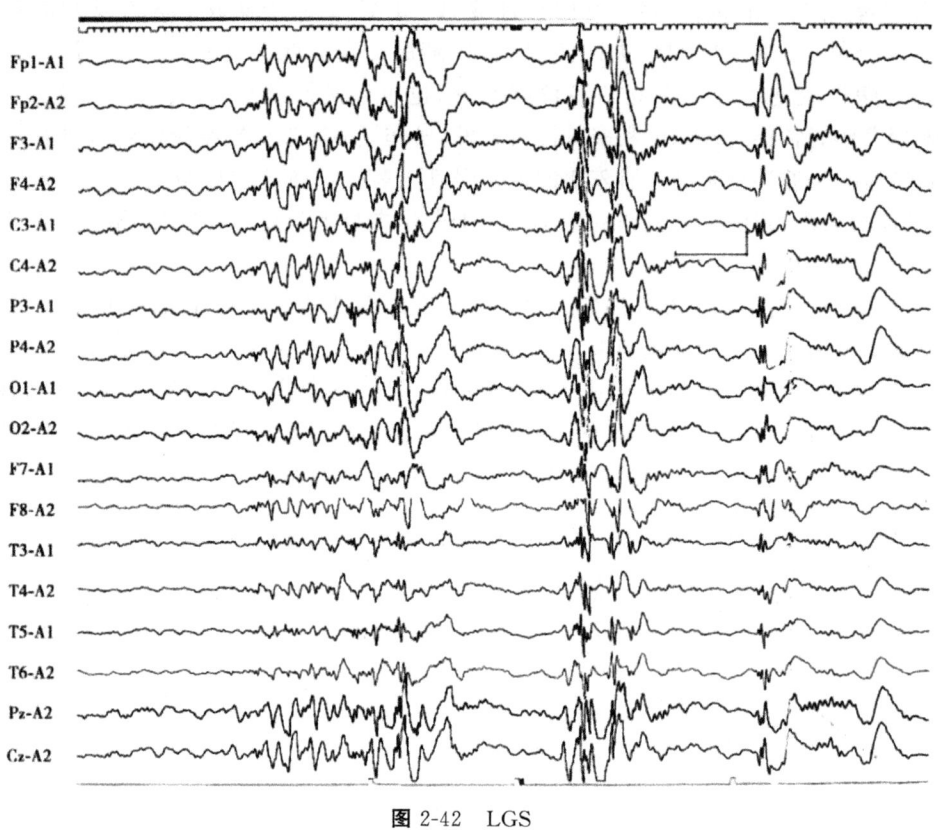

图 2-42　LGS

强直发作时脑电图出现两侧弥漫的中高幅快节律暴发,10~25 Hz,以额区为主。放电常先出现最高波幅,随后出现波动。几种发作期脑电图改变与非典型失神有关。最常见的是弥散性双侧对称的高波幅 1~2.5 Hz 棘慢复合波活动。失张力发作的发作期脑电图改变不恒定,最常见的是与肌阵挛发作相似的高波幅多棘波或多棘慢波。

(7)颞叶癫痫:国际抗癫痫联盟(ILAE)将颞叶癫痫分为颞叶内侧癫痫和新皮质颞叶癫痫。

颞叶内侧癫痫(MTLE):是成人中最常见的局灶性相关性癫痫。复杂部分性发作是最常见的发作形式。发作间期 MTLE 患者脑电图变化常一致,常见一侧或双侧前颞叶尖波、棘波或局灶性慢波活动,部分患者出现前额双侧独立发放的棘、尖波,有时伴有颞区间断慢波活动。与 MTLE 的复杂部分性发作有关的发作期脑电图改变为出现临床症状后或 30 秒内出现前颞区或下颞区单侧 5Hz(或更快)的颞叶放电。

新皮质颞叶癫痫(NTLE):NTLE 发作间期的脑电图特征的规则性和特异性较 MTLE 差。发作间期癫痫样放电主要位于颞区,但分布更广泛。发作期脑电图最常见的是广泛分布的放电,常累及整个大脑半球,一般频率变慢,频率和波幅的稳定性低,在发作中较后期出现。

(8)额叶癫痫:由于额叶的大部分区域,包括眶额皮质、半球间凹面和扣带回,以及脑沟区放电相对难被头皮电极记录到,大约 1/3 的患者不能通过头皮脑电图记录到癫痫放电,这最常见于额叶内侧面癫痫。高波幅尖样慢波广泛分布于额区,是眶额区病灶的特征。超过半数的额叶癫痫患者的发作期脑电图不能定位,头皮电极上常常看不到相关的脑电变化。

(二)中枢神经系统感染

1.中枢神经系统病毒性感染

脑电图对多数病毒性脑炎或脑膜炎不能提供诊断依据,主要是评价脑功能损伤的程度,仅对少数情况,如单纯疱疹病毒性脑炎具有高度的诊断提示意义。

(1)病毒性脑炎:在脑炎急性期脑电图总是异常,多表现为弥散性高波幅的慢波,节律或非节律性 δ 波。当白质受累时慢波活动更突出。慢波活动的加重常伴有意识障碍,表明损伤严重。部分患者有局灶性、多灶性癫痫样放电,并可合并癫痫发作。

(2)单纯疱疹病毒脑炎:单纯疱疹病毒脑炎常伴有特征性的脑电图改变,包括单侧或双侧周期性复合波。最早的脑电图改变包括局限性或单侧性出现的背景慢活动和不规则的慢活动,在受侵犯的颞区最显著。局限性或一侧性的尖波和/或慢波复合波常出现于颞区,并且快速进化到每 1~3 秒一次的周期性复合波。周期性一侧性或双侧性痫性放电常出现在神经系统症状出现后的第 2~12 天,偶可延长到 24~30 天出现;双侧大脑半球之间可呈锁时关系或者相互独立。随着病情的好转恢复,周期性复合波逐渐消失,代之以局灶性或一侧性慢波,或局灶坏死囊变区为低电压。致死性病例脑电图逐渐恶化,电压进行性降低,发展为在低电压背景上的低波幅周期性慢波,间隔时间逐渐延长和不规则,最终发展为电静息。

2.中枢神经系统慢病毒感染

(1)克-雅病:克-雅病主要在中年以上发病,临床特征为进行性痴呆、运动障碍和肌阵挛。脑电图特征性的周期性波形具有诊断意义。该病的早期脑电图可正常或仅表现为轻度非特异性变慢。随着疾病进展,出现双相或三相慢波,开始为散发间断出现,可不对称或在某一局部突出,以后逐渐变为双侧广泛同步的周期性时限 200~400 毫秒的三相波或尖波,以 0.5~1 秒的间隔出现。多数患者在起病后 12 周左右发展为这种具有特征性的周期性波形。出现周期波时常伴有肌阵挛,但两者并不完全同步。周期性三相波对克-雅病诊断的特异性为 67%,敏感性为 86%。如果多次描记脑电图,90% 以上的患者可记录到周期性复合波。周期性复合波在终末期可能消失,肌阵挛也可同时消失(图 2-43)。

(2)亚急性硬化性全脑炎:是麻疹慢病毒引起的亚急性或慢性脑炎。病程早期背景活动解体,弥漫性、局灶性或一侧性慢波活动增多,可有不对称。以后发展为多形性 δ 波,间断出现额区为主的单一节律慢波活动。可见各种波形的局灶性或广泛性癫痫样放电。复合性周期波可出现在病程的任何阶段,多见于中期,典型的为 300~1 500 μV 的高波幅多形性慢波、尖慢复合波,持续 0.5~2 秒,间隔 4~15 秒周期发放。晚期背景活动逐渐衰弱,周期性放电消失(图 2-44)。

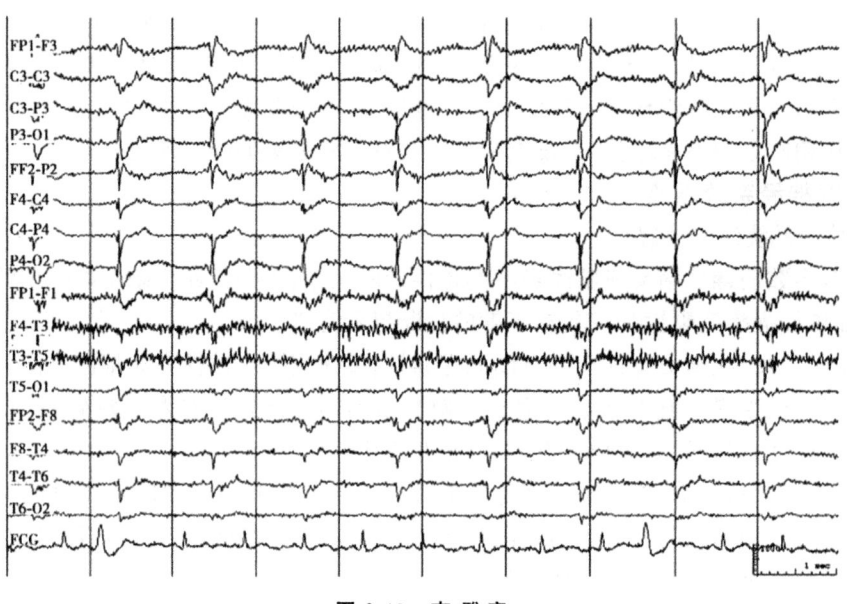

图 2-43　克-雅病

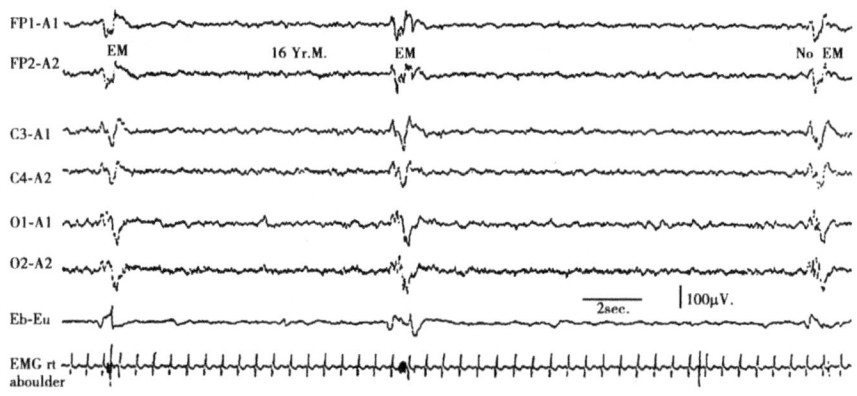

图 2-44　亚急性硬化性全脑炎

（三）缺氧、代谢和中毒性脑病

1.缺氧性脑病

脑循环骤停时,7～13 秒时出现慢波活动,波幅增高,频率减慢,进而出现平坦电位。电静息首先出现在大脑皮质,而脑干仍可有高波幅的电活动。如果脑循环中断时间超过 5 分钟,则出现不可逆的脑损伤。心肺复苏后早期的脑电图改变预后意义不大,24～48 小时的脑电图更有预后意义。心肺复苏后的脑电图改变分为 5 级:Ⅰ级以 α 活动为主,伴或不伴散发 θ 活动;Ⅱ级以 θ 活动为主,伴少量 α 活动和间断弥漫性 δ 活动;Ⅲ级为弥漫性持续性慢波活动,伴少量快波活动,脑电图的自发性变化和对刺激的反应性存在;Ⅳ级为低波幅无反应的弥漫性持续 δ 活动;Ⅴ级为低电压、暴发-抑制或电静息。Ⅰ级预后良好,而Ⅳ～Ⅴ级常伴有持久性的植物状态或死亡。Ⅱ～Ⅲ级的预后不确定。此外,心肺复苏后昏迷的患者如出现下列脑电图波形常提示预后不良:类似三相波的广泛性周期性尖波或棘波、双侧不同步的周期性一侧性痫性放电和 α 昏迷图形。

2.肝性脑病

肝性脑病的脑电图改变可以从轻微的异常,如背景变慢和弥漫性间断性节律性慢活动,到重度异常,如昏迷患者中常见的弥散性持续性慢活动。三相波常见于肝性脑病的中期,即嗜睡和轻度昏迷期。三相波形态上类似于棘慢复合波。三相波以前头部明显,散发或持续出现。

3.一氧化碳中毒

急性期脑电图呈现不同程度的慢波性异常,常为 $1\sim4$ Hz 高波幅慢波活动,额区或额颞区突出。惊厥发作时可伴有广泛性或局灶性棘波、尖波发放。持续低电压状态提示预后不良。急性一氧化碳中毒后的迟发性脑病初期,脑电图多表现为弥漫性 δ 波,间有数量不等的 θ 波;少数以弥漫性 θ 波为主;α 波基本消失。

(四)昏迷和脑死亡的脑电图

1.昏迷的脑电图

(1)间断节律性 δ 活动:见于昏迷早期,为间断性出现的中、高波幅 $2\sim3$ Hz 节律性 δ 活动,可为一侧或双侧暴发,如为双侧出现,多数同步但可对称或不对称。成人的电压在额区最高,儿童则以枕区多见。双侧相对持续的间断节律性 δ 活动常见于以下病变:①幕上半球或中线结构损伤引起的第三脑室压力增高;②中毒性或代谢性脑病;③广泛的结构性脑损伤,以皮质和皮质下受累为主。

(2)持续非节律性 δ 活动:是各种病因所致昏迷的最常见脑电图,但缺乏病因特异性。损伤部位主要在皮质和皮质下白质。在昏迷早期,α 节律逐渐消失,出现间断的 θ 频带节律,以后出现弥漫性非节律的 δ 活动,为 $1\sim3$ Hz 的高-极高波幅不规则 δ 活动持续发放。持续非节律性δ 活动常见于急性病变的活动期,慢性稳定性病变时少见。

(3)假周期性波型。

暴发-抑制波型:在暴发阶段,高波幅的 δ 和 θ 慢波中可夹杂数量不定的棘、尖波,持续 $1\sim3$ 秒,可双侧同步出现,也可局限于某一侧半球。两次暴发之间为低波幅的 δ 和 θ 频段的慢波或平坦图形,持续 $2\sim10$ 秒或更长。暴发-抑制脑电图最常见于抑制中枢神经系统的急性药物中毒、严重缺氧性脑病、严重低温状态和各种药物诱导产生的麻醉状态。

假周期性全面性癫痫样放电:由棘波、多棘波或尖波组成,为全脑双侧同步放电,频率多为 $0.5\sim1$ Hz,间歇期常表现为无活动或低电压慢活动。假周期性全面性癫痫样放电最常见于严重的急性脑缺氧及克-雅病所致的昏迷者,也见于代谢和中毒性脑病。

缺氧后出现暴发-抑制或假周期性全面性癫痫样放电的昏迷患者多数死亡,少数存活者也多遗留神经残疾。如病情加重,暴发期将变得更短,波型更简单,且电压更低;而抑制期则逐渐延长直至脑电活动完全消失。相反,抑制期缩短,暴发期延长,并逐渐出现生理性节律则是临床恢复的表现。

周期性一侧癫痫样放电(PLED):有时出现于一侧半球的不同范围,偶有双侧半球各自独立出现。PLED 可见于各种半球损伤的患者,如急性脑梗死、脑出血、肿瘤或感染等。

(4)三相波:三相波由高电压的正相电位和其前后的两个负相偏转组成。三相波的诊断特异性一直是学术界争论的焦点之一。多数学者认为典型和不典型的三相波均可见于各种中毒代谢性脑病,还见于阿尔茨海默病、脑血管病、肿瘤、感染或外伤性脑病等。

(5)纺锤形昏迷:如果患者在昏迷状态下脑电图以纺锤波图形为主,称为纺锤形昏迷,表现为中央-顶区为主的 $10\sim14$ Hz 纺锤形节律,常伴有尖波出现,对刺激无反应。纺锤形昏迷最常见于颅脑外伤或脑炎后昏迷的患者,也可见于其他病因引起的昏迷。

(6)α昏迷:昏迷患者的脑电图常呈现慢波性异常,亦可见到癫痫样放电、周期性脑波与电静息等。有的昏迷患者脑电图呈类似正常成人清醒状态的α频率范围内的活动,称为α昏迷。α昏迷患者的脑电图与正常成人清醒状态的脑电图比较,虽然频率与波形无明显差异,但是波幅一般较低,多在 $15\sim40\mu V$,分布在前部,或后部,或弥漫性为主,无调节变化;有时两侧电压不等或有少量慢波;对声、光、疼痛等刺激无反应性,个别患者出现与正常人不同的反应,对有害刺激、听刺激诱发短暂的波幅增高与频率变慢,甚至α活动阵发增强。一般认为,心跳呼吸骤停后的α昏迷,α活动呈弥漫性,在前部占优势,尤其在中央区更明显。药物中毒引起的α昏迷,其脑电图改变大致与缺氧性脑病者相同,有的波幅较高,频率较快,或间有β活动,有的间有自发调节变化。虽然α昏迷并不意味着脑的不可逆性改变,但是除药物中毒所致者预后较好外,一般预后不良。

2.脑死亡的脑电图

脑死亡的基本定义是包括脑干在内的脑功能不可逆转的丧失。脑死亡需要通过全面的临床评估和特殊的实验室检查确定。作为脑死亡的确诊试验,脑电图、诱发电位和脑血流图可任选其一。

(1)电静息(ECS):又称无脑电活动(ECI),是指在头皮所有部位记录不到可确认的脑源性的自发或诱发性电活动。无脑电活动表明大脑皮质功能丧失,80%的临床脑死亡患者脑电图显示为持续电静息。

(2)对电静息的解释:在临床诊断为脑死亡的患者,脑电图出现电静息表明大脑皮质功能丧失。但这并不意味着伴有电静息的脑损伤都是持续不可逆的。在某些情况下,电静息在一段时间内仍有恢复的可能:大剂量中枢镇静药物中毒常引起脑电图的暴发-抑制图形,严重时抑制间隔可持续数分钟,但仍有恢复的可能,如电静息状态持续数小时则恢复的可能性很小。体温低于 $32.3\sim24$ ℃可出现电静息状态,但如没有其他合并症,在一定时间内仍有逆转的可能。休克时脑灌注压降低可引起电静息,随着血压恢复到 10.7 kPa(80 mmHg)以上,脑电活动可逐渐恢复。严重代谢和内分泌病变也可引起或加重电静息,包括电解质紊乱、酸碱平衡失调、血气异常和肝、肾、胰腺等器官因严重低灌注而导致的功能衰竭。

在符合临床脑死亡标准并排除各种可逆性情况的患者中,约20%的脑电图没有电静息,而是显示某种其他异常电活动,常为很低波幅和/或很慢频率的多灶性暴发电位。这种微弱的脑电活动在临床诊断脑死亡后可持续数小时至数天,最终发展为电静息。

(五)睡眠障碍

1.发作性睡病

发作性睡病患者的多导睡眠脑电图有以下特征:①日间睡眠次数增多(≥3次),常以 $90\sim140$ 分钟的周期反复出现,每次睡眠持续时间在 $5\sim120$ 分钟,午睡时间特别长;②睡眠潜伏期缩短(≤8分钟),并常有持续数秒至 $1\sim2$ 分钟的"微睡眠";③REM潜伏期缩短,至少有2次或更多地以REM期开始的睡眠;④夜间睡眠REM潜伏期缩短或以REM期开始的睡眠,REM期呈小片段,周期性不规则,REM期睡眠时间占总睡眠时间的30%以上。

2.睡眠中周期性肢体运动

睡眠中周期性肢体运动多见于成人,表现为睡眠期脚趾及足背屈,甚至整条腿屈曲运动,间隔 $20\sim80$ 秒重复假节律性出现。肢体运动时脑电图无明显变化,或出现顶尖波或K复合波;有时伴有脑电觉醒反应,从而使睡眠趋于片段化。

(郑华燕)

第十节　肌电图检查

广义的肌电图（EMG）包括神经传导、神经重复电刺激、各种反射、单纤维肌电图，巨肌电图等；狭义的肌电图是指针电极肌电图。

一、肌电图检查的临床意义

肌电图是神经系统检查的一种延伸，它依据一般的神经系统解剖学原则来对周围运动和感觉神经障碍进行定位，它为临床检查的进一步深入提供详细的客观依据。不仅能协助临床疾病的诊断，还能对神经损伤程度、范围进行判断，从而为临床及康复治疗、预后判断提供参考依据。肌电图有助于鉴别周围性损害和中枢性损害；肌电图有助于周围神经肌肉病变的定位，即病变的部位是周围神经、神经肌肉接头或者肌肉。肌电图能够准确判断是否存在神经损害及损害范围，并能在早期发现无症状的失神经支配；肌电图可明确判断神经损害程度是完全性损伤还是部分性损伤，损伤类型是运动纤维受累还是运动纤维、感觉纤维均受累；通过神经传导检查和针剂肌电图能明确神经损伤的病理特征，是脱髓鞘或轴突变性或两者均有，从而指导临床诊断和治疗。

二、神经传导检查

（一）运动神经传导

运动神经传导研究的是运动单位的功能和整合性。通过对运动传导的研究可以评估运动神经轴索、神经-肌肉接头以及肌肉的功能状态，并为进一步针电极肌电图检查提供准确的信息。

1.复合肌肉动作电位指标

（1）潜伏期：是指从刺激伪迹开始到肌肉动作电位负相波（向上的波）偏离基线起点之间的时间。潜伏期通常用毫秒来表示，它反映了神经轴索中快传导纤维到达肌肉的时间。通常把远端刺激点到引起混合肌肉动作电位之间的时间称为末端潜伏期，这在临床上对于脱髓鞘疾病的判断非常重要。

（2）波幅：是指从基线到负相波波幅间的距离。波幅一般用毫伏来表示，它反映了参与混合神经肌肉动作电位的肌纤维的数量。当肌肉萎缩明显时或轴索丢失时会出现波幅减低，但有些低波幅也和脱髓鞘引起的传导阻滞以及神经-肌肉接头病变和肌源性损害有关。当远近端刺激肌肉动作电位波幅下降超过50％时，说明此两点之间有神经传导阻滞。

（3）面积：是指从基线开始到负相波区域的面积，它同样反映了参与肌肉动作电位肌纤维的数量。

（4）时程：通常是指从肌肉动作电位偏离基线开始到再次回到基线的时间，它反映了每个单个肌纤维能否在同一时间内几乎同时放电。脱髓鞘病变时，由于神经干内每个神经纤维传导速度不一样，导致每个肌纤维不能在同一时间内被兴奋，会出现时程延长。

（5）传导速度：传导速度反映的是神经干中快和粗的神经纤维的生理状态，而参与混合肌肉动作电位的面积和波幅的慢传导纤维并没有反映在传导速度和潜伏期里。采用近端潜伏期减去远端潜伏期，再测量出两个刺激点之间的距离，就可以计算出神经传导速度，应注意两个刺激点之间的距离最好不要低于 10 cm。计算公式为近、远端刺激点距离/近、远端潜伏期时差,用 m/s 来表示。

2.临床应用

运动神经传导是通过研究混合肌肉动作电位来评价周围神经的功能状态,由于神经传导速度反映的是神经干中快和粗的神经纤维的功能状态,对于周围神经的临床诊断和损伤程度的评价非常重要。对有些神经病变在其临床表现尚未明显之前即可以发现其亚临床改变,如遗传性周围神经病、糖尿病早期神经病变。对于缺血、嵌压引起的周围神经局部损害,可以通过运动神经传导检查寻找局部节段性脱髓鞘来明确损害部位。此外,运动神经传导检查可以鉴别周围神经病变、神经-肌肉接头病变和肌肉病变。

通常情况下,神经脱髓鞘和轴索损伤经常是重叠的,在神经传导速度测定的结果上,主要有以下 3 种情况:①波幅明显下降而潜伏期正常或接近正常;②波幅正常而有明显的潜伏期延长;③无反应。

(1)脱髓鞘病变:髓鞘是神经传导的基本物质,髓鞘脱失就会出现神经传导减慢、波形离散或传导阻滞。脱髓鞘病变的典型运动神经传导改变为末端潜伏期延长、神经传导阻滞和神经传导速度减慢,尤其是当神经传导速度减慢非常明显时,如上肢传导速度低于 35 m/s,下肢传导速度低于 30 m/s,提示可能存在遗传性周围神经病。事实上,如果波幅保持正常的一半以上,而传导速度下降到不足正常均值的 50%～60%,提示是脱髓鞘病变。运动传导的减慢也可因脊髓前角细胞受损所致,运动传导速度下降到正常平均值的 70%,而波幅则下降到不足正常值的 10%。然而,不管波幅如何,如果传导速度下降到不足正常平均值的 60%,就提示存在周围神经病变。

(2)轴索病变:在神经传导检查中最常见。轴索病变的典型运动神经传导的改变表现为肌肉动作电位波幅明显降低,传导速度和末端潜伏期正常或稍微延长。当损伤很严重时,才会出现传导速度的下降,但不低于正常值下限的 75%;末端潜伏期可以轻度延长,但不高于正常值上限的 130%。如果波幅下降到正常值的一半以上,即使传导速度下降到正常值的 70%～80%,也可以没有脱髓鞘。

(3)传导阻滞:运动神经传导检查时,如果近端刺激的复合肌肉动作电位的波幅和面积较远端刺激下降超过 50%,并且远端刺激复合肌肉动作电位的波幅大于正常值下限的 20% 和 1 mV,同时近端刺激较远端刺激的复合肌肉动作电位的时程延长不超过 30%,这种现象被称为神经传导阻滞。传导阻滞的存在提示近端刺激点和远端刺激点之间存在脱髓鞘病变。

(4)无反应:如果绝大多数神经纤维都不能通过病灶进行传导,就没有反应。这时应小心鉴别究竟是神经失用还是神经完全断伤,这对于处理和判断预后均十分重要。在受伤后的第 4～7 天,有可能两者远端的传导都还是正常的,但在受损第 2 周就不相同了。神经完全断伤的远端再也不能引起神经传导兴奋,这是顺向变性的结果,在神经失用时,连续追踪测定可以看到肌肉动作电位波幅的逐渐提高,这是日益修复的结果。

(二)感觉神经传导

感觉神经传导反映了冲动在神经干上的传导过程,它研究的是后根神经节和其后周围神经的功能状态。

1.感觉神经电位指标

(1)潜伏期:起始潜伏期是指从刺激伪迹处开始到电位偏离基线之间的时间,它代表了神经传导从刺激点到记录电极之间的传导时间。

(2)波幅：是指从基线到负相波波峰之间的距离，反映的是去极化感觉纤维的数量。感觉神经电位波幅通常很小，多为 $5\sim50$ μV。

(3)传导速度：同运动神经传导速度不同，由于没有神经-肌肉接头的影响，所以感觉神经速度可以直接由刺激点到记录点之间的距离和潜伏期来计算，故感觉神经传导速度的测定只需要一个刺激点，即刺激点到记录点之间的距离除以潜伏期。感觉神经传导速度反映了快传导，有髓鞘感觉神经纤维传导速度比运动神经纤维传导速度快，并且其变化范围也比运动神经传导要大。

2.临床应用

(1)后根神经节病变：周围感觉神经来源于后根神经节，节内含双极细胞，其中枢支形成了感觉神经根，周围支形成了周围感觉神经。感觉神经根损害即使很严重，由于它位于后根神经节近端，所以仅影响中枢支，而后根神经节和周围感觉支则完好无损，感觉电位仍然正常。所以后根神经节近端任何部位损害均不影响感觉神经电位，而后根神经节以下及其远端周围神经任何部位损害均会产生异常感觉神经电位。因此，感觉神经电位对于鉴别后根神经节前和节后病变非常重要。

(2)发现早期的周围神经病变：对于早期比较轻微的远端轴索损害或轻度混合神经损害，感觉神经电位异常可能是神经电生理检查的唯一发现，如早期的腕管综合征。

(3)由于感觉神经纤维没有参与运动单位，所以可以用来鉴别周围神经病变、神经-肌肉接头病变以及肌肉本身的病变。

(三)神经传导速度的影响因素

1.温度

感觉和运动神经传导速度均明显地受体温的影响。在 $29\sim38$ ℃，每上升 1 ℃，感觉传导速度可以增加 2.4 m/s，周围神经的潜伏期也会相应地缩短。因此传导速度的测定必须在温暖的实验室中进行，室温保持在 $29\sim30$ ℃。

2.不同神经和不同节段

不论感觉神经还是运动神经传导速度，下肢比上肢慢 $7\sim10$ m/s，远端比近端传导也慢。

3.年龄

到 $3\sim5$ 岁时，神经传导速度就完全发育到成人水平。到了 60 岁时，传导速度下降10%。

三、重复神经刺激

重复神经刺激(RNS)是目前用来评价神经和肌肉接头之间功能状态的一项较有价值的神经电生理检查。

(一)结果分析

主要观察第 1 个波和第 4 个波的波幅或面积比，观察其增减变化趋势。

1.低频重复电刺激

在检查神经和肌肉接头病变时最常用，主要是对怀疑突触后膜病变(如重症肌无力)的患者，刺激频率 $1\sim5$ Hz，连续刺激 7 次。在观察波形时，主要看基线是否稳定、波形是否一致和具有重复性。重症肌无力患者通常第 3 个或第 4 个波的波幅最低，波幅降低超过15%，到第 5 个和第 6 个波时波幅降低减慢，形成 V 字形改变。正常肌肉在低频刺激时可出现波幅递减，但一般不超过 8%。波幅降低在10%～15%时，存在可疑的突触后膜病变。低频刺激不仅在重症肌无力产生递减反应，而且在许多其他疾病也存在，如肌无力综合征、多发性硬化、肉毒中毒、运动神经元病以及再生的神经。

2.高频重复电刺激

高频刺激对 Lambert-Eaton 综合征的诊断非常重要,可以说是目前唯一的诊断性检查手段;在鉴别突触后膜和突触前膜异常时,起着决定性作用。刺激频率为 20～50 Hz,当刺激 20～50 次后,动作电位波幅明显增高,异常者可增高达基线的 200%。由于高频刺激的刺激频率很高,多数患者不能耐受,多选用远端肌肉,如小指展肌。高频递增反应是 Lambert-Eaton 综合征和肉毒毒素中毒的特征性电生理表现。

(二)检查注意事项

1.药物的影响

胆碱酯酶抑制剂可以影响 RNS 的结果,故在检查前 8 小时(最好 24 小时)停用胆碱酯酶药物。

2.温度

温度对神经-肌肉传递阻滞有重要作用。在皮肤温度较低时,低频刺激可能出现假阴性。因此,在做 RNS 检查时,最好将皮肤温度控制在 33 ℃左右。

3.波形

选择基线稳定、波形一致并且重复性好的波来判断结果,这样的结果比较可靠。

4.肌肉

尽量选择功能正常的神经所支配的肌肉。

四、F 波、H 反射和瞬目反射

(一)F 波

传统的神经传导技术应用于远端神经的研究,而 F 波则有助于对近端节段神经的运动传导进行评价。

1.F 波的来源

周围神经接受超强刺激后,引出一个大的顺行传导的复合肌肉动作电位,称为 M 波。随后又出现一个小的肌肉反应电位,称为 F 波。F 波的电兴奋是先离开肌肉记录电极而朝向脊髓,然后由脊髓前角细胞返回到远端记录肌肉上来。F 波实际上是一个小的肌肉动作电位,它的环路不论是传入还是传出都是纯运动的。

2.临床应用

对大多数周围神经病来说,F 波潜伏期可能正常或轻度延长。但在以神经根损害为主的病变时,F 波潜伏期明显延长。如 Guillain-Barré 综合征的早期,但常规神经传导检查完全正常时,就会出现 F 波潜伏期延长或 F 波消失。如果神经根病变以感觉根损害为主,F 波不会出现异常。F 波正常不能除外神经根性或神经丛性损害的存在。但是,一旦出现远端运动传导正常而 F 波有肯定的延长,则表明有近端损害,单侧病变者左右对比更为可靠。

(二)H 反射

1.H 反射的来源

H 反射是一个真正的反射。和 F 波一样,它反映了周围神经近端的功能状态,但两者的传导通路完全不同。电生理方法刺激胫神经后,由Ⅰa 类感觉神经传入,经过突触,再由胫神经运动纤维传出。H 反射是脊髓的单突触反射。

2.H 反射的正常值

腓肠肌 H 反射潜伏期的正常值上限为 30～35 毫秒,潜伏期侧间差异一般在 1.5 毫秒以内。如果 H 反射的潜伏期延长大于平均值＋2.58 SD、侧间差异大于平均值＋2.58 SD 或者 H 反射未引出均为异常。

3.临床应用

在近端胫神经、坐骨神经、腰骶神经丛病和 S_1 神经根病变时,都可以出现 H 反射潜伏期延长。在糖尿病以及酒精性、尿毒症性和其他各种原因导致的多发性神经病中,H 反射表现为潜伏期延长。H 反射异常可能是 Guillain-Barré 综合征早期的唯一所见。

(三)瞬目反射

瞬目反射又称眼轮匝肌反射,是由轻叩或轻触面部、角膜受声、光等多种刺激而引起眼睛闭合的防御反射,起着保护眼球的作用。瞬目反射对三叉神经、面神经和脑干病变的早期诊断具有重要的临床价值。

1.正常值

主要是判定反应的振幅和潜伏期。由于个体差异和检查误差,要反复检查并比较左右侧反应,最后取最高值。潜伏期正常值 R1 是 13 毫秒以内,两侧相差 1.2～1.8 毫秒;R2 是 40 毫秒以内,两侧相差不超过 5 毫秒。振幅的左右差也很重要,但其绝对值对诊断的意义不大。R2 反射的改变犹如瞳孔对光反射的改变。若一侧刺激时 R2' 异常,表示传出路病变。一侧刺激时 R2、R2' 异常,表示传入路病变。瞬目反射改变不符合传入或传出型时表示三叉神经及面神经都有损害或脑干有范围较广泛的病变。

2.临床应用

瞬目反射主要用于两个方面:①评估各种神经系统疾病的脑干功能障碍;②作为三叉神经、面神经功能障碍的检查方法。

三叉神经是瞬目反射弧的传入通路,当一侧三叉神经完全损害时,刺激健侧反射正常,当刺激患侧时,R1、R2 和 R2' 均消失。当三叉神经损失不完全时,则患侧 R1、R2 和 R2' 潜伏期均延长,伴有波幅降低。只要是影响脑干的病变,理论上均可以影响瞬目反射。当然,瞬目反射改变可因脑干病变的部位、范围不同而有很大差异。通过分析瞬目反射的改变,可为临床提供脑干损害范围的佐证,对定位诊断有重要意义。瞬目反射可以反映面神经的全长,所以在面神经受损时,无论刺激患侧还是健侧,均出现患侧瞬目反射障碍。受损严重时,因缺乏神经支配,反应电位可以完全消失。轻度受损和处于恢复过程中者,可见到潜伏期延长和振幅减小。

五、针电极肌电图

狭义的肌电图(EMG)是指以同心圆针插入肌肉中,收集针电极附近一组肌纤维的动作电位,以及在插入过程中、肌肉处于静息状态下,肌肉做不同程度随意收缩时的电活动。针电极肌电图(以下简称肌电图)和神经传导速度检查相结合,是对周围神经和肌肉病变的最主要的检查手段。神经传导速度研究的是运动和感觉神经的兴奋性,而肌电图研究的是运动单位的整合性,即检查整个运动系统,主要是下运动神经元,即周围神经、神经-肌肉接头和肌肉本身的功能状态。

(一)肌电图检查的适应证和禁忌证

1.适应证

脊髓前角细胞及前角细胞以下的病变均为 EMG 检测的适应证,即下运动神经元病变。

2.禁忌证

(1)有出血倾向者,如患血友病或血小板明显低下或出凝血时间不正常者等。

(2)对一过性菌血症患者进行 EMG 测定有可能在心脏瓣膜患者中造成细菌性心内膜炎。

(3)如果乙肝表面抗体原阳性和人免疫缺陷病毒感染者,应使用一次性同心圆针极。

(4)晕针者。

(5)安装心脏起搏器者。

(二)观察指标的正常值以及异常的临床意义

1.插入电位

当针插入电位时,正常会引起一阵短暂的电位发放,多在针停止移动后持续时间不超过300毫秒。当插入电活动持续时间超过 300 毫秒时,则为插入电位延长,可见于神经源性和肌源性损害。在有些情况下,插入电位减少,多见于严重的肌肉萎缩或肌肉纤维化而导致肌纤维数量明显减少,也可见于周期性瘫痪发作期。

2.自发电位

肌肉在放松时所出现的自发电活动,称为自发电位。检查者在观察自发电位时要重点观察它的形状、稳定性、发放频率,并且一定要注意听其特有的声音。

(1)正常自发电位:来自终板区的电位属于正常的自发电位,又叫终板电位。终板区通常在肌肉肌腹部位,如果在终板区针尖刺激到肌肉内的神经末梢时,将会出现低波幅终板噪声和高波幅终板棘波,两者可同时出现,也可单独出现。

(2)异常自发电位:在肌电图检查时,除外发生在终板区的自发电位,几乎所有的自发电位都属于异常电位。这些自发电活动可以出现于针插入肌肉时或针移动时,在肌肉非终板区找到两个以上的自发电位是肌电图检查最有价值的发现,一般见于失神经支配2周后的肌肉或肌源性损害。常见的肌纤维自发电位包括纤颤电位、正锐波、肌强直电位、复合重复发放、肌纤维颤搐。

3.运动单位电位

当观察肌肉放松时自发电位后,就需要让肌肉做轻收缩来观察肌肉轻收缩时运动单位电位的变化。分析运动单位变化时常用的参数有时程、波幅、上升时间、位相、转折、卫星电位以及运动单位电位募集和发放类型。

(三)临床应用

1.宽时限、高波幅 MUAPs

一般于轴索损伤后数月才可以出现,与神经纤维对失神经支配的肌纤维进行再生支配,导致单个运动单位的范围增大有关,是神经源性损害的典型表现。募集相往往较差,可出现单纯相。

2.短时限、低波幅 MUAPs

短时限、低波幅 MUAPs 是肌源性损害的典型表现。其时限短、波幅低的原因与肌纤维坏死后运动单位内有功能的肌纤维减少,运动单位变小有关。此时募集时出现早期募集现象,表现为病理干扰相。

(柴仁昌)

第三章

脑血管疾病

第一节 脑 出 血

脑出血是指原发性非外伤性脑实质内出血,故又称原发性或自发性脑出血。脑出血为脑内的血管病变破裂而引起的出血,绝大多数是高血压伴发小动脉微动脉瘤在血压骤升时破裂所致,称为高血压性脑出血。主要病理特点为局部脑血流变化、炎症反应,以及脑出血后脑血肿的形成和血肿周边组织受压、水肿、神经细胞凋亡。80％的脑出血发生在大脑半球,20％发生在脑干和小脑。脑出血起病急骤,临床表现为头痛、呕吐、意识障碍、偏瘫、偏身感觉障碍等。在所有脑血管疾病患者中,脑出血占20％～30％,年发病率为(60～80)/100 000 万,急性期病死率为30％～40％,是病死率和致残率很高的常见疾病。该病常发生于40～70 岁,其中＞50 岁的人群发病率最高,达93.6％,近年来发病年龄有越来越年轻的趋势。

一、病因与发病机制

(一)病因

高血压及高血压合并小动脉硬化是脑出血的最常见病因,约95％的脑出血患者患有高血压。其他病因有先天性动静脉畸形或动脉瘤破裂、脑动脉炎血管壁坏死、脑瘤出血、血液病并发脑内出血、烟雾病、脑淀粉样血管病变、梗死性脑出血、药物滥用、抗凝或溶栓治疗等。

(二)发病机制

尚不完全清楚,与下列因素相关。

1.高血压

持续性高血压引起脑内小动脉或深穿支动脉壁脂质透明样变性和纤维蛋白样坏死,使小动脉变脆,血压持续升高引起动脉壁疝或内膜破裂,导致微小动脉瘤或微夹层动脉瘤。血压骤然升高时血液自血管壁渗出或动脉瘤壁破裂,血液进入脑组织形成血肿。此外,高血压引起远端血管痉挛,导致小血管缺氧坏死、血栓形成、斑点状出血及脑水肿,继发脑出血,可能是子痫时高血压脑出血的主要机制。脑动脉壁中层肌细胞薄弱,外膜结缔组织少且缺乏外层弹力层,豆纹动脉等穿动脉自大脑中动脉近端呈直角分出,受高血压血流冲击易发生粟粒状动脉瘤,使深穿支动脉成为脑出血的主要好发部位,故豆纹动脉外侧支称为出血动脉。

2.淀粉样脑血管病

淀粉样脑血管病是老年人原发性非高血压性脑出血的常见病因,好发于脑叶,易反复发生,常表现为多发性脑出血。发病机制不清,可能为血管内皮异常导致渗透性增加,血浆成分包括蛋白酶侵入血管壁,形成纤维蛋白样坏死或变性,导致内膜透明样增厚,淀粉样蛋白沉积,使血管中膜、外膜被淀粉样蛋白取代,弹性膜及中膜平滑肌消失,形成蜘蛛状微血管瘤扩张。当情绪激动或活动诱发血压升高时血管瘤破裂引起出血。

3.其他因素

血液病如血友病、白血病、血小板减少性紫癜、红细胞增多症、镰状细胞病等可因凝血功能障碍引起大片状脑出血。肿瘤内异常新生血管破裂或侵蚀正常脑血管也可导致脑出血。维生素 B_1、维生素 C 缺乏或毒素(如砷)可引起脑血管内皮细胞坏死,导致脑出血,出血灶特点通常为斑点状而非融合成片。结节性多动脉炎、病毒性和立克次体性疾病等可引起血管床炎症,炎症致血管内皮细胞坏死、血管破裂发生脑出血。脑内小动、静脉畸形破裂可引起血肿,脑内静脉循环障碍和静脉破裂亦可导致出血。血液病、肿瘤、血管炎或静脉窦闭塞性疾病等所致脑出血亦常表现为多发性脑出血。

(三)脑出血后脑水肿的发生机制

脑出血后机体和脑组织局部发生一系列病理生理反应,其中自发性脑出血后最重要的继发性病理变化之一是脑水肿。由于血肿周围脑组织形成水肿带,继而引起神经细胞及其轴突的变性和坏死,成为患者病情恶化和死亡的主要原因之一。目前认为,脑出血后脑水肿与占位效应、血肿内血浆蛋白渗出和血凝块回缩、血肿周围继发缺血、血肿周围组织炎症反应、水通道蛋白-4(AQP-4)及自由基级联反应等有关。

1.占位效应

主要是通过机械性压力和颅内压增高引起。巨大血肿可立即产生占位效应,造成周围脑组织损害,并引起颅内压持续增高。早期主要为局灶性颅内压增高,随后发展为弥漫性颅内压增高,而颅内压的持续增高可引起血肿周围组织广泛性缺血,并加速缺血组织的血管通透性改变,引发脑水肿形成。同时,脑血流量降低、局部组织压力增加可促发血管活性物质从受损的脑组织中释放,破坏血-脑屏障,引发脑水肿形成。因此,血肿占位效应虽不是脑水肿形成的直接原因,但可通过影响脑血流量、周围组织压力以及颅内压等因素,间接地在脑出血后脑水肿形成机制中发挥作用。

2.血肿内血浆蛋白渗出和血凝块回缩

血肿内血液凝结是脑出血超急性期血肿周围组织脑水肿形成的首要条件。在正常情况下,脑组织细胞间隙中的血浆蛋白含量非常低,但在血肿周围组织细胞间隙中却可见血浆蛋白和纤维蛋白聚积,这可导致细胞间隙胶体渗透压增高,使水分渗透到脑组织内形成水肿。此外,血肿形成后由于血凝块回缩,使血肿腔静水压降低,这也将导致血液中的水分渗透到脑组织间隙形成水肿。凝血连锁反应激活、血凝块回缩(血肿形成后血块分离成 1 个红细胞中央块和 1 个血清包绕区)及纤维蛋白沉积等,在脑出血后血肿周围组织脑水肿形成中发挥着重要作用。血凝块形成是脑出血血肿周围组织脑水肿形成的必经阶段,而血浆蛋白(特别是凝血酶)则是脑水肿形成的关键因素。

3.血肿周围继发缺血

脑出血后血肿周围局部脑血流量显著降低,而脑血流量的异常降低可引起血肿周围组织缺血。一般脑出血后6～8小时,血红蛋白和凝血酶释出细胞毒性物质,兴奋性氨基酸释放增多等,细胞内钠聚集,则引起细胞毒性水肿;出血后4～12小时,血-脑屏障开始破坏,血浆成分进入细胞间液,则引起血管源性水肿。同时,脑出血后形成的血肿在降解过程中,产生的渗透性物质和缺血的代谢产物,也使组织间渗透压增高,促进或加重脑水肿,从而形成血肿周围半暗带。

4.血肿周围组织炎症反应

脑出血后血肿周围中性粒细胞、巨噬细胞和小胶质细胞活化,血凝块周围活化的小胶质细胞和神经元中白细胞介素-1(IL-1)、白细胞介素-6(IL-6)、细胞间黏附因子-1(ICAM-1)和肿瘤坏死因子-α(TNF-α)表达增加。有临床研究采用双抗夹心酶联免疫吸附试验检测41例脑出血患者脑脊液IL-1和S100蛋白含量发现,急性患者脑脊液IL-1水平显著高于对照组,提示IL-1可能促进了脑水肿和脑损伤的发展。ICAM-1在中枢神经系统中分布广泛。Gong等的研究证明,脑出血后12小时神经细胞开始表达ICAM-1,3天达高峰,持续10天逐渐下降;脑出血后1天时血管内皮开始表达ICAM-1,7天达高峰,持续2周。表达ICAM-1的白细胞活化后能产生大量蛋白水解酶,特别是基质金属蛋白酶,促使血-脑屏障通透性增加,血管源性脑水肿形成。

5.AQP-4与脑水肿

过去一直认为水的跨膜转运是通过被动扩散实现的,而水通道蛋白(AQP)的发现完全改变了这种认识。现在认为,水的跨膜转运实际上是一个耗能的主动过程,是通过AQP实现的。AQP在脑组织中广泛存在,可能是脑脊液重吸收、渗透压调节、脑水肿形成等生理、病理过程的分子生物学基础。迄今已发现的AQP至少存在10种亚型,其中AQP-4和AQP-9可能参与血肿周围脑组织水肿的形成。实验研究脑出血后不同时间点大鼠脑组织AQP-4的表达分布发现,对照组和实验组未出血侧AQP-4在各时间点的表达均为弱阳性,而水肿区从脑出血后6小时开始表达增强,3天时达高峰,此后逐渐回落,1周后仍明显高于正常组。另外,随着出血时间的推移,出血侧AQP-4表达范围不断扩大,表达强度不断增强,并且与脑水肿严重程度呈正相关。以上结果提示,脑出血能导致细胞内外水和电解质失衡,细胞内外渗透压发生改变,激活位于细胞膜上的AQP-4,进而促进水和电解质通过AQP-4进入细胞内导致细胞水肿。

6.自由基级联反应

脑出血后脑组织缺血缺氧发生一系列级联反应造成自由基浓度增加。自由基通过攻击脑内细胞膜磷脂中多聚不饱和脂肪酸和脂肪酸的不饱和双键,直接造成脑损伤发生脑水肿;同时引起脑血管通透性增加,亦加重脑水肿从而加重病情。

二、病理

肉眼所见:脑出血病例尸检时脑外观可见到明显动脉粥样硬化,出血侧半球膨隆肿胀,脑回宽、脑沟窄,有时可见少量蛛网膜下腔积血,颞叶海马与小脑扁桃体处常可见脑疝痕迹,出血灶一般为2～8cm,绝大多数为单灶,仅1.8%～2.7%为多灶。常见的出血部位为壳核出血,出血向内发展可损伤内囊,出血量大时可破入侧脑室。丘脑出血时,血液常穿破第三脑室或侧脑室,向外可损伤内囊。脑桥和小脑出血时,血液可穿破第四脑室,甚至可经中脑导水管逆行进入侧脑室。原发性脑室出血,出血量小时只侵及单个脑室或多个脑室的一部分;大量出血时全部脑室均可被血液充满,脑室扩张积血形成铸型。脑出血血肿周围脑组织受压,水肿明显,颅内压增高,脑组织可移位。幕上半球出血,血肿向下破坏或挤压丘脑下部和脑干,使其变形、移位和继发出血,并常出现小脑幕疝;如中线部位下移可形成中心疝;颅内压增高明显或小脑出血较重时均易发生枕骨大孔疝,这些都是导致患者死亡的直接原因。急性期后,血块溶解,含铁血黄素和破坏的脑组织被吞噬细胞清除,胶质增生,小出血灶形成胶质瘢痕,大者形成囊腔,称为中风囊,腔内可见黄色液体。

显微镜观察可分为3期:①出血期,可见大片出血,红细胞多新鲜。出血灶边缘多出现坏死。软化的脑组织,神经细胞消失或呈局部缺血改变,常有多形核白细胞浸润。②吸收期,出血24～36小时即可出现胶质细胞增生,小胶质细胞及来自血管外膜的细胞形成格子细胞,少数格子细胞含铁血黄素。星形胶质细胞增生及肥胖变性。③修复期,血液及坏死组织渐被清除,组织缺损部分由胶质细胞、胶质纤维及胶原纤维代替,形成瘢痕。出血灶较小可完全修复,较大则遗留囊腔。血红蛋白代谢产物长久残存于瘢痕组织中,呈现棕黄色。

三、临床表现

(一)症状与体征

1.意识障碍

多数患者发病时很快出现不同程度的意识障碍,轻者可呈嗜睡,重者可昏迷。

2.高颅压征

表现为头痛、呕吐。头痛以病灶侧为重,意识朦胧或浅昏迷者可见患者用健侧手触摸病灶侧头部;呕吐多为喷射性,呕吐物为胃内容物,如合并消化道出血可为咖啡样物。

3.偏瘫

病灶对侧肢体瘫痪。

4.偏身感觉障碍

病灶对侧肢体感觉障碍,主要是痛觉、温度觉减退。

5.脑膜刺激征

见于脑出血已破入脑室、蛛网膜下腔以及脑室原发性出血之时,可有颈项强直或强迫头位,凯尔尼格氏征阳性。

6.失语症

优势半球出血者多伴有运动性失语症。

7.瞳孔与眼底异常

瞳孔可不等大、双瞳孔缩小或散大。眼底可有视网膜出血和视盘水肿。

8.其他症状

如心律不齐、呃逆、呕吐咖啡色样胃内容物、呼吸节律紊乱、体温迅速上升及心电图异常等变化。脉搏常有力或缓慢,血压多升高,可出现肢端发绀,偏瘫侧多汗,面色苍白或潮红。

(二)不同部位脑出血的临床表现

1.基底节区出血

基底节区出血为脑出血中最多见者,占60%～70%。其中壳核出血最多,约占脑出血的60%,主要是豆纹动脉尤其是其外侧支破裂引起;丘脑出血较少,约占10%,主要是丘脑穿动脉或丘脑膝状体动脉破裂引起;尾状核及屏状核等出血少见。虽然各核出血有其特点,但出血较多时均可侵及内囊,出现一些共同症状。现将常见的症状分轻、重两型叙述如下。

(1)轻型:多属壳核出血,出血量一般为数毫升至30 mL,或为丘脑小量出血,出血量仅数毫升,出血限于丘脑或侵及内囊后肢。患者突然头痛、头晕、恶心呕吐、意识清楚或轻度障碍,出血灶对侧出现不同程度的偏瘫,亦可出现偏身感觉障碍及偏盲(三偏征),两眼可向病灶侧凝视,优势半球出血可有失语。

(2)重型:多属壳核大量出血,向内扩展或穿破脑室,出血量可达30~160 mL;或丘脑较大量出血,血肿侵及内囊或破入脑室。发病突然,意识障碍重,鼾声明显,呕吐频繁,可吐咖啡样胃内容物(由胃部应激性溃疡所致)。丘脑出血病灶对侧常有偏身感觉障碍或偏瘫,肌张力低,可引出病理反射,平卧位时,患侧下肢呈外旋位。但感觉障碍常先于或重于运动障碍,部分病例病灶对侧可出现自发性疼痛。常有眼球运动障碍(眼球向上注视麻痹,呈下视内收状态)。瞳孔缩小或不等大,一般为出血侧散大,提示已有小脑幕疝形成;部分病例有丘脑性失语(言语缓慢而不清、重复言语、发音困难、复述差,朗读正常)或丘脑性痴呆(记忆力减退、计算力下降、情感障碍、人格改变等)。如病情发展,血液大量破入脑室或损伤丘脑下部及脑干,昏迷加深,出现去大脑强直或四肢弛缓,面色潮红或苍白,出冷汗,鼾声大作,中枢性高热或体温过低,甚至出现肺水肿、上消化道出血等内脏并发症,最后多发生枕骨大孔疝死亡。

2.脑叶出血

脑叶出血又称皮质下白质出血。应用CT以后,发现脑叶出血约占脑出血的15%,发病年龄在11~80岁,40岁以下占30%,年轻人多由血管畸形(包括隐匿性血管畸形)、烟雾病引起,老年人常见于高血压动脉硬化及淀粉样血管病等。脑叶出血以顶叶最多见,以后依次为颞叶、枕叶、额叶,40%为跨叶出血。脑叶出血除意识障碍、颅内高压和抽搐等常见症状外,还有各脑叶的特异表现。

(1)额叶出血:常有一侧或双侧的前额痛、病灶对侧偏瘫。部分病例有精神行为异常、凝视麻痹、言语障碍和癫痫发作。

(2)顶叶出血:常有病灶侧颞部疼痛;病灶对侧的轻偏瘫或单瘫、深浅感觉障碍和复合感觉障碍;体象障碍、手指失认和结构失用症等,少数病例可出现下象限盲。

(3)颞叶出血:常有耳部或耳前部疼痛,病灶对侧偏瘫,但上肢瘫重于下肢,中枢性面、舌瘫可有对侧上象限盲;优势半球出血可出现感觉性失语或混合性失语;可有颞叶癫痫、幻嗅、幻视、兴奋躁动等精神症状。

(4)枕叶出血:可出现同侧眼部疼痛,同向性偏盲和黄斑回避现象,可有一过性黑矇和视物变形。

3.脑干出血

(1)中脑出血:中脑出血少见,自CT应用于临床后,临床已可诊断。轻症患者表现为突然出现复视、眼睑下垂、一侧或两侧瞳孔扩大、眼球不同轴、水平或垂直眼震,同侧肢体共济失调,也可出现大脑脚综合征(Weber综合征)或红核综合征(Benedikt综合征)。重者出现昏迷、四肢迟缓性瘫痪、去大脑强直,常迅速死亡。

(2)脑桥出血:占脑出血的10%左右。病灶多位于脑桥中部的基底部与被盖部之间。患者表现突然头痛,同侧第Ⅵ、Ⅶ、Ⅷ对脑神经麻痹,对侧偏瘫(交叉性瘫痪),出血量大或病情重者常有四肢瘫,很快进入意识障碍、针尖样瞳孔、去大脑强直、呼吸障碍,多迅速死亡。可伴中枢性高热、大汗和应激性溃疡等。一侧脑桥小量出血可表现为脑桥腹内侧综合征(Foville综合征)、闭锁综合征和脑桥腹外侧综合征(Millard-Gubler综合征)。

(3)延髓出血:延髓出血更为少见,突然意识障碍,血压下降,呼吸节律不规则,心律失常,轻症病例可呈延髓背外侧综合征(Wallenberg综合征),重症病例常因呼吸心跳停止而死亡。

4.小脑出血

小脑出血约占脑出血的 10%。多见于一侧半球的齿状核部位,小脑蚓部也可发生。发病突然,眩晕明显,频繁呕吐,枕部疼痛,病灶侧共济失调,可见眼球震颤,同侧周围性面瘫,颈项强直等,如不仔细检查,易误诊为蛛网膜下腔出血。当出血量不大时,主要表现为小脑症状,如病灶侧共济失调,眼球震颤,构音障碍和吟诗样语言,无偏瘫。出血量增加时,还可表现有脑桥受压体征,如展神经麻痹、侧视麻痹等,以及肢体偏瘫和/或锥体束征。病情如继续加重,颅内压增高明显,昏迷加深,极易发生枕骨大孔疝死亡。

5.脑室出血

脑室出血分原发与继发两种,继发性是指脑实质出血破入脑室者;原发性指脉络丛血管出血及室管膜下动脉破裂出血,血液直流入脑室者。以前认为脑室出血罕见,现已证实占脑出血的 3%～5%。55% 的患者出血量较少,仅部分脑室有血,脑脊液呈血性,类似蛛网膜下腔出血。临床常表现为头痛、呕吐、项强、Kernig 征阳性、意识清楚或一过性意识障碍,但常无偏瘫体征,脑脊液血性,酷似蛛网膜下腔出血,预后良好,可以完全恢复正常;出血量大,全部脑室均被血液充满者,其临床表现符合既往所谓脑室出血的症状,即发病后突然头痛、呕吐、昏迷、瞳孔缩小或时大时小,眼球浮动或分离性斜视,四肢肌张力增高,病理反射阳性,早期出现去大脑强直,严重者双侧瞳孔散大,呼吸深,鼾声明显,体温明显升高,面部充血多汗,预后极差,多迅速死亡。

四、辅助检查

(一)头颅 CT 检查

发病后 CT 平扫可显示近圆形或卵圆形均匀高密度的血肿病灶,边界清楚,可确定血肿部位、大小、形态及是否破入脑室,血肿周围有无低密度水肿带及占位效应(脑室受压、脑组织移位)和梗阻性脑积水等。早期可发现边界清楚、均匀的高度密度灶,CT 值为 60～80 Hu,周围环绕低密度水肿带。血肿范围大时可见占位效应。根据 CT 影像估算出血量可采用简单易行的多面计算公式:出血量(mL)＝0.5×最大面积长轴(cm)×最大面积短轴(cm)×层面数。出血后 3～7 天,血红蛋白破坏,纤维蛋白溶解,高密度区向心性缩小,边缘模糊,周围低密度区扩大。病后 2～4 周,形成等密度或低密度灶。病后 2 个月左右,血肿区形成囊腔,其密度与脑脊液近乎相等,两侧脑室扩大;增强扫描,可见血肿周围有环状高密度强化影,其大小、形状与原血肿相近。

(二)头颅 MRI/MRA 检查

MRI 的表现主要取决于血肿所含血红蛋白量的变化。发病 1 天内,血肿呈 T_1 等信号或低信号,T_2 呈高信号或混合信号;第 2 天至 1 周内,T_1 为等信号或稍低信号,T_2 为低信号;第 2～4 周,T_1 和 T_2 均为高信号;4 周后,T_1 呈低信号,T_2 为高信号。此外,磁共振血管成像(MRA)可帮助发现脑血管畸形、肿瘤及血管瘤等病变。

(三)数字减影血管造影(DSA)

对脑叶出血、原因不明或怀疑脑血管畸形、血管瘤、烟雾病和血管炎等患者有意义,尤其血压正常的年轻患者应通过 DSA 查明病因。

(四)腰椎穿刺检查

在无条件做 CT 时,且患者病情不重,无明显颅内高压者可进行腰椎穿刺检查。脑出血者脑脊液压力常增高,若出血破入脑室或蛛网膜下腔者脑脊液多呈均匀血性。有脑疝及小脑出血者应禁做腰椎穿刺检查。

（五）TCD 检查

由于简单及无创性,可在床边进行检查,已成为监测脑出血患者脑血流动力学变化的重要方法。作用如下:①通过检测脑动脉血流速度,间接监测脑出血的脑血管痉挛范围及程度,脑血管痉挛时其血流速度增高。②测定血流速度、血流量和血管外周阻力可反映颅内压增高时脑血流灌注情况,如颅内压超过动脉压时收缩期及舒张期血流信号消失,无血流灌注。③提供脑动静脉畸形、动脉瘤等病因诊断的线索。

（六）EEG 检查

EEG 可反映脑出血患者脑功能状态。意识障碍可见两侧弥漫性慢活动,病灶侧明显;无意识障碍时,基底节和脑叶出血出现局灶性慢波,脑叶出血靠近皮质时可有局灶性棘波或尖波发放;小脑出血无意识障碍时脑电图多正常,部分患者同侧枕颞部出现慢活动;中脑出血多见两侧阵发性同步高波幅慢活动;脑桥出血患者昏迷时可见 8～12 Hz α 波、低波幅 β 波、纺锤波或弥漫性慢波等。

（七）心电图检查

可及时发现脑出血合并心律失常或心肌缺血,甚至心肌梗死。

（八）血液检查

重症脑出血急性期白细胞数可增至$(10～20)×10^9/L$,并可出现血糖含量升高、蛋白尿、尿糖、血尿素氮含量增加,以及血清肌酶含量升高等。但均为一过性,可随病情缓解而消退。

五、诊断与鉴别诊断

（一）诊断要点

1.一般性诊断要点

（1）急性起病,常有头痛、呕吐、意识障碍、血压增高和局灶性神经功能缺损症状,部分病例有眩晕或抽搐发作。饮酒、情绪激动、过度劳累等是常见的发病诱因。

（2）常见的局灶性神经功能缺损症状和体征包括偏瘫、偏身感觉障碍、偏盲等,多于数分钟至数小时内达到高峰。

（3）头颅 CT 扫描可见病灶中心呈高密度改变,病灶周边常有低密度水肿带。头颅 MRI/MRA 有助于脑出血的病因学诊断和观察血肿的演变过程。

2.各部位脑出血的临床诊断要点

（1）壳核出血:①对侧肢体偏瘫,优势半球出血常出现失语。②对侧肢体感觉障碍,主要是痛觉、温度觉减退。③对侧偏盲。④凝视麻痹,呈双眼持续性向出血侧凝视。⑤尚可出现失用、体象障碍、记忆力和计算力障碍、意识障碍等。

（2）丘脑出血:①丘脑型感觉障碍,对侧半身深浅感觉减退、感觉过敏或自发性疼痛。②运动障碍,出血侵及内囊可出现对侧肢体瘫痪,多为下肢重于上肢。③丘脑性失语,言语缓慢而不清、重复言语、发音困难、复述差,朗读正常。④丘脑性痴呆,记忆力减退、计算力下降、情感障碍、人格改变。⑤眼球运动障碍,眼球向上注视麻痹,常向内下方凝视。

（3）脑干出血:①中脑出血,突然出现复视,眼睑下垂;一侧或两侧瞳孔扩大,眼球不同轴,水平或垂直眼震,同侧肢体共济失调,也可表现 Weber 综合征或 Benedikt 综合征;严重者很快出现意识障碍,去大脑强直。②脑桥出血,突然头痛,呕吐,眩晕,复视,眼球不同轴,交叉性瘫痪或偏瘫、四肢瘫等。出血量较大时,患者很快进入意识障碍,针尖样瞳孔,去大脑强直,呼吸障碍,并可伴有高热、大汗、应激性溃疡等，多迅速死亡；出血量较少时可表现为一些典型的综合征，如 Foville 综合征、Millard-Gubler 综合征和闭锁综合征等。③延髓出血，突然意识障碍，血压下降，呼吸节律不规则，心律失常，继而死亡。轻者可表现为不典型的 Wallenberg 综合征。

（4）小脑出血：①突发眩晕、呕吐、后头部疼痛，无偏瘫。②有眼震，站立和步态不稳，肢体共济失调、肌张力降低及颈项强直。③头颅 CT 扫描示小脑半球或小脑蚓高密度影及第四脑室、脑干受压。

（5）脑叶出血：①额叶出血，前额痛、呕吐、痛性发作较多见；对侧偏瘫、共同偏视、精神障碍；优势半球出血时可出现运动性失语。②顶叶出血，偏瘫较轻，而偏侧感觉障碍显著；对侧下象限盲，优势半球出血时可出现混合性失语。③颞叶出血，表现为对侧中枢性面、舌瘫及上肢为主的瘫痪；对侧上象限盲；优势半球出血时可有感觉性或混合性失语；可有颞叶癫痫、幻嗅、幻视。④枕叶出血，对侧同向性偏盲，并有黄斑回避现象，可有一过性黑矇和视物变形；多无肢体瘫痪。

（6）脑室出血：①突然头痛、呕吐，迅速进入昏迷或昏迷逐渐加深；②双侧瞳孔缩小，四肢肌张力增高，病理反射阳性，早期出现去大脑强直，脑膜刺激征阳性；③常出现丘脑下部受损的症状及体征，如上消化道出血、中枢性高热、大汗、应激性溃疡、急性肺水肿、血糖增高、尿崩症等；④脑脊液压力增高，呈血性；⑤轻者仅表现头痛、呕吐、脑膜刺激征阳性，无局限性神经体征。临床上易误诊为蛛网膜下腔出血，需通过头颅 CT 检查来确定诊断。

（二）鉴别诊断

1.脑梗死

脑梗死发病较缓，或病情呈进行性加重；头痛、呕吐等颅内压增高症状不明显；典型病例一般不难鉴别；但脑出血与大面积脑梗死、少量脑出血与脑梗死临床症状相似，鉴别较困难，常需头颅 CT 鉴别。

2.脑栓塞

脑栓塞起病急骤，一般缺血范围较广，症状常较重，常伴有风湿性心脏病、心房颤动、细菌性心内膜炎、心肌梗死或其他容易产生栓子来源的疾病。

3.蛛网膜下腔出血

蛛网膜下腔出血好发于年轻人，突发剧烈头痛，或呈爆裂样头痛，以颈枕部明显，有的可痛牵颈背、双下肢。呕吐较频繁，少数严重患者呈喷射状呕吐。约 50% 的患者可出现短暂、不同程度的意识障碍，尤以老年患者多见。常见一侧动眼神经麻痹，其次为视神经、三叉神经和展神经麻痹，脑膜刺激征常见，无偏瘫等脑实质损害的体征，头颅 CT 可帮助鉴别。

4.外伤性脑出血

外伤性脑出血是闭合性头部外伤所致，发生于受冲击颅骨下或对冲部位，常见于额极和颞极，外伤史可提供诊断线索，CT 可显示血肿外形不整。

5.内科疾病导致的昏迷

（1）糖尿病昏迷：①糖尿病酮症酸中毒，多数患者在发生意识障碍前数天有多尿、烦渴多饮和乏力，随后出现食欲缺乏、恶心、呕吐，常伴头痛、嗜睡、烦躁、呼吸深快，呼气中有烂苹果味（丙酮）。随着病情进一步发展，出现严重失水，尿量减少，皮肤弹性差，眼球下陷，脉细速，血压下降，至晚期时各种反射迟钝甚至消失，嗜睡甚至昏迷。尿糖、尿酮体呈强阳性，血糖和血酮体均有升高。头部 CT 结果阴性。②高渗性非酮症糖尿病昏迷，起病时常先有多尿、多饮，但多食不明显，或反而食欲缺乏，以致常被忽视。失水随病程进展逐渐加重，出现神经精神症状，表现为嗜睡、幻觉、定向障碍、偏盲、上肢拍击样粗震颤、痫性发作(多为局限性发作)等,最后陷入昏迷。尿糖强阳性,但无酮症或较轻,血尿素氮及肌酐升高。突出地表现为血糖常高至 33.3 mmol/L (600 mg/dL)以上,一般为 33.3～66.6 mmol/L(600～1 200 mg/dL);血钠升高可达 155 mmol/L;血浆渗透压显著增高达 330～460 mmol/L,一般在 350 mmol/L 以上。头部 CT 结果阴性。

(2)肝性昏迷:有严重肝病和/或广泛门体侧支循环,精神紊乱、昏睡或昏迷,明显肝功能损害或血氨升高,扑翼(击)样震颤和典型的脑电图改变(高波幅的 δ 波,每秒少于 4 次)等,有助于诊断与鉴别诊断。

(3)尿毒症昏迷:少尿(<400 mL/d)或无尿(<50 mL/d),血尿,蛋白尿,管型尿,氮质血症,水电解质紊乱和酸碱失衡等。

(4)急性酒精中毒:①兴奋期,血乙醇浓度达到 11 mmol/L(50 mg/dL)即感头痛、欣快、兴奋。血乙醇浓度超过 16 mmol/L(75 mg/dL),健谈、饶舌、情绪不稳定、自负、易激怒,可有粗鲁行为或攻击行动,也可能沉默、孤僻;浓度达到 22 mmol/L(100 mg/dL)时,驾车易发生车祸。②共济失调期,血乙醇浓度达到 33 mmol/L(150 mg/dL)时,肌肉运动不协调,行动笨拙,言语含糊不清,眼球震颤,视力模糊,复视,步态不稳,出现明显共济失调。浓度达到 43 mmol/L (200 mg/dL)时,出现恶心、呕吐、困倦。③昏迷期,血乙醇浓度升至 54 mmol/L(250 mg/dL) 时,患者进入昏迷期,表现昏睡、瞳孔散大、体温降低。血乙醇浓度超过 87 mmol/L(400 mg/dL) 时,患者陷入深昏迷,心率快、血压下降,呼吸慢而有鼾音,可出现呼吸、循环麻痹而危及生命。实验室检查可见血清乙醇浓度升高,呼出气中乙醇浓度与血清乙醇浓度相当;动脉血气分析可见轻度代谢性酸中毒;电解质失衡,可见低血钾、低血镁和低血钙;血糖可降低。

(5)低血糖昏迷:低血糖昏迷是指各种原因引起的重症的低血糖症。患者突然昏迷、抽搐,表现为局灶神经系统症状的低血糖易被误诊为脑出血。化验血糖低于 2.8 mmol/L,推注葡萄糖后症状迅速缓解,发病后 72 小时复查头部 CT 结果阴性。

(6)药物中毒:①镇静催眠药中毒,有服用大量镇静催眠药史,出现意识障碍和呼吸抑制及血压下降。胃液、血液、尿液中可检出镇静催眠药。②阿片类药物中毒,有服用大量吗啡或哌替啶的阿片类药物史,或有吸毒史,除了出现昏迷、针尖样瞳孔(哌替啶的急性中毒瞳孔反而扩大)、呼吸抑制"三联征"等特点外,还可出现发绀、面色苍白、肌肉无力、惊厥、牙关禁闭、角弓反张,呼吸先浅而慢,后叹息样或潮式呼吸、肺水肿、休克、瞳孔对光反射消失,死于呼吸衰竭。血、尿阿片类毒物成分,定性试验呈阳性。使用纳洛酮可迅速逆转阿片类药物所致的昏迷、呼吸抑制、缩瞳等毒性作用。

(7)CO 中毒:①轻度中毒,血液碳氧血红蛋白(COHb)可高于 10%～20%。患者有剧烈头痛、头晕、心悸、口唇黏膜呈樱桃红色、四肢无力、恶心、呕吐、嗜睡、意识模糊、视物不清、感觉迟钝、谵妄、幻觉、抽搐等。②中度中毒,血液 COHb 浓度可高达 30%～40%。患者出现呼吸困难、意识丧失、昏迷,对疼痛刺激可有反应,瞳孔对光反射和角膜反射可迟钝,腱反射减弱,呼吸、血压和脉搏可有改变。经治疗可恢复且无明显并发症。③重度中毒,血液 COHb 浓度可高于 50%以上。深昏迷,各种反射消失。患者可呈去大脑皮质状态(患者可以睁眼,但无意识,不语,不动,不主动进食或大小便,呼之不应,推之不动,肌张力增强),常有脑水肿、惊厥、呼吸衰竭、肺水肿、上消化道出血、休克和严重的心肌损害,出现心律失常,偶可发生心肌梗死。有时并发脑局灶损害,出现锥体系或锥体外系损害体征。监测血中 COHb 浓度可明确诊断。

应详细询问病史,内科疾病导致昏迷者有相应的内科疾病病史,仔细查体,局灶体征不明显;脑出血者则同向偏视,一侧瞳孔散大、一侧面部船帆现象、一侧上肢出现扬鞭现象、一侧下肢呈外旋位,血压升高。CT检查可助鉴别。

六、治疗

急性期的主要治疗原则:保持安静,防止继续出血;积极抗脑水肿,降低颅内压;调整血压;改善循环;促进神经功能恢复;加强护理,防治并发症。

(一)一般治疗

1.保持安静

(1)卧床休息2~4周,脑出血发病后24小时内,特别是6小时内可有活动性出血或血肿继续扩大,应尽量减少搬运,就近治疗。重症需严密观察体温、脉搏、呼吸、血压、瞳孔和意识状态等生命体征变化。

(2)保持呼吸道通畅,头部抬高15°~30°,切忌无枕仰卧;疑有脑疝时应床脚抬高45°,意识障碍患者应将头歪向一侧,以利于口腔、气道分泌物及呕吐物流出;痰稠不易吸出,则要行气管切开,必要时吸氧,以使动脉血氧饱和度维持在90%以上。

(3)意识障碍或消化道出血者宜禁食24~48小时,发病后3天,仍不能进食者,应鼻饲以确保营养。过度烦躁不安的患者可适量用镇静药。

(4)注意口腔护理,保持大便通畅,留置尿管的患者应做膀胱冲洗以预防尿路感染。加强护理,经常翻身,预防压疮,保持肢体功能位置。

(5)注意水、电解质平衡,加强营养。注意补钾,液体量应控制在2 000 mL/d左右,或以尿量加500 mL来估算,不能进食者鼻饲各种营养品。对于频繁呕吐、胃肠道功能减弱或有严重的应激性溃疡者,应考虑给予肠外营养。如有高热、多汗、呕吐或腹泻者,可适当增加入液量,或10%脂肪乳500 mL静脉滴注,每天1次。如需长期采用鼻饲,应考虑胃造瘘术。

(6)脑出血急性期血糖含量增高可以是原有糖尿病的表现或是应激反应。高血糖和低血糖都能加重脑损伤。当患者血糖含量增高超过11.1 mmol/L时,应立即给予胰岛素治疗,将血糖控制在8.3 mmol/L以下。同时应监测血糖,若发生低血糖,可用葡萄糖口服或注射纠正低血糖。

2.亚低温治疗

能够减轻脑水肿,减少自由基的产生,促进神经功能缺损恢复,改善患者预后。降温方法:立即行气管切开,静脉滴注冬眠肌松合剂(0.9%氯化钠注射液500 mL+氯丙嗪100 mg+异丙嗪100 mg),同时冰毯机降温。行床旁监护仪连续监测体温(T)、心率(HR)、血压(BP)、呼吸(R)、脉搏(P)、血氧饱和度(SPO_2)、颅内压(ICP)。直肠温度(RT)维持在34~36 ℃,持续3~5天。冬眠肌松合剂用量和速度根据患者T、HR、BP、肌张力等调节。保留自主呼吸,必要时应用同步呼吸机辅助呼吸,维持SPO_2在95%以上,10~12小时将RT降至34~36 ℃。当ICP降至正常后72小时,停止亚低温治疗。采用每天恢复1~2 ℃,复温速度不超过0.1 ℃/h。在24~48小时内,将患者RT复温至36.5~37 ℃。局部亚低温治疗实施越早,效果越好,建议在脑出血发病6小时内使用,治疗时间最好持续48~72小时。

(二)调控血压和防止再出血

脑出血患者一般血压都高,甚至比平时更高,这是因为颅内压增高时机体保证脑组织供血的代偿性反应,当颅内压下降时血压亦随之下降,因此一般不应使用降血压药物,尤其是注射利血平等强有力降压剂。目前理想的血压控制水平还未确定,主张采取个体化原则,应根据患者年龄、病前有无高血压、病后血压情况等确定适宜血压水平。但血压过高时,容易增加再出血的危险性,则应及时控制高血压。一般来说,收缩压≥26.7 kPa(200 mmHg),舒张压≥15.3 kPa(115 mmHg)时,应降血压治疗,使血压控制于治疗前原有血压水平或略高水平。收缩压≤24.0 kPa(180 mmHg)或舒张压≤15.3 kPa(115 mmHg)时,或平均动脉≤17.3 kPa(130 mmHg)时可暂不使用降压药,但需密切观察。收缩压在 24.0～30.7 kPa(180～230 mmHg)或舒张压在 14.0～18.7 kPa(105～140 mmHg)宜口服卡托普利、美托洛尔等降压药,收缩压24.0 kPa(180 mmHg)以内或舒张压 14.0 kPa(105 mmHg)以内,可观察而不用降压药。急性期过后(约2周),血压仍持续过高时可系统使用降压药,急性期血压急骤下降表明病情严重,应给予升压药物以保证足够的脑供血量。

止血剂及凝血剂对脑出血并无效果,但如合并消化道出血或有凝血障碍时仍可使用。消化道出血时,还可经胃管鼻饲或口服云南白药、三七粉、氢氧化铝凝胶和/或冰牛奶、冰盐水等。

(三)控制脑水肿

脑出血后 48 小时水肿达到高峰,维持 3～5 天或更长时间后逐渐消退。脑水肿可使 ICP 增高和导致脑疝,是影响功能恢复的主要因素和导致早期死亡的主要死因。积极控制脑水肿、降低 ICP 是脑出血急性期治疗的重要环节,必要时可行 ICP 监测。治疗目标是使 ICP 降至 2.7 kPa(20 mmHg)以下,脑灌注压>9.3 kPa(70 mmHg),应首先控制可加重脑水肿的因素,保持呼吸道通畅,适当给氧,维持有效脑灌注,限制液体和盐的入量等。应用皮质类固醇减轻脑出血后脑水肿和降低 ICP,其有效证据不充分;脱水药只有短暂作用,常用 20%甘露醇、利尿药如呋塞米等。

1.20%甘露醇

20%甘露醇为渗透性脱水药,可在短时间内使血浆渗透压明显升高,形成血与脑组织间渗透压差,使脑组织间液水分向血管内转移,经肾脏排出,每 8 g 甘露醇可由尿带出水分 100 mL,用药后 20 分钟开始起效,3 小时作用达峰。常用剂量 125～250 mL,每次 6～8 小时,疗程为 7～10 天。如患者出现脑疝征象可快速加压经静脉或颈动脉推注,可暂时缓解症状,为术前准备赢得时间。冠心病、心肌梗死、心力衰竭和肾功能不全者慎用,注意用药不当可诱发肾衰竭和水盐及电解质失衡。因此,在应用甘露醇脱水时,一定要严密观察患者尿量、血钾和心肾功能,一旦出现尿少、血尿、无尿时应立即停用。

2.利尿剂

呋塞米注射液较常用,脱水作用不如甘露醇,但可抑制脑脊液产生,用于心肾功能不全不能用甘露醇的患者,常与甘露醇合用,减少甘露醇用量。每次 20～40 mg,每天 2～4 次,静脉注射。

3.甘油果糖氯化钠注射液

该药为高渗制剂,通过高渗透性脱水,能使脑水分含量减少,降低颅内压。本品降低颅内压作用起效较缓,持续时间较长,可与甘露醇交替使用。推荐剂量为每次 250～500 mL,每天 1～2 次,静脉滴注,连用 7 天左右。

4.10%人血清蛋白

通过提高血浆胶体渗透压发挥对脑组织脱水降颅压作用,改善病灶局部脑组织水肿,作用持久。适用于低蛋白血症的脑水肿伴高颅压的患者。推荐剂量每次 10～20 g,每天 1～2 次,静脉滴注。该药可增加心脏负担,心功能不全者慎用。

5.地塞米松

地塞米松可防止脑组织内星形胶质细胞肿胀,降低毛细血管通透性,维持血-脑屏障功能。抗脑水肿作用起效慢,用药后12～36小时起效。剂量每天10～20 mg,静脉滴注。由于易并发感染或使感染扩散,可促进或加重应激性上消化道出血,影响血压和血糖控制等,临床不主张常规使用,病情危重、不伴上消化道出血者可早期短时间应用。

若药物脱水、降颅压效果不明显,出现颅高压危象时可考虑转外科手术开颅减压。

(四)控制感染

发病早期或病情较轻时通常不需使用抗生素,老年患者合并意识障碍易并发肺部感染,合并吞咽困难易发生吸入性肺炎,尿潴留或导尿易合并尿路感染,可根据痰液或尿液培养、药物敏感试验等选用抗生素治疗。

(五)维持水电解质平衡

患者液体的输入量最好根据其中心静脉压(CVP)和肺毛细血管楔压(PCWP)来调整,CVP保持在0.7～1.2 kPa(5～12 mmHg)或者PCWP维持在1.3～1.9 kPa(10～14 mmHg)。无此条件时每天液体输入量可按前1天尿量+500 mL估算。每天补钠50～70 mmol/L,补钾40～50 mmol/L,糖类13.5～18 g。使用液体种类应以0.9%氯化钠注射液或复方氯化钠注射液(林格液)为主,避免用高渗糖水,若用糖时可按每4 g糖加1 U胰岛素后再使用。由于患者使用大量脱水药、进食少、合并感染等原因,极易出现电解质紊乱和酸碱失衡,应加强监护和及时纠正,意识障碍患者可通过鼻饲管补充足够热量的营养和液体。

(六)对症治疗

1.中枢性高热

宜先行物理降温,如头部、腋下及腹股沟区放置冰袋,戴冰帽或睡冰毯等。效果不佳者可用多巴胺受体激动剂如溴隐亭3.75 mg/d,逐渐加量至7.5～15.0 mg/d,分次服用。

2.痫性发作

可静脉缓慢推注(注意患者呼吸)地西泮10～20 mg,控制发作后可予卡马西平片,每次100 mg,每天2次。

3.应激性溃疡

丘脑、脑干出血患者常合并应激性溃疡和引起消化道出血,机制不明,可能是出血影响边缘系统、丘脑、丘脑下部及下行自主神经纤维,使肾上腺皮质激素和胃酸分泌大量增加,黏液分泌减少及屏障功能削弱。常在病后第2～14天突然发生,可反复出现,表现呕血及黑便,出血量大时常见烦躁不安、口渴、皮肤苍白、湿冷、脉搏细速、血压下降、尿量减少等外周循环衰竭表现。可采取抑制胃酸分泌和加强胃黏膜保护治疗,用H_2受体阻滞剂,如:①雷尼替丁,每次150 mg,每天2次,口服。②西咪替丁,0.4～0.8 g/d,加入0.9%氯化钠注射液,静脉滴注。③注射用奥美拉唑钠,每次40 mg,每12小时静脉注射1次,连用3天。还可用硫糖铝,每次1 g,每天4次,口服;或氢氧化铝凝胶,每次40～60 mL,每天4次,口服。若发生上消化道出血可用去甲肾上腺素4～8 mg加冰盐水80～100 mL,每天4～6次,口服;云南白药,每次0.5 g,每天4次,口服。保守治疗无效时可在胃镜下止血,须注意呕血引起窒息,并补液或输血维持血容量。

4.心律失常

心房颤动常见,多见于病后前3天。心电图复极改变常导致易损期延长,易损期出现的期前收缩可导致室性心动过速或心室颤动。这可能是脑出血患者易发生猝死的主要原因。心律失常影响心排血量,降低脑灌注压,可加重原发脑病变,影响预后。应注意改善冠心病患者的心肌供血,给予常规抗心律失常治疗,及时纠正电解质紊乱,可试用β受体阻滞剂和钙通道阻滞剂治疗,维护心脏功能。

5.大便秘结

脑出血患者由于卧床等原因常会出现便秘。用力排便时腹压增高,从而使颅内压升高,可加重脑出血症状。便秘时腹胀不适,使患者烦躁不安,血压升高,亦可使病情加重,故脑出血患者便秘的护理十分重要。便秘可用甘油灌肠剂(支),患者侧卧位插入肛门内 6～10 cm,将药液缓慢注入直肠内 60 mL,5～10 分钟即可排便;缓泻剂如酚酞 2 片,每晚口服,亦可用中药番泻叶3～9 g泡服。

6.稀释性低钠血症

稀释性低钠血症又称血管升压素分泌异常综合征,10%的脑出血患者可发生。因血管升压素分泌减少,尿排钠增多,血钠降低,可加重脑水肿,每天应限制水摄入量在 800～1 000 mL,补钠 9～12 g;宜缓慢纠正,以免导致脑桥中央髓鞘溶解症。另有脑耗盐综合征,是心钠素分泌过高导致低钠血症,应输液补钠治疗。

7.下肢深静脉血栓形成

急性脑卒中患者易并发下肢和瘫痪肢体深静脉血栓形成,患肢进行性水肿和发硬,肢体静脉血流图检查可确诊。勤翻身、被动活动或抬高瘫痪肢体可预防;治疗可用肝素 5 000 U,静脉滴注,每天 1 次;或低分子量肝素,每次 4 000 U,皮下注射,每天 2 次。

(七)外科治疗

外科治疗可挽救重症患者的生命及促进神经功能恢复,手术宜在发病后 6～24 小时进行,预后直接与术前意识水平有关,昏迷患者通常手术效果不佳。

1.手术指征

(1)脑叶出血:患者清醒、无神经障碍和小血肿(<20 mL)者,不必手术,可密切观察和随访。患者意识障碍、大血肿和在 CT 片上有占位征,应手术。

(2)基底节和丘脑出血:大血肿、神经障碍者应手术。

(3)脑桥出血:原则上内科治疗。但对非高血压性脑桥出血如海绵状血管瘤,可手术治疗。

(4)小脑出血:血肿直径≥2 cm 者应手术,特别是合并脑积水、意识障碍、神经功能缺失和占位征者。

2.手术禁忌证

(1)深昏迷患者(GCS 3～5 级)或去大脑强直。

(2)生命体征不稳定,如血压过高、高热、呼吸不规则,或有严重系统器质病变者。

(3)脑干出血。

(4)基底节或丘脑出血影响到脑干。

(5)病情发展急骤,发病数小时即深昏迷者。

3.常用手术方法

(1)小脑减压术:是高血压性小脑出血最重要的外科治疗,可挽救生命和逆转神经功能缺损,病程早期患者处于清醒状态时手术效果好。

(2)开颅血肿清除术:占位效应引起中线结构移位和初期脑疝时外科治疗可能有效。

（3）钻孔扩大骨窗血肿清除术。

（4）钻孔微创颅内血肿清除术。

（5）脑室出血脑室引流术。

（八）早期康复治疗

原则上应尽早开始。在神经系统症状不再进展，没有严重精神、行为异常，生命体征稳定，没有严重的并发症、合并症时即可开始康复治疗的介入，但需注意康复方法的选择。早期康复治疗对恢复患者的神经功能，提高生活质量是十分有利的。早期对瘫痪肢体进行按摩及被动运动，开始有主动运动时即应根据康复要求按阶段进行训练，以促进神经功能恢复，避免出现关节挛缩、肌肉萎缩和骨质疏松；对失语患者需加强言语康复训练。

（九）加强护理，防治并发症

常见的并发症有肺部感染、上消化道出血、吞咽困难和水电解质紊乱、下肢静脉血栓形成、肺栓塞、肺水肿、冠状动脉性疾病和心肌梗死、心脏损伤、痫性发作等。脑出血预后与急性期护理有直接关系，合理的护理措施十分重要。

1.体位

头部抬高 15°～30°，既能保持脑血流量，又能保持呼吸道通畅。切忌无枕仰卧。凡意识障碍患者宜采用侧卧位，头稍前屈，以利口腔分泌物流出。

2.饮食与营养

营养不良是脑出血患者常见的易被忽视的并发症，应充分重视。重症意识障碍患者急性期应禁食1～2天，静脉补给足够能量与维生素，发病 48 小时后若无活动性消化道出血，可鼻饲流质饮食，应考虑营养合理搭配与平衡。患者意识转清、咳嗽反射良好、能吞咽时可停止鼻饲，应注意喂食时宜取 45°半卧位，食物宜做成糊状，流质饮料均应选用茶匙喂食，喂食出现呛咳可叩背。

3.呼吸道护理

脑出血患者应保持呼吸道通畅和足够通气量，意识障碍或脑干功能障碍患者应行气管插管，指征是 $PaO_2 < 8.0\ kPa(60\ mmHg)$、$PaCO_2 > 6.7\ kPa(50\ mmHg)$ 或有误吸危险者。鼓励勤翻身、叩背，鼓励患者尽量咳嗽，咳嗽无力痰多时可超声雾化治疗，呼吸困难、呼吸道痰液多、经鼻抽吸困难者可考虑气管切开。

4.压疮防治与护理

昏迷或完全性瘫痪患者易发生压疮，预防措施包括定时翻身，保持皮肤干燥清洁，在骶部、足跟及骨隆起处加垫气圈，经常按摩皮肤及活动瘫痪肢体促进血液循环，皮肤发红可用 70% 乙醇溶液或温水轻柔，涂以 3.5% 安息香酊。

七、预后与预防

（一）预后

脑出血的预后与出血量、部位、病因及全身状况等有关。脑干、丘脑及大量脑室出血预后差。脑水肿、颅内压增高及脑疝、并发症及脑-内脏（脑-心、脑-肺、脑-肾、脑-胃肠）综合征是致死的主要原因。早期多死于脑疝，晚期多死于中枢性衰竭、肺炎和再出血等继发性并发症。影响本病的预后因素有：①年龄较大；②昏迷时间长和程度深；③颅内压高和脑水肿重；④反复多次出血和出血量大；⑤小脑、脑干出血；⑥神经体征严重；⑦出血灶多和生命体征不稳定；⑧伴癫痫发作、去大脑皮质强直或去大脑强直；⑨伴有脑-内脏联合损害；⑩合并代谢性酸中毒、代谢障碍或电解质紊乱者，预后差。及时给予正确的中西医结合治疗和内外科治疗,可大大改善预后,减少病死率和致残率。

(二)预防

总的原则是定期体检,早发现、早预防、早治疗。脑出血是多危险因素所致的疾病。研究证明,高血压是最重要的独立危险因素,心脏病、糖尿病是肯定的危险因素。多种危险因素之间存在错综复杂的相关性,它们互相渗透、互相作用、互为因果,从而增加了脑出血的危险性,也给预防和治疗带来困难。目前,我国仍存在对高血压知晓率低、用药治疗率低和控制率低等"三低"现象,恰与我国脑卒中患病率高、致残率高和病死率高等"三高"现象形成鲜明对比。因此,加强高血压的防治宣传教育是非常必要的。在高血压治疗中,轻型高血压可选用尼群地平和吲达帕胺,对其他类型的高血压则应根据病情选用钙通道阻滞剂、β受体阻滞剂、血管紧张素转化酶抑制剂(ACEI)、利尿剂等联合治疗。

有些危险因素是先天决定的,而且是难以改变甚至不能改变的(如年龄、性别);有些危险因素是环境造成的,很容易预防(如感染);有些是人们生活行为的方式,是完全可以控制的(如抽烟、酗酒);还有些疾病常常是可治疗的(如高血压)。虽然大部分高血压患者都接受过降压治疗,但规范性、持续性差,这样非但没有起到降低血压、预防脑出血的作用,反而使血压忽高忽低,易于引发脑出血。所以控制血压除进一步普及治疗外,重点应放在正确的治疗方法上。预防工作不可简单、单一化,要采取突出重点、顾及全面的综合性预防措施,才能有效地降低脑出血的发病率、病死率和复发率。

除针对危险因素进行预防外,日常生活中须注意经常锻炼、戒烟酒,合理饮食,调理情绪。饮食上提倡"五高三低",即高蛋白质、高钾、高钙、高纤维素、高维生素及低盐、低糖、低脂。锻炼要因人而异,方法灵活多样,强度不宜过大,避免激烈运动。

(菅朝丽)

第二节　蛛网膜下腔出血

蛛网膜下腔出血(SAH)是指脑表面或脑底部的血管自发破裂,血液流入蛛网膜下腔,伴或不伴颅内其他部位出血的一种急性脑血管疾病。本病可分为原发性、继发性和外伤性。原发性 SAH 是指脑表面或脑底部的血管破裂出血,血液直接或基本直接流入蛛网膜下腔所致,称特发性蛛网膜下腔出血或自发性蛛网膜下腔出血(ISAH),占急性脑血管疾病的 15% 左右,是神经科常见急症之一;继发性 SAH 则为脑实质内、脑室、硬脑膜外或硬脑膜下的血管破裂出血,血液穿破脑组织进入脑室或蛛网膜下腔者;外伤引起的概称外伤性 SAH,常伴发于脑挫裂伤。SAH 临床表现为急骤起病的剧烈头痛、呕吐、精神或意识障碍、脑膜刺激征和血性脑脊液。

一、病因与发病机制

(一)病因

SAH 的病因很多,以动脉瘤为最常见,包括先天性动脉瘤、高血压动脉硬化性动脉瘤、夹层动脉瘤和感染性动脉瘤等,其他如脑血管畸形、脑底异常血管网、结缔组织病、脑血管炎等。75%～85% 的非外伤性 SAH 患者为颅内动脉瘤破裂出血,其中,先天性动脉瘤发病多见于中青年;高血压动脉硬化性动脉瘤为梭形动脉瘤,约占 13%,多见于老年人。脑血管畸形占第 2 位,以动静脉畸形最常见,约占 15%,常见于青壮年。其他如烟雾病、感染性动脉瘤、颅内肿瘤、结缔组织病、垂体卒中、脑血管炎、血液病及凝血障碍性疾病、妊娠并发症等均可引起 SAH。近年发现约 15% 的 ISAH 患者病因不清,即使 DSA 检查也未能发现 SAH 的病因。

1.动脉瘤

近年来,对先天性动脉瘤与分子遗传学的多个研究支持 Ⅰ 型胶原蛋白 α_2 链基因和弹力蛋白基因是先天性动脉瘤最大的候补基因。颅内动脉瘤好发于 Willis 环及其主要分支的血管分叉处,其中位于前循环颈内动脉系统者约占 85%,位于后循环基底动脉系统者约占 15%。对此类动脉瘤的研究证实,血管壁的最大压力来自沿血流方向上的血管分叉处的尖部。随着年龄增长,在血压增高、动脉瘤增大,更由于血流涡流冲击和各种危险因素的综合因素作用下,出血的可能性也随之增大。颅内动脉瘤体积的大小与有无蛛网膜下腔出血相关,直径<3 mm 的动脉瘤,SAH 的风险小;直径>7 mm 的动脉瘤,SAH 的风险高。对于未破裂的动脉瘤,每年发生动脉瘤破裂出血的危险性介于 1%～2%。曾经破裂过的动脉瘤有更高的再出血率。

2.脑血管畸形

脑血管畸形以动静脉畸形最常见,且 90% 以上位于小脑幕上。脑血管畸形是胚胎发育异常形成的畸形血管团,血管壁薄,在有危险因素的条件下易诱发出血。

3.高血压动脉硬化性动脉瘤

长期高血压动脉粥样硬化导致脑血管弯曲多,侧支循环多,管径粗细不均,且脑内动脉缺乏外弹力层,在血压增高、血流涡流冲击等因素影响下,管壁薄弱的部分逐渐向外膨胀形成囊状动脉瘤,极易破裂出血。

4.其他病因

动脉炎或颅内炎症可引起血管破裂出血,肿瘤可直接侵袭血管导致出血。脑底异常血管网形成后可并发动脉瘤,一旦破裂出血可导致反复发生的脑实质内出血或 SAH。

(二)发病机制

蛛网膜下腔出血后,血液流入蛛网膜下腔淤积在血管破裂相应的脑沟和脑池中,并可下流至脊髓蛛网膜下腔,甚至逆流至第四脑室和侧脑室,引起一系列变化,主要包括:①颅内容积增加。血液流入蛛网膜下腔使颅内容积增加,引起颅内压增高,血液流入量大者可诱发脑疝。②化学性脑膜炎。血液流入蛛网膜下腔后直接刺激血管,使白细胞崩解释放各种炎症介质。③血管活性物质释放。血液流入蛛网膜下腔后,血细胞破坏产生各种血管活性物质(氧合血红蛋白、5-羟色胺、血栓烷 A_2、肾上腺素、去甲肾上腺素)刺激血管和脑膜,使脑血管发生痉挛和蛛网膜颗粒粘连。④脑积水。血液流入蛛网膜下腔在颅底或逆流入脑室发生凝固,造成脑脊液回流受阻引起急性阻塞性脑积水和颅内压增高;部分红细胞随脑脊液流入蛛网膜颗粒并溶解,使其阻塞,引起脑脊液吸收减慢,最后产生交通性脑积水。⑤下丘脑功能紊乱。血液及其代谢产物直接刺激下丘脑引起神经内分泌紊乱,引起发热、血糖含量增高、应激性溃疡、肺水肿等。⑥脑-心综合征。急性高颅压或血液直接刺激下丘脑、脑干,导致自主神经功能亢进,引起急性心肌缺血、心律失常等。

二、病理

肉眼可见脑表面呈紫红色,覆盖有薄层血凝块;脑底部的脑池、脑桥小脑三角及小脑延髓池等处可见更明显的血块沉积,甚至可将颅底的血管、神经埋没。血液可穿破脑底面进入第三脑室和侧脑室。脑底大量积血或脑室内积血可影响脑脊液循环出现脑积水,约5%的患者,由于部分红细胞随脑脊液流入蛛网膜颗粒并使其堵塞,引起脑脊液吸收减慢而产生交通性脑积水。蛛网膜及软膜增厚、色素沉着,脑与神经、血管间发生粘连。脑脊液呈血性。血液在蛛网膜下腔的分布,以出血量和范围分为弥散型和局限型。前者出血量较多,穹隆面与基底面蛛网膜下腔均有血液沉积;后者血液则仅存于脑底池。40%～60%的脑标本并发脑内出血。出血的次数越多,并发脑内出血的比例越大。并发脑内出血的发生率第1次约39.6%,第2次约55%,第3次达100%。出血部位随动脉瘤的部位而定。动脉瘤好发于Willis环的血管上,尤其是动脉分叉处,可单发或多发。

三、临床表现

SAH发生于任何年龄,发病高峰多在30～60岁;50岁后,ISAH的危险性有随年龄的增加而升高的趋势。男女在不同的年龄段发病不同,10岁前男性的发病率较高,男女比为4∶1;40～50岁时,男女发病相等;70～80岁时,男女发病率之比高达1∶10。临床主要表现为剧烈头痛、脑膜刺激征阳性、血性脑脊液。在严重病例中,患者可出现意识障碍,从嗜睡至昏迷不等。

(一)症状与体征

1.先兆及诱因

先兆通常是不典型头痛或颈部僵硬,部分患者有病侧眼眶痛、轻微头痛、动眼神经麻痹等表现,主要由少量出血造成;70%的患者存在上述症状数天或数周后出现严重出血,但绝大部分患者起病急骤,无明显先兆。常见诱因有过量饮酒、情绪激动、精神紧张、剧烈活动、用力状态等,这些诱因均能增加ISAH的风险性。

2.一般表现

出血量大者,当天体温即可升高,可能与下丘脑受影响有关;多数患者于2～3天后体温升高,多属于吸收热;SAH后患者血压增高,1～2周病情趋于稳定后逐渐恢复病前血压。

3.神经系统表现

绝大部分患者有突发持续性剧烈头痛。头痛位于前额、枕部或全头,可扩散至颈部、腰背部;常伴有恶心、呕吐。呕吐可反复出现,是由颅内压急骤升高和血液直接刺激呕吐中枢所致。如呕吐物为咖啡色样胃内容物则提示上消化道出血,预后不良。头痛部位各异,轻重不等,部分患者类似眼肌麻痹型偏头痛。有48%～81%的患者可出现不同程度的意识障碍,轻者嗜睡,重者昏迷,多逐渐加深。意识障碍的程度、持续时间及意识恢复的可能性均与出血量、出血部位及有无再出血有关。

部分患者以精神症状为首发或主要的临床症状,常表现为兴奋、躁动不安、定向障碍,甚至谵妄和错乱;少数可出现迟钝、淡漠、抗拒等。精神症状可由大脑前动脉或前交通动脉附近的动脉瘤破裂引起,大多在病后1～5天出现,但多数在数周内自行恢复。癫痫发作较少见,多发生在出血时或出血后的急性期,国外发生率为6%～26.1%,国内资料为10%～18.3%。在一项SAH的大宗病例报道中,大约有15%的动脉瘤性SAH表现为癫痫。癫痫可为局限性抽搐或全身强直-阵挛性发作,多见于脑血管畸形引起者,出血部位多在天幕上,多由于血液刺激大脑皮质所致,患者有反复发作倾向。部分患者由于血液流入脊髓蛛网膜下腔可出现神经根刺激症状,如腰背痛。

4.神经系统体征

(1)脑膜刺激征：为 SAH 的特征性体征，包括头痛、颈强直、Kernig 征和布鲁津斯基征 (Brudzinski 征)阳性。常于起病后数小时至 6 天内出现，持续 3～4 周。颈强直发生率最高 (6%～100%)。另外，应当注意临床上有少数患者可无脑膜刺激征，如老年患者，可能因蛛网膜下腔扩大等老年性改变和痛觉不敏感等因素，往往使脑膜刺激征不明显，但意识障碍仍可较明显，老年人的意识障碍可达 90%。

(2)脑神经损害：以第 Ⅱ、Ⅲ 对脑神经最常见，其次为第 Ⅴ、Ⅵ、Ⅶ、Ⅷ 对脑神经，主要由于未破裂的动脉瘤压迫或破裂后的渗血、颅内压增高等直接或间接损害引起。少数患者有一过性肢体单瘫、偏瘫、失语，早期出现者多因出血破入脑实质和脑水肿所致；晚期多由于迟发性脑血管痉挛引起。

(3)眼症状：SAH 的患者中，17% 有玻璃体膜下出血，7%～35% 有视盘水肿。视网膜下出血及玻璃体下出血是诊断 SAH 有特征性的体征。

(4)局灶性神经功能缺失：如有局灶性神经功能缺失有助于判断病变部位，如突发头痛伴眼睑下垂者，应考虑载瘤动脉可能是后交通动脉或小脑上动脉。

(二)SAH 并发症

1.再出血

在脑血管疾病中，最易发生再出血的疾病是 SAH，国内文献报道再出血率为 24% 左右。再出血临床表现严重，病死率远远高于第 1 次出血，一般发生在第 1 次出血后 10～14 天，2 周内再发生率占再发病例的 54%～80%。近期再出血病死率为 41%～46%，甚至更高。再发出血多因动脉瘤破裂所致，通常在病情稳定的情况下，突然头痛加剧、呕吐、癫痫发作，并迅速陷入深昏迷，瞳孔散大，对光反射消失，呼吸困难甚至停止。神经定位体征加重或脑膜刺激征明显加重。

2.脑血管痉挛

脑血管痉挛(CVS)是 SAH 发生后出现的迟发性大、小动脉的痉挛狭窄，以后者更多见。典型的血管痉挛发生在出血后 3～5 天，于 5～10 天达高峰，2～3 周逐渐缓解。在大多数研究中，血管痉挛发生率在 25%～30%。早期可逆性 CVS 多在蛛网膜下腔出血后30 分钟内发生，表现为短暂的意识障碍和神经功能缺失。70% 的 CVS 在蛛网膜下腔出血后 1～2 周发生，尽管及时干预治疗，但仍有约 50% 有症状的 CVS 患者将会进一步发展为脑梗死。因此，CVS 的治疗关键在预防。血管痉挛发作的临床表现通常是头痛加重或意识状态下降，除发热和脑膜刺激征外，也可表现局灶性的神经功能损害体征，但不常见。尽管导致血管痉挛的许多潜在危险因素已经确定，但 CT 扫描所见的蛛网膜下腔出血的数量和部位是最主要的危险因素。基底池内有厚层血块的患者比仅有少量出血的患者更容易发展为血管痉挛。虽然国内外均有大量的临床观察和实验数据，但是 CVS 的机制仍不确定。蛛网膜下腔出血本身或其降解产物中的一种或多种成分可能是导致 CVS 的原因。

CVS 的检查常选择 TCD 和 DSA 检查。TCD 有助于血管痉挛的诊断。TCD 血液流速峰值 >200 cm/s 和/或平均流速>120 cm/s 时能很好地与血管造影显示的严重血管痉挛相符。值得提出的是，TCD 只能测定颅内血管系统中特定深度的血管段。测得数值的准确性在一定程度上依赖于超声检查者的经验。动脉插管血管造影诊断 CVS 较 TCD 更为敏感。CVS 患者行血管造影的价值不仅用于诊断，更重要的目的是血管内治疗。动脉插管血管造影为有创检查，价格较昂贵。

3.脑积水

大约25％的动脉瘤性蛛网膜下腔出血患者由于出血量大、速度快,血液大量涌入第三脑室、第四脑室并凝固,使第四脑室的外侧孔和正中孔受阻,可引起急性梗阻性脑积水,导致颅内压急剧升高,甚至出现脑疝而死亡。急性脑积水常发生于起病数小时至2周内,多数患者在1～2天内意识障碍呈进行性加重,神经症状迅速恶化,生命体征不稳定,瞳孔散大。颅脑CT检查可发现阻塞上方的脑室明显扩大等脑室系统有梗阻表现,此类患者应迅速进行脑室引流术。慢性脑积水是SAH后3周至1年内发生的脑积水,原因可能为蛛网膜下腔出血刺激脑膜,引起无菌性炎症反应形成粘连,阻塞蛛网膜下腔及蛛网膜绒毛而影响脑脊液的吸收与回流,以脑脊液吸收障碍为主,病理切片可见蛛网膜增厚纤维变性,室管膜破坏及脑室周围脱髓鞘改变。Johnston认为脑脊液的吸收与蛛网膜下腔和上矢状窦的压力差以及蛛网膜绒毛颗粒的阻力有关。当脑外伤后颅内压增高时,上矢状窦的压力随之升高,使蛛网膜下腔和上矢状窦的压力差变小,从而使蛛网膜绒毛微小管系统受压甚至关闭,直接影响脑脊液的吸收。由于脑脊液的积蓄造成脑室内静水压升高,致使脑室进行性扩大。因此,慢性脑积水的初期,患者的颅内压是高于正常的,及至脑室扩大到一定程度之后,由于加大了吸收面,才渐使颅内压下降至正常范围,故临床上称为正常颅压脑积水。但由于脑脊液的静水压已超过脑室壁所能承受的压力,使脑室不断继续扩大、脑萎缩加重而致进行性痴呆。

4.自主神经及内脏功能障碍

自主神经及内脏功能障碍常因下丘脑受出血、脑血管痉挛和颅内压增高的损伤所致,临床可并发心肌缺血或心肌梗死、急性肺水肿、应激性溃疡。这些并发症被认为是由于交感神经过度活跃或迷走神经张力过高所致。

5.低钠血症

尤其是重症SAH常影响下丘脑功能,而导致有关水盐代谢激素的分泌异常。目前,关于低钠血症发生的病因有两种机制,即血管升压素分泌异常综合征(SIADH)和脑性耗盐综合征(CSWS)。

SIADH理论是由Bartter等提出的,该理论认为,低钠血症产生的原因是由于各种创伤性刺激作用于下丘脑,引起血管升压素(ADH)分泌过多,或血管升压素渗透性调节异常,丧失了低渗对ADH分泌的抑制作用,而出现持续性ADH分泌。肾脏远曲小管和集合管重吸收水分的作用增强,引起水潴留、血钠被稀释及细胞外液增加等一系列病理生理变化。同时,促肾上腺皮质激素(ACTH)相对分泌不足,血浆ACTH降低,醛固酮分泌减少,肾小管排钾保钠功能下降,尿钠排出增多。细胞外液增加和尿、钠丢失的后果是血浆渗透压下降和稀释性低血钠,尿渗透压高于血渗透压,低钠而无脱水,中心静脉压增高的一种综合征。若进一步发展,将导致水分从细胞外向细胞内转移、细胞水肿及代谢功能异常。当血钠＜120 mmol/L时,可出现恶心、呕吐、头痛;当血钠＜110 mmol/L时可发生嗜睡、躁动、谵语、肌张力低下、腱反射减弱或消失甚至昏迷。

近几十年来,越来越多的学者发现,发生低钠血症时,患者多伴有尿量增多和尿钠排泄量增多,而血中ADH并无明显增加。这使得脑性耗盐综合征的概念逐渐被接受。SAH时,CSWS的发生可能与脑钠肽(BNP)的作用有关。下丘脑受损时可释放出BNP,脑血管痉挛也可使BNP升高。BNP的生物效应类似心房钠尿肽,有较强的利钠和利尿反应。CSWS时可出现厌食、恶心、呕吐、无力、直立性低血压、皮肤无弹性、眼球内陷、心率增快等表现。诊断依据:细胞外液减少,负钠平衡,水摄入与排出率＜1,肺动脉楔压＜1.1 kPa(8 mmHg),中央静脉压＜0.8 kPa

（6 mmHg），体重减轻。Ogawasara 提出每天对 CSWS 患者定时测体重和中央静脉压是诊断 CSWS 和鉴别 SIADH 最简单和实用的方法。

四、辅助检查

（一）脑脊液检查

目前，脑脊液（CSF）检查尚不能被 CT 检查所完全取代。由于腰椎穿刺（LP）有诱发再出血和脑疝的风险，在无条件行 CT 检查和病情允许的情况下，或颅脑 CT 所见可疑时才可考虑谨慎施行 LP 检查。均匀一致的血性脑脊液是诊断 SAH 的金标准，脑脊液压力增高，蛋白含量增高，糖和氯化物水平正常。起初脑脊液中红、白细胞比例与外周血基本一致（700：1），12 小时后脑脊液开始变黄，2 天后因出现无菌性炎症反应，白细胞计数可增加，初为中性粒细胞，后为单核细胞和淋巴细胞。LP 阳性结果与穿刺损伤出血的鉴别很重要。通常是通过连续观察试管内红细胞计数逐渐减少的三管试验来证实，但采用脑脊液离心检查上清液黄变及匿血反应是更灵敏的诊断方法。脑脊液细胞学检查可见巨噬细胞内吞噬红细胞及碎片，有助于鉴别。

（二）颅脑 CT 检查

CT 检查是诊断蛛网膜下腔出血的首选常规检查方法。急性期颅脑 CT 检查快速、敏感，不但可早期确诊，还可判定出血部位、出血量、血液分布范围及动态观察病情进展和有无再出血迹象。急性期 CT 表现为脑池、脑沟及蛛网膜下腔呈高密度改变，尤以脑池局部积血有定位价值，但确定出血动脉及病变性质仍需借助于 DSA 检查。发病距 CT 检查的时间越短，显示蛛网膜下腔出血病灶部位的积血越清楚。Adams 观察发病当天 CT 检查显示阳性率为 95％，1 天后降至 90％，5 天后降至 80％，7 天后降至 50％。CT 显示蛛网膜下腔高密度出血征象，多见于大脑外侧裂池、前纵裂池、后纵裂池、鞍上池、和环池等。CT 增强扫描可能显示大的动脉瘤和血管畸形。须注意 CT 阴性并不能绝对排除 SAH。

部分学者依据 CT 扫描并结合动脉瘤好发部位推测动脉瘤的发生部位，如蛛网膜下腔出血以鞍上池为中心呈不对称向外扩展，提示颈内动脉瘤；外侧裂池基底部积血提示大脑中动脉瘤；前纵裂池基底部积血提示前交通动脉瘤；出血以脚间池为中心向前纵裂池和后纵裂池基底部扩散，提示基底动脉瘤。CT 显示弥漫性出血或局限于前部的出血发生再出血的风险较大，应尽早行 DSA 检查确定动脉瘤部位并早期手术。MRA 作为初筛工具具有无创、无风险的特点，但敏感性不如 DSA 检查高。

（三）数字减影血管造影

确诊 SAH 后应尽早行 DSA 检查，以确定动脉瘤的部位、大小、形状、数量、侧支循环和脑血管痉挛等情况，并可协助除外其他病因如动静脉畸形、烟雾病和炎性血管瘤等。大且不规则、分成小腔（为责任动脉瘤典型的特点）的动脉瘤可能是出血的动脉瘤。如发病之初脑血管造影未发现病灶，应在发病 1 个月后复查脑血管造影，可能会有新发现。DSA 可显示 80％ 的动脉瘤及几乎 100％ 的血管畸形，而且对发现继发性脑血管痉挛有帮助。脑动脉瘤大多数在 2～3 周再次破裂出血，尤以病后 6～8 天为高峰，因此对动脉瘤应早检查、早期手术治疗，如在发病后 2～3 天，脑水肿尚未达到高峰时进行手术则手术并发症少。

（四）MRI 检查

MRI 对蛛网膜下腔出血的敏感性不及 CT。急性期 MRI 检查还可能诱发再出血。但 MRI 可检出脑干隐匿性血管畸形；对直径 3～5 mm 的动脉瘤检出率可达 84％～100％，而由于空间分辨率较差,不能清晰显示动脉瘤颈和载瘤动脉,仍需行 DSA 检查。

(五)其他检查

心电图可显示 T 波倒置、Q-T 间期延长、出现高大 U 波等异常;血常规、凝血功能和肝功能检查可排除凝血功能异常方面的出血原因。

五、诊断与鉴别诊断

(一)诊断

根据以下临床特点,诊断 SAH 一般并不困难,如突然起病,主要症状为剧烈头痛,伴呕吐;可有不同程度的意识障碍和精神症状,脑膜刺激征明显,少数伴有脑神经及轻偏瘫等局灶症状;辅助检查 LP 为血性脑脊液,脑 CT 所显示的出血部位有助于判断动脉瘤。

临床分级:一般采用 Hunt-Hess 分级法(表 3-1)或世界神经外科联盟(WFNS)分级。前者主要用于动脉瘤引起 SAH 的手术适应证及预后判断的参考,Ⅰ~Ⅲ级应尽早行 DSA,积极术前准备,争取尽早手术;对Ⅳ~Ⅴ级先行血块清除术,待症状改善后再行动脉瘤手术。后者根据 GCS 评分和有无运动障碍进行分级(表 3-2),即Ⅰ级的 SAH 患者很少发生局灶性神经功能缺损;GCS≤12 分(Ⅳ~Ⅴ级)的患者,不论是否存在局灶神经功能缺损,并不影响其预后判断;对于 GCS 13~14 分(Ⅱ~Ⅲ级)的患者,局灶神经功能缺损是判断预后的补充条件。

表 3-1 Hunt-Hess 分级法

分类	标准
0 级	未破裂动脉瘤
Ⅰ级	无症状或轻微头痛
Ⅱ级	中-重度头痛、脑膜刺激征、脑神经麻痹
Ⅲ级	嗜睡、意识混浊、轻度局灶性神经体征
Ⅳ级	昏迷、中或重度偏瘫,有早期去大脑强直或自主神经功能紊乱
Ⅴ级	深昏迷、去大脑强直,濒死状态

注:凡有高血压、糖尿病、高度动脉粥样硬化、慢性肺部疾病等全身性疾病,或 DSA 呈现高度脑血管痉挛的病例,则向恶化阶段提高 1 级。

表 3-2 WFNS 的 SAH 分级

分类	GCS	运动障碍
Ⅰ级	15	无
Ⅱ级	14~13	无
Ⅲ级	14~13	有局灶性体征
Ⅳ级	12~7	有或无
Ⅴ级	6~3	有或无

注:GCS 评分。

(二)鉴别诊断

1.脑出血

脑出血深昏迷时与 SAH 不易鉴别,但脑出血多有局灶性神经功能缺失体征,如偏瘫、失语等,患者多有高血压病史。仔细的神经系统检查及脑 CT 检查有助于鉴别诊断。

2.颅内感染

颅内感染发病较 SAH 缓慢。各类脑膜炎起病初均先有高热,脑脊液呈炎性改变而有别于 SAH。进一步脑影像学检查,脑沟、脑池无高密度增高影改变。脑炎临床表现为发热、精神症状、抽搐和意识障碍,且脑脊液多正常或只有轻度白细胞数增高,只有脑膜出血时才表现为血性脑脊液;脑 CT 检查有助于鉴别诊断。

3.瘤卒中

依靠详细病史(如有慢性头痛、恶心、呕吐等)、体征和脑 CT 检查可以鉴别。

六、治疗

主要治疗原则:①控制继续出血,预防及解除血管痉挛,去除病因,防治再出血,尽早采取措施预防、控制各种并发症。②掌握时机尽早行 DSA 检查,如发现动脉瘤及动静脉畸形,应尽早行血管介入、手术治疗。

(一)一般处理

绝对卧床护理 4~6 周,避免情绪激动和用力排便,防治剧烈咳嗽,烦躁不安时适当应用止咳剂、镇静剂;稳定血压,控制癫痫发作。对于血性脑脊液伴脑室扩大者,必要时可行脑室穿刺和体外引流,但应掌握引流速度要缓慢。发病后应密切观察 GCS 评分,注意心电图变化,动态观察局灶性神经体征变化和进行脑功能监测。

(二)防止再出血

二次出血是本病的常见现象,故积极进行药物干预对防治再出血十分必要。蛛网膜下腔出血急性期脑脊液纤维素溶解系统活性增高,第 2 周开始下降,第 3 周后恢复正常。因此,选用抗纤维蛋白溶解药物抑制纤溶酶原的形成,具有防治再出血的作用。

1.6-氨基己酸

6-氨基己酸为纤维蛋白溶解抑制剂,可阻止动脉瘤破裂处凝血块的溶解,又可预防再破裂和缓解脑血管痉挛。每次 8~12 g 加入 10% 葡萄糖盐水 500 mL 中静脉滴注,每天 2 次。

2.氨甲苯酸

氨甲苯酸又称抗血纤溶芳酸,能抑制纤溶酶原的激活因子,每次 200~400 mg,溶于葡萄糖注射液或 0.9% 氯化钠注射液 20 mL 中缓慢静脉注射,每天 2 次。

3.氨甲环酸

氨甲环酸为氨甲苯酸的衍化物,抗血纤维蛋白溶酶的效价强于前两种药物,每次 250~500 mg 加入 5% 葡萄糖注射液 250~500 mL 中静脉滴注,每天 1~2 次。

但近年的一些研究显示抗纤溶药虽有一定的防止再出血作用,但同时增加了缺血事件的发生,因此不推荐常规使用此类药物,除非凝血障碍所致出血时可考虑应用。

(三)降颅压治疗

蛛网膜下腔出血可引起颅内压升高、脑水肿,严重者可出现脑疝,应积极进行脱水降颅压治疗,主要选用 20% 甘露醇静脉滴注,每次 125~250 mL,2~4 次/天;呋塞米入小壶,每次 20~80 mg,2~4 次/天;清蛋白 10~20 g/d,静脉滴注。药物治疗效果不佳或疑有早期脑疝时,可考虑脑室引流或颞肌下减压术。

(四)防治脑血管痉挛及迟发性缺血性神经功能缺损

目前认为脑血管痉挛引起迟发性缺血性神经功能缺损(DIND)是动脉瘤性 SAH 最常见的

死亡和致残原因。钙通道阻滞剂可选择性作用于脑血管平滑肌,减轻脑血管痉挛和 DIND。常用尼莫地平,每天 10 mg(50 mL),以每小时2.5～5.0 mL速度泵入或缓慢静脉滴注,5～14 天为1 个疗程;也可选择尼莫地平,每次 40 mg,每天 3 次,口服。国外报道高血压-高血容量-血液稀释(3H)疗法可使大约 70％的患者临床症状得到改善。有数个报道认为与以往相比,"3H"疗法能够明显改善患者预后。增加循环血容量,提高平均动脉压,降低血细胞比容至 30％～50％,被认为能够使脑灌注达到最优化。3H 疗法必须排除已存在脑梗死、高颅压,并已夹闭动脉瘤后才能应用。

(五)防治急性脑积水

急性脑积水常发生于病后 1 周内,发生率为 9％～27％。急性阻塞性脑积水患者脑 CT 显示脑室急速进行性扩大,意识障碍加重,有效的疗法是行脑室穿刺引流和冲洗。但应注意防止脑脊液引流过度,维持颅内压在 2.0～4.0 kPa(15～30 mmHg),因过度引流会突然发生再出血。长期脑室引流要注意继发感染(脑炎、脑膜炎),感染率为 5％～10％。同时常规应用抗生素防治感染。

(六)低钠血症的治疗

SIADH 的治疗原则主要是纠正低血钠和防止体液容量过多。可限制液体摄入量,1 天<1 000 mL,使体内水分处于负平衡以减少体液过多与尿钠丢失。注意应用利尿剂和高渗盐水,纠正低血钠与低渗血症。当血浆渗透压恢复,可给予 5％葡萄糖注射液维持,也可用抑制ADH 药物,地美环素1～2 g/d,口服。

CSWS 的治疗主要是维持正常水盐平衡,给予补液治疗。可静脉或口服等渗或高渗盐液,根据低钠血症的严重程度和患者耐受程度单独或联合应用。高渗盐液补液速度以每小时0.7 mmol/L,24 小时<20 mmol/L 为宜。如果纠正低钠血症速度过快可导致脑桥脱髓鞘病,应予特别注意。

(七)外科治疗

经造影证实有动脉瘤或动静脉畸形者,应争取手术或介入治疗,根除病因防止再出血。

1.显微外科

夹闭颅内破裂的动脉瘤是消除病变并防止再出血的最好方法,而且动脉瘤被夹闭,继发性血管痉挛就能得到积极有效的治疗。一般认为 Hunt-Hess 分级Ⅰ～Ⅱ级的患者应在发病后48～72 小时早期手术。应用现代技术,早期手术已经不再难以克服。一些神经血管中心富有经验的医师已经建议给低评分的患者早期手术,只要患者的血流动力学稳定,颅内压得以控制即可。对于神经状况分级很差和/或伴有其他内科情况,手术应该延期。对于病情不太稳定、不能承受早期手术的患者,可选择血管内治疗。

2.血管内治疗

选择适合的患者行血管内放置 Guglielmi 可脱式弹簧圈(GDCs),已经被证实是一种安全的治疗手段。近年来,一般认为治疗指征为手术风险大或手术治疗困难的动脉瘤。

七、预后与预防

(一)预后

临床常采用 Hunt 和 Kosnik 修改的 Botterell 的分级方案,对预后判断有帮助。Ⅰ～Ⅱ级患者预后佳,Ⅳ～Ⅴ级患者预后差,Ⅲ级患者介于两者之间。

首次蛛网膜下腔出血的病死率为 10％～25％。病死率随着再出血递增。再出血和脑血管痉挛是导致死亡和致残的主要原因。蛛网膜下腔出血的预后与病因、年龄、动脉瘤的部位、瘤体大小、出血量、有无并发症、手术时机选择及处置是否及时、得当有关。

(二)预防

蛛网膜下腔出血病情常较危重,病死率较高,尽管不能从根本上达到预防目的,但对已知的病因应及早积极对因治疗,如控制血压、戒烟、限酒,以及尽量避免剧烈运动、情绪激动、过劳、用力排便、剧烈咳嗽等;对于长期便秘的个体应采取辨证论治思路长期用药(如麻仁润肠丸、芪蓉润肠口服液、香砂枳术丸、越鞠保和丸等);情志因素常为本病的诱发因素,对于已经存在脑动脉瘤、动脉血管夹层或烟雾病的患者,保持情绪稳定至关重要。

不少尸检材料证实,患者生前曾患动脉瘤但未曾破裂出血,说明存在危险因素并不一定完全会出血,预防动脉瘤破裂有着非常重要的意义。应当强调的是,蛛网膜下腔出血常在首次出血后2周再次发生出血且常常危及生命,故对已出血患者积极采取有效措施进行整体调节并及时给予恰当的对症治疗,对预防再次出血至关重要。

(菅朝丽)

第三节　腔隙性脑梗死

腔隙性脑梗死是指大脑半球深部白质和脑干等中线部位,由直径为 $100\sim400~\mu m$ 的穿支动脉血管闭塞导致的脑梗死。所引起的病灶为 $0.5\sim15.0~mm^3$ 的梗死灶。大多由大脑前动脉、大脑中动脉、前脉络膜动脉和基底动脉的穿支动脉闭塞所引起。脑深部穿动脉闭塞导致相应灌注区脑组织缺血、坏死、液化,由吞噬细胞将该处组织移走而形成小腔隙。好发于基底节、丘脑、内囊、脑桥的大脑皮质贯通动脉供血区。反复发生多个腔隙性脑梗死,称多发性腔隙性脑梗死。临床引起相应的综合征,常见的有纯运动性轻偏瘫、纯感觉性卒中、构音障碍-手笨拙综合征、共济失调性轻偏瘫和感觉运动性卒中。高血压和糖尿病是主要原因,特别是高血压尤为重要。腔隙性脑梗死占脑梗死的 $20\%\sim30\%$ 。

一、病因与发病机制

(一)病因

真正的病因和发病机制尚未完全清楚,但与下列因素有关。

1.高血压

长期高血压作用于小动脉及微小动脉壁,致脂质透明变性,管腔闭塞,产生腔隙性病变。舒张压增高是多发性腔隙性脑梗死的常见原因。

2.糖尿病

糖尿病时血浆低密度脂蛋白及极低密度脂蛋白的浓度增高,引起脂质代谢障碍,促进胆固醇合成,从而加速、加重动脉硬化的形成。

3.微栓子(无动脉病变)

各种类型小栓子阻塞小动脉导致腔隙性脑梗死,如胆固醇、红细胞增多症、纤维蛋白等。

4.血液成分异常

如红细胞增多症、血小板增多症和高凝状态,也可导致发病。

(二)发病机制

腔隙性脑梗死的发病机制还不完全清楚。微小动脉粥样硬化被认为是症状性腔隙性脑梗死常见的发病机制。在慢性高血压患者中,在粥样硬化斑为 $100 \sim 400 \mu m$ 的小动脉中,也能发现动脉狭窄和闭塞。颈动脉粥样斑块,尤其是多发性斑块,可能会导致腔隙性脑梗死;脑深部穿动脉闭塞,导致相应灌注区脑组织缺血、坏死,由吞噬细胞将该处脑组织移走,遗留小腔,因而导致该部位神经功能缺损。

二、病理

腔隙性脑梗死灶呈不规则圆形、卵圆形或狭长形。累及管径为 $100 \sim 400 \mu m$ 的穿动脉,梗死部位主要在基底节(特别是壳核和丘脑)、内囊和脑桥的白质。大多数腔隙性脑梗死位于豆纹动脉分支、大脑后动脉的丘脑深穿支、基底动脉的旁中央支供血区。阻塞常发生在深穿支的前半部分,因而梗死灶均较小,大多数直径为0.2~15 mm。病变血管可见透明变性、玻璃样脂肪变、玻璃样小动脉坏死、血管壁坏死和小动脉硬化等。

三、临床表现

本病常见于 40 岁以上的中老年人。腔隙性脑梗死患者中高血压的发病率约为 75% ,糖尿病的发病率为 $25\% \sim 35\%$,有 TIA 史者约有 20% 。

(一)症状和体征

临床症状一般较轻,体征单一,一般无头痛、颅内高压症状和意识障碍。由于病灶小,又常位于脑的静区,故许多腔隙性脑梗死在临床上无症状。

(二)临床综合征

Fisher 根据病因、病理和临床表现,归纳为 21 种综合征,常见的有以下几种。

1.纯运动性轻偏瘫(PMH)

PMH 最常见,约占 60% ,有病灶对侧轻偏瘫,而不伴失语、感觉障碍和视野缺损,病灶多在内囊和脑干。

2.纯感觉性卒中(PSS)

PSS 约占 10% ,表现为病灶对侧偏身感觉障碍,也可伴有感觉异常,如麻木、烧灼和刺痛感。病灶在丘脑腹后外侧核或内囊后肢。

3.构音障碍-手笨拙综合征(DCHS)

DCHS 约占 20% ,表现为构音障碍、吞咽困难,病灶对侧轻度中枢性面、舌瘫,手的精细运动欠灵活,指鼻试验欠稳。病灶在脑桥基底部或内囊前肢及膝部。

4.共济失调性轻偏瘫(AH)

AH 病灶同侧共济失调和病灶对侧轻偏瘫,下肢重于上肢,伴有锥体束征。病灶多在放射冠汇集至内囊处,或脑桥基底部皮质脑桥束受损所致。

5.感觉运动性卒中(SMS)

SMS 少见,以偏身感觉障碍起病,再出现轻偏瘫,病灶位于丘脑腹后核及邻近内囊后肢。

6.腔隙状态

腔隙状态由 Marie 提出,由于多次腔隙性脑梗死后,有进行性加重的偏瘫、严重的精神障碍、痴呆、平衡障碍、二便失禁、假性延髓性麻痹、双侧锥体束征和类帕金森病等。近年由于有效控制血压及治疗的进步,现在已很少见。

四、辅助检查

(一)神经影像学检查

1.颅脑 CT

非增强 CT 扫描显示为基底节区或丘脑呈卵圆形低密度灶,边界清楚,直径为 $10\sim15$ mm。由于病灶小,占位效应轻微,一般仅为相邻脑室局部受压,多无中线移位,梗死密度随时间逐渐减低,4 周后接近脑脊液密度,并出现萎缩性改变。增强扫描于梗死后 3 天至 1 个月可能发生均一或斑块性强化,以 $2\sim3$ 周明显,待达到脑脊液密度时,则不再强化。

2.颅脑 MRI

MRI 显示比 CT 优越,尤其是对脑桥的腔隙性脑梗死和新旧腔隙性脑梗死的鉴别有意义,增强后能提高阳性率。颅脑 MRI 检查在 T_2W 像上显示高信号,是小动脉阻塞后新的或陈旧的病灶。T_1WI 和 T_2WI 分别表现为低信号和高信号斑点状或斑片状病灶,呈圆形、椭圆形或裂隙形,最大直径常为数毫米,一般不超过 1 cm。急性期 T_1WI 的低信号和 T_2WI 的高信号,常不及慢性期明显,由于水肿的存在,使病灶看起来常大于实际梗死灶。注射造影剂后,T_1WI 急性期、亚急性期和慢性期病灶显示增强,呈椭圆形、圆形,也可呈环形。

3.CT 血管成像、MRA

了解颈内动脉有无狭窄及闭塞程度。

(二)超声检查

TCD 了解颈内动脉狭窄及闭塞程度。三维B超检查,了解颈内动脉粥样硬化斑块的大小和厚度。

(三)血液学检查

了解有无糖尿病和高脂血症等。

五、诊断与鉴别诊断

(一)诊断

(1)中老年人发病,多数患者有高血压病史,部分患者有糖尿病史或 TIA 史。

(2)急性或亚急性起病,症状比较轻,体征比较单一。

(3)临床表现符合 Fisher 描述的常见综合征之一。

(4)颅脑 CT 或 MRI 发现与临床神经功能缺损一致的病灶。

(5)预后较好,恢复较快,大多数患者不遗留后遗症状和体征。

(二)鉴别诊断

1.小量脑出血

均为中老年发病,有高血压和急起的偏瘫和偏身感觉障碍。但小量脑出血头颅 CT 显示高密度灶即可鉴别。

2.脑囊虫病

CT 均表现为低信号病灶。但是,脑囊虫病 CT 呈多灶性、小灶性和混合灶性病灶,临床表现常有头痛和癫痫发作,血和脑脊液囊虫抗体阳性,可供鉴别。

六、治疗

(一)抗血小板聚集药物

抗血小板聚集药物是预防和治疗腔隙性脑梗死的有效药物。

1.肠溶阿司匹林(或拜阿司匹林)

每次 100 mg,每天 1 次,口服,可连用 6～12 个月。

2.氯吡格雷

每次 50～75 mg,每天 1 次,口服,可连用半年。

3.西洛他唑

每次 50～100 mg,每天 2 次,口服。

4.曲克芦丁

每次 200 mg,每天 3 次,口服;或每次 400～600 mg 加入 5％葡萄糖注射液或 0.9％氯化钠注射液500 mL中静脉滴注,每天 1 次,可连用 20 天。

(二)钙通道阻滞剂

1.氟桂利嗪

每次 5～10 mg,睡前口服。

2.尼莫地平

每次 20～30 mg,每天 3 次,口服。

3.尼卡地平

每次 20 mg,每天 3 次,口服。

(三)血管扩张药

1.丁苯酞

每次 200 mg,每天 3 次,口服。偶见恶心、腹部不适,有严重出血倾向者忌用。

2.丁咯地尔

每次 200 mg 加入 5％葡萄糖注射液或 0.9％氯化钠注射液 250 mL 中静脉滴注,每天 1 次,连用10～14 天;或每次 200 mg,每天 3 次,口服。可有头痛、头晕、恶心等不良反应。

3.倍他司汀

每次 6～12 mg,每天 3 次,口服。可有恶心、呕吐等不良反应。

(四)内科病的处理

有效控制高血压、糖尿病、高脂血症等,坚持药物治疗,定期检查血压、血糖、血脂、心电图和有关血液流变学指标。

七、预后与预防

(一)预后

Marie 和 Fisher 认为腔隙性脑梗死一般预后良好,下述几种情况影响本病的预后。

(1)梗死灶的部位和大小,如腔隙性脑梗死发生在脑的重要部位——脑桥和丘脑,以及大的和多发性腔隙性脑梗死者预后不良。

(2)有反复 TIA 发作,有高血压、糖尿病和严重心脏病(缺血性心脏病、心房颤动、心脏瓣膜病等),症状没有得到很好控制者预后不良。据报道,1 年内腔隙性脑梗死的复发率为 10%～18%;腔隙性脑梗死,特别是多发性腔隙性脑梗死半年后约有 23% 的患者发展为血管性痴呆。

(二)预防

控制高血压、防治糖尿病和 TIA 是预防腔隙性脑梗死发生和复发的关键。

(1)积极处理危险因素。①血压的调控:长期高血压是腔隙性脑梗死主要的危险因素之一。在降血压药物方面无统一规定应用的药物。选用降血压药物的原则是既要有效和持久的降低血压,又不至于影响重要器官的血流量。可选用钙通道阻滞剂,如硝苯地平缓释片,每次20 mg,每天 2 次,口服;或尼莫地平,每次 30 mg,每天 1 次,口服。也可选用 ACEI,如卡托普利,每次 12.5～25 mg,每天 3 次,口服;或贝拉普利,每次5～10 mg,每天 1 次,口服。②调控血糖:糖尿病也是腔隙性脑梗死主要的危险因素之一。要积极控制血糖,注意饮食与休息。③调控高血脂:可选用辛伐他汀,每次 10～20 mg,每天 1 次,口服;或洛伐他汀,每次 20～40 mg,每天 1～2 次,口服。④积极防治心脏病:要减轻心脏负荷,避免或慎用增加心脏负荷的药物,注意补液速度及补液量;对有心肌缺血、心肌梗死者应在心血管内科医师的协助下进行药物治疗。

(2)可以较长时期应用抗血小板聚集药物,如阿司匹林、氯吡格雷和中药中有活血化瘀作用的药物。

(3)生活规律,心情舒畅,饮食清淡,适宜的体育锻炼。

(菅朝丽)

第四节　血栓形成性脑梗死

血栓形成性脑梗死主要是由脑动脉主干或皮质支动脉粥样硬化导致的血管增厚、管腔狭窄闭塞和血栓形成;动脉血管内膜炎症、先天性血管畸形、真性红细胞增多症及血液高凝状态、血流动力学异常等,也可致血栓形成,引起脑局部血流减少或供血中断,脑组织缺血、缺氧导致软化坏死,出现局灶性神经系统症状和体征,如偏瘫、偏身感觉障碍和偏盲等。大面积脑梗死还有颅内高压症状,严重者可发生昏迷和脑疝。约 90% 的血栓形成性脑梗死是在动脉粥样硬化的基础上发生的,因此称动脉粥样硬化性血栓形成性脑梗死。

脑梗死的发病率约为 1 100 000/100 000,占全部脑卒中的 60%～80%;其中血栓形成性脑梗死占脑梗死的 60%～80%。

一、病因与发病机制

(一)病因

1.动脉壁病变

血栓形成性脑梗死最常见的病因为动脉粥样硬化,常伴高血压,与动脉粥样硬化互为因果。

其次为各种原因引起的动脉炎、血管异常(如夹层动脉瘤、先天性动脉瘤)等。

2.血液成分异常

血液黏度增高,以及真性红细胞增多症、血小板增多症、高脂血症等,都可使血液黏度增高,血液瘀滞,引起血栓形成。如果没有血管壁的病变为基础,不会发生血栓。

3.血流动力学异常

在动脉粥样硬化的基础上,当血压下降、血流缓慢、脱水、严重心律失常及心功能不全时,可导致灌注压下降,有利于血栓形成。

(二)发病机制

主要是动脉内膜深层的脂肪变性和胆固醇沉积,形成粥样硬化斑块及各种继发病变,使管腔狭窄甚至阻塞。病变逐渐发展,则内膜分裂,内膜下出血和形成内膜溃疡。内膜溃疡易发生血栓形成,使管腔进一步狭窄或闭塞。由于动脉粥样硬化好发于大动脉的分叉处及拐弯处,故脑血栓的好发部位为大脑中动脉、颈内动脉的虹吸部及起始部、椎动脉及基底动脉的中下段等。由于脑动脉有丰富的侧支循环,管腔狭窄需达到80%才会影响脑血流量。逐渐发生的动脉硬化斑块一般不会出现症状,当内膜损伤破裂形成溃疡后,血小板及纤维素等血中有形成分黏附、聚集、沉着形成血栓。当血压下降、血流缓慢、脱水等血液黏度增加,致供血减少或促进血栓形成的情况下,即出现急性缺血症状。

病理生理学研究发现,脑的耗氧量约为总耗氧量的20%,故脑组织缺血缺氧是以血栓形成性脑梗死为代表的缺血性脑血管疾病的核心发病机制。脑组织缺血缺氧将会引起神经细胞肿胀、变性、坏死、凋亡以及胶质细胞肿胀、增生等一系列继发反应。脑血流阻断1分钟后神经元活动停止,缺血缺氧4分钟即可造成神经元死亡。脑缺血的程度不同而神经元损伤的程度也不同。脑神经元损伤导致局部脑组织及其功能的损害。缺血性脑血管疾病的发病是多方面而且相当复杂的过程,脑缺血损害也是一个渐进的过程,神经功能障碍随缺血时间的延长而加重。目前的研究发现氧自由基的形成、钙离子超载、一氧化氮(NO)和一氧化氮合成酶的作用、兴奋性氨基酸毒性作用、炎症细胞因子损害、凋亡调控基因的激活、缺血半暗带功能障碍等方面参与了其发生机制。这些机制作用于多种生理、病理过程的不同环节,对脑功能演变和细胞凋亡给予调节,同时也受到多种基因的调节和制约,构成一种复杂的相互调节与制约的网络关系。

1.氧自由基损伤

脑缺血时氧供应下降和ATP减少,导致过氧化氢、羟自由基以及起主要作用的过氧化物等氧自由基的过度产生和超氧化物歧化酶等清除自由基的动态平衡状态遭到破坏,攻击膜结构和DNA,破坏内皮细胞膜,使离子转运、生物能的产生和细胞器的功能发生一系列病理生理改变,导致神经细胞、胶质细胞和血管内皮细胞损伤,增加血-脑屏障通透性。自由基损伤可加重脑缺血后的神经细胞损伤。

2.钙离子超载

研究认为,Ca^{2+}超载及其一系列有害代谢反应是导致神经细胞死亡的最后共同通路。细胞内Ca^{2+}超载有多种原因:①在蛋白激酶C等的作用下,兴奋性氨基酸、内皮素和NO等物质释放增加,导致受体依赖性钙通道开放使大量Ca^{2+}内流。②细胞内Ca^{2+}浓度升高可激活磷脂酶、三磷酸酯醇等物质,使细胞内储存的Ca^{2+}释放,导致Ca^{2+}超载。③ATP合成减少,Na^+-K^+-ATP酶功能降低而不能维持正常的离子梯度,大量Na^+内流和K^+外流,细胞膜电位下降产生去极化,导致电压依赖性钙通道开放,大量Ca^{2+}内流。④自由基使细胞膜发生脂质过氧化反应,细胞膜通透性发生改变和离子运转,引起 Ca^{2+} 内流使神经细胞内 Ca^{2+} 浓度异常升高。⑤多巴胺、5-羟色胺和乙酰胆碱等水平升高,使 Ca^{2+} 内流和胞内 Ca^{2+} 释放。Ca^{2+} 内流进一步干扰了线粒体氧化磷酸化过程,且大量激活钙依赖性酶类,如磷脂酶、核酸酶及蛋白酶,以及自由基形成、能量耗竭等一系列生化反应,最终导致细胞死亡。

3.NO 和一氧化氮合成酶的作用

有研究发现,NO 作为生物体内重要的信使分子和效应分子,具有神经毒性和脑保护双重作用,即低浓度 NO 通过激活鸟苷酸环化酶使环鸟苷酸水平升高,扩张血管,抑制血小板聚集、白细胞-内皮细胞的聚集和黏附,阻断 N-甲基-D-门冬氨酸(NMDA)受体,减弱其介导的神经毒性作用起保护作用;而高浓度 NO 与超氧自由基作用形成过氧亚硝酸盐或者氧化产生亚硝酸阴离子,加强脂质过氧化,使 ATP 酶活性降低,细胞蛋白质损伤,且能使各种含铁硫的酶失活,从而阻断 DNA 复制及靶细胞内的能量合成和能量衰竭,亦可通过抑制线粒体呼吸功能实现其毒性作用而加重缺血脑组织的损害。

4.兴奋性氨基酸毒性作用

兴奋性氨基酸是广泛存在于哺乳动物中枢神经系统的正常兴奋性神经递质,参与传递兴奋性信息,同时又是一种神经毒素,以谷氨酸和天冬氨酸为代表。脑缺血使物质转化(尤其是氧和葡萄糖)发生障碍,使维持离子梯度所必需的能量衰竭和生成障碍。因为能量缺乏,膜电位消失,细胞外液中谷氨酸异常增高导致神经元、血管内皮细胞和神经胶质细胞持续去极化,并有谷氨酸从突触前神经末梢释放。胶质细胞和神经元对神经递质的再摄取一般均需耗能,神经末梢释放的谷氨酸发生转运和再摄取障碍,导致细胞间隙兴奋性氨基酸异常堆积,产生神经毒性作用。兴奋性氨基酸毒性可以直接导致急性细胞死亡,也可通过其他途径导致细胞凋亡。

5.炎症细胞因子损害

脑缺血后炎症级联反应是一种缺血区内各种细胞相互作用的动态过程,是造成脑缺血后的第 2 次损伤。在脑缺血后,由于缺氧及自由基增加等因素均可通过诱导相关转录因子合成,淋巴细胞、内皮细胞、多形核白细胞和巨噬细胞、小胶质细胞以及星形胶质细胞等一些具有免疫活性的细胞均能产生细胞因子,如 TNF-α、血小板活化因子、白细胞介素(IL)系列、转化生长因子(TGF)-β_1 等,细胞因子对白细胞又有趋化作用,诱导内皮细胞表达 ICAM-1、P-选择素等黏附分子,白细胞通过其毒性产物、巨噬细胞作用和免疫反应加重缺血性损伤。

6.凋亡调控基因的激活

细胞凋亡是由体内外某种信号触发细胞内预存的死亡程序而导致的以细胞 DNA 早期降解为特征的主动性自杀过程。细胞凋亡在形态学和生化特征上表现为细胞皱缩,细胞核染色质浓缩,DNA 片段化,而细胞的膜结构和细胞器仍完整。脑缺血后,神经元生存的内外环境均发生变化,多种因素如过量的谷氨酸受体的激活、氧自由基释放和细胞内 Ca^{2+} 超载等,通过激活与调控凋亡相关基因、启动细胞死亡信号转导通路,最终导致细胞凋亡。缺血性脑损伤所致的细胞凋亡可分 3 个阶段:信号传递阶段、中央调控阶段和结构改变阶段。

7.缺血半暗带功能障碍

缺血半暗带(IP)是无灌注的中心(坏死区)和正常组织间的移行区。IP 是不完全梗死,其组织结构存在,但有选择性神经元损伤。围绕脑梗死中心的缺血性脑组织的电活动中止,但保持正常的离子平衡和结构上的完整。假如再适当增加局部脑血流量,至少在急性阶段突触传递能完全恢复,即 IP 内缺血性脑组织的功能是可以恢复的。缺血半暗带是兴奋性细胞毒性、梗死周围去极化、炎症反应、细胞凋亡起作用的地方,使该区迅速发展成梗死灶。缺血半暗带的最初损害表现为功能障碍,有独特的代谢紊乱。主要表现在葡萄糖代谢和脑氧代谢这两方面:①当血流速度下降时,蛋白质合成抑制,启动无氧糖酵解、神经递质释放和能量代谢紊乱。②急性脑缺血缺氧时,神经元和神经胶质细胞由于能量缺乏、K^+ 释放和谷氨酸在细胞外积聚而去极化,缺血中心区的细胞只去极化而不复极;而缺血半暗带的细胞以能量消耗为代价可复极,如果细胞外的 K^+ 和谷氨酸增加,这些细胞也只去极化,随着去极化细胞数量的增大,梗死灶范围也不断扩大。

尽管对缺血性脑血管疾病一直进行着研究,但对其病理生理机制尚不够深入,希望随着对缺血性脑损伤治疗的研究进展,其发病机制也随之更深入地阐明,从而更好地为临床和理论研究服务。

二、病理

动脉闭塞 6 小时以内脑组织改变尚不明显,属可逆性,8～48 小时缺血最重的中心部位发生软化,并出现脑组织肿胀、变软,灰白质界限不清。如病变范围扩大、脑组织高度肿胀时,可向对侧移位,甚至形成脑疝。镜下见组织结构不清,神经细胞及胶质细胞坏死,毛细血管轻度扩张,周围可见液体和红细胞渗出,此期为坏死期。动脉阻塞 2 天后,特别是 7～14 天,脑组织开始液化,脑组织水肿明显,病变区明显变软,神经细胞消失,吞噬细胞大量出现,星形胶质细胞增生,此期为软化期。3 周后液化的坏死组织被吞噬和移走,胶质增生,小病灶形成胶质瘢痕,大病灶形成中风囊,此期称恢复期,可持续数月至数年。上述病理改变称白色梗死。少数梗死区,由于血管丰富,于再灌流时可继发出血,呈现出血性梗死或称红色梗死。

三、临床表现

(一)症状与体征

本病多在 50 岁以后发病,常伴有高血压;多在睡眠中发病,醒来才发现肢体偏瘫。部分患者先有头昏、头痛、眩晕、肢体麻木、无力等短暂性脑缺血发作的前驱症状,多数经数小时甚至 1～2 天症状达高峰,通常意识清楚,但大面积脑梗死或基底动脉闭塞可有意识障碍,甚至发生脑疝等危重症状。神经系统定位体征视脑血管闭塞的部位及梗死的范围而定。

(二)临床分型

有的根据病情程度分型,如完全性缺血性中风是指起病 6 小时内病情即达高峰,一般较重,可有意识障碍。还有的根据病程进展分型,如进展型缺血性中风,则指局限性脑缺血逐渐进展,数天内呈阶梯式加重。

1.按病程和病情分型

(1)进展型:局限性脑缺血症状逐渐加重,呈阶梯式加重,可持续 6 小时至数天。

(2)缓慢进展型:在起病后 1～2 周症状仍逐渐加重,血栓逐渐发展,脑缺血和脑水肿的范围继续扩大,症状由轻变重,直到出现对侧偏瘫、意识障碍,甚至发生脑疝,类似颅内肿瘤,又称类脑瘤型。

(3)大块梗死型:又称爆发型,如颈内动脉或大脑中动脉主干等较大动脉的急性脑血栓形成,往往症状出现快,伴有明显脑水肿、颅内压增高,患者头痛、呕吐、病灶对侧偏瘫,常伴意识障碍,很快进入昏迷,有时发生脑疝,类似脑出血,又称类脑出血型。

(4)可逆性缺血性神经功能缺损:此型患者症状、体征持续超过 24 小时,但在 2～3 周完全恢复,不留后遗症。病灶多数发生于大脑半球半卵圆中心,可能由于该区尤其是非优势半球侧侧支循环迅速而充分地代偿,缺血尚未导致不可逆的神经细胞损害,也可能是一种较轻的梗死。

2.OCSP 分型

OCSP 分型即英国牛津郡社区脑卒中研究规划(OCSP)的分型。

(1)完全前循环梗死:表现为三联征,即完全大脑中动脉(MCA)综合征的表现。①大脑高级神经活动障碍(意识障碍、失语、失算、空间定向力障碍等);②同向偏盲;③对侧 3 个部位(面、上肢和下肢)较严重的运动和/或感觉障碍。多为 MCA 近段主干,少数为颈内动脉虹吸段闭塞引起的大面积脑梗死。

(2)部分前循环梗死:有以上三联征中的两个,或只有高级神经活动障碍,或感觉运动缺损较完全前循环梗死局限。提示是 MCA 远段主干、各级分支或大脑前动脉及分支闭塞引起的中、小梗死。

(3)后循环梗死:表现为各种不同程度的椎-基底动脉综合征——可表现为同侧脑神经瘫痪及对侧感觉运动障碍;双侧感觉运动障碍;双眼协同活动及小脑功能障碍,无长束征或视野缺损等。为椎-基底动脉及分支闭塞引起的大小不等的脑干、小脑梗死。

(4)腔隙性梗死:表现为腔隙综合征,如纯运动性偏瘫、纯感觉性脑卒中、共济失调性轻偏瘫、手笨拙-构音不良综合征等。大多是基底节或脑桥小穿支病变引起的小腔隙灶。

OCSP 分型方法简便,更加符合临床实际的需要,临床医师不必依赖影像或病理结果即可对急性脑梗死迅速分出亚型,并做出有针对性的处理。

(三)临床综合征

1.颈内动脉闭塞综合征

颈内动脉闭塞综合征指颈内动脉血栓形成,主干闭塞。病史中可有头痛、头晕、晕厥、半身感觉异常或轻偏瘫;病变对侧有偏瘫、偏身感觉障碍和偏盲;可有精神症状,严重时有意识障碍;病变侧有视力减退,有的还有视神经乳头萎缩;病灶侧有 Horner 综合征;病灶侧颈动脉搏动减弱或消失;优势半球受累可有失语,非优势半球受累可出现体象障碍。

2.大脑中动脉闭塞综合征

大脑中动脉闭塞综合征指大脑中动脉血栓形成,大脑中动脉主干闭塞,引起病灶对侧偏瘫、偏身感觉障碍和偏盲,优势半球受累还有失语。累及非优势半球可有失用、失认和体象障碍等顶叶症状。病灶广泛,可引起脑肿胀,甚至死亡。

(1)皮质支闭塞:引起病灶对侧偏瘫、偏身感觉障碍,面部及上肢重于下肢,优势半球病变有运动性失语,非优势半球病变有体象障碍。

(2)深穿支闭塞:出现对侧偏瘫和偏身感觉障碍,优势半球病变可出现运动性失语。

3.大脑前动脉闭塞综合征

大脑前动脉闭塞综合征指大脑前动脉血栓形成,大脑前动脉主干闭塞。在前交通动脉以前发生阻塞时,因为病损脑组织可通过对侧前交通动脉得到血供,故不出现临床症状;在前交通动脉分出之后阻塞时,可出现对侧中枢性偏瘫,以面瘫和下肢瘫为重,可伴轻微偏身感觉障碍;并可有排尿障碍(旁中央小叶受损);精神障碍(额极与胼胝体受损);强握及吸吮反射(额叶受损)等。

(1)皮质支闭塞:引起对侧下肢运动及感觉障碍;轻微共济运动障碍;排尿障碍和精神障碍。

(2)深穿支闭塞:引起对侧中枢性面、舌及上肢瘫。

4.大脑后动脉闭塞综合征

大脑后动脉闭塞综合征指大脑后动脉血栓形成。约70%的患者两条大脑后动脉来自基底动脉,并有后交通动脉与颈内动脉联系交通。有20%～25%的人一条大脑后动脉来自基底动脉,另一条来自颈内动脉;其余的人中,两条大脑后动脉均来自颈内动脉。

大脑后动脉供应颞叶的后部和基底面、枕叶的内侧及基底面,并发出丘脑膝状体及丘脑穿动脉供应丘脑血液。

(1)主干闭塞:引起对侧同向性偏盲,上部视野受损较重,黄斑回避(黄斑视觉皮质代表区为大脑中、后动脉双重血液供应,故黄斑视力不受累)。

(2)中脑水平大脑后动脉起始处闭塞:可见垂直性凝视麻痹、动眼神经麻痹、眼球垂直性歪扭斜视。

(3)双侧大脑后动脉闭塞:有皮质盲、记忆障碍(累及颞叶)、不能识别熟悉面孔(面容失认症)、幻视和行为综合征。

(4)深穿支闭塞:丘脑穿动脉闭塞则引起红核丘脑综合征,病侧有小脑性共济失调,意向性震颤。舞蹈样不自主运动和对侧感觉障碍。丘脑膝状体动脉闭塞则引起丘脑综合征,病变对侧偏身感觉障碍(深感觉障碍较浅感觉障碍为重),病变对侧偏身自发性疼痛。轻偏瘫,共济失调和舞蹈-手足徐动症。

5.椎-基底动脉闭塞综合征

椎-基底动脉闭塞综合征指椎-基底动脉血栓形成。椎-基底动脉实为一连续的脑血管干并有着共同的神经支配,无论是结构、功能还是临床病症的表现,两侧互为影响,实难予以完全分开,故常总称为"椎-基底动脉系疾病"。

(1)基底动脉主干闭塞综合征:指基底动脉主干血栓形成。发病虽然不如脑桥出血那么急,但病情常迅速恶化,出现眩晕、呕吐、四肢瘫痪、共济失调、昏迷和高热等。大多数在短期内死亡。

(2)双侧脑桥正中动脉闭塞综合征:指双侧脑桥正中动脉血栓形成,为典型的闭锁综合征,表现为四肢瘫痪、假性延髓性麻痹、双侧周围性面瘫、双眼球外展麻痹、两侧的侧视中枢麻痹。但患者意识清楚,视力、听力和眼球垂直运动正常,所以,患者可以通过听觉、视觉和眼球上下运动表示意识和交流。

(3)基底动脉尖综合征:基底动脉尖分出两对动脉——小脑上动脉和大脑后动脉,分支供应中脑、丘脑、小脑上部、颞叶内侧及枕叶。血栓性闭塞多发生于基底动脉中部,栓塞性病变通常发生在基底动脉尖。栓塞性病变导致眼球运动及瞳孔异常,表现为单侧或双侧动眼神经部分或完全麻痹、眼球上视不能(上丘受累)、光反射迟钝而调节反射存在(顶盖前区病损)、一过性或持续性意识障碍(中脑或丘脑网状激活系统受累)、对侧偏盲或皮质盲(枕叶受累)、严重记忆障碍(颞叶内侧受累)。如果是中老年人突发意识障碍又较快恢复,有瞳孔改变、动眼神经麻痹、垂直注视障碍、无明显肢体瘫痪和感觉障碍应想到该综合征的可能。如果还有皮质盲或偏盲、严重记忆障碍更支持本综合征的诊断,需做头部 CT 或 MRI 检查,若发现有双侧丘脑、枕叶、颞叶和中脑病灶则可确诊。

(4)中脑穿动脉综合征:指中脑穿动脉血栓形成,亦称 Weber 综合征,病变位于大脑脚底,损害锥体束及动眼神经,引起病灶侧动眼神经麻痹和对侧中枢性偏瘫。中脑穿动脉闭塞还可引起 Benedikt 综合征,累及动眼神经髓内纤维及黑质,引起病灶侧动眼神经麻痹及对侧锥体外系症状。

(5)脑桥支闭塞综合征:指脑桥支血栓形成引起的 Millard-Gubler 综合征,病变位于脑桥的腹外侧部,累及展神经核和面神经核以及锥体束,引起病灶侧眼球外直肌麻痹、周围性面神经麻痹和对侧中枢性偏瘫。

(6)内听动脉闭塞综合征:指内听动脉血栓形成(内耳卒中)。内耳的内听动脉有两个分支,较大的耳蜗动脉供应耳蜗及前庭迷路下部;较小的耳蜗动脉供应前庭迷路上部,包括水平半规管及椭圆囊斑。由于口径较小的前庭动脉缺乏侧支循环,以致前庭迷路上部对缺血选择性敏感,故迷路缺血常出现严重眩晕、恶心呕吐。若耳蜗支同时受累则有耳鸣、耳聋。耳蜗支单独梗死则会突发耳聋。

(7)小脑后下动脉闭塞综合征:指小脑后下动脉血栓形成,也称 Wallenberg 综合征。表现为急性起病的头晕、眩晕、呕吐(前庭神经核受损)、交叉性感觉障碍,即病侧面部感觉减退、对侧肢体痛觉、温度觉障碍(病侧三叉神经脊束核及对侧交叉的脊髓丘脑束受损),同侧 Horner 综合征(下行交感神经纤维受损),同侧小脑性共济失调(绳状体或小脑受损),声音嘶哑、吞咽困难(疑核受损)。小脑后下动脉常有解剖变异,常见不典型临床表现。

四、辅助检查

(一)影像学检查

1.胸部 X 线检查

了解心脏情况及肺部有无感染和癌肿等。

2.CT 检查

不仅可确定梗死的部位及范围,而且可明确是单发还是多发。在缺血性脑梗死发病 12～24 小时,CT 常没有明显的阳性表现。梗死灶最初表现为不规则的稍低密度区,病变与血管分布区一致。常累及基底节区,如为多发灶,亦可连成一片。病灶大、水肿明显时可有占位效应。在发病后 2～5 天,病灶边界清晰,呈楔形或扇形等。1～2 周,水肿消失,边界更清,密度更低。发病第 2 周,可出现梗死灶边界不清楚,边缘出现等密度或稍低密度,即模糊效应;在增强扫描后往往呈脑回样增强,有助于诊断。4～5 周,部分小病灶可消失,而大片状梗死灶密度进一步降低和囊变,后者 CT 值接近脑脊液。

在基底节和内囊等处的小梗死灶(一般在 15 mm 以内)称为腔隙性脑梗死,病灶亦可发生在脑室旁深部白质、丘脑及脑干。

在 CT 排除脑出血并证实为脑梗死后,CT 血管成像对探测颈动脉及其各主干分支的狭窄准确性较高。

3.MRI 检查

对病灶较 CT 敏感性、准确性更高的一种检测方法,其无辐射、无骨伪迹、更易早期发现小脑、脑干等部位的梗死灶,并于脑梗死后 6 小时左右便可检测到由于细胞毒性水肿造成 T_1 和 T_2 加权延长引起的 MRI 信号变化。近年除常规应用 SE 法的 T_1 和 T_2 加权以影像对比度原理诊断外,更需采用功能性磁共振成像,如弥散成像(DWI)和表观弥散系数(ADC)、液体衰减反转恢复序列(FLAIR)等进行水平位和冠状位检查,往往在脑缺血发生后 1～1.5 小时便可发现脑组织水含量增加引起的 MRI 信号变化,并随即可行 MRA、CT 血管成像或 DSA 以了解梗死血管部位,为超早期施行动脉内介入溶栓治疗创造条件,有时还可发现血管畸形等非动脉硬化性血管病变。

(1)超早期:脑梗死临床发病后 1 小时内,DWI 便可描出高信号梗死灶,ADC 序列显示暗区。实际上 DWI 显示的高信号灶仅是血流低下引起的缺血灶。随着缺血的进一步进展,DWI 从高信号渐转为等信号或低信号,病灶范围渐增大;PWI、FLAIR 及 T_2WI 均显示高信号病灶区。值得注意的是,DWI 对超早期脑干缺血性病灶,在水平位不易发现,而往往在冠状位可清楚显示。

(2)急性期:血-脑屏障尚未明显破坏,缺血区有大量水分子聚集,T_1WI 和 T_2WI 明显延长,T_1WI 呈低信号,T_2WI 呈高信号。

(3)亚急性期及慢性期:由于正血红铁蛋白游离,T_1WI 呈边界清楚的低信号,T_2WI 和 FLAIR 均呈高信号;迨至病灶区水肿消除,坏死组织逐渐产生,囊性区形成,乃至脑组织萎缩,FLAIR 呈低信号或低信号与高信号混杂区,中线结构移向病侧。

(二)脑脊液检查

脑梗死患者脑脊液检查一般正常,大块梗死型患者可有压力增高和蛋白含量增高;出血性梗死时可见红细胞。

(三)经颅多普勒超声检查

TCD 是诊断颅内动脉狭窄和闭塞的手段之一,对脑底动脉严重狭窄($>65\%$)的检测有肯定的价值。局部脑血流速度改变与频谱图形异常是脑血管狭窄最基本的 TCD 改变。三维 B 超检查可协助发现颈内动脉粥样硬化斑块的大小和厚度,有没有管腔狭窄及严重程度。

(四)心电图检查

进一步了解心脏情况。

(五)血液学检查

1.血常规、红细胞沉降率、抗"O"和凝血功能

了解有无感染征象、活动风湿和凝血功能情况。

2.血糖

了解有无糖尿病。

3.血清脂质

血清脂质包括总胆固醇和甘油三酯有无增高。

4.脂蛋白

低密度脂蛋白胆固醇(LDL-C)由极低密度脂蛋白胆固醇(VLDL-C)转化而来。通常情况下,LDL-C 从血浆中清除,其所含胆固醇酯由脂肪酸水解,当体内 LDL-C 显著升高时,LDL-C 附着到动脉的内皮细胞与 LDL 受体结合,而易被巨噬细胞摄取,沉积在动脉内膜上形成动脉硬化。有一组报道正常人组 LDL-C(2.051 ± 0.853)mmol/L,脑梗死患者组为(3.432 ± 1.042)mol/L。

5.载脂蛋白 B

载脂蛋白 B(ApoB)是血浆低密度脂蛋白(LDL)和极低密度脂蛋白(VLDL)的主要载脂蛋白,其含量能精确反映出 LDL 的水平,与动脉粥样硬化(AS)的发生关系密切。在 AS 的硬化斑块中,胆固醇并不是孤立地沉积于动脉壁上,而是以 LDL 整个颗粒形成沉积物;ApoB 能促进沉积物与氨基多糖结合成复合物,沉积于动脉内膜上,从而加速 AS 形成。对总胆固醇(TC)、LDL-C 均正常的脑血栓形成患者,ApoB 仍然表现出较好的差别性。

ApoA-I 的主要生物学作用是激活卵磷脂胆固醇转移酶,此酶在血浆胆固醇(Ch)酯化和 HDL 成熟(即 HDL→HDL_2→HDL_3)过程中起着极为重要的作用。ApoA-I 与 HDL_2 可逆结合

以完成 Ch 从外周组织转移到肝脏。因此，ApoA-I 显著下降时，可形成 AS。

6.血小板聚集功能

近些年来的研究提示血小板聚集功能亢进参与体内多种病理反应过程，尤其是对缺血性脑血管疾病的发生、发展和转归起重要作用。血小板最大聚集率（PMA）、解聚型出现率（PDC）和双相曲线型出现率（PBC），发现缺血型脑血管疾病 PMA 显著高于对照组，PDC 明显低于对照组。

7.血栓烷 A_2 和前列环素

许多文献强调花生四烯酸（AA）的代谢产物在影响脑血液循环中起着重要作用，其中血栓烷 A_2（TXA_2）和前列环素（PGI_2）的平衡更引人注目。脑组织细胞和血小板等质膜有丰富的不饱和脂肪酸，脑缺氧时，磷脂酶 A_2 被激活，分解膜磷脂使 AA 释放增加。后者在环氧化酶的作用下血小板和血管内皮细胞分别生成 TXA_2 和 PGI_2。TXA_2 和 PGI_2 水平改变在缺血性脑血管疾病的发生上是原发还是继发的问题，目前还不清楚。TXA_2 大量产生，PGI_2 的生成受到抑制，使正常情况下 TXA_2 与 PGI_2 之间的动态平衡受到破坏。TXA_2 强烈的缩血管和促进血小板聚集作用因失去对抗而占优势，对于缺血性低灌流的发生起着重要作用。

8.血液流变学

缺血性脑血管疾病全血黏度、血浆比黏度、血细胞比容升高，血小板电泳和红细胞电泳时间延长。通过对脑血管疾病进行 133 例 CBF 测定，并将黏度相关的几个变量因素与 CBF 做了统计学处理，发现全部患者的 CBF 均低于正常，证实了血液黏度因素与 CBF 的关系。有学者把血液流变学各项异常作为脑梗死的危险因素之一。

红细胞表面带有负电荷，其所带电荷越少，电泳速度就越慢。有一组报道示脑梗死组红细胞电泳速度明显慢于正常对照组，说明急性脑梗死患者红细胞表面电荷减少，聚集性强，可能与动脉硬化性脑梗死的发病有关。

五、诊断与鉴别诊断

（一）诊断

（1）血栓形成性脑梗死通常中年以后发病。

（2）常伴有高血压。

（3）部分患者发病前有短暂性脑缺血发作（TIA）史。

（4）常在安静休息时发病，醒后发现症状。

（5）症状、体征可归为某一动脉供血区的脑功能受损，如病灶对侧偏瘫、偏身感觉障碍和偏盲，优势半球病变还有语言功能障碍。

（6）多无明显头痛、呕吐和意识障碍。

（7）大面积脑梗死有颅内高压症状，头痛、呕吐或昏迷，严重时发生脑疝。

（8）脑脊液检查多属正常。

（9）发病 12 小时后 CT 出现低密度灶。

（10）MRI 检查可更早发现梗死灶。

（二）鉴别诊断

1.脑出血

血栓形成性脑梗死和脑出血均为中老年人多见的急性起病的脑血管疾病，必须进行

CT/MRI检查予以鉴别。

2.脑栓塞

血栓形成性脑梗死和脑栓塞同属脑梗死范畴,且均为急性起病,后者多有心脏病病史,或有其他肢体栓塞史,心电图检查可发现心房颤动等,以供鉴别诊断。

3.颅内占位性病变

少数颅内肿瘤、慢性硬膜下血肿和脑脓肿患者可以突然发病,表现局灶性神经功能缺失症状,而易与脑梗死相混淆。但颅内占位性病变常有颅内高压症状和逐渐加重的临床经过,颅脑CT对鉴别诊断有确切的价值。

4.脑寄生虫病

如脑囊虫病、脑型血吸虫病,也可在癫痫发作后,急性起病偏瘫。寄生虫的有关免疫学检查和神经影像学检查可帮助鉴别。

六、治疗

(一)溶栓治疗

理想的治疗方法是在缺血组织出现坏死之前,尽早清除栓子,早期使闭塞脑血管再开通和缺血区的供血重建,以减轻神经组织的损害,正因为如此,溶栓治疗脑梗死一直引起人们的广泛关注。国外早在几十年前即有溶栓治疗脑梗死的报道,由于有脑出血等并发症,益处不大,溶栓疗法一度停止使用。近年来,由于溶栓治疗急性心肌梗死的患者取得了很大的成功,大大减少了心肌梗死的范围,病死率下降了20%~50%。溶栓治疗脑梗死又受到了很大的鼓舞。再者,CT扫描能及时排除颅内出血,可在早期或超早期进行溶栓治疗,因而提高了疗效和减少脑出血等并发症。

1.病例选择

(1)临床诊断符合急性脑梗死。

(2)头颅CT扫描排除颅内出血和大面积脑梗死。

(3)治疗前收缩压不宜>24.0 kPa(180 mmHg),舒张压不宜>14.7 kPa(110 mmHg)。

(4)无出血素质或出血性疾病。

(5)年龄>18岁及<80岁。

(6)溶栓最佳时机为发病后6小时内,特别是在3小时内。

(7)获得患者家属的书面知情同意。

2.禁忌证

(1)病史和体检符合蛛网膜下腔出血。

(2)CT扫描有颅内出血、肿瘤、动静脉畸形或动脉瘤。

(3)两次降压治疗后血压仍>24.0/14.7 kPa(180/110 mmHg)。

(4)过去30天内有手术史或外伤史,3个月内有脑外伤史。

(5)病史有血液疾病、出血素质、凝血功能障碍或使用抗凝药物史,凝血酶原时间>15秒,部分凝血活酶时间>40秒,国际标准化比值>1.4,血小板计数<100×10⁹/L。

(6)脑卒中发病时有癫痫发作的患者。

3.治疗时间窗

前循环脑卒中的治疗时间窗一般认为在发病后6小时内(使用阿替普酶为3小时内),后循环闭塞时的治疗时间窗适当放宽到12小时。这一方面是因为脑干对缺血耐受性更强,另一方面是由于后循环闭塞后预后较差,更积极的治疗有可能挽救患者的生命。许多研究者尝试放宽治疗时限,有认为脑梗死12~24小时早期溶栓治疗有可能对少部分患者有效。但美国脑卒中协会(ASA)和欧洲卒中促进会(EUSI)都赞同选择在缺血性脑卒中发作后3小时内早期恢复缺血脑的血流灌注,才可获得良好的转归。两个指南也讨论了超过治疗时间窗溶栓的效果,EUSI的结论是目前仅能作为临床试验的组成部分。对于不能可靠地确定脑卒中发病时间的患者,包括睡眠觉醒时发现脑卒中发病的病例,两个指南均不推荐进行静脉溶栓治疗。

4.溶栓药物

(1)尿激酶:是从健康人新鲜尿液中提取分离,然后再进行高度精制而得到的蛋白质,没有抗原性,不引起变态反应。其溶栓特点为不仅溶解血栓表面,而且深入栓子内部,但对陈旧性血栓则难起作用。尿激酶是非特异性溶栓药,与纤维蛋白的亲和力差,常易引起出血并发症。尿激酶的剂量和疗程目前尚无统一标准,剂量波动范围也大。

静脉滴注法:尿激酶每次$(10\sim15)\times10^5$ U溶于0.9%氯化钠注射液500~1 000 mL,静脉滴注,仅用1次。另外,还可每次尿激酶$(2\sim5)\times10^5$ U溶于0.9%氯化钠注射液500 mL中静脉滴注,每天1次,可连用7~10天。

动脉滴注法:选择性动脉给药有两种途径。①超选择性脑动脉注射法,即经股动脉或肘动脉穿刺后,先进行脑血管造影,明确血栓所在的部位,再将导管插至颈动脉或椎-基底动脉的分支,直接将药物注入血栓所在的动脉或直接注入血栓处,达到较准确的选择性溶栓作用。在注入溶栓药后,还可立即再进行血管造影了解溶栓的效果。②采用颈动脉注射法,常规颈动脉穿刺后,将溶栓药注入发生血栓的颈动脉,起到溶栓的效果。动脉溶栓尿激酶的剂量一般是$(1\sim3)\times10^5$ U,有学者报道药物剂量还可适当加大。但急性脑梗死取得疗效的关键是掌握最佳的治疗时间窗,才会取得更好的效果,治疗时间窗比给药途径更重要。

(2)阿替普酶(rt-PA):rt-PA是第一种获得美国食品和药品监督管理局(FDA)批准的溶栓药,特异性作用于纤溶酶原,激活血块上的纤溶酶原,而对血液循环中的纤溶酶原亲和力小。因纤溶酶赖氨酸结合部位已被纤维蛋白占据,血栓表面的α_2-抗纤溶酶作用很弱,但血中的纤溶酶赖氨酸结合部位未被占据,故可被α_2-抗纤溶酶很快灭活。因此,rt-PA优点为局部溶栓,很少产生全身抗凝、纤溶状态,而且无抗原性。但rt-PA半衰期短(3~5分钟),而且血液循环中纤维蛋白原激活抑制物的活性高于rt-PA,会有一定的血管再闭塞,故临床溶栓必须用大剂量连续静脉滴注。rt-PA治疗剂量是0.85~0.90 mg/kg,总剂量<90 mg,10%的剂量先予以静脉推注,其余90%的剂量在24小时内静脉滴注。

《急性缺血性脑卒中早期治疗指南》指出,早期治疗的策略性选择,发病接诊的当时第一阶段医师能做的就是3件事:①评价患者。②诊断、判断缺血的亚型。③分诊、介入、外科或内科,0~3小时的治疗只有一个就是静脉溶栓,而且推荐使用rt-PA。

《中国脑血管病防治指南》建议:①对经过严格选择的发病3小时内的急性缺血性脑卒中患者,应积极采用静脉溶栓治疗,首选rt-PA,无条件采用rt-PA时,可用尿激酶替代。②发病3~6小时的急性缺血性脑卒中患者,可应用静脉尿激酶溶栓治疗,但选择患者应更严格。③对发病6小时以内的急性缺血性脑卒中患者,在有经验和有条件的单位,可以考虑进行动脉内溶栓治疗研究。④基底动脉血栓形成的溶栓治疗时间窗和适应证,可以适当放宽。⑤超过时间窗溶栓,不会提高治疗效果,且会增加再灌注损伤和出血并发症,不宜溶栓,恢复期患者应禁用溶栓治疗。

《急性缺血性脑卒中早期处理指南》Ⅰ级建议：MCA梗死<6小时的严重脑卒中患者，动脉溶栓治疗是可以选择的，或可选择静脉内滴注rt-PA；治疗要求患者处于一个有经验、能够立刻进行脑血管造影，且提供合格的介入治疗的脑卒中中心。鼓励相关机构界定遴选能进行动脉溶栓的个人标准。Ⅱ级建议：对于具有使用静脉溶栓禁忌证，诸如近期手术的患者，动脉溶栓是合理的。Ⅲ级建议：动脉溶栓的可获得性不应该一般地排除静脉内给rt-PA。

（二）降纤治疗

降纤治疗可以降解血栓蛋白质，增加纤溶系统的活性，抑制血栓形成或促进血栓溶解。此类药物亦应早期应用，最好是在发病后6小时内，但没有溶栓药物严格，特别适应于合并高纤维蛋白原血症者。目前，国内纤溶药物种类很多，现介绍下面几种。

1.巴曲酶

巴曲酶又名东菱克栓酶，能分解纤维蛋白原，抑制血栓形成，促进纤溶酶的生成，而纤溶酶是溶解血栓的重要物质。巴曲酶的剂量和用法：第1天10 BU，第3天和第5天各为5～10 BU稀释于100～250 mL 0.9%氯化钠注射液中，静脉滴注1小时以上。对治疗前纤维蛋白原在4 g/L以上和突发性耳聋（内耳卒中）的患者，首次剂量为15～20 BU，以后隔天5 BU，疗程1周，必要时可增至3周。

2.精纯溶栓酶

精纯溶栓酶又名注射用降纤酶，是以我国尖吻蝮蛇（又名五步蛇）的蛇毒为原料，经现代生物技术分离、纯化而精制的蛇毒制剂。本品为缬氨酸蛋白水解酶，能直接作用于血中的纤维蛋白α-链释放出肽A。此时生成的肽A血纤维蛋白体的纤维系统，诱发t-PA的释放，增加t-PA的活性，促进纤溶酶的生成，使已形成的血栓得以迅速溶解。本品不含出血毒素，因此很少引起出血并发症。剂量和用法：首次10 U稀释于100 mL 0.9%氯化钠注射液中缓慢静脉滴注，第2天10 U，第3天5～10 U。必要时可适当延长疗程，1次5～10 U，隔天静脉滴注1次。

3.降纤酶

降纤酶曾用名蝮蛇抗栓酶、精纯抗栓酶和去纤酶。取材于东北白眉蝮蛇蛇毒，是单一成分蛋白水解酶。剂量和用法：急性缺血性脑卒中，首次10 U加入0.9%氯化钠注射液100～250 mL中静脉滴注，以后每天或隔天1次，连用2周。

4.注射用纤溶酶

从蝮蛇蛇毒中提取纤溶酶并制成制剂，其原理是利用抗体最重要的生物学特性——抗体与抗原能特异性结合，即抗体分子只与其相应的抗原发生结合。纤溶酶单克隆抗体纯化技术，就是用纤溶酶抗体与纤溶酶进行特异性结合，从而达到分离纯化纤溶酶，同时去除蛇毒中的出血毒素和神经毒。剂量和用法：对急性脑梗死（发病后72小时内）第1～3天每次300 U加入5%葡萄糖注射液或0.9%氯化钠注射液250 mL中静脉滴注，第4～14天每次100～300 U。

5.安康乐得

安康乐得是马来西亚一种蝮蛇毒液的提纯物，是一种蛋白水解酶，能迅速有效地降低血纤维蛋白原，并可裂解纤维蛋白肽A，导致低纤维蛋白血症。剂量和用法：2～5 AU/kg，溶于250～500 mL 0.9%氯化钠注射液中，6～8小时静脉滴注完，每天1次，连用7天。

《中国脑血管病防治指南》建议：①脑梗死早期（特别是12小时以内）可选用降纤治疗，高纤维蛋白血症更应积极降纤治疗。②应严格掌握适应证和禁忌证。

(三)抗血小板聚集药

抗血小板聚集药又称血小板功能抑制剂。随着对血栓性疾病发生机制认识的加深,发现血小板在血栓形成中起着重要的作用。近年来,抗血小板聚集药在预防和治疗脑梗死方面越来越引起人们的重视。

抗血小板聚集药主要包括血栓烷 A_2 抑制剂(阿司匹林)、二磷酸腺苷(ADP)受体拮抗剂(噻氯匹定、氯吡格雷)、磷酸二酯酶抑制剂(双嘧达莫)、糖蛋白Ⅱb/Ⅲa受体拮抗剂和其他抗血小板药物。

1.阿司匹林

阿司匹林是一种强效的血小板聚集抑制剂。阿司匹林抗栓作用的机制,主要是基于对环氧化酶的不可逆性抑制,使血小板内花生四烯酸转化为血栓烷 A_2(TXA_2)受阻,因为 TXA_2 可使血小板聚集和血管平滑肌收缩。在脑梗死发生后,TXA_2 可增加脑血管阻力、促进脑水肿形成。小剂量阿司匹林,可以最大限度地抑制 TXA_2 和最低限度地影响前列环素(PGI_2),从而达到比较理想的效果。国际脑卒中实验协作组和急性缺血性脑卒中临床试验协作组两项非盲法随机干预研究表明,脑卒中发病后 48 小时内应用阿司匹林是安全有效的。

阿司匹林预防和治疗缺血性脑卒中效果的不恒定,可能与用药剂量有关。有些研究者认为每天给75~325 mg最为合适。有学者分别给患者口服阿司匹林每天 50 mg、100 mg、325 mg 和 1 000 mg,进行比较,发现 50 mg/d 即可完全抑制 TXA_2 生成,出血时间从5.03 分钟延长到 6.96 分钟,100 mg/d 出血时间7.78 分钟,但 1 000 mg/d 反而缩减至 6.88 分钟。也有人观察到口服阿司匹林 45 mg/d,尿内 TXA_2 代谢产物能被抑制 95%,而尿内 PGI_2 代谢产物基本不受影响;每天 100 mg,则尿内 TXA_2 代谢产物完全被抑制,而尿内 PGI_2 代谢产物保持基线的 25%~40%;若用 1 000 mg/d,则上述两项代谢产物完全被抑制。根据以上实验结果和临床体会提示,阿司匹林每天 100~150 mg 最为合适,既能达到预防和治疗的目的,又能避免发生不良反应。

《中国脑血管病防治指南》建议:①多数无禁忌证的未溶栓患者,应在脑卒中后尽早(最好48 小时内)开始使用阿司匹林。②溶栓患者应在溶栓 24 小时后,使用阿司匹林,或阿司匹林与双嘧达莫缓释剂的复合制剂。③阿司匹林的推荐剂量为150~300 mg/d,分2 次服用,2 周后改为预防剂量(50~150 mg/d)。

2.氯吡格雷

由于噻氯匹定有明显的不良反应,已基本被淘汰,被第 2 代 ADP 受体拮抗剂氯吡格雷所取代。氯吡格雷和噻氯匹定一样对 ADP 诱导的血小板聚集有较强的抑制作用,对花生四烯酸、胶原、凝血酶、肾上腺素和血小板活化因子诱导的血小板聚集也有一定的抑制作用。与阿司匹林不同的是,它们对 ADP 诱导的血小板第Ⅰ相和第Ⅱ相的聚集均有抑制作用,且有一定的解聚作用。它还可以与红细胞膜结合,降低红细胞在低渗溶液中的溶解倾向,改变红细胞的变形能力。

氯吡格雷和阿司匹林均可作为治疗缺血性脑卒中的一线药物,多项研究都说明氯吡格雷的效果优于阿司匹林。氯吡格雷与阿司匹林合用防治缺血性脑卒中,比单用效果更好。氯吡格雷可用于预防颈动脉粥样硬化高危者急性缺血事件。有文献报道23 例颈动脉狭窄患者,在颈动脉支架置入术前常规服用阿司匹林 100 mg/d,介入治疗前晚给予负荷剂量氯吡格雷 300 mg,术后服用氯吡格雷 75 mg/d,3 个月后经颈动脉彩超发现,新生血管内皮已完全覆盖支架,无血管闭塞和支架内再狭窄。

氯吡格雷的使用剂量为每次 50~75 mg,每天 1 次。它的不良反应与阿司匹林比较,发生胃肠道出血的风险明显降低,发生腹泻和皮疹的风险略有增加,但明显低于噻氯匹定。主要不良反应有头昏、头胀、恶心、腹泻,偶有出血倾向。氯吡格雷禁用于对本品过敏者及近期有活动性出血者。

3.双嘧达莫

双嘧达莫通过抑制磷酸二酯酶活性,阻止环腺苷酸(cAMP)的降解,提高血小板 cAMP 的水平,具有抗血小板黏附聚集的能力。双嘧达莫已作为预防和治疗冠心病、心绞痛的药物,而用于防治缺血性脑卒中的效果仍有争议。欧洲脑卒中预防研究大宗随机对照试验(RCT)研究认为双嘧达莫与阿司匹林联合防治缺血性脑卒中,疗效是单用阿司匹林或双嘧达莫的 2 倍,并不会导致更多的出血不良反应。

美国 FDA 最近批准了阿司匹林和双嘧达莫复方制剂用于预防脑卒中。这一复方制剂每片含阿司匹林 50 mg 和缓释双嘧达莫 400 mg。一项单中心大规模随机试验发现,与单用小剂量阿司匹林比较,这种复方制剂可使脑卒中发生率降低 22%,但这项资料的价值仍有争论。

双嘧达莫的不良反应轻而短暂,长期服用可有头痛、头晕、呕吐、腹泻、面红、皮疹和皮肤瘙痒等。

4.血小板糖蛋白(GP)Ⅱb/Ⅲa 受体拮抗剂

GPⅡb/Ⅲa 受体拮抗剂是一种新型抗血小板药,其通过阻断 GPⅡb/Ⅲa 受体与纤维蛋白原配体的特异性结合,有效抑制各种血小板激活剂诱导的血小板聚集,进而防止血栓形成。GPⅡb/Ⅲa 受体是一种血小板膜蛋白,是血小板活化和聚集反应的最后通路。GPⅡb/Ⅲa 受体拮抗剂能完全抑制血小板聚集反应,是作用最强的抗血小板药。

GPⅡb/Ⅲa 受体拮抗剂分 3 类,即抗体类如阿昔单抗、肽类如依替巴肽和非肽类如替罗非班。这 3 种药物均获美国 FDA 批准应用。

该药还能抑制动脉粥样硬化斑块的其他成分,对预防动脉粥样硬化和修复受损血管壁起重要作用。GPⅡb/Ⅲa 受体拮抗剂在缺血性脑卒中二级预防中的剂量、给药途径、时间、监护措施以及安全性等目前仍在探讨之中。

有报道对于 rt-PA 溶栓和球囊血管成形术机械溶栓无效的大血管闭塞和急性缺血性脑卒中患者,GPⅡb/Ⅲa 受体拮抗剂能够提高治疗效果。阿昔单抗的抗原性虽已减低,但仍有部分患者可引起变态反应。

5.西洛他唑

西洛他唑又名培达,可抑制磷酸二酯酶(PDE),特别是 PDEⅢ,提高 cAMP 水平,从而起到扩张血管和抗血小板聚集的作用,常用剂量为每次 50～100 mg,每天 2 次。

为了检测西洛他唑对颅内动脉狭窄进展的影响,Kwan 进行了一项多中心双盲随机与安慰剂对照研究,将 135 例大脑中动脉 M1 段或基底动脉狭窄有急性症状者随机分为两组,一组接受西洛他唑 200 mg/d 治疗,另一组给予安慰剂治疗,所有患者均口服阿司匹林 100 mg/d,在进入试验和 6 个月后分别做 MRA 和 TCD 对颅内动脉狭窄程度进行评价。主要转归指标为 MRA 上有症状颅内动脉狭窄的进展,次要转归指标为临床事件和 TCD 的狭窄进展。西洛他唑组,45 例有症状颅内动脉狭窄者中有 3 例(6.7%)进展、11 例(24.4%)缓解;而安慰剂组 15 例(28.8%)进展、8 例(15.4%)缓解,两组差异有显著性意义。

有症状颅内动脉狭窄是一个动态变化的过程,西洛他唑有可能防止颅内动脉狭窄的进展。西洛他唑的不良反应可有皮疹、头晕、头痛、心悸、恶心、呕吐,偶有消化道出血、尿路出血等。

6.三氟柳

三氟柳的抗血栓形成作用是通过干扰血小板聚集的多种途径实现的,如不可逆性抑制环氧化酶(CoX)和 TXA_2 的形成。三氟柳抑制内皮细胞 CoX 的作用极弱,不影响前列腺素合成。另外,三氟柳及其代谢产物 2-羟基-4-三氟甲基苯甲酸可抑制磷酸二酯酶,增加血小板和内皮细胞内 cAMP 的浓度,增强血小板的抗聚集效应,该药应用于人体时不会延长出血时间。

有研究将 2 113 例 TIA 或脑卒中患者随机分组,进行三氟柳(600 mg/d)或阿司匹林(325 mg/d)治疗,平均随访30.1 个月,主要转归指标为非致死性缺血性脑卒中、非致死性心肌梗死和血管性疾病死亡的联合终点,结果两组联合终点发生率、各个终点事件发生率和存活率均无明显差异,三氟柳组出血性事件发生率明显低于阿司匹林组。

7.沙格雷酯

沙格雷酯又名安步乐克,是 5-HT$_2$ 受体阻滞剂,具有抑制由 5-HT 增强的血小板聚集作用和由 5-HT 引起的血管收缩的作用,增加被减少的侧支循环血流量,改善周围循环障碍等。口服沙格雷酯后 1～5 小时即有抑制血小板的聚集作用,可持续 4～6 小时。口服每次 100 mg,每天3 次。不良反应较少,可有皮疹、恶心、呕吐和胃部灼热感等。

8.曲克芦丁

曲克芦丁又名维脑路通,能抑制血小板聚集,防止血栓形成,同时能对抗 5-HT、缓激肽引起的血管损伤,增加毛细血管抵抗力,降低毛细血管通透性等。每次 200 mg,每天 3 次,口服;或每次 400～600 mg 加入 5%葡萄糖注射液或 0.9%氯化钠注射液 250～500 mL 中静脉滴注,每天1 次,可连用 15～30 天。不良反应较少,偶有恶心和便秘。

(四)扩血管治疗

扩张血管药目前仍然是广泛应用的药物,但脑梗死急性期不宜使用,因为脑梗死病灶后的血管处于血管麻痹状态,此时应用血管扩张药,能扩张正常血管,对病灶区的血管不但不能扩张,还要从病灶区盗血,称"偷漏现象"。因此,血管扩张药应在脑梗死发病 2 周后才应用。常用的扩张血管药有以下几种。

1.丁苯酞

每次 200 mg,每天 3 次,口服。偶见恶心,腹部不适,有严重出血倾向者忌用。

2.倍他司汀

每次 20 mg 加入 5%葡萄糖注射液 500 mL 中静脉滴注,每天1 次,连用 10～15 天;或每次 8 mg,每天3 次,口服。有些患者会出现恶心、呕吐和皮疹等不良反应。

3.盐酸法舒地尔注射液

每次 60 mg(2 支)加入 5%葡萄糖注射液或 0.9%氯化钠注射液 250 mL 中静脉滴注,每天 1 次,连用 10～14 天。可有一过性颜面潮红、低血压和皮疹等不良反应。

4.丁咯地尔

每次 200 mg 加入 5%葡萄糖注射液或 0.9%氯化钠注射液250～500 mL 中,缓慢静脉滴注,每天1 次,连用 10～14 天。可有头痛、头晕、肠胃道不适等不良反应。

5.银杏达莫注射液

每次 20 mL 加入 5%葡萄糖注射液或 0.9%氯化钠注射液 500 mL 中静脉滴注,每天 1 次,可连用14 天。偶有头痛、头晕、恶心等不良反应。

6.葛根素注射液

每次 500 mg 加入 5％葡萄糖注射液或 0.9％氯化钠注射液 500 mL 中静脉滴注,每天 1 次,连用14 天。少数患者可出现皮肤瘙痒、头痛、头昏、皮疹等不良反应,停药后可自行消失。

7.灯盏花素注射液

每次 20 mL(含灯盏花乙素 50 g)加入 5％葡萄糖注射液或 0.9％氯化钠注射液 250 mL 中静脉滴注,每天 1 次,连用 14 天。偶有头痛、头昏等不良反应。

(五)钙通道阻滞剂

钙通道阻滞剂是继 β 受体阻滞剂之后,脑血管疾病治疗中最重要的进展之一。正常时细胞内钙离子浓度为 10^{-9} mol/L,细胞外钙离子浓度比细胞内大 10 000 倍。在病理情况下,钙离子迅速内流到细胞内,使原有的细胞内外钙离子平衡破坏,结果造成:①由于血管平滑肌细胞内钙离子增多,导致血管痉挛,加重缺血、缺氧。②由于大量钙离子激活 ATP 酶,使 ATP 酶加速消耗,结果细胞内能量不足,多种代谢无法维持。③由于大量钙离子破坏了细胞膜的稳定性,使许多有害物质释放出来。④由于神经细胞内钙离子陡增,可加速已经衰竭的细胞死亡。使用钙通道阻滞剂的目的在于阻止钙离子内流到细胞内,阻断上述病理过程。

钙通道阻滞剂改善脑缺血和解除脑血管痉挛的机制:①解除缺血灶中的血管痉挛。②抑制肾上腺素能受体介导的血管收缩,增加脑组织葡萄糖利用率,继而增加脑血流量。③有梗死的半球内血液重新分布,缺血区脑血流量增加,高血流区血流量减少,对临界区脑组织有保护作用。几种常用的钙通道阻滞剂。

1.尼莫地平

尼莫地平为选择性扩张脑血管作用最强的钙通道阻滞剂。口服,每次 40 mg,每天 3～4 次。注射液,每次24 mg,溶于 5％葡萄糖注射液 1 500 mL 中静脉滴注,开始注射时,1 mg/h,若患者能耐受,1 小时后增至 2 mg/h,每天 1 次,连续用药 10 天,以后改用口服。德国 Bayer 药厂生产的尼莫同,每次口服30～60 mg,每天 3 次,可连用 1 个月。注射液开始 2 小时可按照 0.5 mg/h 静脉滴注,如果耐受性良好,尤其血压无明显下降时,可增至 1 mg/h,连用 7～10 天后改为口服。该药规格为尼莫同注射液 50 mL 含尼莫地平 10 mg,一般每天静脉滴注 10 mg。不良反应比较轻微,口服时可有一过性消化道不适、头晕、嗜睡和皮肤瘙痒等。静脉给药可有血压下降(尤其是治疗前有高血压者)、头痛、头晕、皮肤潮红、多汗、心率减慢或心率加快等。

2.尼卡地平

尼卡地平对脑血管的扩张作用强于外周血管的作用。每次口服 20 mg,每天 3～4 次,连用1～2 个月。可有胃肠道不适、皮肤潮红等不良反应。

3.氟桂利嗪

氟桂利嗪又名西比灵,每次 5～10 mg,睡前服。有嗜睡、乏力等不良反应。

4.桂利嗪

桂利嗪又名脑益嗪,每次口服 25 mg,每天 3 次。有嗜睡、乏力等不良反应。

(六)防治脑水肿

大面积脑梗死、出血性梗死的患者多有脑水肿,应给予降低颅压处理,如床头抬高 30°,避免有害刺激、解除疼痛、适当吸氧和恢复正常体温等基本处理;有条件行颅内压测定者,脑灌注压应保持在 9.3 kPa(70 mmHg)以上;避免使用低渗和含糖溶液,如脑水肿明显者应快速给予降颅压处理。

1.甘露醇

甘露醇对缩小脑梗死面积与减轻病残有一定的作用。甘露醇除降低颅内压外,还可降低血液黏度、增加红细胞变形性、减少红细胞聚集、减少脑血管阻力、增加灌注压、提高灌注量、改善脑的微循环。同时,还可提高心排血量。每次 125～250 mL 静脉滴注,6 小时 1 次,连用 7～10 天。甘露醇治疗脑水肿疗效快、效果好。不良反应:降颅压有反跳现象,可能引起心力衰竭、肾功能损害、电解质紊乱等。

2.复方甘油注射液

能选择性脱出脑组织中的水分,可减轻脑水肿;在体内参加三羧酸循环代谢后转换成能量,供给脑组织,增加脑血流量,改善脑循环,因而有利于脑缺血病灶的恢复。每天 500 mL 静脉滴注,每天2 次,可连用 15～30 天。静脉滴注速度应控制在 2 mL/min,以免发生溶血反应。由于要控制静脉滴速,并不能用于急救。有大面积脑梗死的患者,有明显脑水肿甚至发生脑疝,一定要应用足量的甘露醇,或甘露醇与复方甘油同时或交替用药,这样可以维持恒定的降颅压作用和减少甘露醇的用量,从而减少甘露醇的不良反应。

3.七叶皂苷钠注射液

有抗渗出、消水肿、增加静脉张力、改善微循环和促进脑功能恢复的作用。每次 25 mg 加入 5％葡萄糖注射液或 0.9％氯化钠注射液 250～500 mL 中静脉滴注,每天 1 次,连用 10～14 天。

4.手术减压治疗

手术减压治疗主要适用于恶性 MCA 梗死和小脑梗死。

(七)提高血氧和辅助循环

高压氧是有价值的辅助疗法,在脑梗死的急性期和恢复期都有治疗作用。最近研究提示,脑广泛缺血后,纠正脑的乳酸中毒或脑代谢产物积聚,可恢复神经功能。高压氧向脑缺血区域弥散,可使这些区域的细胞在恢复正常灌注前得以生存,从而减轻缺血缺氧后引起的病理改变,保护受损的脑组织。

(八)神经细胞活化剂

据一些药物实验研究报告,这类药物有一定的营养神经细胞和促进神经细胞活化的作用,但确切的效果,尚待进一步大宗临床验证和评价。

1.胞磷胆碱

胞磷胆碱参与体内卵磷脂的合成,有改善脑细胞代谢的作用和促进意识的恢复。每次 750 mg 加入 5％葡萄糖注射液 250 mL 中静脉滴注,每天 1 次,连用 15～30 天。

2.二磷酸胞苷二钠

三磷酸胞苷二钠主要药效成分是三磷酸胞苷,该物质不仅能直接参与磷脂与核酸的合成,而且还间接参与磷脂与核酸合成过程中的能量代谢,有神经营养、调节物质代谢和抗血管硬化的作用。每次 60～120 mg 加入 5％葡萄糖注射液 250 mL 中静脉滴注,每天 1 次,可连用 10～14 天。

3.小牛血去蛋白提取物

小牛血去蛋白提取物又名爱维治,是一种小分子肽、核苷酸和寡糖类物质,不含蛋白质和致热原。爱维治可促进细胞对氧和葡萄糖的摄取和利用,使葡萄糖的无氧代谢转向为有氧代谢,使能量物质生成增多,延长细胞生存时间,促进组织细胞代谢、功能恢复和组织修复。每次 1 200～1 600 mg 加入 5％葡萄糖注射液 500 mL 中静脉滴注,每天1 次,可连用 15～30 天。

4.依达拉奉

依达拉奉是一种自由基清除剂,有抑制脂自由基的生成、抑制细胞膜脂质过氧化连锁反应及抑制自由基介导的蛋白质、核酸不可逆的破坏作用,是一种脑保护药物。每次 30 mg 加入 5%葡萄糖注射液250 mL中静脉滴注,每天 2 次,连用 14 天。

(九)其他内科治疗

1.调节和稳定血压

急性脑梗死患者的血压检测和治疗是一个存在争议的领域。因为血压偏低会减少脑血流灌注,加重脑梗死。在急性期,患者会出现不同程度的血压升高。原因是多方面的,如脑卒中后的应激反应、膀胱充盈、疼痛及机体对脑缺氧和颅内压升高的代偿反应等,且其升高的程度与脑梗死病灶大小和部位、疾病前是否患高血压有关。脑梗死早期的高血压处理取决于血压升高的程度及患者的整体情况。收缩压超过 29.3 kPa(220 mmHg)或舒张压超过 16.0 kPa(120 mmHg)以上,则应给予谨慎缓慢降压治疗,并严密观察血压变化,防止血压降得过低。然而有一些脑血管治疗中心,主张只有在出现下列情况才考虑降压治疗,如合并夹层动脉瘤、肾衰竭、心脏衰竭及高血压脑病时。但在溶栓治疗时,需及时降压治疗,应避免收缩压>24.0 kPa(185 mmHg),以防止继发性出血。降压推荐使用微输液泵静脉注射硝普钠,可迅速、平稳地降低血压至所需水平,也可用利喜定(压宁定)、卡维地洛等。血压过低对脑梗死不利,应适当提高血压。

2.控制血糖

糖尿病是脑卒中的危险因素之一,并可加重急性脑梗死和局灶性缺血再灌注损伤。《缺血性脑卒中和短暂性脑缺血发作处理指南》,已证实急性脑卒中后高血糖与大面积脑梗死、皮质受累及其功能转归不良有关,但积极降低血糖能否改善患者的临床转归,尚缺乏足够证据。如果过去没有糖尿病史,只是急性脑卒中后血糖应激性升高,则不必应用降糖措施,只需输液中尽量不用葡萄糖注射液似可降低血糖水平;有糖尿病史的患者必须同时应用降糖药适当控制高血糖;血糖超过 10 mmol/L(180 mg/dL)时需降糖处理。

3.心脏疾病的防治

对并发心脏疾病的患者要采取相应防治措施,如果要应用甘露醇脱水治疗,则必须加用呋塞米以减少心脏负荷。

4.防治感染

对有吞咽困难或意识障碍的脑梗死患者,常常容易合并肺部感染,应给予相应抗生素和止咳化痰药物,必要时行气管切开,有利吸痰。

5.保证营养和水、电解质的平衡

特别是对有吞咽困难和意识障碍的患者,应采用鼻饲,保证营养、水与电解质的补充。

6.体温管理

在实验室脑卒中模型中,发热与脑梗死体积增大和转归不良有关。体温升高可能是中枢性高热或继发感染的结果,均与临床转归不良有关。应积极迅速找出感染灶并予以适当治疗,并可使用乙酰氨基酚进行退热治疗。

(十)康复治疗

脑梗死患者只要生命体征稳定,应尽早开始康复治疗,主要目的是促进神经功能的恢复。早期进行瘫痪肢体的功能锻炼和语言训练,防止关节挛缩和足下垂,可采用针灸、按摩、理疗和被动运动等措施。

七、预后与预防

(一)预后

(1)如果得到及时的治疗,特别是能及时在卒中单元获得早期溶栓疗法等系统规范的中西医结合治疗,可提高疗效,减少致残率,30%～50%的患者能自理生活,甚至恢复工作能力。

(2)脑梗死国外病死率为6.9%～20%,其中颈内动脉系梗死为17%,椎-基底动脉系梗死为18%。有学者观察随访经CT证实的脑梗死1～7年的预后,发现:①累计生存率,6个月为96.8%,12个月为91%,2年为81.7%,3年为81.7%,4年为76.5%,5年为76.5%,6年为71%,7年为71%。急性期病死率为22.3%,其中颈内动脉系22%,椎-基底动脉系25%。意识障碍、肢体瘫痪和继发肺部感染是影响预后的主要因素。②累计病死率在开始半年内迅速上升,一年半达高峰。说明发病后一年半不能恢复自理者,继续恢复的可能性较小。

(二)预防

1.一级预防

一级预防是指发病前的预防,即通过早期改变不健康的生活方式,积极主动地控制危险因素,从而达到使脑血管疾病不发生或发病年龄推迟的目的。从流行病学角度看,只有一级预防才能降低人群发病率,所以对于病死率及致残率很高的脑血管疾病来说,重视并加强开展一级预防的意义远远大于二级预防。

对血栓形成性脑梗死的危险因素及其干预管理有下述几方面:服用降血压药物,有效控制高血压,防治心脏病,冠心病患者应服用小剂量阿司匹林,定期监测血糖和血脂,合理饮食和应用降糖药物和降脂药物,不抽烟、不酗酒,对动脉狭窄患者及无症状颈内动脉狭窄患者一般不推荐手术治疗或血管内介入治疗,对重度颈动脉狭窄(≥70%)的患者在有条件的医院可以考虑行颈动脉内膜切除术或血管内介入治疗。

2.二级预防

脑卒中首次发病后应尽早开展二级预防工作,可预防或降低再次发生率。二级预防有下述几个方面:首先要对第1次发病机制正确评估,管理和控制血压、血糖、血脂和心脏病,应用抗血小板聚集药物,颈内动脉狭窄的干预同一级预防,有效降低同型半胱氨酸水平等。

(菅朝丽)

第五节　短暂性脑缺血发作

短暂性脑缺血发作(TIA)是指因脑血管病变引起的短暂性、局限性脑功能缺失或视网膜功能障碍。临床症状一般持续10～20分钟,多在1小时内缓解,最长不超过24小时,不遗留神经功能缺失症状,结构性影像学(CT、MRI)检查无责任病灶。凡临床症状持续超过1小时且神经影像学检查有明确病灶者不宜称为TIA。

过去,曾将TIA定义限定为24小时,这是基于时间的定义。近年来,美国TIA工作组提出了新的定义,即由于局部脑或视网膜缺血引起的短暂性神经功能缺损发作,典型临床症状持续不超过1小时,且无急性脑梗死的证据。TIA新的基于组织学的定义以脑组织有无损伤为基础,更有利于临床医师及时进行评价,使急性脑缺血能得到迅速干预。

流行病学统计表明,15%的脑卒中患者曾发生过 TIA。不包括未就诊的患者,美国每年 TIA 发作人数估计为 20 万~50 万人。TIA 发生脑卒中率明显高于一般人群,TIA 后第 1 个月内发生脑梗死者占 4%~8%;1 年内 12%~13%;5 年内增至 24%~29%。TIA 患者发生脑卒中在第 1 年内较一般人群高 13~16 倍,是最严重的"卒中预警"事件,也是治疗干预的最佳时机,频发 TIA 更应以急诊处理。

一、病因与发病机制

(一)病因

TIA 病因各有不同,主要是动脉粥样硬化和心源性栓子。多数学者认为微栓塞或血流动力学障碍是 TIA 发病的主要原因,90%左右的微栓子来源于心脏和动脉系统,动脉粥样硬化是 50 岁以上患者 TIA 的最常见原因。

(二)发病机制

TIA 的真正发病机制至今尚未完全阐明。主要有血流动力学改变学说和微栓子学说。

1.血流动力学改变学说

TIA 的主要原因是血管本身病变。动脉粥样硬化造成大血管的严重狭窄,由于病变血管自身调节能力下降,当一些因素引起灌注压降低时,病变血管支配区域的血流就会显著下降,同时又可能存在全血黏度增高、红细胞变形能力下降和血小板功能亢进等血液流变学改变,促进了微循环障碍的发生,而使局部血管无法保持血流量的恒定,导致相应供血区域 TIA 的发生。血流动力学型 TIA 在大动脉严重狭窄基础上合并血压下降,导致远端一过性脑供血不足症状,当血压回升时症状可缓解。

2.微栓子学说

大动脉的不稳定粥样硬化斑块破裂,脱落的栓子随血流移动,阻塞远端动脉,随后栓子很快发生自溶,临床表现为一过性缺血发作。动脉的微栓子来源最常见的部位是颈内动脉系统。心源性栓子为微栓子的另一来源,多见于心房颤动、心瓣膜疾病及左心室血栓形成。

3.其他学说

脑动脉痉挛、受压学说,如脑血管受到各种刺激造成的痉挛或由于颈椎骨质增生压迫椎动脉造成缺血;颅外血管盗血学说,如锁骨下动脉严重狭窄、椎动脉脑血流逆行、导致颅内灌注不足等。

TIA 常见的危险因素包括高龄、高血压、抽烟、心脏病(冠心病、心律失常、充血性心力衰竭、心脏瓣膜病)、高血脂、糖尿病和糖耐量异常、肥胖、不健康饮食、体力活动过少、过度饮酒、口服避孕药或绝经后雌激素的应用、高同型半胱氨酸血症、抗心磷脂抗体综合征、蛋白 C/蛋白 S 缺乏症等。

二、病理

发生缺血部位的脑组织常无病理改变,但部分患者可见脑深部小动脉发生闭塞而形成的微小梗死灶,其直径常<1.5 mm。主动脉弓发出的大动脉、颈动脉可见动脉粥样硬化性改变、狭窄或闭塞。颅内动脉也可有动脉粥样硬化性改变,或可见动脉炎性浸润。另外可有颈动脉或椎动脉过长或扭曲。

三、临床表现

TIA 多发于老年人,男性多于女性。发病突然,恢复完全,不遗留神经功能缺损的症状和体征,多有反复发作的病史。持续时间短暂,一般为 10~15 分钟,颈内动脉系统平均为 14 分钟,椎-基底动脉系统平均为 8 分钟,每天可有数次发作,发作间期无神经系统症状及阳性体征。颈内动脉系统 TIA 与椎-基底动脉系统 TIA 相比,发作频率较少,但更容易进展为脑梗死。

TIA 神经功能缺损的临床表现依据受累的血管供血范围而不同,临床常见的神经功能缺损有以下两种。

(一)颈动脉系统 TIA

最常见的症状为对侧面部或肢体的一过性无力和感觉障碍、偏盲,偏侧肢体或单肢的发作性轻瘫最常见,通常以上肢和面部较重,优势半球受累可出现语言障碍。单眼视力障碍为颈内动脉系统 TIA 所特有,短暂的单眼黑蒙是颈内动脉分支——眼动脉缺血的特征性症状,表现为短暂性视物模糊、眼前灰暗感或云雾状。

(二)椎-基底动脉系统 TIA

常见症状为眩晕、头晕、平衡障碍、复视、构音障碍、吞咽困难、皮质性盲和视野缺损、共济失调、交叉性肢体瘫痪或感觉障碍。脑干网状结构缺血可能由于双下肢突然失张力,造成跌倒发作。颞叶、海马、边缘系统等部位缺血可能出现短暂性全面性遗忘症,表现为突发的一过性记忆丧失,时间、空间定向力障碍,患者有自知力,无意识障碍,对话、书写、计算能力保留,症状可持续数分钟至数小时。

血流动力学型 TIA 与微栓塞型 TIA 在临床表现上也有所区别(表 3-3)。

表 3-3 血流动力学型 TIA 与微栓塞型 TIA 的临床鉴别要点

临床表现	血流动力学型	微栓塞型
发作频率	密集	稀疏
持续时间	短暂	较长
临床特点	刻板	多变

四、辅助检查

治疗的结果与确定病因直接相关,辅助检查的目的就在于确定病因及危险因素。

(一)TIA 的神经影像学表现

普通 CT 和 MRI 扫描正常。MRI 灌注成像(PWI)表现可有局部脑血流减低,但不出现 DWI 的影像异常。TIA 作为临床常见的脑缺血急症,要进行快速的综合评估,尤其是 MRI 检查(包括 DWI 和 PWI),以便鉴别脑卒中、确定半暗带、制订治疗方案和判断预后。CT 检查可以排除脑出血、硬膜下血肿、脑肿瘤、动静脉畸形和动脉瘤等临床表现与 TIA 相似的疾病,必要时需行腰椎穿刺以排除蛛网膜下腔出血。CT 血管成像、MRA 有助于了解血管情况。梗死型 TIA 的概念是指临床表现为 TIA,但影像学上有脑梗死的证据,早期的 MRI 弥散成像检查发现,20%~40%临床上表现为 TIA 的患者存在梗死灶。但实际上根据 TIA 的新概念,只要出现了梗死灶就不能诊断为 TIA。

(二)血浆同型半胱氨酸检查

血浆同型半胱氨酸浓度与动脉粥样硬化程度密切相关,血浆同型半胱氨酸水平升高是全身性动脉硬化的独立危险因素。

(三)其他检查

TCD 检查可发现颅内动脉狭窄,并且可进行血流状况评估和微栓子检测。血常规和生化检查也是必要的,神经心理学检查可能发现轻微的脑功能损害。双侧肱动脉压、桡动脉搏动、双侧颈动脉及心脏有无杂音、全血和血小板检查、血脂、空腹血糖及糖耐量、纤维蛋白原、凝血功能、抗心磷脂抗体、心电图、心脏及颈动脉超声、TCD、DSA 等,有助于发现 TIA 的病因和危险因素、评判动脉狭窄程度、评估侧支循环建立程度和进行微栓子的检测;有条件时应考虑经食管超声心动图检查,可能发现卵圆孔未闭等心源性栓子的来源。

五、诊断与鉴别诊断

(一)诊断

诊断只能依靠病史,根据血管分布区内急性短暂神经功能障碍与可逆性发作特点,结合 CT 排除出血性疾病可考虑 TIA。确立 TIA 诊断后应进一步进行病因、发病机制的诊断和危险因素分析。TIA 和脑梗死之间并没有截然的区别,两者应被视为一个疾病动态演变过程的不同阶段,应尽可能采用"组织学损害"的标准界定两者。

(二)鉴别诊断

鉴别需要考虑其他可以导致短暂性神经功能障碍发作的疾病。

1.局灶性癫痫后出现的 Todd 麻痹

局限性运动性发作后可能遗留短暂的肢体无力或轻偏瘫,持续 0.5～36 小时后可消除。患者有明确的癫痫病史,EEG 可见局限性异常,CT 或 MRI 可能发现脑内病灶。

2.偏瘫型偏头痛

偏瘫型偏头痛多于青年期发病,女性多见,可有家族史,头痛发作的同时或过后出现同侧或对侧肢体不同程度瘫痪,并可在头痛消退后持续一段时间。

3.晕厥

晕厥为短暂性弥漫性脑缺血、缺氧所致,表现为短暂性意识丧失,常伴有面色苍白、大汗、血压下降,EEG 多数正常。

4.梅尼埃病

发病年龄较轻,发作性眩晕、恶心、呕吐可与椎-基底动脉系统 TIA 相似,反复发作常合并耳鸣及听力减退,症状可持续数小时至数天,但缺乏中枢神经系统定位体征。

5.其他

血糖异常、血压异常、颅内结构性损伤(如肿瘤、血管畸形、硬膜下血肿、动脉瘤等)、多发性硬化等,也可能出现类似 TIA 的临床症状。临床上可以依靠影像学资料和实验室检查进行鉴别诊断。

六、治疗

TIA 是缺血性血管病变的重要部分。TIA 既是急症,也是预防缺血性血管病变的最佳和最重要时机。TIA 的治疗与二级预防密切结合,可减少脑卒中及其他缺血性血管事件发生。TIA

症状持续 1 小时以上,应按照急性脑卒中流程进行处理。根据 TIA 病因和发病机制的不同,应采取不同的治疗策略。

(一)控制危险因素

TIA 需要严格控制危险因素,包括调整血压、血糖、血脂、同型半胱氨酸,以及戒烟、治疗心脏疾病、避免大量饮酒、有规律的体育锻炼、控制体重等。已经发生 TIA 的患者或高危人群可长期服用抗血小板药物。肠溶阿司匹林为目前最主要的预防性用药之一。

(二)药物治疗

1.抗血小板聚集药物

阻止血小板活化、黏附和聚集,防止血栓形成,减少动脉-动脉微栓子。常用药物如下。

(1)阿司匹林肠溶片:通过抑制环氧化酶减少血小板内花生四烯酸转化为 TXA_2 防止血小板聚集,各国指南推荐的标准剂量不同,我国指南的推荐剂量为 $75\sim150$ mg/d。

(2)氯吡格雷(75 mg/d):也是被广泛采用的抗血小板药,通过抑制血小板表面的 ADP 受体阻止血小板积聚。

(3)双嘧达莫:为血小板磷酸二酯酶抑制剂,缓释剂可与阿司匹林联合使用,效果优于单用阿司匹林。

2.抗凝治疗

考虑存在心源性栓子的患者应予抗凝治疗。抗凝剂种类很多,肝素、低分子量肝素、口服抗凝剂(如华法林、香豆素)等均可选用,但除低分子量肝素外,其他抗凝剂如肝素、华法林等应用过程中应注意检测凝血功能,以避免发生出血不良反应。低分子量肝素,每次 $4\,000\sim5\,000$ U,腹部皮下注射,每天 2 次,连用 $7\sim10$ 天,与普通肝素比较,生物利用度好,使用安全。口服华法林 $6\sim12$ mg/d,$3\sim5$ 天后改为 $2\sim6$ mg/d维持,目标国际标准化比值范围为$2.0\sim3.0$。

3.降压治疗

血流动力学型 TIA 的治疗以改善脑供血为主,慎用血管扩张药物,除抗血小板聚集、降脂治疗外,需慎重管理血压,避免降压过度,必要时可给予扩容治疗。在大动脉狭窄解除后,可考虑将血压控制在目标值以下。

4.生化治疗

防治动脉硬化及其引起的动脉狭窄和痉挛以及斑块脱落的微栓子栓塞造成 TIA。主要用药有:维生素 B_1,每次 10 mg,3 次/天;维生素 B_2,每次 5 mg,3 次/天;维生素 B_6,每次 10 mg,3 次/天;复合维生素 B,每次 10 mg,3 次/天;维生素 C,每次 100 mg,3 次/天;叶酸片,每次 5 mg,3 次/天。

(三)手术治疗

颈动脉剥脱术和颈动脉支架治疗适用于症状性颈动脉狭窄 70% 以上的患者,实际操作上应从严掌握适应证。仅为预防脑卒中而让无症状的颈动脉狭窄患者冒险手术不是正确的选择。

七、预后与预防

(一)预后

TIA 可使发生缺血性脑卒中的危险性增加。传统观点认为,未经治疗的 TIA 患者约 1/3 发展成脑梗死,1/3 可反复发作,另 1/3 可自行缓解。但如果经过认真细致的中西医结合治疗应会减少脑梗死的发生比例。一般第一次 TIA 发作后,$10\%\sim20\%$ 的患者在其后90 天出现缺血性脑卒中,其中50％发生在第1次TIA发作后24～28小时。预示脑卒中发生率增高的危险因素包括高龄、糖尿病、发作时间超过10分钟、颈内动脉系统TIA症状(如无力和语言障碍);椎-基底动脉系统TIA发生脑梗死的比例较少。

(二)预防

近年来以中西医结合治疗本病的临床研究证明,在注重整体调节的前提下,病证结合,中医学辨证论治能有效减少TIA发作的频率及程度并降低形成脑梗死的危险因素,从而起到预防脑血管病事件发生的作用。

（菅朝丽）

第六节　脑动脉硬化症

脑动脉硬化症是指在全身动脉硬化的基础上,脑部血管的弥漫性硬化、管腔狭窄及小动脉闭塞,供应脑实质的血流减少,神经细胞变性而引起的一系列神经与精神症状。本病发病年龄大多在50岁以上。脑动脉硬化的好发部位多位于颈动脉分叉水平,而颈总动脉的起始部很少发生。

一、病因及发病机制

该病病因尚未完全明了,大多数学者认为与下列因素有关。

(一)脂质代谢障碍和内膜损伤

脂质代谢障碍和内膜损伤是导致动脉粥样硬化最早和最主要的原因。早期病变发生于内膜,大量中性脂肪、胆固醇由血浆中移出而沉积于血管壁的内膜上形成粥样硬化斑块。

(二)血流动力学因素的作用

脂质进入和移出内膜的速度经常处于动态的平衡。但在动脉分叉处、弯曲处、动脉成角、转向处或内膜表面不规则时,可影响血液的流层,使血液汹涌而形成旋涡流、湍流,由于高切应力和湍流的机械性损伤,致使内膜进一步损伤。血浆中的脂质向损伤的内膜移动占优势,致使高浓度的乳糜微粒及脂蛋白多聚在这一区域,加速动脉粥样硬化的发生及发展。

(三)血小板聚集作用

近年来应用扫描电子显微镜的研究发现,血小板易在动脉分叉处聚集,血小板与内皮细胞的相互作用而使内膜发生损伤,血小板在内皮细胞损伤处容易黏附,继而聚集,其结果是血小板血栓形成。

(四)高密度脂蛋白与动脉粥样硬化

高密度脂蛋白(HDL)与乳糜微粒(CM)及极低密度脂蛋白(VLDL)的代谢途径有密切关系。现已发现动脉粥样硬化患者血清高密度脂蛋白降低,故认为高密度脂蛋白降低可导致动脉粥样硬化。

(五)高血压与动脉粥样硬化

高血压是动脉粥样硬化的重要因素,患有高血压时,由于血流冲击,使动脉壁承受很强的机械压力,可促进动脉粥样硬化的发生和发展。

二、病理生理

动脉硬化早期,在动脉的内膜上出现数毫米大小的黄色脂点或出现数厘米长的黄色脂肪条。病变进一步发展则形成纤维斑块,斑块表面可破溃形成溃疡出血,亦可形成附壁血栓,可使动脉管腔变细甚至闭塞。

三、临床表现

(一)早期

脑动脉粥样硬化发展缓慢,呈进行性加重,早期表现类似神经衰弱,患者有头痛、头胀、头部压紧感,还可有耳鸣、眼花、心悸、失眠、记忆力减退、烦躁以及易疲倦等症状,头晕、头昏、嗜睡以及精神状态的改变。逐渐出现对各种刺激的感觉过敏,情绪易波动,有时激动、焦虑、紧张、恐惧、多疑,有时又出现对周围事物无兴趣、淡漠及颓丧、伤感,对任何事情感到无能为力、不果断。并常伴有自主神经功能障碍,如手足发冷、局部出汗,皮肤划纹征阳性。脑动脉粥样硬化时可引起脑出血,临床上可发生眩晕、昏厥等症状,并可有短暂性脑缺血发作。

(二)进展期

随着病情的进展,患者可出现许多严重的神经精神症状及体征,其临床表现有以下几类。

1.动脉硬化性帕金森病

患者面部缺乏表情,发音低而急促,直立时身体向前弯,四肢强直而肘关节略屈曲,手指震颤而呈搓丸样,步伐小而身体向前冲,称为"慌张步态"。其他症状尚有出汗多,皮脂溢出多,言语障碍、流口水多、吞咽费力等。少数患者晚期可出现痴呆。

2.脑动脉硬化痴呆

患者缓慢起病,呈阶梯性智能减退,早期患者可出现神经衰弱综合征,逐渐出现近记忆力明显减退,而人格、远记忆力、判断、计算力尚能在一段时间内保持完整。患者情绪不稳,易激惹、喜怒无常、夜间可出现谵妄或失眠,有时出现强哭、强笑或情绪淡漠,最后发展为痴呆。

3.假性延髓性麻痹

其临床特征为构音障碍、吞咽困难,饮水呛咳,面无表情,轻度情绪刺激表现为反应过敏以及不能控制的强哭、强笑或哭笑相似而不易分清,这种情感障碍为病变侵犯皮质丘脑阻塞所致。

4.脑神经损害

脑动脉硬化后僵硬的动脉可压迫脑底部的脑神经而使其功能发生障碍,如双鼻侧偏盲、三叉神经痛性抽搐、双侧展或面神经瘫痪,或引起一侧面肌痉挛等症状。

5.脑动脉硬化

神经系统所出现的体征临床上可出现一些原始反射,如强握反射、口舌动作等。同时可伴有皮质高级功能的障碍,如语言障碍、吐词困难,对词的短暂记忆丧失,命名不能、失用,亦出现体像障碍、皮质感觉障碍,锥体束损害以及脑干、脊髓损害的症状。另外,还可出现括约肌功能障碍,如尿潴留或失禁,大便失禁等。脑动脉硬化症还可引起癫痫发作,其发作形式可为杰克森(Jackson)发作、钩回发作或全身性大发作。

四、辅助检查

(一)血生化测定

患者血胆固醇增高,低密度脂蛋白增高,高密度脂蛋白降低,血甘油三酯增高,血 β-脂蛋白增高,90%以上的患者表现为Ⅱ或Ⅳ型高脂血症。

(二)数字减影

动脉造影可显示脑动脉粥样硬化所造成的动脉管腔狭窄或动脉瘤病变。脑动脉造影显示动脉异常弯曲和伸长。动脉内膜存在有动脉粥样硬化斑,使动脉管腔变的不规则,呈锯齿状,最常见于颈内动脉虹吸部,亦可见于大脑中、前、后动脉。

(三)经颅多普勒检查

根据所测颅内血管的血流速度、峰值、频宽、流向,判断出血管有无狭窄和闭塞。

(四)CT 扫描及 MRI 检查

CT 及 MRI 可显示脑萎缩及多发性腔隙性梗死(图 3-1、图 3-2)。

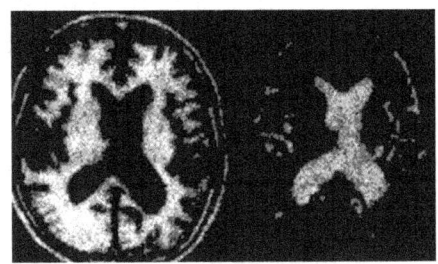

图 3-1　弥漫性脑萎缩

T_1 及 T_2 加权像,脑室系统扩大脑沟池增宽,左侧明显

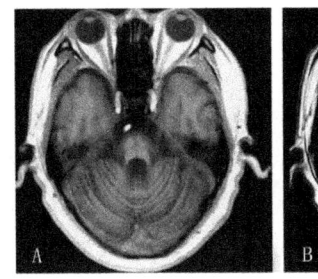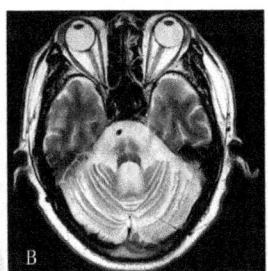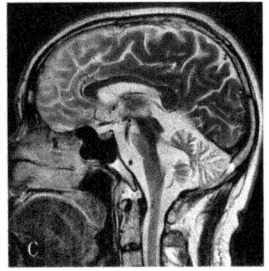

图 3-2　脑桥小脑萎缩

$T_1WI(A)$和 $T_2WI(B)$为横断位,$T_2W(C)$为矢状位,脑桥、橄榄、小脑萎缩,
脑桥、橄榄腹侧变平,桥前池扩大,四脑室扩张;脑桥见"十字"征(B)

(五)眼底检查

40%左右的患者有视网膜动脉硬化症,表现为动脉迂曲,动脉直径变细不均,动脉反光增强,呈银丝样改变以及动静脉交叉压迹等。

五、诊断

(1)年龄在 45 岁以上。

(2)初发高级神经活动不稳定的症状或脑弥漫性损害症状。

(3)有全身动脉硬化,如眼底动脉硬化Ⅱ级以上或主动脉弓增宽及颞动脉或桡动脉较硬以及冠心病等。

(4)神经系统阳性体征如腱反射不对称,掌颌反射阳性及吸吮反射阳性等。

(5)血清胆固醇增高。

(6)排除其他脑病。

上述 6 项为诊断脑动脉硬化的最低标准。可根据身体任何部位的动脉硬化症状,如头部动脉的硬化,精神、神经症状呈缓慢进展,伴以短暂性脑卒中样发作,或有轻重不等的较广泛的神经系统异常。有脑神经、锥体束和锥体外系损害,并除外颅内占位性病变,结合实验室检查可以作出临床诊断。

六、鉴别诊断

本病应与以下疾病相鉴别。

(一)神经衰弱综合征

脑动脉硬化发病多在 50 岁以后,没有明显的精神因素,临床表现以情感脆弱、近记忆减退为突出症状。此外,表现为思维活动迟钝,工作能力下降,眼底动脉硬化及血脂明显增高均可与神经衰弱鉴别。

(二)老年痴呆

脑动脉硬化症晚期可出现痴呆,故应与老年痴呆相鉴别(表3-4)。

表 3-4 脑动脉硬化性痴呆与老年痴呆的鉴别

项目	脑动脉硬化性痴呆	老年痴呆
发病年龄	50~75 岁	70~75 岁
病理改变	多发性脑微梗死灶	脑组织中老年斑与神经纤维缠结
高血压动脉硬化	常有,病起决定性作用	或无,不起决定性作用
情感障碍	脆弱,哭笑无常	淡漠,反应迟钝
人格改变	有,相对较完整	迅速衰退
记忆力	有,近事遗忘	十分突出,远近事记忆均障碍
定向力	有	时间、地点、人物定向均差
智力障碍	选择性或镶嵌性衰退	全面衰退
自知力	保持较久	早期丧失
定位特征	常有,明显	无特异性
进展情况	阶梯或进展	迅速加重而死亡

(三)颅内占位性病变

颅内占位性病变如脑瘤、转移瘤、硬脑膜下血肿。颅内占位性病变常缺乏血管硬化的体征,多伴有进行性颅内压增高及脑脊液蛋白高的表现。CT 扫描或 MRI 检查可加以鉴别。

(四)躯体性疾病

躯体性疾病如营养障碍、严重贫血、内分泌疾病、心肺疾病伴缺氧和二氧化碳潴留、肾脏疾病伴尿毒症、慢性充血性心力衰竭、低血糖、脑积水等,均应加以鉴别。以上各种疾病可根据临床特征、辅助检查加以鉴别。

七、治疗

(一)一般防治措施

(1)合理饮食:食用低胆固醇、低动物性脂肪食物,如瘦肉、鱼类、低脂奶类。提倡饮食清淡,多食富含维生素 C(新鲜蔬菜、瓜果)和植物蛋白(豆类及其制品)的食物。

(2)适当的体力劳动和体育锻炼:对预防肥胖,改善循环系统的功能和调整血脂的代谢有一定的帮助,是预防本病的一项积极措施。

(3)生活要有规律:合理安排工作和生活,保持乐观,避免情绪激动和过度劳累,要有充分的休息和睡眠,在生活中不吸烟、不饮酒。

(4)积极治疗有关疾病,如高血压、糖尿病、高脂血症、肝肾及内分泌疾病等。

(二)降低血脂

高脂血症经用体育疗法、饮食疗法仍不降低者,可选用降脂药物治疗。

1.他汀类药物

"他汀"全称是"β-羟基 β-甲基戊二酰辅酶 A 还原酶抑制剂",他汀类药物能够显著降低低密度脂蛋白胆固醇,轻度升高高密度脂蛋白胆固醇,是防治冠心病和其他动脉粥样硬化性疾病、调脂的首选药物。

用法:辛伐他汀,20~40 mg/d;普伐他汀,40 mg/d;氟伐他汀,40~80 mg;阿托伐他汀,10 mg/d;瑞舒伐他汀,5~10 mg/d;洛伐他汀,40 mg/d。

2.贝特类药物

贝特类药物又称苯氧芳酸类降脂药。用于高三酰甘油血症。当血三酰甘油 500 mg/dL 时为首选药物。

用法:①非诺贝特,片剂,每次 0.1 g,每天 3 次;微粒化胶囊,每次 0.2 g,每天 1 次。②吉非贝齐,每次 0.6 g,每天 2 次。③苯扎贝特,每次 0.2 g,每天 3 次。

3.烟酸及其衍生物

烟酸属于 B 族维生素的一种,当其用量超过作为维生素的剂量时,有明显降脂作用。适用于高三酰甘油血症与低高密度脂蛋白血症。

用法:一般建议开始用量为 0.375~0.5 g,睡前服用;4 周后增量至 1 g/d,逐渐增至最大剂量 2 g/d。烟酸缓释片常用量为每次 1~2 g,每天 1 次。

4.降脂药物的联合应用

由于他汀类药物作用肯定,不良反应少,联合降脂方案多由他汀类药物与另一种降脂药组成。

(1)他汀类+依折麦布协同降低血低密度脂蛋白水平最佳选择,联合治疗不增加肝脏毒性、肌病和横纹肌溶解的发生。

(2)他汀类+贝特类治疗混合型高脂血症。合用增加肌病危险,应慎重。合用时建议二药分开服用,如他汀类药物睡前口服,贝特类药物早晨口服。避免将他汀与吉非贝齐合用。

(3)他汀类+烟酸显著升高高密度脂质白,可用,但应加强血糖和肌病发生的监测。

(4)他汀类+胆酸螯合剂协同降低血低密度脂蛋白水平,仅用于其他降脂治疗无效或不能耐受者。

(5)他汀类+ω-3 脂肪酸治疗混合型高脂血症,有效而安全。

(三)扩血管药物

扩血管药物可解除血管运动障碍,改善血液循环,主要作用于血管平滑肌。

(1)盐酸罂粟碱:可改善脑血流,60～90 mg,加入5％葡萄糖液或右旋糖酐-40 500 mL中静脉滴注,1次/天,7～10天为1个疗程。或30～60 mg,1～2次/天,肌内注射。

(2)己酮可可碱:0.1 g,3次/天,口服。除扩张毛细血管外,还增进纤溶活性,降低红细胞上的脂类及黏度,改善红细胞的变形性。

(3)盐酸倍他啶、烟酸、山莨菪碱、血管舒缓素等均属常用扩血管药物。

(四)钙通道阻滞剂

作用机制:①扩张血管,增加脑血流量,阻滞Ca^{2+}跨膜内流。②抗动脉粥样硬化,降低胆固醇。③抗血小板聚集,减低血黏度,改善微循环。④保护细胞,避免脑缺血后神经元细胞膜发生去极化。⑤维持红细胞变形能力,是影响微循环中血黏度的重要因素。

1.尼莫地平

30 mg,2～3次/天,口服。

2.尼卡地平

20 mg,3次/天,口服,3天后渐增到每天60～120 mg,不良反应为少数人思睡、头晕、倦怠、恶心、腹胀等,减量后即可消失,一般不影响用药。而肝肾功能差和低血压者慎用,颅内出血急性期、妊娠、哺乳期患者禁用。

3.地尔硫䓬

30 mg,3次/天,口服。不良反应为面红、头痛、心动过速、恶心、便秘、个别患者有转氨酶暂时升高。孕妇慎用,心房颤动、心房扑动者禁用。注意不可嚼碎药片。

4.氟桂利嗪

5～10 mg或6～12 mg,1次/天,顿服。不良反应为乏力、头晕、嗜睡、脑脊液压力增高,故颅内压增高者禁用。

5.桂利嗪

25 mg,3次/天,口服。

(五)抗血小板聚集药物

1.阿司匹林

抗血小板聚集药常用阿司匹林,阿司匹林对血小板聚集的抑制作用是通过抑制血小板的前列腺素环氧酶、从而防止血栓烷A2的生成而起作用。

用法:口服,每次75～150 mg,每天1次。抑制血小板聚集,稳定血小板膜,改善脑循环,防止血栓形成。

2.氯吡格雷

氯吡格雷又称波立维,是一种血小板聚集抑制剂,可选择性地抑制血小板受体与腺苷酸环化酶耦联的二磷酸腺苷的结合,通过阻断二磷酸腺苷释放后引起的血小板活化的扩增,并可抑制其激动剂诱导的血小板聚集。

用法:口服氯吡格雷的推荐剂量为每天75 mg。对于老年患者和肾病患者不需调整剂量。对于行急诊冠状动脉介入治疗患者,建议首次剂量为300 mg,此后每天75 mg。

3.替格瑞洛

替格瑞洛属于抗血小板聚集药物,本药及其主要代谢物可阻止信号传导和血小板活化,用于预防脑卒中、心脏病发作或其他心脏疾病。

用法：口服，对于急性冠脉综合征或经皮冠脉介入术，一般先给予负荷剂量 180 mg 联合阿司匹林 325 mg，之后改为维持剂量 90 mg，每天 2 次，联合阿司匹林 75～100 mg 每天 1 次。维持治疗时，阿司匹林剂量不应超过 100 mg。

4.吲哚布芬

吲哚布芬是一种异吲哚啉基苯基丁酸衍生物，可逆性抑制血小板环氧合酶 1，阻断血栓素 B_2 合成；抑制二磷酸腺苷、肾上腺素和血小板活化因子、胶原和花生四烯酸诱导的血小板聚集。适用于动脉硬化所致的缺血性心脑血管和周围血管疾病，静脉血栓形成等。

用法：100～200 mg，每天 2 次，餐后口服。65 岁以上老年患者及肾功能不全患者以 100～200 mg/d 为宜。

(六)脑细胞活化剂

脑动脉硬化时，可引起脑代谢障碍，导致脑功能低下，为了恢复脑功能和改善临床症状，常用以下药物。

1.胞磷胆碱

0.2～0.5 g，静脉注射或加用 5％～10％葡萄糖后静脉滴注，5～10 天为 1 个疗程。或 0.1～0.3 g/d，分 1～2 次肌内注射。它能增强与意识有关的脑干网状结构功能，兴奋锥体束，促进受伤的运动功能的恢复，还能增强脑血管的张力及增加脑血流量，增强细胞膜的功能，改善脑代谢。

2.甲磺双氢麦角胺

1 次 1 片(0.3 mg)，1 次/天，肌内注射，或 1 片(2.5 mg)，2 次/天，口服。其为最新脑细胞代谢功能改善剂。它能作用于血管运动中枢，抑制血管紧张，促进循环功能，能使脑神经细胞的功能再恢复，促使星状细胞摄取充足的营养素，使氧、葡萄糖等能量输送到脑神经细胞，从而改善脑神经细胞新陈代谢。

3.素高捷疗

0.2～0.4 g，1 次/天，静脉注射，或加入 5％葡萄糖中静脉滴注，15 天为 1 个疗程。可激发及加快修复过程。在供氧不足的状态下，改善氧的利用率，并促进养分穿透入细胞。提高与能量调节有关的代谢率。

4.艾地苯醌

30 mg，3 次/天，口服。能改善脑缺血的脑能量代谢(包括激活脑线粒体、呼吸活性、改善脑内葡萄糖利用率)，改善脑功能障碍。

（田　涌）

第七节　脑血管畸形

脑血管畸形是一种先天性脑血管发育异常，由胚胎期脑血管芽胚演化而成的一种血管畸形，有多种类型(最常见的是脑动静脉畸形)。

一、脑动静脉畸形

本病是引起自发性蛛网膜下腔出血的另一常见原因,仅次于颅内动脉瘤。

(一)临床表现

(1)出血:可表现为蛛网膜下腔出血,脑内出血或硬脑膜下出血,一般多发生于年龄较小的病例。

(2)抽搐:多见于较大的,有大量"脑盗血"的动静脉畸形患者。

(3)进行性神经功能障碍:主要表现为运动或感觉性瘫痪。

(4)头痛:常局限于一侧,类似偏头痛。

(5)智力减退:见于巨大型动静脉畸形由于"脑盗血"严重或癫痫频繁发作所致。

(6)颅内血管杂音。

(7)眼球突出。

(二)辅助检查

1.头颅 X 平片检查

一般无异常。

2.头颅 CT 检查

可见局部不规则低密度区,用造影剂增强后在病变部位出现不规则高密度区。

3.头颅 MRI 检查

在 T_1 加权和 T_2 加权像上均表现为低或无信号暗区(流空现象),此为动静脉畸形的特征性表现。

4.头颅核磁血管显像

MRA 显示血管畸形优于 MRI,两者可互相补充。

5.数字减影血管造影

在动脉期摄片中可见到一堆不规则的扭曲血管团,有一根或数根粗大而显影较深的供血动脉,引流静脉早期出现于动脉期摄片上,扭曲扩张,导入颅内静脉窦。病变远侧的脑动脉充盈不良或不充盈。

(三)诊断

青年人有自发蛛网膜下腔出血或脑内出血史时,应想到本病可能,如病史中还有局限性或全身性癫痫发作则更应该怀疑本病,可结合头颅 CT、脑血管造影、MRI、TCD、头颅平片等,其中脑血管造影是诊断动静脉畸形最可靠、最重要的方法。

(四)鉴别诊断

(1)颅内动脉瘤:该病发病高峰多在 40～60 岁,症状较重。头颅 CT 增强扫描前后阴性较多,与动静脉畸形头颅 CT 见颅内有不规则低密度区不同,可以鉴别。

(2)胶质瘤:患者常表现为神经功能障碍进行性加重,疾病进展快,病程较短。头颅 CT、MRI 检查可见明显的占位。

(3)成血管细胞脑膜瘤和成血管细胞瘤:前者占位效应明显,CT 可见增强的肿瘤。后者很少发生在幕上,周边平滑,多位于缺乏血管的中线位置或中线偏心位置。这些区域通常表现为一个囊状结构拥有正常的血液循环,与占位效应不相称。

(4)颅内转移瘤:该类患者常可发现原发灶,病情进展快,头颅 CT 及 MRI 检查可见明显的占位征象。

（5）后颅窝肿瘤。

（6）其他类型的颅内血管畸形。

（7）烟雾病：脑血管造影可显示颈内动脉和大脑中动脉有闭塞，大脑前、后动脉可有逆流现象，脑底部有异常血管网，没有早期出现的扩张扭曲的静脉。

（五）治疗

（1）避免剧烈的情绪波动，禁烟酒，防止便秘，如已出血，则按蛛网膜下腔出血或脑出血处理。

（2）控制癫痫。

（3）对症治疗。

（4）防止再出血。

二、其他类型脑血管畸形

（一）海绵状血管瘤

本病好发于20～40岁成人。临床症状隐袭，最常见的起病症状为抽搐发作，另外有头痛、颅内出血、局部神经功能障碍。CT和MRI是诊断颅内海绵状血管瘤的较好手段。以手术治疗为主。

（二）静脉血管畸形

静脉血管畸形多见于30～40岁的成人，常见症状有癫痫发作，局灶性神经功能障碍和头痛，出血很少见。可依靠CT、MRI、血管造影。静脉畸形的预后较好，故主张内科治疗，发生严重出血者可考虑手术治疗。

（三）毛细血管扩张症

CT及MRI检查通常不能显示病灶，血管造影时也不能显示扩张的毛细血管，并发出血时上述检查可显示相应的血肿。一般给予对症治疗，若发生严重出血，则可考虑手术治疗。

（四）大脑大静脉畸形

随年龄不同，症状有所不同。新生儿患者的常见症状为心力衰竭，有心动过速、呼吸困难、发绀、肺水肿、肝大及周围性水肿。幼儿患者的常见症状为脑积水，头围增大，颅缝分裂，头部可闻及颅内杂音，并有抽搐发作，患儿心脏可有扩大，有时伴有心力衰竭。对较大儿童及青年，除引起癫痫发作外，尚可引起蛛网膜下腔出血、头痛、智力发育迟钝，也可有发作性昏迷、眩晕、视力障碍、肢体无力等。新生儿及婴幼儿出现心力衰竭、心脏扩大、头颅增大、颅内可闻及杂音，应想到本病的可能，进一步确诊可行头颅CT、MRI和/或脑血管造影检查。

（田　涌）

第四章

中枢神经系统感染

第一节　单纯疱疹病毒性脑炎

单纯疱疹病毒性脑炎是一种由于单纯疱疹病毒感染脑实质引起的,以发热、口唇疱疹、头痛呕吐、意识障碍、偏瘫、抽搐、精神异常为主要表现的脑部感染性疾病。

一、病因及发病机制

单纯疱疹病毒是一种嗜神经 DNA 病毒,分为 I 型和 II 型,近 90% 的人类单纯疱疹病毒性脑炎是由 I 型引起,6%～15% 是由 II 型所致。病毒先引起口腔和呼吸道原发感染,然后沿三叉神经各分支经轴索逆行至三叉神经节,并在此潜伏。数年后或机体免疫力低下时,非特异性刺激可激活病毒,故约 70% 单纯疱疹病毒性脑炎起因于内源性病毒的活化,仅约 25% 的病例是由原发感染所致,病毒经嗅球和嗅束直接侵入脑内,或口腔感染后病毒经三叉神经入脑而引起脑炎。

二、病理

病颞叶、额叶眶面等部位出血性坏死,以皮质的分子层、1、2、3、5 层最明显,血管周围最重,可见病变脑神经细胞坏死、小胶质细胞增生形成嗜节现象,血管壁出现坏死,血管周围可见淋巴细胞、浆细胞浸润或出血改变。病灶边缘部分的神经细胞核内出现嗜酸性包涵体,包涵体偶见于星型细胞和少突胶质细胞核内。软脑膜充血,并有淋巴细胞和浆细胞浸润。

三、临床表现

(一)发病情况

任何年龄均可患病,四季均可发病,原发感染的平均潜伏期为 6 天;前驱期可有发热、全身不适、头痛、肌痛、嗜睡、腹痛和腹泻等。多急性起病,约 1/4 患者可有口唇疱疹史;发病后患者体温为 38.4～40.0 ℃,并有头痛、轻微的意识和人格改变,有时以全身性或部分性运动性发作为首发症状。随后病情缓慢进展,精神症状表现突出,如注意力涣散、反应迟钝、言语减少、情感淡漠和表情呆滞,患者呆坐或卧床,行动懒散,甚至不能自理生活,或表现木僵、缄默,或有动作增多、行为奇特及冲动行为,智力障碍也较明显,部分患者的精神行为异常为首发或唯一症状。

（二）神经症状

可表现偏盲、偏瘫、失语、眼肌麻痹、共济失调、多动（震颤、舞蹈样动作、肌阵挛）、脑膜刺激征等弥散性及局灶性脑损害表现。多数患者有意识障碍，表现意识模糊或谵妄，随病情加重可出现嗜睡、昏睡、昏迷或去皮质状态；部分患者在疾病早期迅即出现明显意识障碍。约 1/3 患者可出现全身性或部分性痫性发作。

（三）预后

重症患者可因广泛脑实质坏死和脑水肿引起颅内压增高，甚至脑疝形成而死亡。

四、辅助检查

（一）血液检查

周围血白细胞数增高，可为 $10 \times 10^9 / L$ 以上，早期出现轻度中性粒细胞增多，红细胞沉降率快。检测急性期和恢复期双份血清中的特异性抗体可协助诊断，恢复期标本单纯疱疹病毒-1 抗体（IgG）有 4 倍或 4 倍以上升高或降低者有诊断意义。

（二）脑脊液检查

腰椎穿刺压力增高，脑脊液细胞数正常或轻、中度升高，一般在 $(10 \sim 100) \times 10^6 / L$，也可多达 $1\,000 \times 10^6 / L$，以淋巴细胞为主，早期也可以中性粒细胞增多为主，有较多的红细胞，$(50 \sim 500) \times 10^6 / L$，蛋白质含量正常或轻度升高，一般低于 $1.0\ g/L$，糖和氯化物正常。

（三）脑脊液病原学检查

检测单纯疱疹病毒抗原；检测单纯疱疹病毒特异性 IgM、IgG 抗体；检测脑脊液中单纯疱疹病毒-DNA。

（四）脑电图检查

脑电图检查可见 α 波节律消失，弥漫性高幅慢波背景上的局灶性尖波，多见单侧或双侧颞、额叶异常，以颞叶为中心的周期性同步放电（2～3 Hz）最具诊断价值。

（五）影像学检查

头颅 CT 可正常，也可见一侧或双侧颞叶、海马及边缘系统局灶性低密度区，若其中出现点状高密度提示有出血性坏死，更支持诊断。严重者可有脑室受压、中线移位等占位效应。在早期 MRI T2 加权像可见到颞叶中、下部，向上延伸岛叶及额叶底面有周边清晰的高密度区。MRI 优于 CT，尤其可发现早期病灶。

（六）脑组织活检

发现神经细胞内有嗜酸性包涵体或电镜下发现单纯疱疹病毒病毒颗粒可以确诊。脑组织标本做聚合酶链反应、原位杂交等检查病毒核酸或进行病毒分离与培养以明确诊断。

五、诊断与鉴别诊断

（一）临床诊断

1.诊断标准

（1）口唇或生殖道疱疹史，或本次发病有皮肤、黏膜疱疹。

（2）发热、明显精神行为异常、抽搐、意识障碍及早期出现的局灶性神经系统损害体征。

（3）脑脊液红、白细胞数增多，糖和氯化物正常。

（4）脑电图以颞、额区损害为主的脑弥漫性异常。

（5）头颅 CT 或 MRI 发现颞叶局灶性出血性脑软化灶。

（6）特异性抗病毒药物治疗有效可间接支持诊断。

2.检查

（1）脑脊液中发现单纯疱疹病毒抗原或抗体。

（2）脑组织活检或病理发现组织细胞核内包涵体，或原位杂交发现单纯疱疹病毒病毒核酸。

（3）脑脊液聚合酶链反应检测发现该病毒 DNA。

（4）脑组织或脑脊液标本单纯疱疹病毒分离、培养和鉴定。

（二）鉴别诊断

1.带状疱疹病毒脑炎

带状疱疹病毒主要侵犯和潜伏在脊神经后根神经节的神经细胞或脑神经的感觉神经节的神经细胞内，偶尔导致脑膜血管炎。病变程度相对较轻，预后良好。由于患者多有胸腰部带状疱疹的病史，头颅 CT 无明显出血坏死的表现，血清及脑脊液检出该病毒抗原、抗体和核酸，可资鉴别。

2.肠道病毒脑炎

该病毒除引起病毒性脑膜炎外，也是病毒性脑炎的常见原因之一。多见于夏秋季，可为流行或散发，临床表现发热、意识障碍、平衡失调、反复癫痫发作以及肢体瘫痪等。病程初期的胃肠道症状、脑脊液中的病毒分离或聚合酶链反应检查阳性可帮助诊断。

3.巨细胞病毒性脑炎

本病临床少见，常见于免疫缺陷如艾滋病或长期使用免疫抑制剂的患者。临床呈亚急性或慢性病程，表现意识模糊、记忆力减退、情感障碍、头痛和局灶性脑损害的症状和体征。约 25% 的患者 MRI 可有弥漫性或局灶性的脑白质异常。因患者有艾滋病或免疫抑制的病史，体液检查找到典型的巨细胞，聚合酶链反应检查脑脊液该病毒阳性而易于鉴别。

4.急性播散性脑脊髓炎

多在感染或疫苗接种后急性发病，可表现为脑实质、脑膜、脑干、小脑和脊髓等部的症状和体征，故症状和体征表现多样，重症患者也可有意识障碍和精神症状，但单纯疱疹病毒性脑炎为脑实质病变，精神症状突出，智力障碍明显。

5.化脓性脑膜炎

全身感染症状重，脑脊液中白细胞显著增高，甚至呈米汤样，脑脊液细菌培养或涂片检查可发现致病菌，有时可发现原发性化脓性病灶，抗生素治疗有效。

6.脑肿瘤

单纯疱疹病毒性脑炎有时以局灶症状为突出表现，伴颅内压力增高，类似于脑肿瘤。但是脑肿瘤无论原发性或转移性，其病程相对长，脑脊液蛋白质明显增高，头颅 CT 增强扫描有强化效应，MRI 可明确肿瘤的部位与大小，甚至可明确病变性质。

7.急性脱髓鞘性脑病

急性或亚急性起病，病前可有上呼吸道感染史，轻至中度发热，往往会有精神症状，意识障碍及局灶性神经功能缺失征易与单纯疱疹病毒性脑炎混淆。因起病变主要在脑白质，癫痫发作甚少，影像学显示病灶在皮质下白质多发低密度灶，多在脑室周围，分布不均，大小不一，新旧并存，脱髓鞘斑块有强化效应。免疫抑制剂治疗有效，病毒学与相关检查阴性为其特征。

8.抗 N-甲基-D-天冬氨酸受体脑炎

可有发热、头痛、恶心、呕吐、腹泻或上呼吸道症状等前驱症状。主要表现为精神症状如焦虑、失眠、恐惧、妄想、躁狂及偏执等,癫痫发作,意识水平下降,语言障碍以及自主神经功能障碍等。脑脊液常规检查和头部影像学检查无特异性,在血清或脑脊液中找到 N-甲基-D-天冬氨酸受体的抗体可明确诊断。

六、治疗与预后

(一)治疗

1.药物治疗

(1)阿昔洛韦:常用剂量为 15～30 mg/(kg·d),分 3 次静脉滴注,或每次 250～500 mg,静脉滴注,连用 14～21 天。不良反应有谵妄、震颤、皮疹、血尿、血清转氨酶暂时性升高等。对阿昔洛韦耐药的单纯疱疹病毒株,这类患者可改用膦甲酸钠和西多福韦治疗。

(2)膦甲酸钠的用量是 0.16 mg/(kg·d),连用 14 天。

(3)西多福韦的用量为 5 mg/kg,静脉注射,1 次/周,共 2 周。

2.免疫治疗

(1)干扰素及其诱生剂:干扰素治疗剂量为 60×10^6 IU/d,连续肌内注射 30 天。

(2)转移因子:治疗剂量为皮下注射每次 1 支,每天 1～2 次;

(3)肾上腺皮质激素:对病情危重、头颅 CT 见出血性坏死灶以及脑脊液白细胞和红细胞明显增多者可酌情使用;地塞米松 10～15 mg/d,10～14 天;甲基泼尼松龙 800～1 000 mg,每天 1 次,连用 3～5 天;随后改用泼尼松口服,80 mg/d 清晨顿服,以后逐渐减量。

3.支持治疗

全身支持治疗对重症及昏迷的患者至关重要,注意维持营养及水、电解质的平衡,保持呼吸道通畅。必要时可小量输血,或给予静脉高营养或复方氨基酸,或给予大剂量免疫球蛋白静脉滴注;并需加强护理,预防褥疮及呼吸道感染等并发症。

4.对症治疗

包括对高热的患者进行物理降温,以及抗惊厥、镇静和脱水降颅压等,严重脑水肿的患者应早期大量及短程给予肾上腺皮质类固醇。恢复期可进行康复治疗。

(二)预后

本病病程持续数周至数月,病死率 19％～70％,少数病例(5％～10％)经治疗后又复发。存活者中约有 2/3 残留癫痫、精神异常或认知功能障碍等后遗症,极少数甚至成为植物状态。

(于丽伟)

第二节 结核性脑膜炎

结核性脑膜炎简称结脑,是由结核分枝杆菌引起的一种弥漫性非化脓性软脑膜和脑蛛网膜炎性疾病,也可侵及脑实质和脑血管。常继发于肺、泌尿道、消化道或其他脏器结核病,也可为患者的唯一表现。

一、病因及发病机制

结核分枝杆菌感染中枢神经系统通常分为两个阶段。首先,原发性肺结核或之后伴随的菌血症,引起结核分枝杆菌在脑膜、软脑膜或室管膜的定植,形成结核结节;在适当条件下,结节破溃,大量结核菌进入蛛网膜下腔,引起结核性脑膜炎发病。结核结节在成年期患者可以长期隐匿存在而不引起症状。

二、病理

中枢神经系统结核感染最易累及软脑膜,也可累及脑动脉、脑实质,甚至室管膜及脉络丛。

(一)脑膜病变

脑膜病变表现为软脑膜弥漫性充血、水肿、混浊,并可见散在的粟粒样小结节或出现淡黄色胶状渗出物,以脑底、脑干周围及脑沟、脑裂处更为多见和明显。如渗出物挤压颅神经。显微镜下可见蛛网膜下腔大量单核细胞、淋巴细胞浸润,可见结核肉芽肿,表现为淋巴细胞、上皮样细胞聚集形成的结节样结构,伴随出现多核巨细胞以及干酪样坏死。抗酸染色可见阳性菌体。

(二)脑血管病变

结核累及大脑的小动脉和中动脉,引起血管壁炎性损害,在血管壁出现大量的淋巴细胞浸润伴随管壁纤维素样坏死,有时炎细胞仅出现在内膜形成内膜炎或外膜形成血管外膜炎。

(三)脑积水

脑膜炎症粘连,使脑蛛网膜颗粒及其他表浅部的血管间隙神经根周围间隙脑脊液回吸收功能障碍,可致交通性脑积水。炎性渗出物积聚于小脑延髓池或堵塞大脑导水管第四脑室诸孔,可致阻塞性脑积水。

(四)脑实质病变

被累及时可以表现为广泛粟粒样结节,也可表现为单发或多发的结核瘤。血管炎的管腔闭塞引起性脑梗死。

三、临床表现

(一)发病情况

急性或亚急性起病,由于疾病的慢性过程使病程持续时间较长;发热、头痛、呕吐及脑膜刺激征是一组结核性脑膜炎早期最常见的临床表现,通常持续 1~2 周;检查可有颈强直及 Kernig 征。

(二)颅内压增高

早期可因表现为急进性交通性脑积水,颅内压多为轻、中度增高;晚期蛛网膜、脉络丛粘连,呈完全或不完全性梗阻性脑积水,颅内压多明显增高,表现头痛、呕吐和视盘水肿。严重时出现去脑强直发作或去皮质状态。

(三)脑实质损害

发病 4~8 周时常出现脑实质损害的症状:①精神症状如萎靡、淡漠、谵妄或妄想;②部分性、全身性痫性发作或癫痫持续状态;③嗜睡、昏迷等意识障碍;④肢体瘫痪。引起的脑梗死部位和动脉粥样硬化性脑梗死的区域不完全相同,更多见于尾状核、胼胝体膝部以及丘脑前外侧部,称为结核区。

(四)颅神经损害

颅神经损害较常见,以动眼、外展、面和视神经最易受累,表现视力减退、复视和面神经麻痹等。

(五)其他

儿童或老年人的临床表现不典型,头痛、呕吐较少,颅内压增高的发生率低,约半数患者脑脊液改变不典型,但在动脉硬化基础上发生结核性动脉内膜炎而引起脑梗死的较多。

四、辅助检查

(一)病原学检查

结核性脑膜炎的确诊依赖于对结核分枝杆菌的病原学检查,根据检测结核分枝杆菌本身还是其组成成分可以分为直接病原学检查(抗酸染色和结核分枝杆菌培养)和间接病原学检测(结核分枝杆菌或抗原)。考虑到中枢神经系统组织活检和尸检对结核性脑膜炎诊断不具有临床意义,因此,通常将前者作为临床确诊结核性脑膜炎的依据。

1.抗酸染色

抗酸染色是诊断结核分枝杆菌的主要方法,可以分为萋尼染色法和金胺"O"-罗丹明(B)荧光染色法。由于金胺"O"染色需要荧光显微镜观察结果,目前尚未在临床实验室普及,因此萋尼染色法应用最为普遍。但是传统萋尼染色法敏感率较低,通过使用去垢剂、氧化剂等改良抗酸染色方法可提高结核性脑膜炎的诊断。

2.结核分枝杆菌培养

结核分枝杆菌培养不仅是结核病诊断的金标准,而且由于可以在鉴别结核和非结核分枝杆菌、结核分枝杆菌分型、药敏试验、药物研究等方面发挥作用,因此有着其他方法不能比拟的优点。

3.聚合酶链反应

能检测到脑脊液中及微量的结核分枝杆菌的 DNA,但临床应用最大问题是假阳性和假阴性,该方法的关键是试剂的标准化、操作的规范化及建立质控管理体系,全自动的商业化的聚合酶链反应检测试剂盒可作为结核性脑膜炎诊断的金标准。

(二)免疫学检查

1.结核菌素试验

结核菌素试验是临床用于结核病初筛的主要方法之一,有较高的检出率,但假阳性率和假阴性率较高,临床诊断价值不大。目前有研究使用结核分枝杆菌的特异抗原 ESAT-6 作为皮肤实验试剂,可以显著提高结核菌素试验的特异度,但由于结核菌素试验和患者的免疫状态密切相连,其敏感度尚有待进一步观察。

2.酶联免疫斑点技术

结核病免疫主要是 T 细胞介导的细胞免疫,特异性 T 细胞的检测对结核病和结核潜伏感染者的早期诊断具有重要价值。酶联免疫斑点技术是新型的免疫酶技术,兼具细胞培养技术和酶联免疫吸附技术的优点,以结核分枝杆菌早期分泌抗原和滤液蛋白-10 作为特异性抗原,通过酶联免疫斑点技术探测结核病患者的特异性 T 细胞来诊断结核病。该法操作简便,耗时少,对肺结核诊断敏感度较高。但是由于血-脑屏障的存在、发展中国家结核潜伏感染的广泛存在等因素,该方法尚不能成为结核性脑膜炎诊断的有效手段。

(三)脑脊液检查

清亮透明,或微混浊,呈毛玻璃样。压力增高,多为 2.0～3.9 kPa。白细胞计数中度增高,多为(50～200)×10⁶/L,一般不超过 500×10⁶/L。结核性脑膜炎早期脑脊液可以以淋巴细胞为主,并伴有中性粒细胞和浆细胞;患者病情好转后,白细胞数及中性粒细胞比例均明显下降;持续存在的中性粒细胞往往是预后不良的象征。蛋白中度增高,多为 1～3 g/L,糖、氯化物降低(和血糖,血氯比较)。脑脊液 IgG 明显增高,IgA 增高,色氨酸试验阳性,乳酸盐增高(>350 mg/L 者有诊断意义)。

(四)影像学检查

X 线平片若发现肺和脊椎等结核病灶则有助于结脑的诊断。头 CT 和 MRI 检查可见脑裂、脑池增宽,对比剂注射后可见脑膜增强;散在的脑实质内粟粒状等密度或稍高密度小结节;脑内结核瘤,对比剂注射后可见环形、靶形或不规则的团块影;早期表现脑室缩小等脑水肿征象,晚期可见脑室普遍性扩大等脑积水征象;偶可见伴发的脑梗死灶。

五、诊断及鉴别诊断

(一)诊断

1.必备条件

(1)符合脑膜炎的临床症状,如发热、颅高压和脑膜刺激征。

(2)脑脊液呈非化脓性细菌性炎症改变,如细胞数升高(<1 000/mm³),糖和氯化物降低,细胞学呈混合细胞反应。

(3)脑脊液涂片或培养未发现隐球菌、细菌、寄生虫和其他病因。

2.确诊标准

必备条件+以下任何一条。

(1)脑脊液抗酸染色(含改良抗酸)。

(2)脑脊液培养(传统培养或 MGIT960 培养)。

(3)脑脊液商业化核酸检测。

3.临床拟诊标准

必备条件+以下任何两条以上。

(1)头颅 CT 或 MRI 符合(脑积水、弥漫性脑水肿、颅底脑膜强化)。

(2)合并活动性肺结核或肺外结核或与开放性肺结核患者密切接触史。

(3)患有免疫缺陷疾病或服用免疫抑制药物。

(4)抗结核治疗有效。

(二)鉴别诊断

1.隐球菌性脑膜炎

其临床表现、脑脊液常规及生化检查均类似结脑,但在脑脊液中常可查到隐球菌可助鉴别。

2.病毒性脑膜炎

病前多有呼吸道、胃肠道感染史;脑脊液糖、氯含量正常,蛋白正常或稍高,细胞学检查呈典型的淋巴样细胞反应以及相关的病毒免疫学检查可资鉴别。

3.化脓性脑膜炎

起病急、高热、畏寒等感染中毒症状严重,在体内其他部位可查到感染灶。脑脊液呈乳白色、混浊甚至脓性,细胞数高度增高(以嗜中性粒细胞为主),糖和氯含量降低,并常可查到致病菌可予以鉴别。

4.癌性脑膜病

以进行性颅内压力增高为主,一般不发热,多有视盘水肿和视力障碍,可有原发瘤病灶或病史,脑脊液细胞学检查常可查到癌细胞可予以确诊。

5.脑囊虫性脑膜炎

便绦虫史,脑脊液蛋白、糖、氯均正常,多有明显的脑脊液嗜酸性粒细胞增多,血及脑脊液囊虫酶联试验阳性,肌肉及皮下可见囊虫结节,CT 或 MRI 可见脑内囊虫病灶等可助鉴别。

六、治疗

(一)抗结核治疗

目前结核性脑膜炎的常规抗结核治疗与肺结核类似,异烟肼、利福平、吡嗪酰胺、乙胺丁醇、链霉素、莫西沙星是目前治疗结核性脑膜炎最有效的药物;遵循早期给药、合理选药、联合用药及系统治疗的原则。都包括初期的四联"强化"治疗(2～3 个月)和随后的二联"维持"治疗(异烟肼和利福平再联合使用 7～9 个月)。连续两个月的异烟肼、利福平、吡嗪酰胺是强化治疗的基础。经典的四联用药还要加上链霉素或者乙胺丁醇,二者选一,构成四联抗结核治疗。对常规抗结核药物治疗效果不佳的结脑患者可以考虑增加异烟肼、利福平的用量或者联用喹诺酮类药物(尤其是莫西沙星)。对于严重耐药或不能耐受常规治疗的结脑患者,也可使用阿米卡星、卡那霉素、对氨基水杨酸和利奈唑胺等药物。

(二)添加治疗

对于重症结核性脑膜炎患者,在抗结核药物使用同时,通常需要使用免疫调节药物减轻炎症反应。糖皮质激素是最常用到的添加治疗药物,对出现意识障碍、颅内压增高或交通性脑积水、明显中毒症状、脑脊液蛋白明显增高(>1 g/L)、椎管阻塞、抗结核治疗后病情加重及合并结核瘤等重症患者,均宜添加使用。通常对重症成人(>14 岁)患者使用地塞米松初始剂量 0.4 mg/(kg·d),1 周后逐渐减量(每天减少 5 mg/d),疗程 1～2 个月;儿童(<14 岁)患者一般使用泼尼松 2～4 mg/(kg·d)(通常<45 mg),1 个月后逐渐减量,疗程 2～3 个月。对于激素治疗后,上述症状改善不明显的患者,也有使用沙利度胺等药物添加治疗。

(三)鞘内注射

对于顽固颅高压、椎管阻塞、脑脊液蛋白显著增高(>3 g/L)、严重中毒症状、复发复治或不能耐受全身给药时患者可在全身药物治疗的同时可辅以鞘内注射,提高疗效,用地塞米松 5～10mg、α-糜蛋白酶 4 000 u、透明质酸酶 1 500 u;0.5～3 天,注药宜缓慢。但脑脊液压力较高的患者慎用此法。

(四)并发症的治疗

1.脑积水

轻症病例可口服乙酰唑胺 0.5 g,每天 3 次。重症患者可采用脑室引流或分流术,腰大池引流。

2.脑梗死

对于合并脑梗死的患者可使用阿司匹林,100 mg/d。

3.脑内结核瘤

除给予大量抗结核药物外,可行结核瘤切除术。

4.脑脊髓蛛网膜炎

宜早期足量联合应用抗结核药物及地塞米松,以防止严重脑蛛网膜炎的发生,因一旦形成严重的蛛网膜粘连治疗则较困难。可试用地塞米松 5 mg 鞘内注入,每周 2 次,10 次为 1 个疗程。

（于丽伟）

第三节　细菌性感染与脑脓肿

一、化脓性脑膜炎

化脓性脑膜炎是由化脓性细菌所引起的一种急性软脑（脊）膜、蛛网膜、脑脊液及脑室的急性炎症反应,脑及脊髓表面可轻度受累。化脓性脑膜炎是一种严重的颅内感染,尽管抗生素的研制已经有了很大进步,但至今急性化脓性脑膜炎的病死率和病残率仍然较高。

(一)病因及发病机制

化脓性脑膜炎最常见的致病菌是脑膜炎双球菌、肺炎球菌和 B 型流感嗜血杆菌,其次为金黄色葡萄球菌、链球菌大肠埃希杆菌、变形杆菌、厌氧杆菌沙门菌、铜绿假单胞菌等。细菌抵达脑膜可通过多种途径,如外伤或手术直接接种、淋巴或血流播散等。通常脑膜炎是由菌血症发展而来。细菌多由上呼吸道侵入,先在鼻咽部隐匿、繁殖,继而进入血流,直接抵达营养中枢神经系统的血管,或在该处形成局部血栓,并释放出细菌栓子到血液循环中。由于小儿防御、免疫功能均较成人弱,病原菌容易通过血-脑屏障到达脑膜引起化脑。婴幼儿的皮肤、黏膜、肠胃道以及新生儿的脐部也常是感染侵入门户。副鼻窦炎、中耳炎、乳突炎既可作为病灶窝藏细菌,也可因病变扩展直接波及脑膜。

(二)病理

病变主要在中枢神经系统。早期和轻型病例,炎性渗出物多在大脑顶部表面的蛛网膜下腔,以后逐渐蔓延,使全部大脑表面、基底部、脊髓被一层脓液覆盖,脑桥前面、第四脑室底及脑桥与小脑之间尤甚。脑膜表面的血管极度充血扩张,血管与血窦的血栓形成,部分血管壁坏死、破裂与出血。显微镜下可见蛛网膜下腔大量中性粒细胞浸润,伴随少量淋巴细胞浸润,可见革兰阳性或阴性细菌。

(三)临床表现

(1)发病情况:多为急性或暴发性起病,感染、中毒症状,如高热、畏寒和全身不适,部分患者可有谵妄和精神错乱。

(2)颅内压增高:常早期出现。临床表现为头痛、呕吐、视物模糊、脉缓、血压升高,严重者可有意识模糊、昏睡,甚至昏迷和痉挛发作,如病情进一步加重常可导致脑疝形成。

(3)脑膜刺激征:可出现头后仰,颈强直和活动受限,枕、颈部疼痛,凯尔尼格氏征和布鲁津斯基征阳性等体征。

(4)多发性颅神经麻痹:如动眼、滑车及外展神经麻痹可引起复视和眼球运动受限,前庭蜗神经受损可引起耳鸣、耳聋、头晕及平衡障碍,也可出现面神经等其他颅神经瘫痪征象。

(5)脑底血管炎性血栓形成:可导致脑梗死和引发偏瘫、偏身感觉障碍、偏盲和失语等症状。

(6)皮肤、黏膜症状:脑膜炎双球菌、葡萄球菌及肺炎双球菌感染可出现皮疹、皮肤黏膜瘀点、瘀斑或紫癜。其紫癜多为化脓性,尤以脑膜炎双球菌感染更为常见。

(7)婴儿可出现反应低下、癫痫发作、角弓反张和前囟饱满等。

(四)辅助检查

1.周围血常规检查

以嗜中性粒细胞为主的白细胞升高。

2.脑脊液检查

压力明显增高,可在 3.9 kPa 以上;外观混浊,呈乳白色或呈脓性。白细胞计数$>500×10^6$/L,以多核粒细胞为主,蛋白明显增高,糖及氯化物降低。涂片或培养可发现致病菌。乳酸脱氢酶(LDH)活性增高,同工酶 LDH4、LDH5 升高,免疫球蛋白 IgM 明显增高,IgG 及 IgA 轻度增高。

3.脑 CT 或 MRI 检查

早期显示脑室缩小等脑水肿表现,大量炎性渗出物沉积时可见脑蛛网膜下腔及脑沟脑裂增宽、模糊;后期显示脑室扩大等脑积水现象,偶可见多发性脑脓肿、硬脑膜下积液及脑梗死等并发症的影像学异常。

(五)诊断及鉴别诊断

1.诊断

(1)有耳、鼻、喉及肺部感染史,流感接触史、脑外伤史、败血症或其他部位的化脓感染灶等。

(2)急性发病,出现发热、头痛、呕吐、颈强直及凯尔尼格氏征阳性等感染及脑膜刺激征等临床症状。

(3)脑脊液呈乳白色或脓性,白细胞计数明显增高(以嗜中性粒细胞增高为著),蛋白增高,糖及氯化物降低等。

(4)涂片或培养查到致病菌,可协助病因学诊断。

2.鉴别诊断

(1)病毒性脑膜炎:其脑脊液清亮透明,糖和氯化物正常,白细胞计数增高但以淋巴细胞为主。

(2)结核性脑膜炎:呈亚急性或慢性病程,中度发热,可查到脑外结核病灶,结核菌素试验阳性。脑脊液细胞数中度增高,以淋巴细胞为主,细胞反应恢复较慢。结核聚合酶链反应及其抗结核抗体检查阳性。

(3)新型隐球菌性脑膜炎:呈亚急性或慢性病程。脑脊液细胞数中度增高(以淋巴细胞增高为主),涂片或培养易查到隐球菌。

(六)治疗

1.控制感染

(1)病源未明者于确诊后须尽早选用抗生素。①新头孢菌素类:包括头孢塔齐定、头孢曲松、头孢氧哌酮、头孢噻肟和头孢唑肟等。成人每天 $4～8$ g,静脉滴注;儿童 50 mg/kg,6～8 小时1 次;②青霉素加氯霉素:青霉素静脉滴注日剂量为1600 万～2000 万单位,氯霉素静脉滴注日剂量为 50 mg/kg。脑脊液检查接近正常时减量,疗程一般为 10～14 天;③氨苄西林:日剂量为6～12 g,分次静脉滴注。儿童日剂量为 100～200 mg/kg。疗程一般不少于 2 周。

(2)病源菌已明确者可参考药敏试验选用抗生素。①脑膜炎双球菌脑膜炎:磺胺嘧啶日剂量为 80～160 mg/kg,分 4 次口服或静脉注射,首次剂量加倍。此药在酸性尿液中易析出结晶,损伤肾小管可引起血尿、少尿,甚至尿毒症。服药期间需加服等量碳酸氢钠及大量水分,成人每日尿量须在 1 200 mL 以上。肾功不全者禁用。服药后 48 小时体温不降和病状无好转者需及时更换抗生素。也可同时应用新头孢菌素、青霉素或氯霉素;②肺炎双球菌性脑膜炎:首选青霉素,成人日剂量为 2 000 万单位。也可选用新头孢菌素或红霉素;③流感嗜血杆菌性脑膜炎:首选氨苄西林,可联合氯霉素静脉滴注,也可应用头孢菌素;④金黄色葡萄球菌性脑膜炎:选用苯唑西林、头孢噻啶、氯霉素或红霉素;⑤革兰阴性杆菌性脑膜炎:如大肠埃希菌、铜绿假单胞菌或肺炎杆菌等,首选氨苄西林、氯霉素和头孢菌素。

2.肾上腺皮质激素治疗

具有抗炎、抗休克和抗脑水肿作用。急性期可减少炎性渗出物,恢复期可有抗蛛网膜粘连作用。急性期的日剂量为地塞米松 20 mg 或氢化可的松 300 mg 静脉滴注,也可应用甲基泼尼松龙 500～1 000 mg/d 进行冲击疗法。激素治疗必须在强力抗生素应用的基础上才能使用。

3.对症治疗

对明显颅内压增高者,可加用强力脱水剂(如 20% 甘露醇 250 mL/6～8 h,还可配合应用呋塞米 40～100 mg/12 h 以降低颅内压力。高热者可应用物理降温或解热剂治疗。反复惊厥者,可选用苯巴比妥钠(0.2g 肌内注射)、地西泮(10～20mg 静脉注射)或 10% 水合氯醛(20～30 mL 肛注)等镇痉药。出现败血症者应注意加强抗休克和纠正酸中毒等方面的治疗。出现弥散性血管内凝血者须及时给予肝素等治疗。

4.颅内并发症治疗

脑室炎病例除全身应用抗生素外,应行脑室引流、冲洗,并向脑室内注入抗生素。脑脓肿患者需加大抗生素用量,必要时可手术清除脓肿。硬膜下积液、积脓者可行硬膜下穿刺抽液。对严重梗阻性脑积水患者可行脑室引流或分流术。

5.原发病治疗

如中耳炎、乳突炎、筛窦炎及脑脊液鼻漏等均须采取相应治疗。

6.神经细胞代谢活化剂

可选用胞磷胆碱、ATP、辅酶 A、辅酶 Q-10、都可喜、脑活素以及 B 族维生素等。

7.康复治疗

对瘫痪、失语者尤须早期进行。

(七)预后

与换后有关的因素是患儿年龄、感染细菌种类、病情轻重,治疗早晚,有无并发症及细菌对抗生素的敏感性等。婴幼儿抵抗力差,早期诊断较困难故预后差。新生儿病死率可在 65%～75%,特别是宫内感染肠道细菌预后极差。金黄色葡萄球菌及肠道细菌引起者由于细菌耐药,治疗困难病死率亦高。肺炎链球菌所致化脑病死率可在 15%～25%,且易于复发、再发。

二、脑脓肿

脑脓肿是指化脓性细菌感染引起的化脓性脑炎、慢性肉芽肿及脑脓肿包膜形成,少部分也可是真菌及原虫侵入脑组织而致脑脓肿。脑脓肿在任何年龄均可发病,以青壮年最常见。

(一)病因及发病机制

病原随感染来源而异,常见的有链球菌、葡萄球菌、肺炎球菌、大肠埃希菌、变形杆菌和铜绿假单胞菌等,也可为混合性感染。耳源性脓肿多属以链球菌或变形杆菌为主的混合感染;鼻源性脑脓肿以链球菌和肺炎球菌为多见;血源性脑脓肿取决于其原发病灶的致病菌,胸部感染多属混合性感染;创伤性脑脓肿多为金黄色葡萄球菌。

(二)病理

脑脓肿的形成是一个连续过程,可分为三期。

1.急性脑膜炎、脑炎期

化脓菌侵入脑实质后,出现急性局限性脑膜炎、脑炎的病理变化,脑局部组织出现水肿。显微镜下可见大量炎性细胞浸润伴随毛细血管扩张。可见革兰阳性或阴性细菌。

2.化脓期

脑炎软化灶坏死后液化,形成脓液。如融合的小脓腔有间隔,则成为多房性脑脓肿,周围脑组织水肿。

3.包膜形成期

一般经1~2周,脓肿外围出现肉芽组织,可见纤维组织、毛细血管及胶质细胞的增生,初步形成脓肿包膜,3~4周或更久脓肿包膜完全形成。包膜形成的快慢与致病菌种类和毒性及机体抵抗力与对抗生素治疗的反应有关。

(三)临床表现

1.全身症状

多数患者有近期感染或慢性中耳炎急性发作史,伴发脑膜炎者可有畏寒,发热、头痛、呕吐,意识障碍、脑膜刺激征等。周围血常规呈现白细胞增多,中性粒细胞比例增高,红细胞沉降率加快等。此时神经系统并无定位体征。一般不超过3周,上述症状逐渐消退。

2.颅内压增高

颅内压增高虽然在急性脑膜炎期可出现,但是大多数患者于脓肿形成后才逐渐显现。表现为头痛好转后又出现,且呈持续性,阵发性加重,剧烈时伴呕吐、脉缓、血压升高等。半数患者有视盘水肿。严重患者可有意识障碍。上述诸症状可与脑膜脑炎期的表现相互交错,也可于后者症状缓解后再出现。

3.脑部症状

颞叶脓肿可出现欣快、健忘等精神症状,对侧同向偏盲、轻偏瘫、感觉性失语或命名性失语(优势半球)等,也可无任何症状。小脑脓肿的头痛多在枕部并向颈部或前额放射,眼底水肿多见,向患侧注视时出现粗大的眼球震颤,还常有一侧肢体共济失调、肌张力降低、肌腱反射降低、强迫性头位和脑膜刺激征等,晚期可出现后组颅神经麻痹。额叶脓肿常有表情淡漠、记忆力减退、个性改变等精神症状,亦可伴有对侧肢体局灶性癫痫或全身大发作,偏瘫和运动性失语(优势半球)等。顶叶脓肿以感觉障碍为主,如浅感觉减退,皮层感觉丧失,空间定向障碍,优势半球受损可出现自体不认症、失读、失写、计算不能等。丘脑脓肿可表现偏瘫、偏身感觉障碍和偏盲,少数有命名性失语,也可无任何定位体征。

4.不典型表现

有些患者全身感染症状不明显或没有明确感染史,仅表现脑局部定位征和/或颅内压增高症状,临床上常误诊为脑瘤等。有些患者合并脑膜炎,仅表现脑膜脑炎症状。

(四)辅助检查

1.头颅 X 线平片

可发现乳突、鼻旁窦和颞骨岩部炎性病变、金属异物、外伤性气颅、颅内压增高和钙化松果体侧移等。

2.头颅超声

大脑半球脓肿可显示中线波向对侧移位或出现脓肿波。

3.脑电图

在脓肿处可呈现局灶性慢波,主要对大脑半球脓肿有定位意义。

4.脑脊液

在脑膜脑炎期颅内压多为正常或稍增高,脑脊液中白细胞可达数千以上,以中性粒细胞为主,蛋白量也相应增高,糖降低。脓肿形成后,颅内压即显著增高,脑脊液中的白细胞可正常或略增高(多在 $100/mm^3$ 左右),糖正常或略低。

5.头颅影像

CT 显示边界清楚或不清楚的低密度灶,静脉注射造影剂后,脓肿周边呈均匀环状高密度增强,脓肿附近脑组织可有低密度水肿带,脑室系统可受压、推移等。磁共振成像(MRI)可显示早期脑坏死和水肿,区分脓液与水肿能力比 CT 强,但在确定包膜形成,区分炎症与水肿不及 CT 敏感。

6.钻孔穿刺

具有诊断和治疗的双重意义,适用于采取上述各检查方法后还不能确诊的病例,而又怀疑脑脓肿者。

(五)诊断及鉴别诊断

1.诊断

(1)有化脓性感染源:如慢性中耳炎,乳突炎,副鼻窦炎,肺部感染。有开放性颅脑损伤、先天性心脏病及身体其他部位感染源史。

(2)全身感染症状。

(3)多有脑膜炎病史,逐渐出现颅内压增高征象,出现脑脓肿相应部位的大脑或小脑损害征象。

(4)腰椎穿刺:脓肿的占位效应多导致脑脊液的压力增高,如有视盘水肿者腰穿应列为禁忌。在急性脑炎阶段,脑脊液细胞数常增高,糖和氯化物降低。但脓肿形成后,细胞数多降为正常。脑脊液中蛋白定量可轻度增高。

(5)影像学检查:CT 和/或 MRI 检查符合脑脓肿的特征。

(6)探查性脑穿刺发现脓肿。

2.鉴别诊断

(1)化脓性脑膜炎:有高热、脉快,脑膜刺激征明显,但无局限神经定位征,脑脊液白细胞和蛋白质增高,CT 和/或 MRI 检查无占位性病变。

(2)硬膜外或硬膜下积脓:常与脑脓肿合并存在,很少独立发生。脑血管造影脑表面为一无血管区,CT 和/或 MRI 检查发现脑表面有半月形病变。

(3)血栓性窦感染:细菌栓子脱落,沿静脉窦扩散所致,表现为周期性脓毒败血症,不规则寒战、弛张热、脉快,末梢血粒细胞增加,但脑脊液无改变,CT 和/或 MRI 扫描可鉴别。

(4)脑肿瘤：发病缓慢，无感染病史，仅颅内压增高，脑脊液细胞正常，CT 和/或 MRI 扫描不难鉴别。

(六)治疗

治疗原则是在脓肿尚未完全局限以前，应进行积极的抗炎症和控制脑水肿治疗。脓肿形成后，手术是唯一有效的治疗方法。

1.药物治疗

(1)抗生素：应根据致病菌的种类，对细菌的敏感性和该药对血-脑屏障通透性来选择，原则上应选用对致病菌敏感的，容易通过血-脑屏障的药物，在细菌尚未检出之前，可按病情选用易于通过血-脑屏障的广谱抗生素，待细菌培养和药敏试验出来结果后，予以适当地调整。一般静脉给药，必要时根据病情亦可采用鞘内、脑室和脓腔内注射。

(2)脱水剂：主要用于降低颅内压，缓解颅内压增高，预防发生脑疝，常用脱水药物有高渗性脱水剂如甘露醇、甘油溶液，利尿药物如呋塞米、依他尼酸等，用药同时应注意补钾，注意肾功能、酸碱和水电解质平衡的检查。

(3)激素：在应用抗生素的同时，也可应用肾上腺皮质激素，以改善和调整血-脑屏障的功能，降低毛细血管的通透性，减轻脑脓肿周围的脑水肿。常用激素首选地塞米松，静脉滴入或肌内注射。视病情可加大剂量，用药时注意检查血糖。

(4)支持疗法和对症处理：主要注意营养和维生素的补充，注意水、电解质与酸碱平衡的调整。检查肝、肾等功能状况。病程长、全身情况较差者需适当输全血、血浆和蛋白以改善全身状况，增加抵抗力，为手术创造条件。如有高热，可物理降温。对并发癫痫者，应予以抗癫痫药物治疗，并预防和治疗其他并发症。

2.手术治疗

(1)穿刺抽脓术：此法简单易行，对脑组织损伤小。适用于脓肿较大，脓肿壁较薄，脓肿深在或位于脑重要功能区，婴儿、年老或体衰难以忍受手术者，以及病情危急，穿刺抽脓作为紧急救治措施者。

(2)导管持续引流术：为避免重复穿刺或炎症扩散，于首次穿刺脓肿时，脓腔内留置一内径为3~4 mm软橡胶管，定时抽脓、冲洗、注入抗生素或造影剂，以了解脓腔缩小情况，一般留管7~10天。目前 CT 立体定向下穿刺抽脓或置导管引流技术更有其优越性。

(3)切开引流术：外伤性脑脓肿，伤道感染，脓肿切除困难或颅内有异物存留，常于引流脓肿同时摘除异物。

(4)脓肿切除术：最有效的手术方法。对脓肿包膜形成完好，位于非重要功能区者；多房或多发性脑脓肿；外伤性脑脓肿含有异物或碎骨片者，均适于手术切除。脑脓肿切除术的操作方法与一般脑肿瘤切除术相似，术中要尽可能避免脓肿破溃，减少脓液污染。

(七)预后

(1)诊治是否及时，晚期患者常因脑干受压或脓肿破溃而导致死亡。

(2)致病菌的毒力，特别是厌氧链球菌引起的脑脓肿发病率和死亡率均较高，可能与其破坏脑组织的毒力有关。

(3)心源性、肺源性和多发性脑脓肿预后差。

(4)婴幼儿患者预后较成人差。

（于丽伟）

第四节　中枢神经系统隐球菌病

中枢神经系统隐球菌病是指隐球菌侵入中枢神经系统引起的严重感染,通常表现为隐球菌性脑膜炎,个别患者表现为隐球菌性肉芽肿。

一、病因及发病机制

新型隐球菌多由呼吸道吸入;另有约 1/3 患者经皮肤黏膜、消化道传染。侵入人体的隐球菌是否致病与机体的免疫功能密切相关,人类感染新型隐球菌主要累及肺部和中枢神经系统。机体抵抗力或免疫力降低时,侵入的新型隐球菌随血行播散,使血-脑屏障被破坏而引起脑膜炎症。新型隐球菌可沿血管鞘膜进入血管周围间隙增殖,在基底核和丘脑等部位形成多发性小囊肿或脓肿,新型隐球菌也可沿着血管周围鞘膜侵入脑实质内形成肉芽肿。

二、病理

隐球菌既可以侵犯脑及脑膜,也可以侵犯脑实质。大体可见软脑膜广泛弥漫性浑浊、增厚和血管充血,尤以脑底部为重。脑组织水肿,脑回变平,脑沟变浅脑室扩大。在脑沟或脑实质内可见小颗粒状结节或囊状物,内有胶样渗出物。镜下蛛网膜下腔可见大量隐球菌,部分隐球菌被巨细胞吞噬。伴随大量淋巴细胞、单核细胞浸润。墨汁染色可见隐球菌。

三、临床表现

(一)发病情况

各年龄段均可发病,20~50 岁最常见,男性多于女性,呈散发性分布。起病隐匿,进展缓慢。早期可有不规则低热或间歇性头痛,后持续并进行性加重;免疫功能低下的患者可呈急性发病,常以发热、头痛、恶心、呕吐为首发症状。晚期头痛剧烈,甚至出现抽搐、去大脑性强直发作和脑疝等。

(二)神经症状

多数患者有明显的颈强和 Kernig 征。少数出现精神症状如烦躁不安、人格改变、记忆衰退。大脑、小脑或脑干的较大肉芽肿引起肢体瘫痪和共济失调等局灶性体征。大多数患者出现颅内压增高症状和体征,如视盘水肿及后期视神经萎缩,不同程度的意识障碍,脑室系统梗阻出现脑积水。由于脑底部蛛网膜下腔渗出明显,常有蛛网膜粘连而引起多数脑神经受损的症状,常累及听神经、面神经和动眼神经等。

四、辅助检查

(一)脑脊液检查

1.常规检查

压力增高,外观透明或微混浊。白细胞轻至中度增高$(20\sim700)\times10^6/L$,偶可达 $5\,000\times10^6/L$,且以淋巴细胞为主。蛋白增高 0.4~1 g/L。脑脊液糖及氯化物正常或轻度降低,脑脊液葡萄糖小于血清葡萄糖1/2。

2.真菌直接镜检

墨汁染色是目前最常用的检测方法,该方法操作简便易行,显微镜下的隐球菌呈酵母样细胞,具有宽厚荚膜的圆形厚壁表现但墨汁染色敏感度较低,脑脊液样本离心沉淀后沉渣涂片做墨汁染色可以增加灵敏度。细胞玻片离心沉淀法的姬姆萨、瑞氏复合染色(MGG 染色)片多可查到深蓝色球形隐球菌,部分隐球菌可见芽孢生成。

3.真菌培养鉴定

目前常采用沙堡固体培养基进行隐球菌培养,通常 48～72 小时即可得到阳性结果,是诊断中枢神经系统隐球菌感染的金标准。

4.乳酸凝集试验和酶联免疫吸附试验

血及脑脊液的乳酸凝集试验和酶联免疫吸附试验隐球菌抗原阳性率较高。

(二)影像学表现

CT 和/或 MRI 等影像学检查提示脑水肿、脑积水和脑局灶性改变。脑实质内肉芽肿在 MRI 检查中可表现为 T1 等或略低信号和 T2 明显高信号。

五、诊断及鉴别诊断

(一)诊断

诊断根据亚急性或慢性起病、有发热、颅内压增高和脑膜刺激征、脑脊液检查异常(包括压力增高、白细胞增多、蛋白增高、糖含量降低、墨汁染色、MGG 染色或阿利新蓝染色检出隐球菌,以及免疫学隐球菌抗原阳性率增高),以及影像学异常,包括肺部检查发现结核性病灶等;同时病前有慢性消耗性疾病、器官移植、应用免疫抑制剂或全身性免疫缺陷性疾病的病史等,可以作出诊断。

(二)鉴别诊断

(1)结核性脑膜炎:临床上容易与结核性脑膜炎混淆,通过症状、体征及脑脊液变化无法鉴别,需依赖脑脊液墨汁涂片及培养结果。

(2)化脓性脑膜炎:部分治疗化脓性脑膜炎的脑脊液表现与新型隐球菌性脑膜炎非常相似,要注意区别。

(3)与其他脑部真菌病包括曲菌病和毛真菌病也应注意鉴别,主要依赖脑脊液墨汁涂片、培养,或组织病理学找到病菌最有鉴别诊断意义。

六、治疗

(一)抗真菌治疗

1.两性霉素 B

两性霉素 B 是目前药效最强的抗真菌药物,但因其不良反应多且严重,主张与 5-氟胞嘧啶联合治疗,以减少其用量。推荐方案:诱导治疗两性霉素 B 0.5～1 mg/(kg·d)联合氟胞嘧啶 100 mg/(kg·d),至少 8 周。巩固治疗氟康唑 200～400 mg/d,至少 12 周或伊曲康唑 200～400 mg/d,至少 12 周。两性霉素 B 不良反应较大,可引起高热、寒战、血栓性静脉炎、头痛、恶心、呕吐、血压降低、低钾血症、氮质血症等,偶可出现心律失常、癫痫发作、白细胞或血小板减少等。

2.两性霉素 B 脂质体

起始剂量:0.1mg/(kg·d)(用注射用水稀释溶解并振荡摇匀后加至 5% 葡萄糖 500 mL 内静脉

滴注,滴速不得超过30滴/分;如无毒副反应,第二天开始剂量增加0.25～0.50 mg/(kg·d),剂量逐日递增为1～3 mg/(kg·d)。输液浓度≤0.15 mg/mL为宜;总剂量为1～5 g。

3.氟康唑

氟康唑为广谱抗真菌药,耐受性好,口服吸收良好,血及脑脊液中药浓度高,对隐球菌脑膜炎有特效,反应为恶心、腹痛、腹泻、胃肠胀气及皮疹等。

4.5-氟胞嘧啶

可干扰真菌细胞中嘧啶生物合成。单用疗效差,且易产生耐受性,与两性霉素B合用可增强疗效,反应有恶心、厌食、白细胞及血小板减少、皮疹及肝肾功能损害。

(二)对症及全身支持治疗

颅内压增高者可用脱水剂,并注意防治脑疝;有脑积水者可行侧脑室分流减压术,并注意水电解质平衡。因本病病程较长,病情重,机体慢性消耗很大,应注意患者的全身营养、全面护理、防治肺感染及泌尿系统感染。

七、预后

本病常进行性加重,预后不良,死亡率较高。未经治疗者常在数月内死亡。早期被误诊、用药剂量或疗程不足、合并多种基础疾病、脑脊液压力过高、应用激素或抗生素时间过长者预后差。治疗者也常见并发症和神经系统后遗症,可在数年内病情反复缓解和加重。

(于丽伟)

第五节　脑寄生虫感染性疾病

生物病原体如蠕虫及原虫的成虫、幼虫或虫卵感染人的脑部,引起脑损害或炎症性反应,统称为脑寄生虫感染性疾病。常见的有脑囊虫病、脑型血吸虫病、脑型肺吸虫病及脑型疟疾等。

一、脑囊虫病

脑囊虫病多由猪绦虫幼虫(猪囊虫)所引起的一种脑部寄生虫病,为国内脑部寄生虫病中最常见者。其发病率颇高,占囊虫病患者的80%以上。

(一)病因及发病机制

人作为猪带绦虫的终宿主,成虫寄生人体,使人患绦虫病;当其幼虫寄生人体时,人便成为猪带绦虫的中间宿主,使人患囊尾蚴病。囊尾蚴引起脑病变的发病机制:①囊尾蚴对周围脑组织的压迫和破坏;②作为异种蛋白引起的脑组织变态反应与炎症;③囊尾蚴阻塞脑脊液循环通路引起颅内压增高。

(二)病理

首先是可见猪囊尾蚴,其次是猪囊尾蚴在机体内引起的病理变化,包括3个阶段:①激惹组织产生细胞浸润,病灶附近有中性、嗜酸性粒细胞、淋巴细胞、浆细胞及噬巨细胞等浸润;②发生组织结缔样变化,胞膜坏死等;③出现钙化现象:整个过程为3～5年。囊尾蚴常被宿主组织所形成的包囊所包绕。囊壁的结构与周围组织的改变因囊尾蚴不同寄生部位、时间长短及囊尾蚴是否存活而不同。

(三)临床表现

临床表现与囊虫所处的位置、数目、生物学状态及其周围脑组织受损的性质和强度密切相关,分为脑实质型、脑室型、脑膜型和混合型症状,其中脑实质性最为常见。

1.癫痫发作

癫痫发作最为常见。几乎见于所有患者,如全身强直-阵挛性发作、失神发作、简单部分性发作和复杂部分性发作等。同一患者可在不同时期内出现不同类型的癫痫发作,但一般仍以全身强直-阵挛性发作占绝大多数。

2.颅内压增高

颅内压增高较常见,主要表现有头痛、呕吐、视力减退和视盘水肿等症状。如囊虫寄生于脑室系统内,头位改变时偶可突然出现剧烈眩晕、头痛、恶心、呕吐以及呼吸循环功能紊乱,甚至昏迷等临床症状。

3.精神异常

精神异常较常见,以意识障碍和智能减退最多见。

4.脑底脑膜炎

脑底脑膜炎少见,可表现为发热、头痛、呕吐、脑膜刺激征和多发性颅神经麻痹等症状。

5.感觉、运动障碍

如偏瘫、偏盲、失语以及小脑和锥体外系等症状。

(四)辅助检查

1.化验检查

大便中可发现猪绦虫成虫节片,脑脊液可有嗜酸性粒细胞计数、蛋白质含量和压力的升高。

2.免疫学检查

皮内试验、脑脊液和血清免疫抗体、抗原检查可呈阳性。

3.影像学检查

脑实质型CT表现为脑内散布多发性低密度小囊,多位于皮髓质交界区,囊腔内可见致密小点代表囊虫头节。MRI较有特征,小囊主体呈均匀长 T1 和长 T2 信号,直径为 4～10 mm,其内偏心结节里短 T1 和长 T2 信号。囊壁和头节有轻度强化。囊虫死亡后呈钙化小点。不典型者可表现为单个大囊、肉芽肿、脑炎或脑梗死。部分患者病灶周围可有明显水肿。

(五)诊断及鉴别诊断

1.诊断

大便便绦虫史,皮下囊虫结节,头颅及四肢放射线检查发现囊虫及其钙化阴影,脑脊液嗜酸性粒细胞计数升高,囊虫皮内试验和/或脑脊液免疫抗体、抗原检查阳性,以及相应的脑部症状和体征,均为本病的重要诊断依据。如皮下结节活检或头颅 CT、磁共振检查证实为囊虫者,更具有确诊意义。

2.鉴别诊断

(1)其他脑寄生虫病:如脑棘球蚴病、脑血吸虫病、脑阿米巴病、脑弓形虫病等。主要依赖于流行病学特征,特异性免疫诊断及典型影像学检查加以区别。

(2)脑部非寄生虫感染性疾病:如脑炎、脑脓肿、脑结核等。

(3)脑部非感染性疾病:如脑梗死、脑血管畸形、结节性硬化及多发性硬化等。

（4）脑瘤和脑转移瘤。

（六）治疗及预后

1.治疗

（1）驱绦虫。①槟榔、南瓜子：南瓜子 60～90 g 略炒熟，去皮取仁研粉，早晨空腹时一次顿服，两小时后继服槟榔煎剂一次（系将槟榔 60～90 g 切成细片，加水 500 mL 煎至 250 mL 左右过滤，所得滤液即为成人的一次剂量），再半小时后加服 50% 硫酸镁 60 mL，一般在 3 小时后可见虫体排出。②氯硝柳胺：成人空腹口服 2 次，每次 1 g（间隔一小时）。2 小时后再服 50% 硫酸镁 60 mL。服后偶见头晕、胸闷和胃部不适，多在不久后自行消失。③甲苯达唑：成人 200 mg、儿童 100 mg，每天 2 次，共 3 天。

（2）治囊虫：阿苯达唑或吡喹酮，15～20 mg/kg，前者分两次饭后服用，连服 10 天；后者分 3 次饭后服用，连服 6 天为 1 个疗程，20 天后再重复 1 个疗程，如有需要 3～6 个月和 12 个月后再分别重复 1 个疗程，以求彻底治愈。孕妇忌用，严重肝、肾、心脏功能不全及活动性胃溃疡者慎用。

（3）手术治疗：如囊虫位于脑室内造成颅内压增高严重者，可开颅摘除囊虫或行其他减压术。

（4）对症处理：如抗癫痫、抗脑底脑膜炎、抗精神症状和降颅内压等治疗。

2.预后

早发现、早治疗一般预后良好。

二、脑型血吸虫病

脑血吸虫病是由寄生于门静脉或肠系膜及其分支中的血吸虫虫卵沉积在脑组织内所引起的一种脑部寄生虫病。

（一）病因及发病机制

血吸虫卵经体循环（多经颈动脉）、脊椎静脉系统或颅内静脉窦进入颅内，引起脑部病变。门静脉系统内的血吸虫成虫及虫卵所分泌的毒素、代谢产物及虫体、虫卵等异种蛋白均可引起脑组织的中毒反应和变态反应。

（二）病理

软脑膜、脑皮质、浅层脑白质的虫卵肉芽肿、瘢痕结节及假结核结节，病灶内有浆细胞浸润，病灶为毛细血管网包绕。邻近病灶处的胶质细胞增生、脑软化，脑水肿范围较广泛，还可见血管炎性反应。

（三）临床表现

本病多见于男性青壮年，中枢神经系统症状可在感染血吸虫数周后发生。

1.急性型

急性型在感染数周后发病。主要为中毒反应与变态反应引起的脑水肿、急性脑炎或脑脊髓炎，突发高热、头痛、精神异常、痉挛发作、瘫痪、大小便失禁及意识障碍等，还可伴有咳嗽、咯血、腹泻、荨麻疹、肝大、脾大，脑脊液压力、蛋白含量、白细胞数均增高。

2.慢性型

多在感染后数年发病。主要由于血吸虫虫卵沉积于脑组织内引起的症状，临床常见的类型有以下 3 种。

（1）癫痫型：多数慢性型患者属此型。多为部分性运动性发作（局限性癫痫），可伴有颅内压增高症状。

(2)脑血管病型:急性起病,偏瘫、失语、意识障碍甚至昏迷,还可伴有部分性运动型癫痫发作。可能是血吸虫虫卵栓塞脑血管所致。需与其他原因引起的脑血管病鉴别。

(3)颅内占位病变型:是由血吸虫虫卵肉芽肿及弥漫性脑水肿所致。缓慢起病,头痛、呕吐、视力模糊、视盘水肿、偏瘫、失语、共济失调,常伴有部分性运动型癫痫发作。脑脊液压力及蛋白含量均增高,脑脊液白细胞数正常或轻度增加,分类中嗜酸性粒细胞可占优势。

(四)辅助检查

1.血常规检查

白细胞总数多在$(10\sim30)\times10^9$/L,可见类白血病反应。嗜酸性粒细胞明显增多,一般占20%~40%,嗜酸性粒细胞增多为本病的特点之一。

2.脑脊液检查

压力、细胞(以嗜中性和/或嗜酸性粒细胞为主)和蛋白可有增高,并偶可找到虫卵。

3.免疫学检查

皮内试验、环卵沉淀试验(COPT)、间接血凝试验、酶联免疫吸附试验等检查都可以应用,其中COPT是国内最常用的方法,有较高的敏感性和特异性。而脑脊液酶联免疫吸附试验为免疫学中最敏感和特异的方法,阳性率为95%。

4.影像学检查

MRI检查可见皮髓交界区长T1长T2类圆形或不规则肿块,境界不清,周边为大片状或"指套样"水肿区。增强扫描可见斑片状或结节状均一强化。

(五)诊断及鉴别诊断

1.诊断

已确诊为血吸虫病患者一旦出现脑部症状,应疑有此病的可能性;如从脑脊液或脑组织里找到血吸虫虫卵即可确诊。血清、脑脊液免疫抗体检查有一定的助诊价值。在鉴别诊断困难时,可试用吡喹酮(40 mg/kg),2周后复查头颅CT。

2.鉴别诊断

(1)其他脑寄生虫病:如脑棘球蚴病、脑猪囊尾蚴病、脑阿米巴病、脑弓形虫病等。主要依赖于流行病学特征,特异性免疫诊断及典型影像学检查。

(2)脑部非寄生虫感染性疾病:如脑炎、脑脓肿、脑结核等。

(3)脑部非感染性病:如脑梗死、脑血管畸形、结节性硬化及多发性硬化等。

(4)脑瘤和脑转移瘤。

(六)治疗及预后

1.治疗

(1)治虫。①阿苯达唑:慢性血吸虫病总剂量成人为60 mg/kg,儿童为70 mg/kg,分三次饭后口服,疗程依次为2~3天和1~2天。急性血吸虫病总剂量为140 mg/kg,疗程为5天。②硝硫氰胺:总剂量为6~7 mg/kg,等分三次口服,每天1次。③锑制剂:酒石酸锑钾,总剂量为25 mg/kg,总量男性不超过1.5 g,女性不超过1.3 g,每次剂量不超过0.05 g,每天缓慢静脉注射一次,注射6天后休药一天,共20天,病情较重者可据情延长疗程至30天;没食子酸锑钠(锑-273),总剂量为0.4 mg/kg(体重超过50 kg者不加量),每日剂量可分成2~3次于饭后2小时服,共15天。④其他制剂:六氯对二甲苯(血防-846),日剂量为80 mg/kg,每晚睡前顿服,

10 天为 1 个疗程,总剂量为 50 g;呋喃丙胺,成人每日总剂量为 60 mg/kg,等分三次口服,连服 10 天为 1 个疗程。

(2)支持疗法和对症处理:对高热病重者,可适当应用肾上腺皮质激素及其他降温措施。对癫痫发作者,应给予足量的抗癫痫药,尽快控制癫痫发作。对颅内压力增高者,可适当地限水、利尿和脱水,降低颅内压力和缓解临床症状。对贫血和低蛋白血症明显者,可给予生血药和高蛋白质饮食。同时给予有利于促进神经营养、血供、代谢和功能康复的神经保护剂。

(3)手术探查:经上述治疗疗效不佳,且经颅脑 CT 或 MRI 检查发现有可切除的颅内占位性病变者,可考虑开颅探查和切除病灶。

2.预后

及时进行药物和外科治疗后,治疗效果良好,预后较好。

三、脑型肺吸虫病

脑肺吸虫病是由肺吸虫成虫所引起的一种脑部寄生虫病。多见于我国东北三省,以及浙江、台湾、四川、云南、贵州和湖北诸省,近在陕西、山西、河南等地亦有少数病例发现。

(一)病因及发病机制

感染并殖吸虫后虫体可循纵隔而上,由颈动脉上升,经破裂孔进入颅内,虫体多自颞叶或枕叶底部侵入大脑,以后也可侵犯白质,累及内囊、基底节、侧脑室,偶尔侵犯小脑。

(二)病理

本病的病理过程分为三期。

1.浸润期或组织破坏期

虫体脑内移行造成机械破坏及出血,形成"隧道征"或"出血征",毒素刺激可产生脑膜炎、脑炎,有时还可形成边界不清的肉芽肿。

2.囊肿或脓肿期

被虫体破坏的脑组织逐渐产生反应,在肉芽肿周围形成包膜,其中心坏死液化形成青灰色或特殊棕灰色的黏稠液体,内可有虫体和虫卵。

3.纤维瘢痕期

此期虫体已死亡或移行至他处,囊液被吸收,肉芽组织纤维化或钙化,受累的皮质或皮质下结构萎缩,脑沟和脑室扩大。

(三)临床表现

患者可有全身、腹部、胸部及脑部症状。多数患者的肺部症状早于脑部症状,偶有胸、脑症状同时出现,或先有或仅有脑部症状者。

1.全身症状

如短期的低热、纳差、怠倦、盗汗、消瘦和皮疹等。

2.腹部症状

如腹痛、腹泻、恶心、呕吐和便血等。

3.胸部症状

如咳嗽、咳痰(呈铁锈色)、胸疼和呼吸困难等。

4.皮肤症状

如多在下腹部和大腿之间的皮下摸得大小不等的皮下结节,是由虫体异位寄生所致,可引起局部性瘙痒或微痛。

5.脑部症状

症状多种多样,轻重不一,常与病灶的部位及其病理过程的特性有关。常见的脑部症状如下。

(1)颅内压增高症状:如头痛、恶心、呕吐、视力减退、视盘水肿及反应迟钝等。

(2)脑组织毁坏症状:如瘫痪、感觉缺失、失语、偏盲、共济失调等。一般出现较迟,是因病灶大都先位于脑部静区,只有当这类病灶不断扩大到足以毁坏上述有关的脑部功能区时才出现之故。

(3)大脑皮质刺激症状:如癫痫性痉挛发作、各类幻觉和肢体的异样感觉等,是因为大脑皮质的感觉-运动区受损所致。

(4)炎性症状:如畏寒、发热、头痛及脑膜刺激征。

(四)辅助检查

1.痰

痰呈铁锈色,约90%的病例可在痰内找到肺吸虫虫卵,和伴有嗜酸性粒细胞的增多。

2.脑脊液

急性期可有以嗜酸性和中性粒细胞增多为主的等类似脑膜炎的变化,病情稳定期可无异常。15%的病例可有不同程度的颅内压增高。脑脊液中有时可查得虫卵。

3.免疫学

血清和脑脊液肺吸虫抗体检查阳性是诊断的主要依据之一。

4.影像学

胸片可见肺部浸润、囊肿结节的硬结阴影。头颅 CT 和 MRI 检查可显示大片水肿及多个聚集的环形病灶、梗死灶,病灶之间可出现"隧道征"。

(五)诊断及鉴别诊断

对伴有脑部症状的肺吸虫病患者应疑有本病的可能。肺部放射线检查发现有肺吸虫病灶,在痰或脑脊液中找到肺吸虫虫卵,或在皮下找到肺吸虫虫体时即可确诊。脑脊液常规、细胞学和免疫学检查,以及颅脑 CT 和 MRI 检查均有助诊价值。但须注意与由其他原因所致的脑炎、脑膜炎、癫痫和颅内占位病变等相鉴别。

(六)治疗

1.治虫

阿苯达唑或吡喹酮为目前较理想的药物,剂量为 10 mg/(kg·d)服 3 次,共 2 天。可有不同程度的头痛、头昏、恶心和乏力等不适,个别可出现颅内压增高等毒副症状。

2.治疗继发性细菌感染

可酌情选用适量的抗生素。

3.对症处理

如降颅内压和抗癫痫治疗。对呕吐、腹泻患者,应注意水的供应和营养上的保证。对肢体瘫痪者,给予神经营养代谢药和早期康复治疗。

四、脑型疟疾

脑疟原虫病又称脑型疟疾,是由恶性疟原虫所引起的一种脑部寄生虫病。我国南方和北方均可见到,以云南和海南岛等地区较为多见。

(一)病因及发病机制

脑型疟疾是人类中枢神经系统中最常见、最严重的寄生虫感染性疾病。脑型疟疾也可通过蚊虫叮咬以外的其他方式传播,如输血、污染的针头或器官移植等方式传播。间日疟及卵形疟可出现复发,并可引起脑型疟的凶恶发作。

(二)病理

脑微血管扩张,沿脑血管可以见到色素沉着,皮质下白质的边缘为主的出血,脑水肿和脑肿胀,白细胞和星形胶质细胞的炎性反应,部分神经元变性。

(三)临床表现

1.一般症状

患者常以高热、寒战起病,伴有剧烈头痛、恶心和呕吐,随后出现谵妄、嗜睡、全身抽搐,逐渐进入昏迷;少数患者可于高热、嗜睡或抽搐后迅速进入昏迷,有些患者可在开始昏迷或昏迷后的1～2天,出现脑水肿、呼吸或/和心力衰竭、休克、黑尿热、酸中毒或肝肾衰竭等并发症,常可导致病情的迅速恶化和危及患者安全。

2.查体

可有颈项强直,凯尔尼格氏、及巴宾斯基征阳性。全身抽搐严重者,可有双侧瞳孔不等大、散大、视盘水肿或/和眼底静脉出血,以及肢体瘫痪等脑部受损症状。绝大多数患者有脾大,少数患者有肝大,多数患者有不同程度的贫血。

(四)辅助检查

脑脊液检查仅有压力和嗜中性及嗜酸性粒细胞的计数增高。周围血液检查常有贫血;血液中的疟原虫数量一般不多,且常需经厚血片反复检查方能查得;需要时可行骨髓片检查,常可查得大量疟原虫。头颅 CT 和 MRI 检查多数无异常改变,部分患者可显示不同程度的脑水肿、脑室变小或类似脑梗死病灶。

(五)诊断及鉴别诊断

对疟疾流行地区,夏秋季节,出现发作性发冷发热、嗜睡或抽搐、昏迷,伴有剧烈头痛、恶吐及贫血的患者,应疑有本病。如厚血片查得疟原虫时即可确诊。但应注意与流行性乙型脑炎、细菌性化脓性脑膜脑炎、败血症、中毒性痢疾、中暑,以及由其他原因所致的急性感染中毒性脑病、昏迷和癫痫发作相鉴别。

(六)治疗及预后

1.治疗

(1)抗疟治疗。①青蒿素:总剂量为 0.8～2.0 g 肌内注射,3 天内分用。也可从直肠给药。②磷酸咯萘啶:0.4 g 肌内或静脉注射,连用 3 天。③磷酸氯喹:0.2～0.3 g,加入生理盐水或 5%葡萄糖水 250～500 mL 内静脉缓慢滴注,首日 24 小时内给药 3 次,第 2～3 天各给药一次。④奎宁:二盐酸奎宁 0.5 g 加入生理盐水或 5%葡萄糖水 250～500 mL 内静脉缓慢滴注。首日24 小时内给药 3 次,第 2 天据情给药 1～2 次。复方奎宁 3～4 mL 深部肌内注射,6 小时 1 次。

(2)脱水剂:已进入昏迷或癫痫大发作较频繁的患者,一般会有不同程度的脑水肿,甚至有脑疝形成。可用 20%甘露醇 250 mL 静脉滴注,每 4～6 小时 1 次,呋塞米 20～40 mg/d,静脉注射,每天 1～2 次。

(3)防治并发症:及时处理高热、抽搐、贫血、肺水肿、心力衰竭、肾衰竭和酸中毒等并发症,并随时注意循环、呼吸功能的维护,营养的保证,水和电解质方面的平衡。

(4)神经保护剂:在上述急症处理的同时,可同时给予大剂量的多种维生素,以及 ATP、辅酶 A、辅酶 Q-10、都可喜和脑活素等药物,以加强对脑细胞功能的保护和康复。

2.预后

成人和儿童中,脑型疟疾的总病死率为 20%～30%。在无获得性免疫的成人中,病死率的高低与并发症的多少密切相关。

(于丽伟)

第六节　神经系统梅毒

梅毒是由苍白螺旋体所引起的一种慢性性传播性疾病,几乎可侵犯包括神经系统在内的全身各个器官,并可引发多种多样的临床症状和体征。当神经系统遭受苍白螺旋体入侵和损伤时,称为神经系统(或神经)梅毒。因神经系统梅毒多在梅毒感染后数年甚至十数年以上才发病,故属重症晚期梅毒。

一、病因及发病机制

梅毒是一种性传播疾病,传染源是患者,梅毒螺旋体可以直接通过破损的皮肤或黏膜感染人体。进入人体后可导致螺旋体血症,并可通过血液循环进入子宫,导致母婴感染或因共用注射器而引起血源性传播。梅毒螺旋体侵入机体后,潜伏 3～18 个月,逐步侵入中枢神经系统。

二、病理

脑膜动脉血管病变主要是淋巴细胞和浆细胞浸润滋养血管和外膜,最终累及中-大动脉的血管中层,滋养血管闭塞影响血管平滑肌和中层弹力纤维,纤维组织增生,血管管腔逐渐狭窄,最终引起血栓形成,该病理损害类型为间质型。随病程的延长,螺旋体逐步侵及脑实质,导致脑、脊髓的神经元变性、脱失和胶质增生,也可引起组织局限性肉芽肿样损害,无明显脑(脊)膜和小血管的炎症,此为实质型损害。血管的改变可使管壁增厚、闭塞而产生脑梗死的症状,亦可因累及中、大动脉弹力层而形成梅毒性夹层动脉瘤。麻痹性痴呆患者的皮质中可找到螺旋体,脊髓痨患者则由脊髓脊膜和血管的炎症继发脊神经后根和脊髓后素纤维变性。

三、临床表现

(一)无临床症状性神经梅毒

患者陈述无临床症状,神经系统检查也无异常体征所见;但其脑脊液检查可有白细胞计数增多及蛋白含量增加,梅毒性脑膜炎患者的 VDRL 试验呈阳性。

(二)脑膜血管性梅毒

多发病于梅毒感染后的 5～12 年。以脑膜、脊膜和局灶性脑、脊髓和/或颅、脊神经根受损症状为其主要临床表现。

1.脑膜梅毒

非常罕见。根据病情可见不同程度的脑膜和颅神经炎性症状和体征。

2.脑血管梅毒

可见偏瘫及失语等局灶性脑受损症状和体征。

3.脊膜血管梅毒

罕见。可见脊膜和局灶性脊髓和/或脊神经根受损症状和体征。

(三)麻痹性痴呆

多发病于梅毒感染后的15～20年,为脑实质严重受损的一种神经性梅毒。可见性格变化,注意力不集中,智力及记忆力逐渐减退甚至发展成为痴呆,情绪变化无常,常有夸大妄想、虚构和抑郁,以及震颤,阿-罗氏瞳孔,口吃及发音不清,癫痫发作,肢体瘫痪及大小便失禁等症状。95%～100%患者的梅毒血清试验呈阳性,大部分患者的脑脊液VDRL试验呈阳性。

(四)脊髓痨

多发病于梅毒感染后的20～25年,是脊髓后索发生变性所致的一种神经性梅毒。在受损脊髓节段支配的体表和/或体内出现闪电样疼痛,病灶水平以下的躯干和肢体出现深感觉减退或消失、腱反射减弱及消失、感觉性共济失调和夏科氏关节病,同时还可出现内脏危象(胃、肠及直肠痉挛)、阿-罗氏瞳孔,低张力性膀胱排尿障碍以及性欲减退等症状。约70%患者的梅毒血清试验呈阳性。脑脊液检查可见白细胞计数及蛋白含量均增高,VDRL试验呈阳性。

(五)视神经萎缩

视神经萎缩罕见。视力呈进行性下降甚至失明。常先从一侧开始,而后波及另一侧。眼底检查可见视神经乳头色泽苍白、边界清晰。

四、辅助检查

梅毒性脑膜炎患者的VDRL、快速血浆反应素和螺旋体试验通常阳性。脑脊液压力增高,外观混浊或呈毛玻璃样;细胞数$(0.1～0.5)\times10^9$/L;45%患者的糖含量降低$(\leqslant2.2$ mmol/L);氯化物正常;脑脊液康华反应90%阳性;胶金曲线,50%呈首带型(麻痹型),50%为中带型或末带型。脑脊液梅毒反应素试验几乎都呈阳性。80%患者的脑电图异常,常为弥漫性两侧高幅慢波。头颅CT和/或MRI显示脑白质密度广泛降低,在前额叶和顶叶更为明显;皮质沟及脑室扩大,提示脑萎缩。

五、诊断及鉴别诊断

(一)诊断

1.病史

有婚外性交史或嫖娼史或配偶有感染史,以及早期梅毒病史。

2.神经系统症状

典型的神经系统受损症状和体征,如阿-罗氏瞳孔和夏科氏关节病等。

3.辅助检查

梅毒螺旋体抗原试验和脑脊液VDRL试验阳性可助确诊。

(二)鉴别诊断

神经梅毒侵犯部位广泛,脑实质、脑脊髓膜、脊髓、周围神经以及脑血管均可受累,常需与脑膜炎、脑炎、脑血管病、各种类型的痴呆、脊髓或周围神经疾病等鉴别。

六、治疗

(一)驱梅治疗

(1)青霉素 G:20 000 000～40 000 000 U 每 4 小时静脉滴注一次,连续 10 天。继以苄星青霉素 G(长效青霉素)24 000 000 U 肌内注射每周 1 次,共 3 次。

(2)普鲁卡因青霉素 G:24 000 000 U 肌内注射,每天 1 次,同时给予丙磺舒 0.5 g,每天 4 次,共 10～14 天。必要时继以苄星青霉素 G 24 000 000 U 肌内注射,每周 1 次,共 3 次。

(3)对青霉素过敏者:可口服四环素 500 mg,每天 4 次,连服 30 天。

(二)对症处理

如抗癫痫、抗内脏危象发作和抗精神异常药物,以及神经营养代谢药物等方面的治疗。如有排尿障碍者,应注意防治尿路梗阻和感染等并发症。

七、预后

梅毒性动脉炎可致梭状动脉瘤及脑血栓形成。脊髓痨潜伏期长久,平均发生在初染梅毒后 8～12 年,病变选择性的侵犯脊髓后根及后索并引起变性;导致共济失调,营养障碍,大小便失禁及阳痿等。麻痹性痴呆结局为痴呆状态、痉挛性瘫痪或去皮质状态,晚期则表现为精神衰颓,全身无力,终致死亡。

(于丽伟)

第七节 颅内感染所致精神障碍

颅内感染所致精神障碍是一组因各种病原体(包括病毒、细菌、真菌、螺旋体、寄生虫等)直接损害脑组织引起脑功能紊乱所致的精神障碍的总称。颅内感染可分别位于蛛网膜下腔(脑膜炎)、脑实质(脑炎)或局限于脑或脑膜并形成包围区域(脑脓肿),但实际上损害很少呈局限性。临床表现以情感障碍、智力障碍、思维障碍、行为障碍等常见,精神障碍多与意识障碍并存。

一、临床表现

(一)急性期

颅内感染性疾病急性期可表现出急性脑病综合征。病毒性脑炎精神障碍出现率可达 81%,甚至构成本病的主要临床症状。以精神障碍为首发症状者,常被误诊为精神病。

1.意识障碍

意识障碍最多见,国内报道达 90%,有的为首发症状,也可出现在其他精神症状之后。意识障碍以精神萎靡、嗜睡、朦胧、混浊、谵妄状态较多,随着病情的加重,可有昏迷甚至呈去皮质状态,在早期多呈波动性,一天之中时轻时重,病情加重时,意识障碍加深并呈持续性。

2.脑衰弱综合征

发病初期 1～2 周患者表现精神萎靡不振、脾气急躁、易怒,睡眠不安等。过去安静的儿童可变得烦躁好哭或无端喊叫,而以往活泼的孩子却表现精神呆滞、不喜游戏。成年患者疾病初期以头痛多见,患者对外界声、光刺激感觉过敏,易激惹。这些精神症状在初期或病情较轻患者中很常见。

3.精神分裂样症状

可有言语增多、自言自语、联想障碍、躁动、欣快、情绪不稳、伤人毁物等精神运动性兴奋,类似精神分裂症青春型。有些患者精神活动减退、情感淡漠、反应迟钝、懒散、言语及活动减少甚至缄默、不语、拒食。还可有重复及刻板言语、违拗等,呈亚木僵或木僵状态,类似精神分裂症紧张型。有的幻觉妄想状态,幻觉以幻听为主,个别患者内容固定持久,还可有不固定的关系妄想、被害妄想、疑病妄想等类似偏执型精神分裂症。

4.智力障碍

轻度记忆障碍、注意力涣散、错构虚构,甚至严重的智能损害。部分病例记忆障碍非常突出,而且迁延较久,近记忆和机械记忆受累尤重。

(二)慢性期

1.人格改变

患者变得幼稚、冲动、易激惹,缺乏克制能力。有的患者缺乏主动性及应有的情感反应,意志要求减退。有的患者变得自私、情绪不稳。也有的患者变得举止轻浮,偷窃、说谎等。

2.智力障碍

在儿童、病情严重者多见,智能损害明显,恢复也较差。

二、诊断及鉴别诊断

(一)诊断

(1)急性或亚急性起病,病前1～2周有感染症状或明确的病前感染史,如有呼吸道或胃肠道感染史。

(2)在运动兴奋或运动抑制的同时伴有不同程度的意识障碍,可随疾病的进展而逐渐加深。

(3)不同病期的精神症状及神经系统体征,特别是肌张力增高等锥体外系体征及多汗、小便失禁的出现。临床上显示感染所致脑实质受损征象。

(4)脑脊液压力及白细胞、蛋白质升高、糖和氯化物降低的证据。脑脊液查到病毒抗原或特异性抗体。

(5)脑电图有弥漫性异常(有些可局灶化)。

(6)血清抗体滴度明显增高(特别是恢复期比急性期高4倍以上)。

(二)鉴别诊断

以精神障碍为首发或主要症状的患者,需要与精神分裂症、分离转换障碍鉴别。精神分裂症患者多缓慢隐袭起病,发病前多无感染史;多无意识障碍;没有神经系统体征;脑脊液和脑电图异常;病程和预后也显然不同。分离转换障碍患者可有心因性意识障碍,但精神症状多伴有情感色彩,也不会有神经系统体征、脑电图异常。另外,精神分裂症和分离转换障碍的病程和预后与颅内感染显然不同。

部分以精神障碍为首发或主要症状的病毒性脑炎,其神经系统体征,如锥体束征或腱反射的改变大多在精神症状之后出现,而且不一定恒定存在,出现体征的部位及性质亦可改变,因此必须反复仔细地检查才能确定。有些病例在整个病程中始终都以精神症状为主,没有意识障碍及神经系统体征,确诊主要在于对器质性精神症状的重视,情感淡漠、注意力涣散是本病与精神疾病的主要鉴别要点。因此本病的诊断应全面考虑综合分析。早期不能确诊者,应进行随诊观察以免延误治疗。

三、治疗及预后

本病主要以对病、支持治疗和对症治疗,积极采用减轻组织损伤、促进恢复。对有精神症状者,使用抗精神病药应慎重,因脑器质性疾病患者对抗精神病药敏感,以小剂量缓慢加药为宜,一般口服不良反应小的新型非典型抗精神病药,如奥氮平、喹硫平、利培酮等。体质好或青壮年可肌内注射氟哌啶醇 2.5~5 mg。症状较轻或恢复期者可酌情给予抗焦虑药。

(于丽伟)

第八节　艾滋病所致神经系统障碍

艾滋病即获得性免疫缺陷综合征,由人类免疫缺陷病毒-1(HIV-1)引起。由于人类免疫缺陷病毒(HIV)是一种嗜神经病毒,高度选择性地侵袭和损害神经系统,从而出现神经系统功能障碍。

一、病因及发病机制

HIV 的病原体是一种逆转录病毒,即有包膜的 RNA 病毒,含有 RNA 依赖的 DNA 聚合酶(逆转录酶)。该病毒有两个亚型,HIV-1 能引起免疫缺陷和艾滋病,呈世界性分布;HIV-2 仅在非洲西部和欧洲的非洲移民以及其性伴中发生,但很少引起免疫缺陷和艾滋病。本病的高危人群包括同性恋和杂乱性交、异性性接触、药瘾、血友病和/或多次输血及 HIV 感染者的婴儿。病毒与细胞表面 CD 4受体结合,破坏 CD 4$^+$ 淋巴细胞,引起机体严重的细胞免疫缺陷,导致真菌、病毒、寄生虫等几乎所有病原体的机会性感染,同时使某些肿瘤,如 Kaposi 肉瘤和淋巴瘤的发病率明显增加。HIV 作为艾滋病的致病因子,不仅是一种造成机体免疫缺陷的嗜淋巴细胞病毒,也是一种危险的嗜神经病毒,感染早期即可侵犯神经系统。艾滋病患者中 30%~40% 有神经系统受累,且 10%~27% 为首发症状。

二、病理

HIV 脑炎病理特征是多核巨细胞形成多数神经胶质小结,遍布大脑白质、皮质和基底节,以及小脑、脑干和脊髓。死亡病例多见半卵圆中心弥漫性髓磷脂苍白和神经胶质增生。成人艾滋病常见空泡性脊髓病,胸髓后索、侧索明显白质空泡形成。全身 HIV 感染引起免疫抑制,导致单纯疱疹病毒性脑炎、进行性多灶性白质脑病、新型隐球菌脑膜脑炎、弓形体病和中枢神经系统原发淋巴瘤等相应病理表现。

三、临床表现

HIV 为嗜神经病毒,20%~40% 的患者可因此而导致中枢及周围神经系统病变;再由于艾滋病患者的细胞免疫功能严重受损,中枢神经系统还常同时遭受新型隐球菌、弓形虫、结核杆菌和单纯疱疹病毒等的伴发感染,以及淋巴瘤和 Kaposi 肉瘤等恶性肿瘤的侵袭,而出现相应的临床症状。

(一)艾滋病性脑病

艾滋病性脑病占神经系统艾滋病的 $34\% \sim 47\%$。以脑萎缩和进行性痴呆为其主要临床症状。患者多以乏力、遗忘和性欲减退等起病,以后发展为进行性痴呆、意识不清、大小便失禁,有的患者可出现偏瘫、截瘫或癫痫发作,是因脑灰、白质中出现弥散性小神经胶质结节和胶质增生,白质中血管周围脱髓鞘等病理性改变所致。

(二)艾滋病性脊髓病

以持续数周或数月的进行性感觉性共济失调、截瘫和尿失禁为其主要临床表现。体检可见脊髓病灶水平以下肢体的肌力减弱或全瘫、深感觉减退或消失、协调动作不能和锥体束征阳性,是因脊髓后索、侧束受损所致;肌张力和腱反射的高低则依脊髓后索、侧束各自受损的程度不同而异,如前者受损相对较重则高,后者受损相对较重则低。本病以胸髓受损最为常见。

(三)艾滋病性周围神经病

艾滋病性周围神经病以痛性感觉障碍为其主要临床表现,如对称性的肢端套式痛觉减退或消失,伴有肌无力和肌萎缩以及腱反射和肌张力的降低;本病也可呈急性感染性多发性神经根神经炎表现。

四、辅助检查

诊断特异性神经综合征之前,需要进行一般体格检查以排除机会性感染和肿瘤。诊断方法包括皮肤、淋巴结、骨髓及胸膜活检,病毒和真菌血培养。确诊需要进行系统的全面评价。脑扫描阴性时,脑电图则可能提供局灶性脑损害的证据,脑脊液常规检查对病毒、真菌或结核感染很有帮助。通常很少能在脑脊液常规中培养出病毒,多发性神经根病可培养出相关的巨细胞病毒,脑脊液常规病原核酸扩增有助于巨细胞病毒感染、弓形体病的诊断,但阴性结果也不能排除感染。在无症状 HIV 感染中常有脑脊液常规异常,须严格除外其他疾病方可作出诊断。头颅 CT 和 MRI 可帮助识别弥漫性脑损害中的病灶。

五、诊断及鉴别诊断

(一)诊断

艾滋病神经综合征的诊断需根据流行病学资料、临床表现、免疫学和病毒学检查综合判定,CT 显示进行性脑萎缩有助于艾滋病合并痴呆的诊断;确诊主要靠脑活检、HIV 抗原及抗体测定。立体定向进行脑活检危险性很小,酶联免疫吸附试验法测定 p24 核心抗原具有实用价值。脊髓病可做钆-增强脊髓 MRI 检查。脑脊液常规病原学检查可帮助诊断周围神经病,尤其是巨细胞病毒所致的多发性神经病。肌电图和神经传导速度检查有助于诊断脊髓病、周围神经病和肌病,必要时辅以肌肉和神经组织活检。

(二)鉴别诊断

艾滋病患儿须与先天性免疫缺陷鉴别,前者常见腮腺炎及血清 IgA 增高,后者少见,病史和 HIV 抗体有助于鉴别。成人须与应用激素、血液或组织细胞恶性肿瘤等引起获得性免疫缺陷区别。病程稳定进展或因伴发机会性感染急剧恶化,半数艾滋病患者可在 $1 \sim 3$ 年死亡。

六、治疗及预后

(一)治疗

针对 HIV 感染采用联合药物治疗,通过抑制 HIV 复制和增强免疫功能而延长患者的生命。目前临床常用药物如下。

1.核苷逆转录酶抑制剂

如阿波卡韦、去羟肌苷、拉米夫定、司坦夫定、扎西地宾和齐多夫定等。

2.非核苷逆转录酶抑制剂

如甲磺酸地拉韦定、依非韦伦和奈韦拉平等。

3.蛋白酶抑制剂

如安泼那韦、印地那韦、奈非那韦、利托那韦和沙奎那韦等。目前主张高效抗反转录病毒疗法治疗,患者外周血 CD 4 细胞≤$350×10^6$/L 时开始治疗,采用"鸡尾酒疗法",各类药物通过合适的组配合用以增强药效。由于抗 HIV 药物抗病毒能力、依从性、耐药性和毒性,药物不能将病毒完全从体内清除,最近有学者主张采用间断疗法。

(二)预后

一旦出现临床症状,半数艾滋病患者会在 1～3 年死亡。

（吴 晨）

第五章

自主神经系统疾病

第一节　肢端血管痉挛症

　　肢端血管痉挛症是一种少见的肢端小动脉痉挛或功能性闭塞引起的局部(指/趾)缺血征象。
本症常因暴露于寒冷中或情绪激动而诱发,症状表现为肢端皮肤阵发性对称性苍白、发绀和潮红并伴疼痛。本症分为原发性和继发性两种,前者称雷诺病(RD),后者称雷诺综合征(RS),它继发于各种系统疾病,如血栓闭塞性脉管炎、闭塞性动脉硬化、硬皮病、遗传性冷指病及冻疮等。

一、病因及发病机制

　　本症为肢端小动脉痉挛所致,引起肢端小动脉痉挛的原因可归纳如下。

(一)神经机制

　　中枢及周围交感神经功能紊乱。研究发现,肢端小动脉壁上肾上腺素受体的密度和敏感性增加,β-突触前受体和病理生理作用,血管壁上神经末梢的反应性增高,以上均提示周围交感神经功能亢进,对正常冷刺激反应过度。一只手震动引起另一只手血管收缩,这现象可被远端周围神经阻滞而控制;身体受冷而肢端不冷可诱发肢端血管痉挛,这现象提示中枢交感性血管收缩机制的作用。

(二)血管壁和血细胞的相互作用

　　正常的微循环血流有赖于正常的血细胞成分、血浆成分及完整的(未受损伤)内膜。激活的血小板聚集可以阻塞血流,同时释放出血管收缩物质如血栓素 Az、5-羟色胺(5-HT),这些物质可进一步促使血小板聚集。研究发现 RD 患者血浆纤维蛋白原增加、球蛋白增高、血黏度增高、血流变慢、血小板聚集性增高、强直的红细胞和激活的白细胞及纤维蛋白降解降低。RD 的血管壁因素不清,但已知损伤的内膜产生血管收缩物质和血管扩张物质均受到影响,RD 患者血浆中前列环素(PG12)增加、血管收缩物质增高、一氧化氮减少等。以上血液及内膜的异常改变是疾病的结果,亦是进一步引起疾病的原因。

(三)炎症及免疫反应

　　严重的 RS 患者常伴有免疫性疾病或炎症性疾病,如结缔组织病、硬皮病、系统性红斑狼疮、结节性多动脉炎、皮肌炎、肌炎、类风湿性关节炎、混合性结缔组织病、药物性血管炎、血栓栓塞性脉管炎或闭塞性动脉硬化症,因此推测 RS 可能存在免疫或炎症基础。

二、病理及病理生理

疾病早期指趾动脉壁中无病理改变。随着病程进展,动脉壁营养紊乱,动脉内膜增生,中层纤维化,小动脉管腔变小,血流减少;少数患者由于血栓形成及机化,管腔闭塞,局部组织营养障碍。严重者可发生指趾端溃疡,偶有坏死。

根据指动脉病变状况可分为梗阻型和痉挛型,梗阻型有明显的掌指动脉梗阻,多由免疫性疾病和动脉粥样硬化伴随的慢性动脉炎所致。由于存在严重的动脉梗阻,因此对寒冷的正常血管收缩反应就足以引起症状发作。痉挛型无明显指动脉梗阻,低温刺激才引起发作。

三、临床表现

临床特征为间歇性肢端血管痉挛伴疼痛及感觉障碍,寒冷或情绪激动是主要诱因,每次发作可分为 3 个阶段。

(一)局部缺血期(苍白期)

指(趾)、鼻尖或外耳突然变白、僵冷、肢端温度降低、出冷汗和皮肤变白常伴有麻木和疼痛感,为小动脉和毛细血管收缩所致,每次发作持续时间为数分钟至数小时。

(二)缺氧期

缺氧期即缺血期,此时皮温仍低、疼痛、皮色发绀或呈蜡状,持续数小时或数天,然后消退或转入充血期。

(三)充血期

动脉充血,皮温上升,皮色潮红,继之恢复正常。有些患者可以无苍白期或苍白期直接转入充血期,也可在苍白青紫后即恢复正常。少数病例多次发作后,指动脉闭塞,双侧指尖出现缺血、水泡、溃疡形成,甚至指尖坏疽。

四、实验室检查

(一)激发试验

(1)冷水试验:将指(趾)浸于 4 ℃左右的冷水中 1 分钟,可诱发上述典型发作。

(2)握拳试验:两手握拳1.5 分钟后,松开手指,也可出现上述变化。

(3)将手浸泡在 10~13 ℃水中,全身暴露于寒冷的环境中更易激发发作。

(二)指动脉压力测定

用光电容积描记法测定指动脉压力,如指动脉压力低于肱动脉压力且大于5.3 kPa(40 mmHg),则为梗阻。

(三)指温与指动脉压关系测定

正常时,随着温度降低只有轻度指动脉压下降;痉挛型,当温度减低到触发温度时指动脉压突然下降;梗阻型,指动脉压也随着温度下降而逐渐降低,在常温时指动脉压也明显低于正常。

(四)指温恢复时间测定

用光电容积描记法测定,浸冰水 20 秒后,指温恢复正常的平均时间为 5~10 分钟,而本症患者常延长至 20 分钟以上。

(五)指动脉造影和低温(浸冰水后)

指动脉造影除能明确诊断外,还能鉴别肢端动脉是否存在器质性改变。

五、诊断及鉴别诊断

主要根据临床表现为间歇性指(趾)局部麻痛、皮温降低、皮肤苍白及感觉障碍;寒冷或情绪激动诱发;冷水试验阳性可以确诊。但应与雷诺综合征区别。

六、治疗

(一)一般治疗

避免或减少肢体暴露于寒冷中,保持肢端温暖,冬天戴手套,避免指趾外伤和溃疡。

(二)药物治疗

常用药物:盐酸妥拉苏林 25 mg,每天 3 次。双氢麦角碱 1 mg,每天 1～3 次。利血平 0.25 mg,每天 2～4 次口服。氯丙嗪 25～50 mg,每天 3～4 次。上述药物效果均尚不肯定。

(三)手术治疗

交感神经切除和掌指动脉周围交感神经切除均可选用。

(杜文芳)

第二节　红斑性肢痛症

红斑性肢痛症为一少见的阵发性血管扩张性疾病。其特征为肢端皮肤温度升高,皮肤潮红、肿胀,产生剧烈灼热痛,尤以足底、足趾为著,环境温度增高时,则灼痛加剧。

一、病因

本症原因未明。多见于青年男女,是一种原发性血管疾病。可能是由于中枢神经、自主神经紊乱,使末梢血管运动功能失调,肢端小动脉极度扩张,造成局部血流障碍,局部充血。当血管内张力增加,压迫或刺激邻近的神经末梢时,则发生临床症状。应用 5-羟色胺拮抗剂治疗本病获得良效,因而认为本症可能是一种末梢性 5-羟色胺被激活的疾病。有人认为,本症是前列腺素代谢障碍性疾病,其皮肤潮红、灼热及阿司匹林治疗有效,皆可能与之有关。营养不良与严寒气候均是主要的诱因。毛细血管血流研究显示这些微小血管对温度的反应增强,形成毛细血管内压力增加和明显扩张。

二、临床表现

主要的症状多见于肢端,尤以双足最为常见。表现为足底、足趾的红、热、肿、痛。疼痛为阵发性,非常剧烈,如烧灼、针刺,夜晚发作次数较多,在发作之间仍有持续性钝痛。温热、行动、肢端下垂或长时站立,皆可引起或加剧发作。晚间入寝时,常因足部温暖而发生剧痛,双足露在被外可减轻疼痛。若用冷水浸足、休息或将患肢抬高时,灼痛可减轻或缓解。

由于皮内小动脉及毛细血管显著地扩张,肢端的皮肤发红及充血,轻压可使红色暂时消失。

患部皮肤温度增高,有灼热感,有轻微指压性水肿。皮肤感觉灵敏,患者不愿穿袜子或戴手套。患处多汗。屡次发作后,可发生肢端皮肤与指甲变厚或溃破,偶见皮肤坏死,但一般无感觉及运动障碍。

三、诊断

注意肢端阵发性的红、肿、热、痛四大症状,其次病史中有受热时疼痛加剧,局部冷敷后可减轻疼痛的表现,则大多数病例的诊断并不困难。

四、鉴别诊断

但应与闭塞性脉管炎、红细胞增多症、糖尿病性周围神经炎和轻度蜂窝织炎等相鉴别,鉴别的要点在于动脉阻塞或周围神经炎时,受累的足部是冷的。雷诺病是功能性血管间歇性痉挛性疾病,通常有苍白或发绀的阶段,受累时的指(趾)呈寒冷、麻木或感觉减退。此外,脊髓结核、亚急性脊髓联合变性、脊髓空洞症等,可发现肢端感觉异常。但它们除轻度苍白外,发作时无客观征象,各病种有感觉障碍等其他特点。

五、治疗

应注意营养,发作时将患肢抬高及施行冷敷可使症状暂时减轻。患者应穿着透气的鞋子,不要受热,避免任何足以引起血管扩张的局部刺激。

(1)对症止痛:阿司匹林小剂量口服,每次 0.3 g,1～2 次/天,可使症状显著减轻,或索米痛片、可卡因、肾上腺素及其他止痛药物等均可服用,达到暂时止痛。近年来,应用 5-羟色胺拮抗剂,如美西麦角,每次 2 mg,3 次/天,或苯噻啶,每次 0.5 mg,1～3 次/天服用,常可获完全缓解。

(2)应用 B 族维生素,也有人主张短期肾上腺皮质激素冲击治疗。

(3)患肢用 1% 利多卡因和 0.25% 丁卡因混合液 10 mL,加入生理盐水 10 mL 稀释后做踝上部环状封闭及穴位注射,严重者或将其液体做骶部硬膜外局部封闭,亦有一定的效果。必要时施行交感神经阻滞术。

六、预后

本病常很顽固,往往屡次复发与缓解,经好多年而不能治愈;但也有良性类型,对治疗的反应良好。至晚期皮肤指甲变厚,甚至有溃疡形成,但不伴有任何致命或丧失肢体的并发症。

(杜文芳)

第三节　面偏侧萎缩症

面偏侧萎缩症为一种单侧面部组织的营养障碍性疾病,其临床特征是一侧面部各种组织慢性进行性萎缩。

一、病因

本症的原因尚未明了。由于部分病例伴有包括 Horner 综合征在内的颈交感神经障碍的症状，一般认为和自主神经系统的中枢性或周围性损害有关。其他学说牵涉到局部或全身性感染、损伤、三叉神经炎、结缔组织病和遗传变性等。起病多在儿童、少年期，一般在 10～20 岁，但无绝对年限。女性患者较多。

二、病理

面部病变部位的皮下脂肪和结缔组织最先受累，然后牵涉皮肤、皮下组织、毛发和脂腺，最重者侵犯软骨和骨骼。受损部位的肌肉因所含的结缔组织与脂肪消失而缩小，但肌纤维并不受累，且保存其收缩能力。面部以外的皮肤和皮下组织、舌部、软腭、声带和内脏等也偶有涉及。同侧颈交感神经可有小圆细胞浸润。部分病例伴有大脑半球的萎缩，可能是同侧、对侧或双侧的。个别并伴发偏身萎缩症。

三、临床表现

本病起病隐袭。萎缩过程可以在面部任何部位开始，以眶上部、颧部较为多见。起始点常呈条状，略与中线平行，皮肤皱缩，毛发脱落，称为"刀痕"。病变缓慢地发展到半个面部，偶然波及头盖部、颈部、肩部、对侧面部，甚至身体其他部分，病区皮肤萎缩、皱褶，常伴脱发，色素沉着，毛细血管扩张，汗液分泌增加或减少，唾液分泌减少，颧骨、额骨等下陷，与健区皮肤界限分明。部分病例并呈现瞳孔变化、虹膜色素减少及眼球内陷或突出，眼球炎症、继发性青光眼、面部疼痛或轻度病侧感觉减退、面肌抽搐，以及内分泌障碍等。面偏侧萎缩症者，常伴有身体某部位的皮肤硬化。仅少数伴有临床癫痫发作或偏头痛，但约半数的脑电图记录有阵发性活动。

四、病程

发展的速度不定。大多数病例在进行数年至十余年后趋向缓解，但伴发的癫痫可能继续。

五、诊断

本症形态特殊，当患者出现典型的单侧面部萎缩，而肌力量不受影响时，不难诊断。仅在最初期可能和局限性硬皮病混淆。头面部并非后者的好发部位，本症的"刀痕"式分布也可帮助鉴别。

六、治疗

目前的治疗尚限于对症处理。有人用氢溴酸樟柳碱 5 mg 与生理盐水 10 mL 混合，做面部穴位注射，对轻症可获一定疗效。还可采取针灸、理疗、推拿等。有癫痫、偏头痛、三叉神经痛及眼部炎症者应给相应治疗。

（杜文芳）

第四节 自发性多汗症

正常人在生理情况下排汗过多,可见于运动、高温环境、情绪激动以及进食辛辣食物时。另一类可为自发性,也可为炎热季节加重,这种出汗多常为对称性,且以头颈部、手掌和足底等处为明显。

一、病因

自发性多汗症病因多数不明。临床常见到下列因素。

(1)局限性及全身性多汗症:常发生于神经系统的某些器质性疾病,如丘脑、内囊、纹状体或脑干等处的损害时,可见偏身多汗。某些偏头痛、脑炎后遗症亦可见之。此外,小脑、延髓、脊髓、神经节、神经干的损伤、炎症及交感神经系统的疾病,均可引起全身或局部多汗。头部一侧多汗,常由于炎症、肿瘤或动脉瘤等刺激一侧颈交感神经节所引起。神经症患者因大脑皮质兴奋与抑制过程的平衡失调,亦可表现自主神经系统不稳定性,而有全身或一侧性过多出汗。

(2)先天性多汗症:往往局限于腋部、手掌和足趾等处,皮肤经常处于湿冷状态,可能与遗传因素有关。见于一些遗传性综合征,如 Spanlang-Tappeiner 综合征、Riley-Day 综合征等。

(3)多种内科疾病皆有促使全身汗液分泌过多的情况,例如结核病、伤寒等传染病、甲状腺功能亢进、糖尿病、肢端肥大症、肥胖症及铅、砷的慢性中毒等。

二、临床表现

多数病例表现为阵发性、局限性多汗,亦有泛发性、全身性,或偏侧性及两侧对称性。汗液分泌量不定,常在皮肤表面结成汗珠。气候炎热、剧烈运动或情感激动时加剧。依多汗的形式可有以下几种。

(一)全身性多汗

表现周身易出汗,外界或内在因素刺激时加剧,患者皮肤因汗液多,容易发生擦破、汗疱疹及毛囊炎等并发症。见于甲状腺功能亢进、脑炎后遗症和下丘脑损害后等。

(二)局限性多汗

好发于头、颈、腋及肢体的远端,尤以掌、跖部最易发生,通常对称地发生于两侧,有的仅发生于一侧或身体某一小片部位。有些患者的手部及足底经常淌流冷汗,尤其在情绪紧张时,汗珠不停渗流。有些患者手足部皮肤除湿冷以外,又呈苍白色或青紫色,偶尔发生水疱及湿疹样皮炎。有些患者仅有足部多汗,汗液分解放出臭味,有时起泡或脱屑、角化层增厚。腋部、阴部也容易多汗,可同时发生臭汗症。多汗患者的帽子及枕头,可以经常被汗水中的油脂所污染。截瘫患者在病变水平以上常有出汗过多,颈交感神经刺激产生局部头面部多汗。

(三)偏身多汗

表现为身体一侧多汗,除临床常遇到卒中后遗偏瘫患者有偏瘫侧肢体多汗外,常无明显神经体征。自主神经系统检查,可见多汗侧皮温偏低,皮肤划痕试验可呈阳性。

(四)耳颞综合征

一侧脸的颞部发红,伴局限性多汗症。多汗常发生于进食酸、辛辣食物刺激味觉后,引起反射性出汗,某些病例尚伴流泪。这些刺激味觉后所致的汗液分泌,同样见于颈交感神经丛、耳大和舌神经支配范围。颈交感性味觉性出汗常见于胸出口部位病变手术后。上肢交感神经切除无论是神经节或节前切除后数周或数年,约 1/3 患者发生味觉性出汗。

三、诊断

根据临床病史,症状及客观检查,诊断并不困难。

四、治疗

以去除病因为主。有时根据患者情况,可以应用下列方法。

(一)局限性多汗

特别四肢远端或颈部为主者,可用 3％～5％甲醛溶液局部擦拭,或用 0.5％醋酸铝溶液浸泡,1 次/天,每次 15～20 分钟。全身性多汗者可口服抗胆碱药物,如阿托品或颠茄合剂、溴丙胺太林等以抑制全身多汗症。对情绪紧张的患者,可给氯丙嗪、地西泮和氨氮草等。有人采用 20％～25％氯化铝液酊(3 次/周)、5％～10％硫酸锌等收敛剂局部外搽,亦有暂时效果。足部多汗患者,应该每天洗脚及换袜子,必要时擦干皮肤后用 25％氯化铝溶液,疗效较好。

(二)物理疗法

可应用自来水离子透入法,2～3 次/周,以后每月 1～2 次维持,可获得疗效。有人曾提出对严重的掌、跖多汗症,可试用深部 X 线照射局部皮肤,每次 1 Gy,1～2 次/周,总量 8～10 Gy。

(三)手术疗法

对经过综合内科治疗而无效的局部性顽固性多汗症,且产生工作及生活上妨碍者,可考虑交感神经切除术。术前均应先做普鲁卡因交感神经节封闭,以测试疗效。封闭后未见效果者,一般不宜手术。

(杜文芳)

第五节　神经源性直立性低血压

神经源性直立性低血压是一组原因未明的周围交感神经或中枢神经系统变性病变,直立性晕厥为其最突出表现。

一、诊断

直立性低血压是直立耐受不良的主要原因之一,临床表现主要由器官低血流灌注引起,脑血流灌注不足表现(头晕、眩晕、视物模糊、眼前发黑、无力、恶心、站立不稳、步态蹒跚、面色苍白、出冷汗和意识水平下降或丧失等)最为突出和常见,可合并肌肉灌注不足表现(枕、颈、肩和臂部疼痛或不适)、心脏灌注不足表现(心绞痛)、脊髓灌注不足表现(跛行或跌跤)及肾脏灌注不足表现(少尿)等,虚弱、嗜睡和疲倦亦为其常见表现症状通常在患者从平卧位改为站立位后 30～60 秒内出现,部分患者可在站立后15秒内出现或迟至30分钟后出现。一般,持续短暂时间后消失,亦可迅速发展为晕厥。一般,在晨间较为严重,体位突然改变、过多摄入食物、高环境温度、洗热水澡、用力排便或排尿、饮酒及服用扩血管药物等常可诱发或加重直立性低血压。

有关诊断直立性低血压的标准尚未完全统一,目前采用较多的直立性低血压的诊断标准是患者从平卧位改为站立位后,动脉收缩压下降2.7 kPa(20 mmHg)以上,或舒张压下降1.3 kPa(10 mmHg)以上,且伴有脑血流灌注不足的表现。

如果症状提示直立性低血压,但初步检查不能确诊,应在患者早晨离床站立时或进食后测量。一次测量直立时血压没有明显下降并不足以排除直立性低血压。

临床上对诊断直立性低血压最有帮助的检查是倾斜试验,患者平卧于电动试验床,双足固定,待一定时间心血管功能稳定后,升高床头45°~60°或直立,适时测量患者的心率和血压,可以比较准确地反映患者对体位改变的代偿功能。

直立耐受不良是指站立时出现脑血流灌注不足或自主神经过度活动表现(心悸、震颤、恶心和晕厥等),转为卧位后相应症状减轻或消失,血管迷走性晕厥、体位性心动过速综合征和直立性低血压等均以直立耐受不良为主要表现,因此诊断神经源性直立性低血压首先应与血管迷走性晕厥和体位性心动过速综合征等鉴别。与神经源性直立性低血压比较,体位性心动过速综合征交感神经过度活动表现(震颤、焦虑、恶心、出汗和肢端血管收缩等)突出,卧位变直立位时心率明显增加,而血压下降不明显。

神经源性直立性低血压尚需与继发性直立性低血压相鉴别,神经源性直立性低血压常见于中年男性,起病隐匿,早期患者症状较轻,直立相当时间后才出现症状,且较轻微;直立时不伴明显心率增加和血浆去甲肾上腺素的改变;随着病情发展,症状逐渐加重以致不能连续站立1~2小时;严重者于直立位时立即出现晕厥,需长期卧床直立性低血压亦可继发于糖尿病性自主神经病变、血容量不足等。继发性直立性低血压除有相应原发疾病表现外,头晕、晕厥等脑供血不足症状出现较急,伴有直立时心率明显加快,随着原发疾病的好转,脑供血不足等症状亦随着好转。一种或多种继发性直立性低血压的因素可同时存在于神经源性直立性低血压患者,使低血压症状加重。

二、病理生理

在人体全身静脉容纳大约70%的血容量,15%的血容量在心肺,10%的血容量在全身动脉,而毛细血管只有5%的血容量。因此,体内绝大部分血容量是在低压系统内,包括全身静脉、肺循环等。当人体从卧位变直立时,由于重力的效应及循环调节作用,500~700 mL(7~10 mL/kg)的血液快速转移至盆部和双下肢。血液的重新分布通常在2~3分钟完成。由于静脉回流减少,导致心室充盈减少,可使心排血量下降约20%,每搏输出量下降20%~50%,导致动脉血压下降。

正常情况下,动脉血压的急剧改变会启动体内心血管系统的代偿机制,可分别刺激心肺的容量感受器及位于主动脉弓与颈动脉窦的压力感受器,冲动经迷走神经及舌咽神经传至延髓的血压调节中枢,经中枢整合后,提高交感神经的兴奋性并降低副交感神经的兴奋性,致效应器部位的去甲肾上腺素及肾上腺素水平提高,引起静脉及小血管收缩,心率加快,心脏收缩力提高以及肾脏水钠潴留,同时激活肾上腺素-血管紧张素-醛固酮系统。当这些代偿机制健全时,一般直立后收缩压有轻度下降(0.7~1.3 kPa),而舒张压有轻微提高(0.4~0.7 kPa),心率加快可达 5～20 次/分。下肢的骨骼肌与单向静脉瓣的共同作用,亦阻止血液反流,驱使血液回流至心脏。下肢骨骼肌收缩可产生 12.0 kPa 的驱动力,在站立或运动时都是保证血液回流的重要因素。

以上代偿机制的任一环节出现功能紊乱,都可以导致直立后血压明显下降。根据引起直立性低血压的不同病理生理机制。直立性低血压可分为以下类型:①慢性、进行性、不可逆的直立性低血压:通常是中枢或外用神经系统的进行性、退化性的病变引起,这一类直立性低血压的病理主要是血管中枢的进行性、不可逆的损害,或者是部分或全部交感神经反应的损害,此型直立性低血压最常见的原因是自主神经功能紊乱或衰竭。因此,在站立时,外周血管的收缩能力明显减弱。②急性、一过性、可逆性的直立性低血压:通常是短暂的外源性因素作用,如低血容量、麻醉、外科手术、制动或药物影响等。在直立性低血压中,此类患者占大多数。此类型直立性低血压患者,尽管交感神经系统未受损害,但有功能上的失调,如下肢静脉 α 肾上腺素能受体功能下降,而 β 肾上腺素能受体的功能却正常,导致被动性血管扩张。

由交感神经节后神经元病变引起者,副交感神经系统相对完整,中枢神经系统亦不受影响,临床表现性为单纯自主神经功能衰竭,其特点为直立时头昏、头晕、晕厥、视物模糊、全身无力、发音含糊及共济失调。患者卧位时血压正常,但站立时则收缩压及舒张压较快地下降达 2.7～5.3 kPa(20～40 mmHg)或更多。在晕厥发作时,除早期患者偶有心率代偿性增快外,一般发作时无心率的变化,也无苍白、出汗和恶心等先兆表现。可伴有无汗、阳痿、大小便障碍。血浆去甲肾上腺素水平在患者平卧时低于正常,站立时升高不明显,注射去甲肾上腺素存在失神经支配高敏现象。

由胸段脊髓侧角细胞变性引起者,病变常波及基底核、橄榄、脑桥和小脑。其自主神经功能障碍表现与由交感神经节后神经元病变引起者无差别,但随时间推移,常有帕金森病、小脑症状和锥体束征等出现,此时称为多系统萎缩。该病变者安静时血浆去甲肾上腺素水平正常,但站立时不升高,对注射去甲肾上腺素的敏感性反应正常。

三、治疗

直立性低血压的治疗目的并非一定要使血压恢复正常,而是要减轻因血流灌注不足而出现的症状。因此,原则上只有在有症状时才有必要治疗。继发性直立性低血压通过积极病因治疗多可自行恢复。原发性直立性低血压因无明确病因,治疗以对症支持等综合治疗为主,而疾病以后的发展进程则由其存在的基础疾病来决定。通过教育让患者了解认识疾病及其治疗措施对争取患者配合,达到治疗效果最大化有重要作用。

认识和去除可加重原发性直立性低血压症状的因素是首要步骤。引起继发性直立性低血压的原因均可合并存在于原发性直立性低血压,因此对明确诊断的原发性直立性低血压患者,亦应注意搜寻和去除这些可加重直立性低血压的因素。

物理治疗是直立性低血压的基础治疗,维持或恢复血容量、使用拟交感性药物促血管收缩为一线治疗措施,血管升压素类似物、重组促红细胞生成素和咖啡因等为一线治疗措施的补充,α 肾上腺素受体拮抗剂、β 肾上腺素受体拮抗剂、生长抑素及其类似物、双羟苯丝氨酸、双氢麦角碱、多巴胺拮抗剂(甲氧氯普胺、多潘立酮)和乙酰胆碱酯酶抑制剂(溴吡斯的明)等对直立性低血压可能有效,临床研究结果尚未一致。

（一）物理治疗

物理治疗的目标是提高循环血容量和防止静脉淤血。提高患者对体位改变的耐受性。常见措施：①改善饮食习惯，应少食多餐。患者进餐后 2 小时以内避免进行过度活动，进餐后最好坐或躺一会儿，尤其是在早餐后（因更易诱发直立性低血压）。避免浓茶，戒酒。②加强肢体活动或锻炼。在床上进行双下肢锻炼，可防止下肢肌肉失去适应性。当患者坐立或双下肢垂于床边时，应间歇运动双下肢。③促进静脉回流。站立时，间歇踮脚尖或双下肢交替负重，通过肌肉收缩，可促进静脉回流。采用高至腰部的下肢弹力袜，尤在下肢静脉曲张患者，以利静脉回流。站立时使用，平卧后则取下。鼓励患者进行深而慢的呼吸运动，避免过度用力，因可增加胸腔压力而影响静脉回流。④从卧位到坐位和立位时缓慢变换体位使其有一个适应时间，减轻相应的症状。⑤夜间睡眠时，抬高上身（15°～30°）睡眠可激活肾素-血管紧张素-醛固酮系统，减少夜尿，保持血容量，并降低夜间高血压。⑥保持病室温度，不宜过高。避免直接日晒及洗热水澡或睡眠时用电热毯等。

独立按治疗计划训练和用生物反馈增强的行为训练，可以减少症状出现的次数和减轻症状。在严重病例，可以在药物治疗的同时附加倾斜训练，这样通过有规律地训练直立体位性适应过程可以完善和改善自主性反射。

（二）增加血容量

适度增加血容量有助于缓解症状，但有时可促发卧位高血压，除有充血性心力衰竭外，均不应限制钠盐的摄入，此类患者在低钠饮食时，体内保留钠的能力不足，若无禁忌，高盐饮食（每天 12～14 g）和增加饮水量（每天 2～5 L）有一定效果。

口服肾上腺皮质激素-α 氟氢可的松可增加水钠潴留，有一定治疗效果。开始每天 0.1～0.3 mg 口服，之后可根据血压调整剂量，每天剂量可达 1.0 mg，最佳有效作用为用药后 1～2 周。有卧位高血压、心肾功能不全者慎用。

吲哚美辛每天 75～150 mg，分 3 次口服可抑制肾上腺髓质前列腺素（PGA_2 和 PGE_2）合成，减少血液在外周血管的积聚。使用时注意保护胃黏膜。

（三）促进血管收缩

米多君为 α 受体激动剂，每次口服 10 mg，每天 3 次可增加站立时的收缩压，明显改善起立时头昏、头晕、晕厥等症状，是目前治疗直立性低血压效果最好的药物，不良反应有立毛反应、尿潴留和卧位时高血压等。

口服盐酸麻黄碱，每次 25 mg，每天 3～4 次；或服用苯异丙胺，每次 10～20 mg，每天 2～3 次，有一定效果。服用单胺氧化酶抑制剂如异烟肼、呋喃唑酮后可促使交感神经末梢释放去甲肾上腺素，并抑制其重吸收，常使血压增高，严重病例亦可同时应用酪胺治疗，但治疗期间，每天早晚测量血压。L-DOPS 为去甲肾上腺素的前体，每次口服 100 mg，每天 3 次可提高平均动脉压、舒张压及局部血流量，但忌用于有高热的患者。

对合并低血浆去甲肾上腺素的重症患者，可用肾上腺素口服，剂量从 15 mg，每天 3 次开始，逐渐增加剂量为 30～45 mg，每天 3 次。剂量大时常见不良反应有失眠、食欲降低、肢体震颤、快速心律失常等。

（四）其他治疗

对伴有贫血的患者，使用重组促红细胞生成素 50 U/kg，每周 3 次，连用 6～10 周，可明显改善起立时头昏、头晕和晕厥等症状和贫血。血管升压素类似物去氨加压素乙酸盐 5～40 μg 经鼻喷雾或 100～800 μg 口服可防止夜尿、体重丧失和减轻夜间体位性血压下降。咖啡因通过阻滞血管扩张性腺苷受体减轻直立性低血压患者的餐后低血压,用量为每天 100～250 mg,口服。

卧位高血压常伴随原发性直立性低血压患者,给治疗带来困难。大多数直立性低血压患者耐受连续的卧位高血压而无不幸效应,高血压性终末器官损害亦不常见。少量饮酒或用短作用降压药物可以降低卧位高血压。

盐酸哌甲酯 10～20 mg,早晨及中午各服 1 次,可提高大脑兴奋性。复方左旋多巴可改善锥体外系症状,开始剂量为每次 125 mg,每天 2 次,逐渐增加到每次 250 mg,每天 3～4 次,随时根据患者的反应调整剂量。

(杜文芳)

第六章

周围神经与肌肉疾病

第一节 吉兰-巴雷综合征

一、病因及发病机制

约 2/3 患者的发病可出现在上呼吸道或消化道急性感染之后,如巨细胞病毒、EB 病毒、肺炎支原体和空肠弯曲菌,由于空肠弯曲菌或其他微生物的脂多糖和周围神经的神经节苷脂具有类似的分子结构,感染后通过分子模拟机制诱发人体产生抗神经节苷脂 GM1 和 GQ1b 等抗体,抗体在对抗微生物的同时破坏轴索和髓鞘上的神经节苷脂。其中部分抗体结合到郎飞结部位的轴索膜上,激活补体,破坏钠离子通道以及轴索胶质连接,导致神经信号传导的衰竭。

二、病理

主要的病理改变是神经根、后根神经节及周围神经的炎性改变,神经根的施旺细胞坏死后导致节段性脱髓鞘为经典型改变。这些改变一般在肢体远端的腓肠神经活检不能观察到。在严重患者炎症也可以累及中枢神经系统,出现轻微的脊膜血管充血和脊髓点状出血以及灶性脱髓鞘,周围神经的损害可以导致前角细胞及颅神经运动核的运动神经元出现继发性的尼氏体溶解和核偏位。骨骼肌因周围神经损害而出现继发性的角状萎缩,没有群组化现象。

三、临床表现

发病年龄以 20~50 岁为多,冬季或初春发病略多,多为散发,地区流行性不明显。部分患者在神经系统症状出现前的一般 1~2 周存在非特异性感染症状,主要是上呼吸道症状及消化道症状,亦可继发于其他的病毒感染之后,如流感、流行性腮腺炎、病毒性肝炎、水痘等。可伴有轻度或中度的发热。

(一)首发症状

多表现为双下肢无力,常伴有下肢疼痛、四肢远端麻木,少数患者出现脊膜刺激征。

(二)主要症状

急性期一般 2~4 周,表现为四肢肌力下降、感觉障碍、腱反射下降和自主神经损害表现。

1.肢体无力

肢体无力多为对称性,四肢近端和远端均累及,下肢严重。个别患者可以非对称性肢体无力。25％的患者出现呼吸功能障碍,表现为咳嗽无力、胸闷憋气及呼吸困难。50～90％患者出现运动性颅神经损害,最常见的是运动性的颅神经麻痹,出现双侧面神经麻痹,约占85％,其次是眼球运动神经、三叉神经、舌咽和迷走神经麻痹、舌下神经损害约占50％,出现眼球运动障碍、咀嚼肌无力和进食困难。出现眼球运动障碍需要考虑和 Miller Fisher 综合征重叠。

2.肢体麻木疼痛

70％～90％的患者出现轻微的肢体远端麻木,70％的患者出现后背或下肢疼痛,查体可见部分患者存在四肢远端套状的感觉减退;多数患者存在肌肉压痛,腓肠肌较为常见。

3.腱反射改变

70％的患者存在腱反射明显减低或消失,一周内逐渐下降,其中跟腱反射丧失最常见,肱二头肌腱反射常常保留。

4.自主神经功能障碍

60％患者出现自主神经损害表现,常见手足出汗、发红、肿胀,皮肤营养障碍,伴随心律失常、高血压或直立性低血压,一般很少出现排便、排尿障碍。

(三)特殊类型吉兰-巴雷综合征

1.Miller Fisher 综合征

儿童和成年人均可以发病,春天多见,常存在上呼吸道感染史,以眼肌瘫痪、共济失调和腱反射消失为特点。多以复视起病,100％的患者在发病数天内出现进行性加重的对称或不对称性眼外肌瘫痪,部分患者伴有眼睑下垂以及瞳孔对光反射异常。100％的患者存在四肢共济失调,出现手指辨距不准和步态不稳。100％的患者一周内腱反射消失,而肌力正常或轻度减退。部分患者伴其他颅神经麻痹或感觉异常,少数患者伴有膀胱功能障碍。单纯的急性眼外肌瘫痪、急性共济失调神经病属于 Miller Fisher 综合征的变异型。

2.急性运动轴索性神经病

儿童常见,多有消化道和上呼吸道感染的前驱症状,肌无力远端更明显,25％的患者存在面神经损害,感觉神经正常。多数患者恢复较快。

3.急性运动感觉性轴索性周围神经病

可能是急性运动轴索性神经病的严重型,也主要表现为远端的无力,伴随出现感觉神经损害表现。

4.急性感觉神经病

急性发病,广泛对称性四肢近端和远端的麻木和感觉减退,查体发现四肢和躯干深浅感觉障碍,自主神经也轻度受累,肌力正常或有轻度无力。绝大多数患者腱反射减低或消失。

5.急性全自主神经病

急性发病,出现视物模糊、畏光、瞳孔散大,对光反射减弱或消失,头晕、直立性低血压、恶心呕吐、腹泻、腹胀、便秘、尿潴留、阳痿、热不耐受、出汗少、眼干和口干。自主神经功能检查可发现多种功能异常。肌力正常,部分患者的腱反射消失,1/4 患者有远端感觉减退。

四、辅助检查

(一)常规实验室检查

血白细胞轻度增加。血清肌酸激酶 CK 和肝脏转氨酶轻度异常,少数患者出现轻微蛋白尿。

(二)脑脊液检查

早期可以出现脑脊液淋巴细胞数轻度增加。66%的患者 1 周以后出现脑脊液的蛋白细胞分离现象,即脑脊液蛋白升高,一般在 60～80 mg/dL,脑脊液中细胞计数正常或轻度增高。部分患者脑脊液寡克隆区带阳性或抗神经节苷脂抗体阳性。有 75%的病例脑脊液的丙种球蛋白增高。脑脊液中糖与氯化物定量正常。

(三)血清学检查

可检测到抗微管蛋白和抗神经节苷脂抗体。少数患者血清检测到抗空肠弯曲菌抗体,抗巨细胞病毒抗体等。

(四)神经电图检查

在发病后 7 天内出现 F 波的潜伏期延长或消失,一般在 7 天后在两条以上的周围神经出现感觉、运动神经传导速度减慢,一般在 20～30 m/s 或更低。出现传导阻滞现象,轴索型吉兰-巴雷综合征在早期出现 CMAP 波幅下降 20%以上。

五、诊断与鉴别诊断

(一)诊断

诊断主要依靠临床表现,不同亚型的诊断需要结合各自的临床表现、电生理或病理检查结果。经典吉兰-巴雷综合征的诊断标准如下。

(1)急性起病,病情进行性加重,在 2 周内达高峰,不超过 4 周。

(2)四肢下运动神经元性瘫痪,可以出现运动性颅神经麻痹。

(3)轻微的末梢性感觉障碍和自主神经功能障碍。

(4)腱反射减弱或消失。

(5)脑脊液的蛋白细胞分离现象。

(二)鉴别诊断

1.经典型吉兰-巴雷综合征

需要排除其他导致急性四肢无力的疾病,其中周期性瘫痪临床表现也是四肢无力,一般早晨起床时出现症状,持续数小时至 3 天,也可以伴随肌肉疼痛,但没有感觉障碍,有时血清钾检查和心电图检查可以协助诊断。急性发病的慢性炎性脱髓鞘神经病也和吉兰-巴雷综合征具有类似的表现,需要注意既往是否有周围神经病的病史以及注意及时进行肌电图和周围神经传导速度检查,发病后数天就存在严重的周围神经传导速度减慢或神经源性损害,不符合吉兰-巴雷综合征电生理变化规律,应当考虑到慢性炎性脱髓鞘神经病急性发病的可能性。

2.急性轴索性运动神经病

主要和其他急性发病的运动神经病急性鉴别。有机磷中毒可以导致急性发病的运动性周围神经病,但有明确的中毒史,常常在急性中毒抢救苏醒后 2 周延迟发生,以轴索损害为主。脊髓灰质炎亦为伴随急性感染后出现的下运动神经元性瘫痪,此病的肢体瘫痪不对称性,无感觉障碍体征,脑脊液白细胞轻度增加,蛋白轻度增加。

3.急性感觉性神经病和自主神经病

中毒也可以导致急性发病的感觉神经病或自主神经病,需要询问患者的中毒史或进行毒素的检查。

六、治疗

(一)急性期治疗

1.营养支持

对于增强患者抵抗力,防止病情恶化起一定作用。球部麻痹者需给予鼻饲营养,以保证足够每日热量、维生素和防止电解质紊乱。合并胃肠道麻痹者,则给予静脉营养支持。给予B族维生素治疗。

2.维持呼吸

30%的患者有呼吸困难或球麻痹患者,需要插管以保持呼吸道通畅。肺活量<12 mL/kg或肺活量迅速降低、负性吸气压力、动脉血氧分压≤10.7 kPa或分泌物太多,尽早进行气管插管和/或气管切开。

3.心电监测

有明显的自主神经功能障碍者,应给予心电监护;及时处理伴随出现的低血压、高血压、心律失常。

4.抗炎止痛

出现神经性疼痛,应用止痛药物给予缓解。出现肺部感染、泌尿系统感染、褥疮,给予相应的抗炎药物。

5.丙种球蛋白静脉注射

丙种球蛋白静脉注射为首选治疗,应当尽早应用,在2周内使用和血浆交换具有同样作用,治疗效果具有A级证据,血浆交换后用没有益处。适应证:①患者不能行走;②在发病2周内。患者出现抗GM1,GM1b,或GalNAc-GD1a神经节苷脂的IgG时IVIg更有效。丙种球蛋白静脉注射0.4 g/kg连续应用5天。轻微不良反应包括头痛、肌痛、发热,偶尔出现血栓事件、肾功能异常、一过性肝损害。

6.血浆交换

对经典型吉兰-巴雷综合征有肯定疗效,可缩短病程、加快恢复时间和减少辅助呼吸使用时间。适应用于病情较重的或有呼吸肌麻痹的患者,每次血浆交换量为40～50 mL/kg体重,在1～2周进行5次。禁忌证是严重感染、心律失常、心功能不全和凝血疾病等。不良反应包括血压低、心律失常、气胸、合开败血症。

7.预防治疗合并症

注意肺炎,心肌炎,心力衰竭的发生,预防褥疮及肢体畸形。

(二)恢复期治疗

病情稳定后,主要是加强肢体的功能锻炼,应尽早开始神经功能康复治疗,防止下肢静脉血栓或关节挛缩。

七、预后

无呼吸肌瘫痪者预后好,绝大多数患者持续数天到数周的平稳期后开始恢复,50%的患者痉愈,10%～15%的患者遗留后遗症,死亡率为5%,死亡原因主要为呼吸功能衰竭伴随肺部感染、低血压、严重心律失常。恢复期1～2月,个别恢复较慢的患者,慢性期可迁延1～2年。

(韩兆伟)

第二节 三叉神经痛

一、病因及发病机制

三叉神经为混合神经,含有感觉神经纤维以及支配咀嚼肌的运动神经纤维。其中感觉神经纤维通过下列机制导致损害:①三叉神经周围段的直接损伤,如炎症、畸形、外伤、肿瘤血管因素的直接损害,其中小脑上动脉扩张形成的神经血管因素是特发性三叉神经痛的主要因素,该血管直接压迫三叉神经,引起三叉神经周围的营养不良,造成局部离子通道基因过表达,痛觉阈值下降而对轻微刺激出现过度的反应。②周围因素导致的中枢触发机制,产生持续性信号传入冲动以及在中枢神经系统形成一个稳定的病理性发作性刺激灶。

二、病理

三叉神经痛的典型病理改变是间质性神经炎、神经纤维脱髓鞘以及神经内或束衣的硬化改变,急性期表现为神经纤维的营养障碍,亚急性期出现神经纤维的再生改变,结缔组织增生以替代病变的神经纤维,伴随神经的缺血损害。

三、临床表现

多数在50岁以后,症状特点是单侧面部发作性剧烈疼痛,右侧略多于左侧,只有2%的患者存在双侧发病,下颌支出现疼痛最多见。突然发作,患者在面部有一个敏感的触发区域,称为"扳机点或扳机带",非疼痛性刺激如轻触或风吹均可以诱发,表现为电击样、烧灼样、冲击样、压榨样、爆裂样剧痛,一般每次疼痛持续几秒钟,也可以长达2分钟。疼痛之后有一个耐受期,在此期间任何对扳机点的刺激都不再诱发疼痛。一天可以发作达上百次。也可以缓解几个月或几年。28.2%为轻度疼痛,46.2%为重度疼痛。

非典型三叉神经痛:电击样疼痛严重而持续,类似偏头痛,也可以表现为电击样感觉、偏头痛样疼痛、烧灼样和针刺样感觉重叠存在。

查体一般无异常发现,但在症状性三叉神经痛可以发现面部感觉减退,可以出现在三叉神经的带状疱疹、血管畸形、肿瘤和多发性硬化等。

四、辅助检查

(一)三叉神经反射

三叉神经反射由一系列反射构成,第一个是电刺激三叉神经眼支(V1反射)出现瞬目反射;第二个和第三个反射分别刺激上颌支(V2反射)和下颌支(V3反射)出现咬肌抑制反射,以此评估三叉神经的三个分支的传入功能以及脑干三叉神经中枢循环的功能。该检查对症状性三叉神经痛诊断的敏感性为 95%,特异性为 93%。

用于诊断症状性三叉神经痛,电刺激三叉神经的三个分支观察眼轮匝肌和咬肌的表面电活动。

(二)头颅 MRI

用于寻找症状性三叉神经痛的原因,可以发现多发性硬化、肿瘤或血管畸形,评估小脑下动脉和三叉神经根部的解剖关系。

五、诊断与鉴别诊断

(一)诊断

主要根据疼痛的特点,如部位、分布、发作特点、疼痛的性质和"扳机点"等特点及神经系统无阳性体征即可诊断。

神经病理性疼痛是非伤害性疼痛或疼痛和身体任何部位的疼痛感受器细胞的活动无关,是躯体感觉系统损害导致。鉴别诊断需要和其他神经病理性痛区别以及具备痛觉感受器损害导致的疼痛,包括神经痛、血管性疼痛以及反射性疼痛。

(二)鉴别诊断

1.牙周炎

牙周炎多为局限在牙龈部的持续钝痛,对冷、热食物刺激较敏感,伴随牙龈的肿胀和局部压痛。

2.颞颌关节功能障碍

其疼痛出现在颞颌关节区域,疼痛可以急性或慢性发病,为持续性钝痛,放射到眼、耳、颞和枕等邻近部位。与颞颌关节活动有关,夜间休息时缓解。

3.舌咽神经痛

一侧舌后 1/3 和扁桃体的短暂发作性剧烈疼痛,迅速放射到咽、喉、软腭、耳深部、中耳、外耳道。主要局限在舌咽神经分布区。

4.枕大神经痛

主要在单侧后枕部位的发作性疼痛,头部活动可以诱发,查体可见后枕部存在痛觉的减退或过敏,后枕外下部的枕大神经根部存在压痛点。

六、治疗及预后

(一)药物治疗

1.一线药物

(1)卡马西平 0.1~0.2 g,每天 2~3 次,通常每天 0.2~0.8 g/d,最大剂量为 1.0~1.2 g/d。疼痛停止后逐渐减量。不良反应包括眩晕、走路不稳、皮疹、白细胞减少、再生障碍性贫血和肝功能损害等。

(2)奥卡西平,600 mg/d,口服每天 2 次,最高剂量不超过 2 400 mg/d。有效率约 80%。

2.二线药物

对一线药物耐药或不能耐受的情况下采取下列方法。①肉毒素皮下注射治疗;②加巴喷丁,600~1 200 mg/d;③普瑞巴林、丙戊酸钠、拉莫三嗪和巴氯酚也可以使用,但效果不肯定。

3.抗抑郁药物

可以加强治疗的效果,主要用于伴随抑郁症的神经痛,对于单纯的三叉神经痛没有明显疗效。

（二）预后

严重的三叉神经痛可以影响患者的日常生活和工作,部分年轻患者可以伴随抑郁症。

（韩兆伟）

第三节　舌咽神经痛

一、病因及发病机制

舌咽神经是一个混合型颅神经,含有运动和感觉神经纤维,接收来自咽部、舌后 1/3、鼻咽管、中耳和乳突的躯体感觉,接收特殊感觉纤维,包括舌后 1/3 的味觉以及颈动脉窦的化学和压力感受器的压力和化学变化。

二、临床表现

舌咽神经痛分为特发性和继发性两种类型,前者没有明显神经损害,主要是来自血管的压迫。多数舌咽神经痛属于该类。继发性类型可见明显的病理改变,包括外伤、肿瘤、感染、血管畸形或茎突的延长。可以存在体征,如舌咽神经分布区的痛觉减退,疼痛不间断,而且分布也不单纯在舌咽神经分布区域。

经典的舌咽神经痛表现为单侧丛集性发作性疼痛,其特点为咽喉部一种尖锐、穿刺性、冲击性疼痛,放射到耳部。常无先兆而骤然发作。66.8％为女性,33.2％为男性,没有明显的偏侧优势。25％为双侧发作。疼痛的部位具有诊断价值,位于舌根部、扁桃体和咽部并迅速放射到耳咽管、内耳和下颌角下部。每次持续 30 秒,难以忍受,短暂的无发作期后再次发作,在无发作期也存在一定程度的疼痛。这种丛集性发作间隔几天至几个月。一般出现在白天,吞咽是最常见的诱发因素,特别是冷的液体食物或凉水更易于诱发,此外谈话、咀嚼、打喷嚏、漱口、轻触牙龈或口腔黏膜以及头部突然晃动、抬起疼痛侧的上肢、侧向运动一下下颌都可以诱发疼痛的突然发作,少数患者轻触外耳道、颈部和耳前皮肤也可以诱发,诱发区域和三叉神经痛比较略偏外一点。其他不常见的症状还有耳鸣、眩晕、肿胀感以及不自主运动。

疼痛的部位存在很大的不确定性,有时和三叉神经、面神经以及迷走神经存在重叠,中间神经痛具有类似的表现,颞关节炎也出现类似的疼痛,疼痛伴随心脏停搏、抽搐以及晕厥需要考虑是迷走舌咽神经痛。

三、辅助检查

常规检查包括血常规、红细胞沉降率、抗核抗体、血生化改变,以排除是否存在系统性疾病,如颞浅动脉炎、感染、炎症和肿瘤。咽后壁或扁桃体喷射 4％可卡因溶液或 1％丁卡因,可使疼痛减轻或中止。

MRI、MRA、3D-CTA 检查排除血管、肿瘤、骨性结构和脱髓鞘压迫神经。高分辨 MRI 以及 3D-CTA 对精确诊断神经血管压迫非常有帮助。MRA 可以进一步明确橄榄上窝的神经和血管解剖关系,在这里需要特别观察小脑前下动脉和后下动脉,该部位是舌咽神经的起始部位。三种影像学改变对于确定舌咽神经痛是血管压迫综合征的诊断非常有帮助。第一是高位的小脑后下动脉,该血管有一个向上的血管袢。该血管通过和压迫橄榄上窝。周围性舌咽神经痛如果对药物治疗良好,可以不做这些检查。此外颈部 MRI 检查可以排除颈部的肿瘤,心电图检查观察心律改变。

四、诊断与鉴别诊断

(一)诊断

诊断主要依靠临床表现和影像学改变。首先确定神经痛,排除炎症和肿瘤因素导致的疼痛。严重周期性和短暂的疼痛不同于炎症和肿瘤导致的舌咽神经痛,后者疼痛持续和具有长疼痛时间。其次是应当画出疼痛的分布,其重要意义在于确定神经痛是否为典型的舌咽神经痛特点,还是其他颅神经痛,如三叉神经痛。确定扳机点是否在舌咽神经分布区或耳部,是否由于吞咽、讲话等诱发。

(二)鉴别诊断

1.症状性舌咽神经痛

症状与特发性舌咽神经痛类似,但在持续钝痛的基础上有发作性加剧。神经系统检查常有异常发现。

2.喉上神经痛

喉上神经痛为发作性疼痛。疼痛起自甲状软骨,放射到下颌角,疼痛触发点在梨状隐窝。

3.三叉神经痛

三叉神经痛为发作性的三叉神经分布区疼痛,以面部为主。疼痛触发点分布在鼻翼部、口唇区及眉上等部位。

五、治疗

(一)药物治疗

药物治疗为一线治疗,任何膜稳定药物均可以用,可以选择卡马西平、加巴喷丁、普瑞巴林,选择性 5-羟色胺再摄取抑制剂以及维生素 B_{12} 也可以使用。

(二)神经阻滞

神经阻滞为二线治疗,可以迅速减轻疼痛,可以使用局麻药物加皮质醇激素,也可以使用损毁神经的药物,如酒精和甘油,局部麻醉药物既可以治疗,也可以用于诊断,阻滞的方法分口腔内和口腔外两种,口腔内的方法是使用一种远端成 25 度弯曲的针,在后扁桃弓卜外侧进针 0.5 cm。口腔外方法是下颌角和乳突的连线中点,进针 3 cm。

(三)手术治疗

如果上述治疗不佳,可以进行手术治疗。方法包括颅外的经皮神经射频或手术切断、颅内小脑脑桥角处切断舌咽神经,但带来严重持续性吞咽困难和构音障碍。

(1)颅外神经切断、经皮射频神经根切断,主要用于常规药物治疗失败以及不能耐受颅内手术的患者。茎突切除主要用于茎突过长以及排除舌咽神经痛的中枢因素。

(2)血管根部的减压是耐药的舌咽神经痛患者的首选治疗,发现小脑后下动脉靠近舌咽神经。缓解率为 76%,改善达到 16%,长期随访也有良好效果。

（3）继发性的舌咽神经痛，神经根的切断治疗。

（4）脉冲射频神经损毁和伽玛刀，前者可以治疗原发性和继发性的舌咽神经痛，形成的恒温对中枢和周围神经具有调节作用，而伽玛刀在 MRI 定位下具有定向破坏作用。

（韩兆伟）

第四节　特发性面神经麻痹

一、病因及发病机制

病因及发病机制至今尚无定论。多种理论认为，病毒感染（疱疹病毒）、神经滋养血管痉挛、自身免疫性炎症等可能引起面神经局部缺血、变性、水肿，使其位于狭窄骨性面神经管内的主干受压，从而导致面神经功能障碍。尚有家族型病例提示可能存在的遗传学因素。

二、病理

早期病理改变为神经水肿和脱髓鞘，严重者可出现轴索变性。后期可见神经鞘膜纤维化、神经滋养血管内膜炎。

三、临床表现

本病可发生于任何年龄，以 15～45 岁年龄段高发。无明显性别差异。通常于 48 小时内急性起病，1 周内进展达高峰。多仅累及单侧，左右发病率无明显差异。双侧贝尔麻痹少见。

患侧表情肌瘫痪为主要临床表现，各肌群均受累，但程度可不一。典型症状和体征：额肌和皱眉肌瘫痪致患侧额纹消失，不能皱眉；眼轮匝肌瘫痪致眼裂增大，下睑松弛而溢泪，闭眼时上睑无法闭合或闭眼不全，此时眼球会自发转向外上方而显露白色巩膜，称为"贝尔现象"，若缺乏该体征则提示角膜外露明显，易致角膜溃疡而失明；口轮匝肌瘫痪致使患侧鼻唇沟变浅、口角下垂，示齿时则偏向对侧，致鼓腮吹气时患侧漏气；颊肌瘫痪使得进食时食物容易留滞牙齿和颊之间。

因累及面神经管内其他分支的纤维，可伴有如下症状：累及鼓索神经可出现同侧舌前 2/3 味觉障碍；累及镫骨肌支可出现听觉过敏；累及岩浅大神经可出现干眼等；累及一般躯体感觉纤维可致耳后乳突部疼痛、耳廓和外耳道感觉减退。

未完全恢复的患者即留有面瘫后遗症，可表现为不完全性面瘫、面部肌肉挛缩及联带运动。联带运动常表现为自主眨眼时同侧口周肌肉的不自主运动，反之亦然，严重时若涉及多群肌肉即表现为面肌痉挛。可能为面神经再生时神经纤维的错向支配所致。

特殊体征如下。①贝尔征：闭眼时无法闭眼或闭眼不全，此时眼球会自发转向外上方而显露白色巩膜，称为贝尔现象或贝尔征。若缺乏该体征则提示角膜外露明显，易致角膜溃疡而失明；②鳄鱼泪征和耳颞综合征：前者表现为进食时反射性流泪，后者表现为进食时反射性颞部皮肤流汗及发红。发生机制可能与联带运动相似，即因神经错位再生所致；③面神经参与构成反射弧的反射减弱或消失，如角膜反射、鼻睑反射、吮吸反射；④下运动单位瘫痪的其他特点如肌张力低下、肌纤维震颤、面肌萎缩等。

四、辅助检查

(一)电生理检查

起病 3～5 天可行神经电图记录患侧面神经诱发电位的波幅和潜伏期,其波幅与健侧相对比后以百分比描述,可判定预后,并作为急性期手术指征的重要依据。肌电图记录针刺电极附件局部肌肉的自发动作电位,可用于损伤程度的判断及预后的评估。

(二)影像学检查

典型的贝尔麻痹 MRI 表现为面神经一段或若干段规则、无结节的强化影像。临床不典型或反复发作的面神经麻痹患者,若 MRI 出现面神经浓密、不规则的结节状增强信号,则高度提示肿瘤病变。MRI 对面神经管内段、脑池段、脑干及其上游中枢均有良好的显示,CT 薄层扫描则更有利于显示面神经管及周围骨性结构。因此结合 CT 与 MRI,对于临床诊断不明的病例意义重大。

(三)血清学检查

可检测单纯疱疹病毒、带状疱疹病毒等病毒抗体,对病原学及流行病学研究有一定意义。

五、诊断与鉴别诊断

根据其典型临床表现,无明确病因、急性起病的单侧周围性面瘫即可诊断此病。然而该诊断为排外性诊断,一般需进行下述鉴别过程。

(一)是否为面瘫

一侧面肌的轻度无力需与下述情况鉴别:对侧的面肌挛缩、对侧上睑下垂导致的睑裂减小、发育导致的不对称、面部偏侧萎缩、习惯性经常用一侧咀嚼。

(二)周围性面瘫还是中枢性面瘫

中枢性面瘫很少出现完全性瘫痪,一般仅表现为下面肌无力,可以闭目,无贝尔现象,角膜反射存在,其下面肌无力也没有周围性面瘫重。少数不完全贝尔麻痹的患者上面肌功能相对保留时,易与中枢性面瘫混淆。

(三)其他病因引起的面神经麻痹

1.膝状神经节综合征

由水痘-带状病毒感染膝状神经节所致。除周围性面瘫外,常同时伴有味觉障碍、听觉过敏、外耳道或鼓膜疱疹,并可累及面神经以外的其他神经,较贝尔麻痹更严重,且更难完全恢复。

2.吉兰-巴雷综合征

可出现周围性面瘫,但多累及双侧,伴有特征性的对称性肢体瘫痪和脑脊液蛋白-细胞分离现象。

3.桥小脑角区肿瘤

常见听神经瘤、脑膜瘤、胆脂瘤等可侵犯面神经脑池段。病程缓慢,且多伴有其他颅神经症状及脑干受压症状,影像学检查可明确诊断。

4.颞骨岩部骨折

轴性骨折相对多见,多由水肿导致,一般不即刻出现,可自行恢复。横断性骨折多由撕裂、切断所致,立即出现,且持久。薄层 CT 可明确诊断。

5.其他

糖尿病周围神经病变更易老年发病、易复发、双侧受累。在莱姆病高发区域,10％～25％的周围性面瘫由莱姆病所致,倾向双侧受累。

六、治疗

1.面瘫急性期治疗

(1)糖皮质激素:糖皮质激素为面瘫急性期促进神经功能恢复首选药物,药物治疗效果与干预起始时间、面瘫严重程度密切相关。推荐用法:发病 3 天内开始服药,泼尼松 50 mg/d,顿服或分 2 次口服,总量 450～500 mg,持续 7～10 天。完全性瘫痪者,即使发病已超过 1 周,仍需用药。发病已超过 2 周者,用药无明显效果。

(2)抗病毒药物:单用抗病毒药物无效,需与糖皮质激素联合使用。推荐剂量:伐昔洛韦,或泛昔洛韦。

(3)眼部护理:由于不能闭眼或闭眼不全,为防止角膜长期暴露而发生感染、溃疡,需用眼罩、眼药水和眼膏加以防护。

(4)经中颅底面神经管减压术:尚存争议。有文献报道对于发病 2 周内、H-B 分级 6 级的完全性面瘫、神经电图下降大于 90％且肌电图(-)、无开颅手术禁忌证的严重面瘫患者,手术可带来一定受益。

(5)其他:血管扩张剂、维生素 B_1、维生素 B_{12}、茎乳孔附近局部理疗、电刺激、中医针灸等对于改善局部微循环、消除神经水肿、促进髓鞘修复均有一定帮助。

2.面瘫后遗症期治疗

病后 2 年左右仍未完全恢复者,继续自行恢复可能性不大。可行面部矫形手术,如阔筋膜张肌悬吊术、眼睑部手术等。对于面神经功能严重丧失者,可行神经替代手术如舌下神经-面神经吻合术、跨面部面神经吻合术等。

七、预后

本病为自限性疾病,未经治疗,约 70％患者可最终痊愈,其中不完全性面瘫痊愈率达 94％,完全性面瘫痊愈率可达 61％。起病程度轻、年轻、不伴有乳突区疼痛、神经电图下降始终小于90％、肌电图始终阳性者预后良好。大部分患者于治疗后 1 周开始恢复,并于 2 个月内可望痊愈。4 个月后才出现恢复迹象,以及超过 6 个月仍未痊愈的患者,往往最终难以完全恢复,并逐渐出现面瘫后遗症表现。

(韩兆伟)

第五节　面肌痉挛

一、病因及发病机制

目前提出三种假说:①电信号通过错误的突触联系从一个脱髓鞘的神经纤维到另一个脱髓

鞘的神经纤维；②面神经根的轴索因压迫损伤而出现异常电活动；③面神经核由于面神经损害的反馈而出现过度的兴奋。

一般而言大脑后循环的血管对面神经的压迫，即扭曲、扩张的延长的椎动脉对面神经的压迫是造成偏侧面肌痉挛的主要原因。只有1%的偏侧面肌痉挛和肿瘤有关。

二、病理

偏侧面肌痉挛的面神经超微病理改变和三叉神经痛的神经改变类似。

三、临床表现

发病年龄多在50～60岁，紧张和疲劳都可以加重病情，首发症状为眼睑和眼周围肌肉痉挛，每次持续1分钟，可以非常严重，痉挛的眼睑导致强迫性闭眼，并扩展到下面部肌肉，最后该侧肌肉全部累及，引起一侧口角向痉挛侧歪斜。

临床表现有典型和非典型偏侧面肌痉挛两种类型，典型偏侧面肌痉挛最常见，患者首先出现下睑抽搐，随时间的推移扩散到整个眼睑，而后整个眼轮匝肌以及面颊肌肉。非典型偏侧面肌痉挛相对罕见，只有2%～3%，先出现在眼轮匝肌和颊肌，随病程延长出现眼睑肌的痉挛。

四、辅助检查

(一)磁共振检查

多数患者可以发现小脑后下动脉延长扩张并压迫面神经根部，少数和小脑前下动脉有关，磁共振灌注成像更有利于发现异常的神经血管接触部位，应当作为该病的常规筛查性检查。

(二)肌电图检查

可见短暂暴发性电活动，表现为肌纤维震颤和肌束震颤波。

五、诊断与鉴别诊断

(一)诊断

诊断偏侧面肌痉挛需要进行详细的检查，包括完整的神经系统查体、肌电图检查、磁共振检查以及脑血管的检查。根据本病的临床特点为阵发性、一侧性面肌抽搐而无其他神经系统阳性体征，肌电图上显示肌纤维震颤和肌束震颤波，诊断并不困难。

(二)鉴别诊断

1.继发性面肌抽搐

继发性面肌抽搐发生在面神经炎后或桥小脑角部炎症或肿瘤、脑桥肿瘤、脑干炎等，常常伴有其他颅神经或长束受损的表现。

2.眼睑痉挛

眼睑痉挛为两侧性眼外肌的肌张力不全，睁眼时反而出现闭眼，紧张状态下更明显，放松后好转，有时伴随口和舌的不自主活动，为Meige综合征。

3.简单部分性癫痫发作

可以出现一侧面肌局限性抽搐或肌阵挛发作，但抽搐幅度较大，并可伴随同侧颈部肌肉和上肢不自主的抽动。脑电图可见癫痫波发放。

4.半侧咀嚼肌痉挛

表现为单侧不自主的鄂闭合肌的发作性收缩,引起短暂的抽搐和痉挛,导致张口不能以及咬肌和颞肌的肥大。和小脑上动脉压迫三叉神经运动支有关。

六、治疗及预后

不经过治疗很难自发缓解。少数轻型患者可以给予卡马西平药物治疗,肉毒素注射和微血管减压手术是目前治疗偏侧面肌痉挛的主要方法。

(一)微血管减压

微血管减压是目前很普通的手术方法,可以解除对面神经的压迫,80％的患者可以获得非常好的效果,10％的患者出现复发。10％的患者存在手术失败的风险,主要是神经根偏离移位咬肌出现颜色改变。严重的并发症包括小脑出血或水肿以及脑干梗死、小脑梗死和硬膜下出血以及大脑梗死,无论是否是有经验的外科大夫,该手术都有2％的死亡率和持久性致残。

(二)肉毒素治疗

肉毒素对偏侧面肌痉挛有很高的疗效,和外科手术的有效率相同,多数患者,特别是老年人以及不宜手术者,肉毒素注射是首选治疗。每4～6个月需要重复注射一次,反复注射几年后依然有效,可以有非永久性不良反应。

(三)预后

本病为缓慢进展的疾病,一般均不会自然好转。如不给予治疗,部分患者于病程晚期患侧面肌瘫痪,抽搐停止。

(韩兆伟)

第六节　进行性肌营养不良症

一、病因及发病机制

进行性肌营养不良症的各种类型的基因位置、突变类型、遗传方式和发病机制均不相同。如假肥大型肌营养不良症的基因位于染色体 Xp21,它编码 3 685 个氨基酸组成的抗肌萎缩蛋白具抗牵拉、防止肌细胞膜在收缩活动时撕裂的功能。DMD 患者因基因缺陷而使肌细胞缺乏抗肌萎缩蛋白而引起肌细胞变性和坏死。面肩肱型肌营养不良症基因定位在四号染色体长臂末端,该区域正常人的 3.3 kb/KpnI 片段重复 10～100 次,而面肩肱型肌营养不良症患者少于 8 次,故通过测定 3.3 kb/KpnI 片段重复的次数则可作出基因诊断。

二、病理

各种类型的肌肉病理改变均为萎缩肌纤维呈小圆形,大小不一,广泛分布;肌纤维玻璃样变,核内移和不同程度的肌纤维肥大;严重者的肌纤维数量明显减少,大量结缔组织及脂肪组织增生。各种类型的特异性蛋白改变需用相应的抗体进行检测,对分型的诊断有决定性意义。

三、临床表现

(一)假肥大型肌营养不良症

根据抗肌萎缩蛋白疏水肽段是否存在,以及蛋白空间结构变化和功能丧失程度的不同,将假肥大型分为重型和轻型。

1.Duchenne 型肌营养不良症

(1)呈 X 连锁隐性遗传,患儿通常 3~5 岁隐袭起病,脚尖走路,呈"鸭步",易跌跤。上楼及蹲位站立困难,Gowers 征阳性。

(2)小腿腓肠肌假性肥大,翼状肩胛。

(3)心肌损害,心电图显示深 Q 波,心脏扩大。

(4)患儿 12 岁不能行走,需坐轮椅,这是鉴别重型和轻型的主要依据。晚期全身肌肉萎缩,腱反射消失,关节挛缩,在 20~30 岁因呼吸道感染,心力衰竭死亡。

2.Becker 型肌营养不良症

多在 5~15 岁起病,临床表现与 Duchenne 型肌营养不良症类似,但病情较轻,12 岁尚能行走,存活期接近正常生命年限。

(二)面肩肱型肌营养不良症

常染色体显性遗传,青少年期缓慢起病,眼睑闭合无力,鼓腮困难,翼状肩胛明显。逐渐累骨盆带和下肢近端肌肉,大约 20% 需坐轮椅,生命年限接近正常。肌电图为肌源性损害,血清酶正常或轻度升高。

(三)肢带型肌营养不良症

常染色体隐性或显性遗传,10 岁起病,骨盆带肌肉萎缩、腰椎前凸、鸭步、上楼困难。逐渐发生肩胛带肌肉萎缩、抬臂和梳头困难、翼状肩胛。血清酶明显升高、肌电图肌源性损害、心电图正常。

(四)眼咽型肌营养不良症

常染色体显性遗传 40 岁左右起病,双上睑下垂和眼球运动障碍。逐步出现轻度面肌、眼肌无力和萎缩、吞咽困难、构音不清。血清 CK 正常。

(五)Emery-Dreifuss 型肌营养不良症

X 连锁隐性遗传,5~15 岁缓慢出现上臂肌和小腿肌萎缩,临床特征为疾病早期出现肘部屈曲挛缩和跟腱缩短,颈部前屈受限,脊柱强直而弯腰、转身困难。心脏传导功能障碍(心动过缓)、晕厥、心房纤颤,血清 CK 轻度增高。

(六)其他类型

1.眼肌型肌营养不良症

常染色体显性遗传,20 岁缓慢起病,双侧眼睑下垂伴头后仰和额肌收缩,其后累及眼外肌,可有复视。

2.远端型肌营养不良症

常染色体显性遗传,10 岁起病,肌无力和萎缩始于四肢远端、腕踝关节周围和手和足的小肌肉,如大、小鱼际肌萎缩。伸肌受累明显。

3.先天型肌营养不良症

在出生时或婴儿期起病,全身严重肌无力、肌张力低和骨关节挛缩。哭声小、吸吮力弱,腱反射减弱或消失。可伴有中枢神经系统的畸形。

四、辅助检查

(一)血清酶学检测

血清酶学检测主要为肌酸激酶、乳酸脱氢酶和肌酸激酶同工酶显著升高、轻到中度升高。

(二)肌电图检查

肌电图具有典型的肌源性受损的表现,可见纤颤波和正锐波;轻收缩时可见运动单位时限缩短、波幅减低、多相波增多;大力收缩时可见强直样放电及病理干扰相。神经传导速度正常。

(三)肌肉活组织检查

肌肉活组织检查主要用于排除其他类型的肌病和通过特殊免疫组化方法确定各种类型。免疫组织化学可以检测肌细胞中特定蛋白是否存在来鉴别各种类型的肌营养不良症。

(四)基因检查

采用 PCR、印迹杂交、DNA 测序等方法,可以检测基因突变进行基因诊断。如用多重 PCR 法可检测 *DMD* 基因外显子的缺失;印迹杂交法可进行 *FSHD* 基因诊断;DNA 测序可明确 *LGMD* 基因的突变碱基。

(五)其他检查

X 线、心电图、超声心动图检查可早期发现进行性肌营养不良症患者的心脏受累的程度。CT 检查可发现骨骼肌受损的范围,MRI 检查可见变性肌肉呈不同程度的“蚕食现象”。

五、诊断与鉴别诊断

(一)诊断

根据临床表现、遗传方式、起病年龄、家族史、血清酶测定及肌电图、肌肉酶组织化学及免疫组织化学检查、基因检测可明确诊断。

(二)鉴别诊断

1.脊髓性肌萎缩症

有对称分布的四肢近端肌萎缩需与肢带型肌营养不良症鉴别。但本病有肌束震颤,肌电图为神经源性损害,肌酶不高可资鉴别。

2.慢性多发性肌炎

因对称性肢体近端无力需与肢带型肌营养不良症鉴别。但本病无遗传史,病情进展较快,肌痛,肌肉病理符合肌炎改变,用皮质类固醇治疗有效,不难鉴别。

3.重症肌无力

主要与眼咽型和眼肌型区别。重症肌无力有易疲劳性和波动性的特点,新斯的明试验阳性,肌电图的低频重复电刺激检查也可作鉴别。

六、治疗及预后

迄今无特异性治疗,主要为对症治疗及支持治疗。物理疗法和矫形治疗可预防及改善脊柱畸形和关节挛缩,对维持活动功能很重要。药物可选用 ATP、肌苷、维生素 E 等。

（韩兆伟）

第七节 多发性肌炎

一、病因及发病机制

常见的病因是病毒感染,如流感病毒、柯萨奇病毒感染等;有的为寄生虫感染,或有恶性肿瘤。发病机制与免疫失调有关,包括细胞免疫和体液免疫的异常。可能是病原体感染改变了患者内皮细胞或肌纤维表面的抗原性,从而引发针对内皮细胞或肌细胞的免疫反应而攻击自身的肌细胞。

二、病理

肌纤维呈角形、圆形或不规则形,可见片状或散在肌纤维坏死及吞噬现象,大量炎细胞浸润,肌纤维水肿。

三、临床表现

(1)急性或亚急性起病,中青年女性多见,病前可有低热或感冒史。

(2)首发症状通常为四肢近端无力,下肢重于上肢,上楼、起蹲困难;梳头、抬头困难;构音、吞咽困难。肌肉压痛,晚期出现明显的肌肉萎缩。

(3)患者常合并其他自身免疫性疾病,如系统性红斑狼疮、干燥综合征、恶性肿瘤(乳腺肿瘤、肺癌、卵巢癌和胃癌)等。

四、辅助检查

(1)急性期周围血白细胞计数增高,红细胞沉降率增快,血清 CK 明显增高,可达正常的 10 倍以上。

(2)肌电图为肌源性损害,神经传导速度正常。

(3)肌活检有确诊及鉴别诊断价值。

五、诊断与鉴别诊断

(一)诊断

根据典型的四肢近端肌无力伴压痛、无感觉障碍、血清酶活性增高、肌电图呈肌源性损害、肌活检为炎性改变则可确诊。

(二)鉴别诊断

1.脂质沉积性肌病

因有四肢近端肌无力,进展较快需与多发性肌炎鉴别,但本病无肌压痛,红细胞沉降率正常,可资鉴别。必要时可做肌肉活检。

2.肢带型肌营养不良症

因有四肢近端和骨盆、肩胛带无力和萎缩,肌酶增高而需与多发性肌炎鉴别。但本病常有家族史、无肌痛、肌活检无明显炎性细胞浸润,可资鉴别。

3.重症肌无力

主要鉴别要点是多发性肌炎患者没有"晨轻暮重"现象,新斯的明试验阴性。

六、治疗及预后

急性期患者应卧床休息,适当体疗以保持肌肉功能和避免挛缩,注意防止肺炎等并发症。

(1)类固醇皮质激素:为首选药物,且应该进行首次或早期冲击治疗。依患者不同情况选择不同激素。甲基泼尼松龙 1 000 mg,静脉滴注,每天 1 次,连用 3～5 天,随后每天减半量,如 500 mg、250 mg、125 mg、最后改口服泼尼松 60 mg;之后酌情逐渐减量;或地塞米松 20 mg,静脉滴注,每天 1 次,连用 1 周,之后改服泼尼松并酌情逐渐减量至维持量。泼尼松的维持量因人而异,一般为 5～20 mg,可应用 1～3 年。长期类固醇皮质激素治疗应注意预防不良反应,给予低糖、低盐和高蛋白饮食,用抗酸剂保护胃黏膜,注意补充钾和维生素 D,对结核病患者应进行相应的治疗。

(2)大剂量丙种免疫球蛋白治疗:有条件可为首选。丙种免疫球蛋白,0.4 g/(kg·d),静脉点滴,每月连续 3～5 天,每个月可重复一次,连续 3～5 个月。

(3)免疫抑制剂:当激素治疗不满意时加用。首选甲氨蝶呤,其次为硫唑嘌呤、环磷酰胺、环孢菌素 A,用药期间注意白细胞减少和定期进行肝肾功能的检查。

(4)血浆置换:泼尼松和免疫抑制剂治疗无效并伴有明显吞咽困难、构音障碍者可用血浆置换治疗,以去除血液中的淋巴因子和循环抗体,可改善肌无力的症状。

(5)给予高蛋白和高维生素饮食,进行适当体育锻炼和理疗。重症者应预防关节挛缩及失用性肌萎缩。

多数患者在激素冲击治疗后一周左右症状开始减轻,6 周左右症状明显改善。伴发恶性肿瘤者,如果肿瘤治疗效果好,则预后好,否则预后差。

（韩兆伟）

第八节　线粒体肌病及脑肌病

一、病因及发病机制

线粒体肌病和线粒体脑肌病的病因主要是 mtDNA(少数是 nDNA)发生突变,如基因点突变、缺失、重复和丢失,使编码线粒体在氧化代谢过程中所必需的酶或载体发生障碍,糖原和脂肪酸等原料不能进入线粒体,或不能被充分利用,故不能产生足够的 ATP。终因能量不足,不能维持细胞的正常生理功能,产生氧化应激,诱导细胞凋亡而导致线粒体病。其遗传方式为母系遗传。

非遗传性(环境因素)线粒体突变是由于躯体特异组织的各种紊乱不断积累并超过了一定的阈值,导致 mtDNA 突变,ATP 能量供给障碍使机体出现症状。

二、病理

肌肉:Gomori 染色可见肌膜下出现裂隙,内有大量堆积物被红染,称为破碎红纤维,这是本病的病理特点。可伴有不同程度的肌纤维脂质沉积现象。电镜可观察到肌膜下或肌原纤维间有大量异常线粒体堆集,这是诊断本病的主要依据。

脑:脑的病变为海绵样改变、神经元变性丢失、灶性或广泛坏死,伴星形细胞增生、脱髓鞘。线粒体脑肌病患者还可见颞-顶-枕叶皮质多灶性损害,脑皮层萎缩和基底节钙化。线粒体脑肌病患者可有齿状核、红核和苍白球等核团变性。

三、临床表现

(一)线粒体肌病

多在 20 岁左右起病,男女均可受累。临床上以骨骼肌不能耐受疲劳为主要特征,往往轻度活动后即感疲乏,休息后好转,常伴有肌肉酸痛及压痛。后期可出现持续性肌无力,甚至肌萎缩。如果以眼睑下垂为首发症状,且缓慢进展为全眼外肌瘫痪,眼球完全固定,部分患者可有咽部肌肉和四肢无力者,称为慢性进行性眼外肌瘫痪。

(二)线粒体脑肌病

分型多且复杂,症状重叠。但以下类型较为常见。

1.线粒体脑肌病伴高乳酸血症和卒中样发作综合征

此为最常见类型。多在青少年突然发病,临床表现为突发的偏瘫、皮质盲、癫痫、智力低下、精神障碍、偏头痛和呕吐等;患者身体矮小、神经性耳聋,运动不耐受。可有家族史。头颅 MRI 显示以皮质为主的高信号,其病变与脑血管支配分布不一致,且数月后可完全消失,少部分留有局部脑萎缩。发病时血和脑脊液乳酸增高。乳酸及丙酮酸试验阳性。

2.Kearns-Sayre 综合征

临床特征:①20 岁前起病;②慢性进行性眼外肌麻痹;③视网膜色素变性,常伴有心脏传导阻滞、小脑症状和脑脊液蛋白升高。

3.肌阵挛性癫痫伴肌肉破碎红纤维综合征

多为儿童发病,主要特征为肌阵挛,癫痫和共济失调,肌肉活检提示有不整红血纤维(RRF);部分患者身材矮小、智力低下、视神经萎缩、听力障碍、运动不耐受及周围神经病等。

四、辅助检查

(一)血生化检查

(1)乳酸、丙酮酸最小运动量试验约 80% 的患者为阳性,即运动后 10 分钟血乳酸和丙酮酸仍不能恢复正常。脑肌病者脑脊液乳酸含量增高。

(2)线粒体呼吸链复合酶活性降低。

(3)血清肌酸激酶和乳酸脱氢酶水平轻度升高。

(二)肌肉活检

冰冻切片进行酶组织化学染色 RRF 阳性;电镜发现肌膜下或肌原纤维间有大量异常线粒体堆积。

（三）影像学检查

头颅 CT 或 MRI 有与脑血管支配分布不一致"皮层坏死"样改变。

（四）肌电图

肌电图为肌源性损害。

（五）线粒体 DNA 分析

mtDNA 点突变、缺失、重复。

五、诊断与鉴别诊断

（一）诊断

1.线粒体脑肌病的诊断

（1）四肢近端极度不能耐受疲劳,具有脑和肌肉受累的症状和体征,如发作性头痛、身体矮小、神经性耳聋、视力障碍、癫痫发作、肢体无力等,并具有各亚型的临床特征。

（2）血乳酸、丙酮酸绝对值增高或血乳酸/丙酮酸最小运动量试验阳性。

（3）肌活检可见 RRF 纤维,电镜下显示线粒体特殊异常。

（4）影像学显示特殊改变。

（5）线粒体呼吸链酶异常或 mtDNA 突变。

2.线粒体肌病的诊断

与线粒体脑肌病相同,但没有中枢神经系统相关受损的证据。

（二）鉴别诊断

主要与重症肌无力、多发性肌炎、眼咽型肌营养不良症、肢带型肌营养不良症、其他代谢性肌病鉴别;还应与多发性硬化、急性播散性脑脊髓炎、脑炎及脑膜炎、脑血管病、肌阵挛癫痫、血管性痴呆等鉴别。

六、治疗

（一）饮食疗法

饮食治疗可减少内源性毒性代谢产物的产生。高蛋白、高碳水化合物、低脂饮食能代偿受损的糖异生和减少脂肪的分解。

（二）药物治疗

可长期应用 ATP、辅酶 A、辅酶 Q10 和大量 B 族维生素治疗。

（三）其他

物理治疗可减轻痛苦。

（韩兆伟）

第九节　重症肌无力

一、病因及发病机制

病因尚不清楚,可能与病毒感染有关。在一些特定的遗传素质个体中,由于病毒感染后,导致患者胸腺"肌样细胞"上的乙酰胆碱受体构型发生变化成为新的抗原,刺激免疫系统产生乙酰胆碱受体抗体。该抗体不仅作用于"肌样细胞"上的乙酰胆碱受体,而且作用于骨骼肌突触后膜上的乙酰胆碱受体产生抗原抗体反应(交叉反应),使乙酰胆碱受体受到破坏不能产生足够的终板电位而产生肌无力。

二、病理

(一)肌肉组织

肌纤维形态改变不明显,突触后膜皱褶中有 IgG、补体和免疫复合物的沉积。突触间隙增宽,突触后膜皱褶变浅。

(二)胸腺

80%患者有胸腺增生,20%患者有胸腺瘤。

三、临床表现

(一)发病年龄及起病方式

任何年龄均可发病,20～40 岁女性多见,40～60 岁男性多见,且易伴发胸腺瘤。大多数为隐袭起病,感染、精神创伤、过度疲劳可导致亚急性起病,病程为数年或数十年。

(二)肌无力分布

全身骨骼肌均可受累,颅神经支配的肌肉(眼外肌、面肌、咽喉肌)较脊神经支配的肌肉(四肢肌)更易受累。

(三)肌无力特点

(1)骨骼肌易疲劳或肌无力呈波动性,表现为肌肉持续收缩后出现肌无力甚至瘫痪,休息后症状减轻或缓解(病态疲劳)。晨起肌无力症状较轻,而在傍晚肌无力明显加重(晨轻暮重)。

(2)首发症状常为一侧或双侧眼外肌麻痹,如上睑下垂、斜视和复视。重者眼球运动明显受限,甚至眼球固定,但瞳孔光反射正常。

(3)苦笑面容,连续咀嚼无力,说话带鼻音、饮水呛咳、吞咽困难。

(4)若胸锁乳突肌和斜方肌受累则颈软、抬头困难、转颈、耸肩无力。

(5)四肢肌肉受累以近端为重,表现为抬臂、梳头、上楼梯困难,腱反射通常不受影响,感觉正常。

(6)呼吸肌受累者为重症肌无力危象,是本病直接致死的原因。

(四)肌无力危象

发病早期迅速恶化,呼吸肌受累不能维持正常的通气功能,称为重症肌无力危象,若处理不及时可危及生命。

(五)临床分型

1.成年型重症肌无力

Ⅰ型(眼肌型):占 15%～20%。病变仅限于眼外肌,表现为上睑下垂和复视。

Ⅱa型(轻度全身型):占 30%。病情进展缓慢,四肢近端肌无力症状较轻。

Ⅱb型(中度全身型):占 25%。严重四肢近端肌无力伴延髓肌受累。

Ⅲ型(急性进展型):占 15%。发病急,常在首次症状出现数周内发展至延髓肌、肢带肌、躯干肌和呼吸肌严重无力,有重症肌无力危象,常常需做气管切开。

Ⅳ型(晚发全身型):占 10%。由上述Ⅰ、Ⅱa、Ⅱb型发展而来,症状同Ⅲ型,常合并胸腺瘤。

Ⅴ型(肌萎缩型):较早伴有明显的肌萎缩表现者。

2.儿童型重症肌无力

约占我国重症肌无力患者的 20%,大多数病例仅限于眼外肌麻痹,约 1/4 病例可自然缓解。儿童型中还有 2 种特殊亚型。

(1)新生儿型:女性患者所生婴儿中,约有 10%因含母体经胎盘传给胎儿的乙酰胆碱受体抗体 IgG 而致肌无力。患婴表现为哭声低、吸吮无力、肌张力低和动作减少。经治疗多在 1 周至 3 个月内痊愈。

(2)先天性重症肌无力:出生后短期内出现肌无力,眼外肌麻痹和全身肌无力,病情发展缓慢,有家族史。

3.少年型重症肌无力

指 14~18 岁起病的重症肌无力,多为单纯眼外肌麻痹,部分伴吞咽困难及四肢无力。

四、辅助检查

(一)疲劳试验

依据受累肌肉重复活动后症状明显加重的特点采用本试验,用于症状不明显者。如嘱患者用力眨眼 30 次后,眼裂明显变小;两臂持续平举后出现上臂下垂;连续起蹲 10 次不能再进行,休息后恢复则为阳性。

(二)新斯的明试验

最常用的抗胆碱酯酶药物治疗试验,肌内注射甲基硫酸新斯的明 1.0 mg(成人),20 分钟后症状明显减轻者为阳性,为防止新斯的明的不良反应,可同时注射阿托品 0.5 mg。

(三)电生理检查

1.重复神经电刺激

重复神经电刺激为常用的具有确诊价值的检查方法。典型改变为低频(2~5 Hz)和高频(>10 Hz)重复刺激尺神经、面神经和副神经等运动神经时,出现动作电位波幅的递减,低频刺激递减程度在 10%~15%,高频刺激递减程度在 30%以上,则为阳性。在检查前,患者应停用抗胆碱酯酶药物 12~18 小时,否则可出现假阴性。

2.常规肌电图和神经传导速度

常规肌电图和神经传导速度正常,可除外其他神经肌肉病。

3.单纤维肌电图

表现为颤抖增宽和/或阻滞。

(四)乙酰胆碱受体抗体滴度测定

对诊断具有重要参考价值。80%以上重症肌无力病例的血清中乙酰胆碱受体抗体浓度明显升高。

(五)胸腺 CT、MRI 或 X 线断层扫描检查

主要是了解有否胸腺增生、肥大或肿瘤。

五、诊断与鉴别诊断

(一)诊断

根据病变所累及的骨骼肌的病态疲劳和晨轻暮重特点,肌疲劳试验阳性,考虑本病的可能;再进行新斯的明试验阳性,重复神经电刺激提示波幅递减现象,单纤维肌电图提示颤抖增宽和乙酰胆碱受体抗体滴度增高者,可确诊。

(二)鉴别诊断

1.Lambert-Eaton 综合征

Lambert-Eaton 综合征又称肌无力综合征,因四肢近端肌无力需与重症肌无力鉴别。它为一组自身免疫性疾病,2/3 为恶性肿瘤所引起,其自身抗体的靶器官为突触前膜的钙离子通道和 Ach 囊泡释放区。下肢近端肌无力为主,活动后即疲劳,但短暂用力收缩后肌力反而增强。重复神经电刺激表现为高频重复神经电刺激时波幅呈递增在 100% 以上。用盐酸胍治疗可使 Ach 释放增加而使症状改善,可与重症肌无力鉴别。

2.慢性炎性肌病

慢性多发性肌炎、皮肌炎与重症肌无力一样有四肢无力。但肌炎有肌肉压痛,血清肌酶明显增高,肌电图提示肌源性损害;但无晨轻暮重现象,重复神经电刺激阴性,抗胆碱酯酶药物治疗无效等可资区别。

3.眼肌型肌营养不良症

主要与眼肌型重症肌无力鉴别。本病特点:①隐匿起病;②病情长达数年或数十年;③症状无波动,病情进展非常缓慢;④抗胆碱酯酶药治疗无效。

4.进行性球麻痹

进行性球麻痹是运动神经元病的一个类型,主要表现进行性延髓支配肌肉无力及萎缩,类似重症肌无力症状。主要区别在于本病症状无波动,舌肌明显萎缩及有纤颤,肌电图提示为典型的神经源性受损,抗胆碱酯酶治疗无效。

5.肉毒杆菌中毒

肉毒杆菌的毒素作用于突触前膜,导致神经-肌肉接头的传递功能障碍,而出现骨骼肌瘫痪。此类患者通过询问了解有肉毒杆菌中毒的流行病学史,突然发病,伴有相关中毒症状可以区别。

六、治疗及预后

(一)药物治疗

1.胆碱酯酶抑制剂

主要是改善症状,目前国内主要是用溴吡斯的明,成人每次口服 60~120 mg,每天 3~4 次。可在进餐前 30 分钟服用。作用时间为 6~8 小时。

2.肾上腺皮质激素

可抑制自身免疫反应,适用于各种类型的重症肌无力。它通过抑制乙酰胆碱受体抗体的生成,增加突触前膜 Ach 的释放量及促使运动终板再生和修复。

(1)糖皮质激素冲击疗法:适用于住院患者,尤其是已经气管插管或用呼吸机者。甲基泼尼松龙 1 000 mg,静脉滴注,每天 1 次,连用 3~5 天,随后每天减半量即 500 mg、250 mg、125 mg、最后改口服泼尼松 50 mg;之后酌情逐渐减量。也可应用地塞米松 10~20 mg,静脉滴注,每天

1次,连用7~10天,之后服泼尼松50 mg,并酌情渐渐减量。也可直接口服泼尼松80~100 mg,症状减轻后,酌情逐渐减量。上述激素应用后,症状明显减轻或消失,依个体差异酌情减量,直至停止。维持量一般在5~20 mg;应用时间依患者病情不同而异,一般至少在一年以上,个别可长达十余年。

(2)小剂量递增法:从小剂量开始,隔天每晨顿服泼尼松20 mg,每周递增10 mg,直至隔天每晨顿服60~80 mg,可使症状明显改善;明显疗效常在用药后5个月出现,然后逐渐减量,每月减5 mg,至隔天15~30 mg维持数年。病情无变化再逐渐减量至完全停药。此法可避免用药初期病情加重。

注意事项:①许多患者在应用大剂量激素后的短期内可出现病情加重,甚至出现肌无力危象,因此,凡用激素冲击疗法者须住院,且做好抢救准备;②应用口服泼尼松均在早晨顿服;③大量和长期应用激素可诱发糖尿病、股骨头坏死、胃溃疡出血、严重的继发感染、皮质醇增多症等;④上述情况应让患者及其家属知情。

3.免疫抑制剂

适用于不能应用肾上腺糖皮质激素,或不耐受肾上腺皮质激素,或对肾上腺糖皮质激素疗效不佳者。

(1)硫唑嘌呤:口服50~100 mg,每天1次。

(2)环磷酰胺:口服50 mg,每天2~3次;或200 mg,每周2~3次静脉注射,总量10~20g;或静脉滴注1 000 mg,每5天1次,连用10~20次。

(3)环孢素A:口服6 mg/(kg·d),12个月为1个疗程。

(4)禁用和慎用药物:禁用奎宁、吗啡、氨基糖苷类抗生素、新霉素、多粘菌素、巴龙霉素;慎用苯二氮䓬类药、苯巴比妥等镇静剂。

(二)胸腺治疗

用于伴有胸腺肿瘤、胸腺增生、药物治疗困难者。70%的患者胸腺治疗后症状缓解或治愈,常用胸腺切除和胸腺放射治疗。

(三)血浆置换

通过正常人血浆或血浆代用品置换患者血浆,能清除血浆中乙酰胆碱受体抗体及免疫复合物。起效快,近期疗效好,但不持久。疗效维持1周至2个月,之后随抗体水平逐渐增高而症状复现。交换量平均每次2升,每周1~2次,连用3~8次,适用于肌无力危象和难治性重症肌无力。

(四)大剂量静脉注射免疫球蛋白(IvIg)

外源性IgG可使乙酰胆碱受体抗体的结合功能紊乱而干扰免疫反应,达到治疗效果。IvIg现广泛用于本病治疗,甚至可作为首选。每次静脉滴注IgG,0.4 g/(kg·d),3~5天为1个疗程,可每个月重复1次。

(五)危象的处理

一旦发生呼吸肌瘫痪,应立即进行气管插管或切开,应用人工呼吸器辅助呼吸,并依不同类型的危象采用不同处理办法,如肌无力危象者加大新斯的明用量;胆碱能危象和反拗危象者暂停抗胆碱酯酶药物的应用,观察一段时间后再恢复应用抗胆碱酯酶药物,同时进行对症治疗。危象是重症肌无力最危急状态,可危及生命。不管何种危象,除了上述特殊处理外,仍继续进行以下基本处理。①保持呼吸道通畅,加强排痰,防止发生窒息;②积极控制肺部感染;③皮质类固醇激素治疗;④血浆置换(酌情选用);⑤静脉注射免疫球蛋白(酌情选用)。

(六)预后

一般预后良好,有的需长期口服药物治疗。

(韩兆伟)

第十节　周期性瘫痪

一、低钾型周期性瘫痪

低钾型周期性瘫痪是一常染色体显性遗传肌病,临床上以发作性肌无力、血清钾降低、补钾后能迅速缓解为特征,我国以散发多见。部分患者继发于甲状腺功能亢进、肾小管酸中毒、肾衰竭等。

(一)病因及发病机制

低钾型周期性瘫痪是由于位于 1 号染色体长臂编码骨骼肌细胞钙离子通道 α-1 亚单位基因的突变所致。发病机制尚不清楚,可能与钾离子浓度在骨骼肌细胞膜内、外的波动有关。由于患者的肌细胞内膜经常处于轻度去极化状态,而且很不稳定,电位稍有变化即产生钠离子在膜上的通路受阻,从而不能传播电活动。在疾病发作期间,病肌对一切电刺激均不起反应,处于瘫痪状态。

(二)病理

大多数患者的肌肉组织正常,少数患者可出现散在的肌纤维内有管聚集现象及肌浆网扩大。

(三)临床表现

(1)任何年龄均可发病,以 20～40 岁男性多见,随年龄增长而发作次数减少。疲劳、饱餐、寒冷、酗酒和精神刺激等是常见的诱因。

(2)常于饱餐后夜间睡眠或清晨起床时,四肢肌肉对称性无力或完全瘫痪,下肢重于上肢、近端重于远端;数小时至 2 天达到高峰。可伴有肢体酸胀、针刺感。

(3)发病期间神志清楚、呼吸、吞咽、咀嚼、发音和眼球活动正常。四肢肌张力低、腱反射减弱或消失。膀胱直肠括约肌功能不受累。

(4)少数病例可发生呼吸肌麻痹、心动过速或过缓、室性心律失常,甚至因血钾过低而出现室颤致死。

(5)发作一般经数小时至数天逐渐恢复,最先受累的肌肉最先恢复。发作频率不等,一般数周或数月一次,发作间期一切正常。伴发甲状腺功能亢进的患者发作频率较高。

(四)辅助检查

(1)发作期血清钾常低于 3.5 mmol/L,间歇期正常。

(2)心电图呈典型的低钾性改变,u 波出现,T 波低平或倒置,P-R 间期和 Q-T 间期延长,ST 段下降,QRS 波增宽。

(3)肌电图主要是为了排除与之相关的疾病,如吉兰-巴雷综合征、多发性肌炎、重症肌无力等。周期性瘫痪肌电图可出现运动电位时限短、波幅低;如完全瘫痪时,则运动单位电位消失,电刺激无反应。膜静息电位低于正常。

(五)诊断与鉴别诊断

1.诊断

根据周期发作性肢体近端弛缓性瘫痪,血钾低于 3.5 mmol/L,心电图呈低钾性改变,补钾后瘫痪明显好转等不难诊断。有家族史者更支持诊断。

2.鉴别诊断

(1)三种不同类型的周期性瘫痪的鉴别:除发作时血浆钾浓度变化之外,各型具有特殊的临床表现。如高钾型周期性瘫痪一般在 10 岁以前发病,尤以白天运动后发作频率较高。肌无力症状持续时间短并有肌强直,补钙后肌力恢复;而正常血钾型周期性瘫痪常在夜间发病,肌无力持续的时间更长,补钾后症状加重,服钠后症状减轻。

(2)重症肌无力:本病症状呈波动性,晨轻暮重,病态疲劳。疲劳试验及新斯的明试验阳性。血清钾正常,肌电图重复神经电刺激检查可资鉴别。

(3)吉兰-巴雷综合征:本病呈四肢弛缓性瘫痪,伴有周围性感觉障碍和脑神经损害,脑脊液蛋白细胞分离现象,肌电图神经源性损害,可与低钾型周期性瘫痪鉴别。

(4)其他疾病:应该注意除外由甲亢、原发性醛固酮增多症、肾小管酸中毒、失钾性肾炎、腹泻、药源性(噻嗪类利尿剂、皮质类固醇等)引起的低钾瘫痪。还应与癔症、急性感染性多发性神经炎、多发性肌炎、肌红蛋白尿症鉴别。

(六)治疗及预后

(1)发作时给予 10%氯化钾或 10%枸橼酸钾 40~50 mL 顿服,24 小时内再分次口服,一天总量为 10 g。也可静脉滴注氯化钾溶液以纠正低血钾状态。

(2)对发作频繁者,在发作间期可长期口服钾盐 1 g,每天 3 次。也可口服乙酰唑胺 250 mg,每天 4 次。低钠高钾饮食也有助于减少发作。

(3)呼吸肌麻痹者应给予辅助呼吸,严重心律失常者应积极救治。伴有甲状腺功能亢进或肾小管酸中毒者,应进行相应的治疗。

应避免各种诱因,平时少食多餐,忌浓缩高碳水化合物饮食,并限制钠盐。避免受冻及精神刺激。

(4)预后良好,随年龄增长发作次数趋于减少。

二、高钾型周期性瘫痪

高钾型周期性瘫痪是常染色体显性遗传性肌病,临床上以幼儿周期性肌强直、肌无力、血清钾升高、补钙后症状缓解为特征。

(一)病因及发病机制

高钾型周期性瘫痪是由于位于第 17 号染色体长臂骨骼肌膜钠通道的 α-亚单位基因的点突变,导致氨基酸的改变,引起肌细胞内钾、钠转换能力异常,细胞外钾离子浓度升高,肌细胞膜兴奋性消失产生肌无力。

(二)病理

肌肉病理检查与低钾型周期性瘫痪相同。

(三)临床表现

(1)多在 10 岁前起病,男性居多,在饥饿、寒冷、剧烈运动和钾盐摄入可诱发肌无力发作。

（2）肌无力从下肢近端开始，然后影响到上肢、颈部肌和颅神经支配的肌肉，瘫痪程度一般较轻，但常伴有肌肉痛性痉挛。每次持续时间短，数分钟至 1 小时。发作频率为每天数次至每年数次。

（3）部分患者伴有手肌、舌肌的强直发作，肢体放入冷水中易出现肌肉僵硬，肌电图可见强直电位。

（4）发作时血清钾和尿钾含量升高、血清钙降低、心电图 T 波高尖。

（5）多数病例在 30 岁左右趋于好转，逐渐中止发作。

（四）辅助检查

发作时血清钾水平明显高于正常水平，血清肌酸激酶可升高。心电图呈高血钾性改变，如 T 波高、尖，快速型心律失常。肌电图呈纤颤电位和强直放电，在肌无力发作高峰时，脑电图呈电静息，自发的或随意的运动、电刺激均无动作电位出现，神经传导速度正常。

（五）诊断与鉴别诊断

1.诊断

根据发作性肌无力伴肌强直，无感觉障碍和高级神经活动异常，血钾含量增高及家族史，易于诊断。

2.鉴别诊断

应注意与低钾型周期性瘫痪、正常钾型周期性瘫痪和先天性副肌强直症鉴别，另外尚需与肾功能不全、肾上腺皮质功能下降、醛固酮缺乏症和药物性高血钾瘫痪相鉴别。

（六）治疗及预后

（1）发作时可用 10％葡萄糖酸钙静脉注射，或 10％葡萄糖 500 mL 加胰岛素 10～20 U 静脉滴入以降低血钾。也可用呋塞米排钾。

（2）预防发作可给予高碳水化合物饮食，勿过度劳累，避免寒冷刺激，或口服氢氯噻嗪等药帮助排钾。

（3）预后一般良好，但需积极处理高血钾。

三、正常钾型周期性瘫痪

正常钾型周期性瘫痪又称钠反应性正常血钾型周期性瘫痪，为常染色体显性遗传，较少见。病理改变与低钾型周期性瘫痪相似，为肌浆网纵管系统扩大。多在 10 岁前发病，常于夜间或清晨醒来时发现四肢或部分肌肉瘫痪，甚至发音不清、呼吸困难等。发作持续时间常在 10 天以上。限制钠盐摄入或补充钾盐均可诱发，补钠后好转。血清钾水平正常。主要与吉兰-巴雷综合征、高钾型和低钾型瘫痪鉴别。

治疗：①大量生理盐水静脉滴入；②10％葡萄糖酸钙 10 mL，每天 2 次静脉注射，或钙片每天 0.6～1.2 g，分 1～2 次口服；③每天服食盐 10～15 g，必要时用氯化钠静脉点滴；④乙酰唑胺 0.25 g，每天 2 次口服。间歇期可给予氟氢可的松和乙酰唑胺。预后良好。

（王奇峰）

第七章

神经系统发作性疾病

第一节 癫　痫

一、概述

(一)定义

1.癫痫

癫痫是一组由不同病因所引起,脑部神经元高度同步化,且常具有自限性的异常放电所导致的综合征,以发作性、短暂性、重复性及通常为刻板性的中枢神经系统功能失常为特征。

2.痫性发作

痫性发作为大脑神经元的一次不正常的过度放电,包括高度同步的一些行为上的改变。

3.急性发作

急性发作是由于大脑结构出现损害或代谢障碍,或急性全身性的代谢紊乱而引起的痫性发作,如低血糖、酒精中毒等可能引起易感个体痫性发作。

(二)病因

癫痫的病因复杂,是获得性和遗传性因素等多因素共同作用的结果。目前根据病因分为三类,即症状性、特发性(遗传性)和隐源性。病因与年龄有明显的关系。在新生儿期病因主要为感染、代谢异常(如维生素 B_6 依赖、低血糖、低钙血症)、出生时缺氧、颅内出血、脑部发育异常;婴儿或年龄小的儿童病因主要为热性惊厥、遗传代谢性或发育异常性疾病、原发性/遗传性综合征、感染、发育异常、退行性变化;儿童和青春期年轻人病因主要为海马硬化、原发性/遗传性综合征、退行性疾病、发育异常、创伤、肿瘤;成年人最常见的病因为创伤、肿瘤、脑血管病、先天性代谢病、乙醇/药物、海马硬化、感染、多发性硬化、退行性疾病;老年人的病因主要为脑血管病、药物/乙醇、肿瘤、创伤、退行性变化(如痴呆病)。

(三)发病机制

发病机制尚不完全清楚,但一些重要的发病环节已为人类所知,发病机制见图7-1。

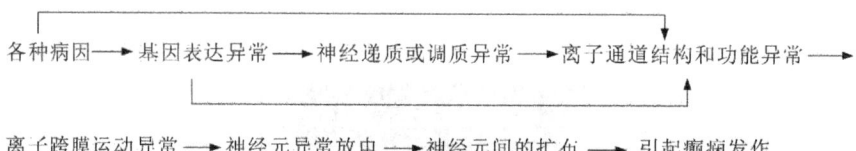

图 7-1　癫痫发病机制

(四)分类

近年来,国际抗癫痫联盟发布了一个新的癫痫发作分类系统,包括基本版和扩展版。扩展版提供了更多的子类别,用以更详细地描述癫痫发作的特征。

1.癫痫发作的基本分类

(1)癫痫发作是根据起始(局灶性、全面性和未知性)来命名的。

(2)局灶性起始——起源于一侧半球的神经网络。

(3)全面性起始——起源并快速累及双侧半球的神经网络。

(4)除"未知起始"外,术语"起始"考虑被省略。

(5)局灶性癫痫发作可按意识水平(意识正常与意识受损)和/或运动与非运动起始来进一步分类。其中意识是指患者癫痫发作时对自身和周围环境的知觉。

(6)对于局灶性癫痫发作,如果未知或不适用,则忽略了认识水平。

(7)在局灶性起始的癫痫发作中,如果意识水平不详或者无法描述,可不予以考虑。

(8)癫痫发作可能因信息不足或无法纳入其他类别而归于"未分类"。

例如:①局灶有意识的发作(先前的简单部分性发作)。②局灶伴意识受损的发作(先前的复杂部分性发作)。③由局灶进展为双侧强直-阵挛的发作(先前的继发性全身强直-阵挛发作)。

2.癫痫发作的扩展分类

(1)与基本分类相同,新增内容用于更精确地描述癫痫发作的特征。

(2)根据最早出现的突出的体征或症状补充修饰运动性或非运动性。①能够用来深入描述局灶有意识或意识受损的癫痫发作。②可以使用运动/非运动性的描述而不必具体明确意识水平(即局灶性肌阵挛发作)。

(3)由于行为终止在许多癫痫发作类型中常见,因此只有在行为终止是整个癫痫发作的主要方面时才可使用局灶性行为终止发作作为诊断。

(4)认知性发作意味着任何认知领域(即语言)的损害,或者阳性症状(似曾相识,幻觉等)及感知扭曲。

(5)情绪性发作可能涉及情感(恐惧,焦虑等)或没有主观情绪的情感表现。

(6)非典型失神发作应符合下列条件之一:①发作开始或结束缓慢。②脑电图检测<3 Hz的棘波活动。③身体张力的显著变化。

(五)癫痫发作的临床表现

1.部分性发作

此类发作起始时的临床表现和脑电图均提示发作起源于大脑皮质的局灶性放电,根据有无意识改变和继发性全身性发作又分为以下几类。

(1)单纯部分性发作:起病于任何年龄,发作时患者意识始终存在,异常放电限于局部皮质内,发作时的临床表现取决于异常放电的部位。分为以下 4 类。①部分运动性发作:皮质运动区病灶诱发的局灶性运动性癫痫表现为身体相应部位的强直和阵挛。痫性放电按人体运动区的分布顺序扩展时称 Jackson 发作,多起始于拇指和示指、口角或趾和足。阵挛从起始部位逐渐扩大,可以扩展至一侧肢体或半身,但不扩展至全身。神志始终清楚。发作过后可有一过性发作的肢体瘫痪,称 Todd 瘫痪,可持续数分钟至数天。病灶位于辅助运动区时,发作表现为头或躯体转向病灶的对侧、一侧上肢外展伴双眼注视外展的上肢。②部分感觉(体觉性发作或特殊感觉)性发作:不同感觉中枢的痫性病灶可诱发相应的临床表现,如针刺感、麻木感、视幻觉、听幻觉、嗅幻觉、眩晕、异味觉等。③自主神经性发作:包括上腹部不适感、呕吐、面色苍白、潮红、竖毛、瞳孔散大、尿失禁等。④精神性发作:表现为情感障碍、错觉、结构性幻觉、识别障碍、记忆障碍等。

(2)复杂部分性发作:起病于任何年龄,但青少年多见。痫性放电通常起源于颞叶内侧或额叶,也可起源于其他部位。发作时有意识障碍,发作期脑电图有单侧或双侧不同步的病灶。常见以下类型:①单纯部分性发作开始,继而意识障碍。②自动症是在癫痫发作过程中或发作后意识朦胧状态下出现的协调的、相适应的不自主动作,事后往往不能回忆。自动症可表现为进食样自动症、模仿样自动症、手势样自动症、词语性自动症、走动性自动症、假自主运动性自动症和性自动症等。③仅有意识障碍。④意识障碍伴有自动症。发作后常有疲惫、头昏、嗜睡,甚至定向力不全等。

(3)部分性发作进展为继发全面性发作:部分性发作进展为继发全面性发作可表现为全身强直或阵挛,发作时脑电图为部分性发作迅速泛化成为两侧半球全面性发放。单纯部分性发作可发展为复杂部分性发作,单纯或复杂部分性发作也可进展为全面性发作。

2.全面性发作

全面性发作的临床表现和脑电图都提示双侧大脑半球同时受累,临床表现多样,多伴有意识障碍并可能是首发症状,分为六类。

(1)全身强直-阵挛发作(GTCS):最常见的发作类型之一,以意识丧失和全身对称性抽搐为特征,伴自主神经功能障碍。大多数发作前无先兆,部分患者可有历时极短含糊不清或难以描述的先兆。①强直期:患者突然出现肌肉的强直性收缩,影响到呼吸肌时发生喘鸣、尖叫、面色青紫,可出现舌咬伤、尿失禁,持续 10～30 秒进入阵挛期。②阵挛期:表现为一张一弛的阵挛惊厥性运动,呼吸深而慢,口吐白沫,全身大汗淋漓,持续 30 秒至数分钟。③阵挛后期:阵挛期末出现深呼吸,所有肌肉松弛。整个发作过程持续 5～10 分钟。部分患者进入深睡状态,清醒后常感到头昏、头痛和疲乏无力。发作间期脑电图半数以上有多棘慢复合波、棘慢复合波或尖慢复合波。发作前瞬间脑电活动表现为波幅下降,呈抑制状态,强直期呈双侧性高波幅棘波暴发,阵挛期为双侧性棘波暴发与慢波交替出现,发作后为低波幅不规则慢波。

(2)强直性发作:多见于弥漫性脑损害的儿童,睡眠中发作较多。表现为全身或部分肌肉的强直性收缩,往往使肢体固定于某种紧张的位置,伴意识丧失、面部青紫、呼吸暂停、瞳孔散大等。发作持续数秒至数十秒。发作间期脑电图可有多棘慢复合波或棘慢复合波,发作时为广泛性快活动或 10～25 Hz 棘波,其前后可有尖慢复合波。

(3)阵挛性发作:几乎都发生于婴幼儿,以重复性阵挛性抽动伴意识丧失为特征。持续 1 至数分钟。发作间期脑电图可有多棘慢复合波或棘慢复合波,发作时为 10～15 Hz 棘波或棘慢复合波。

(4)肌阵挛发作:发生于任何年龄。表现为突发短促的震颤样肌收缩,可对称性累及全身,可突然倒地,也可能限于某个肌群,轻者仅表现为头突然前倾。单独或成簇出现,刚入睡或清晨欲醒时发作频繁。发作间期脑电图呈现双侧同步的 3～4 Hz 多棘慢复合波或棘慢复合波,发作时可见广泛性棘波或多棘慢复合波。

(5)失神发作:失神发作分为典型失神和非典型失神发作。①典型失神发作:儿童期起病,预后较好,有明显的自愈倾向。表现为突然发生和突然终止的意识丧失,同时中断正在进行的活动。有时也可伴有自动症或轻微阵挛,一般只有几秒钟。发作后即刻清醒,继续发作前活动。每天可发作数次至数百次。脑电图在发作期和发作间期均可在正常的背景上出现双侧同步对称的 3 Hz 棘慢复合波。②非典型失神发作:多见于有弥漫性脑损害的患儿,常合并智力减退,预后较差。发作和终止均较典型者缓慢,肌张力改变明显。发作期和发作间期脑电图表现为不规则、双侧不对称、不同步的棘慢复合波。两者鉴别见表 7-1。

表 7-1　典型失神发作与非典型失神发作的鉴别

项目	典型失神发作	非典型失神发作
持续时间	10～20 秒	较长
意识丧失	完全	不完全
开始	突然	不太突然
终止	突然	不太突然
发作次数	每天多次	较少
过度换气	常可诱发	不常诱发
合并现象	短暂眼睑阵挛	自动症、肌张力变化、自主神经表现
年龄	4～20 岁	任何年龄
病因	原发性	症状性
脑电图	背景正常,双侧对称同步 2～4 Hz 棘慢复合波	背景异常,不对称、不规则 2.5～3 Hz 棘(尖)慢复合性暴发,阵发性快波
治疗	疗效好	疗效差

(6)失张力发作:多见于发育障碍性疾病和弥漫性脑损害,儿童期发病。其表现为部分或全身肌肉张力突然丧失,出现垂颈、张口、肢体下垂、跌倒发作或猝倒等。持续数秒至 1 分钟,可与强直性、非典型失神发作交替出现。发作间期脑电图为多棘慢复合波,发作时表现为多棘慢复合波、低电压、快活动脑电图。

(六)常见癫痫及癫痫综合征的临床表现

1.与部位有关的癫痫

(1)与发病年龄有关的特发性癫痫。①具有中央-颞区棘波的良性儿童性癫痫:好发于 2～13 岁,有显著的年龄依赖性,多于 16 岁前停止发作。男女比例为 1.5：1。发作与睡眠关系密切,大约 75% 的患儿只在睡眠时发生。多表现为部分性发作,出现口部、咽部、一侧面部的阵挛性抽搐,偶尔可以涉及同侧上肢,有时会发展为全面强直阵挛发作,特别是在睡眠中。一般体格检查、神经系统检查及智力发育均正常。脑电图显示中央颞区单个或成簇出现的尖波或棘波,可仅局限于中颞或中央区,也可向周围扩散。异常放电与睡眠密切相关,睡眠期异常放电明显增多。②具有枕区放电的良性儿童癫痫:好发年龄 1～14 岁,4～5 岁为发病高峰。发作期主要表现为视觉异常和运动症状。一般首先表现为视觉异常,如一过性视力丧失、视野暗点、偏盲、幻视等。视觉异常之后或同时可出现一系列的运动症状,如半侧阵挛、复杂部分发作伴自动症、全身-强直阵挛发作。发作后常常伴有头痛和呕吐,约30%的患者表现为剧烈的偏侧头痛,17%还伴有恶心、呕吐。发作频率不等,清醒和睡眠时都有发作。一般体格检查、神经系统检查及智力发育均正常。典型发作间期脑电图表现为背景正常,枕区出现高波幅的双相棘波。棘波位于枕区或后颞,单侧或双侧性。③原发性阅读性癫痫:由阅读引起,没有自发性发作的癫痫综合征。临床表现为阅读时出现下颌痉挛,常伴有手臂的痉挛,如继续阅读则会出现全身强直-阵挛发作。

(2)症状性癫痫。①颞叶癫痫:主要发生在青少年,起病年龄为10~20岁,62%的患者在15岁以前起病。发作类型有多种,主要包括单纯部分性发作、复杂部分性发作以及继发全面性发作。发作先兆常见,如上腹部感觉异常、似曾相识、嗅觉异常、幻视、自主神经症状等。复杂部分性发作多表现为愣神,各种自动症如咀嚼、发音、重复动作以及复杂的动作等。发作间期脑电图正常或表现为一侧或双侧颞区尖波/棘波、尖慢波/棘慢波、慢波。蝶骨电极或长程监测可以提高脑电图阳性率。②额叶癫痫:发作形式表现为单纯性或复杂性部分性发作,常伴有继发全面性发作。丛集性发作,每次发作时间短暂,刻板性突出,强直或姿势性发作及下肢双侧复杂的运动性自动症明显,易出现癫痫持续状态。发作间期脑电图可显示正常、背景不对称、额区尖波/棘波、尖慢波/棘慢波、慢波。③枕叶癫痫:发作形式主要为伴有视觉异常的单纯性发作,伴有或不伴有继发全面性发作。复杂部分性发作是因为放电扩散到枕叶以外的区域所致。视觉异常表现为发作性盲点、偏盲、黑矇、闪光、火花、光幻视及复视等,也可出现知觉性错觉,如视物大小的变化或距离变化以及视物变形;非视觉性症状表现为眼和头强直性或阵挛性向病灶对侧或同侧转动,有时只有眼球转动,眼睑抽动或强迫性眼睑闭合,可见眼震。发作间期脑电图表现为枕部背景活动异常,如一侧性α波波幅降低、缺如或枕部尖波/棘波。④顶叶癫痫:发作形式为单纯部分性发作,伴有或不伴有继发全面性发作。通常有明显主观感觉异常症状,少数有烧灼样疼痛感。⑤儿童慢性进行性局限型癫痫状态:表现为持续数小时、数天,甚至数年的,仅影响身体某部分的节律性肌阵挛。脑电图表现为中央区局灶性棘慢波,但无特异性。⑥有特殊促发方式的癫痫综合征:指发作前始终存在环境或内在因素所促发的癫痫。有些癫痫发作由特殊感觉或知觉所促发(反射性癫痫),也可由高级脑功能的整合(如记忆或模式认知)所促发。

2.全身型癫痫和癫痫综合征

(1)与发病年龄有关的特发性癫痫。

良性家族性新生儿惊厥:发病年龄通常在出生后2~3天,男女发病率大致相当。惊厥形式以阵挛为主,有时呈强直性发作,也可表现为呼吸暂停,持续时间一般不超过1~3分钟。惊厥开始日内发作频繁,以后发作减少,有些病例散在发作持续数周。发作期脑电图可见快波、棘波。发作间期脑电图检查正常。部分病例有局灶性或多灶性异常。

良性新生儿惊厥:发作常在出生后3~4天发生,男孩多于女孩。惊厥形式以阵挛为主,可从一侧开始,然后发展到另一侧,很少为全身四肢同时阵挛,发作持续时间为1~3分钟,发作频繁。1/3患儿出现呼吸暂停。惊厥开始时神经系统检查正常,惊厥持续状态时可出现昏睡状态及肌张力低下。60%病例发作间期脑电图可见交替出现的尖样θ波,部分可显示局灶性异常。发作期EEG可见有规律的棘波或慢波。

良性婴儿肌阵挛癫痫:病前精神运动发育正常。发病年龄为出生后4个月至3岁,男孩多见。部分患者有热性惊厥史或惊厥家族史。发作表现为全身性粗大肌阵挛抽动,可引起上肢屈曲,如累及下肢可出现跌倒。发作短暂,1~3秒。发作主要表现在清醒时。无其他类型的发作。

脑电图背景活动正常,发作间期脑电图正常或有短暂的全导棘慢波、多棘慢波爆发,发作期全导棘慢波或多棘慢波爆发。

儿童失神发作:发病年龄 3～10 岁,发病高峰年龄为 6～7 岁,男女之比约为 2∶3。发作形式为典型的失神发作。表现为突然意识丧失,但不跌倒,精神活动中断,正在进行的活动停止,两眼凝视前方,持续数秒钟,绝大多数在 30 秒以内,很少超过 45 秒,随之意识恢复。发作频繁,每天数次至数百次。临床表现可分为简单失神和复杂失神两种。简单失神发作仅有上述表现,约占 10％。复杂失神发作占大多数,表现为失神发作同时可伴有其他形式的发作,常见为轻微阵挛、失张力、自动症、自主神经的症状。患儿智力发育正常,神经系统检查无明显异常。脑电图表现为正常背景上双侧同步的 3 Hz 的棘慢波综合。光和过度换气可诱发发作。

青少年期失神发作:在青春期或青春期前开始发作,无性别差异。发作形式为典型的失神发作,但其他临床表现与儿童失神癫痫不同。约 80％伴有强直-阵挛发作。大部分病侧在醒后不久发生。15％～20％的病例伴有肌阵挛发作。发作频率明显少于儿童失神发作。智力发育正常。脑电图背景正常,发作期和发作间期显示 3 Hz 弥漫性棘慢波综合。

青少年肌阵挛性癫痫:发病年龄主要集中在 8～22 岁,平均发病年龄为 15 岁,发病无性别差异。发作形式以肌阵挛为主。约 30％的患者发展为强直-阵挛、阵挛-强直-阵挛和失神发作。发作常出现在夜间、凌晨或打盹后,最早的症状往往是醒后不久即出现肌阵挛或起床不久手中所拿的物品突然不自主地掉落。85％的患儿在起病数月或数年后出现全身强直-阵挛发作,10％～15％的患儿有失神发作。患者神经系统发育及智能均正常,神经影像学检查正常。一般不能自行缓解,亦无进行性恶化。发作期脑电图表现为广泛、快速、对称的多棘慢波,随后继发少数慢波。发作间期脑电图可有快速、广泛、不规则的棘慢波放电,睡眠剥夺、闪光刺激等可诱发发作。

觉醒时全身-强直阵挛发作的癫痫:起病于 10～20 岁,主要于醒后不久发作,第 2 个发作高峰为傍晚休息时间,绝大部分以全身-强直阵挛发作为唯一发作形式。剥夺睡眠和其他外界因素可激发发作。常有遗传因素。

其他全身性特发性癫痫:指其他自发性癫痫,如不属于上述综合征之一,可归于本项内。

特殊活动诱导的癫痫:包括反射性癫痫及其他非特异因素(不眠、戒酒、药物戒断、过度换气)诱发的癫痫。

(2)隐源性或症状性癫痫。

West 综合征(婴儿痉挛):一类病因不同几乎只见于婴儿期的有特异性脑电图表现且抗癫痫药物治疗效果不理想的癫痫综合征。由特异性三联征组成:婴儿痉挛、精神运动发育迟滞及高度节律失调。85％～90％的患儿在出生后 1 年内发病,发病高峰为 6～8 个月。发病性别无显著差异。痉挛可为屈曲性、伸展性和混合性三种形式。

Lennox-Gastaut 综合征:特发性 LGS 无明确病因。症状性 LGS 的病因主要包括围产期脑损伤、颅内感染、脑发育不良、结节性硬化和代谢性疾病等。LGS 的主要特点:起病年龄早,多在 4 岁前发病,1～2 岁最多见;发作形式多样,可表现为强直发作、肌阵挛发作、非典型失神发作、失张力发作和全身强直-阵挛性发作等多种发作类型并存;发作非常频繁;常伴有智力发育障碍。脑电图表现为背景活动异常、慢棘慢波复合(<3 Hz)。

肌阵挛-起立不能性癫痫:常有遗传因素。起病年龄为 6 个月至 6 岁,发病高峰年龄为 3～4 岁。发作形式多样,常见轴性肌阵挛发作,以头、躯干为主,表现为突然、快速地用力点头、向前弯腰,同时两臂上举。有时在肌阵挛后出现肌张力丧失,表现为屈膝、跌倒、不能起立,故称为站立不能发作。发病前智力发育正常,发病后有智力减退。脑电图早期有 4～7 Hz 节律,余正常,以后可有不规则快棘慢综合波或多棘慢波综合波。

肌阵挛失神发作性癫痫:起病年龄 2～12.5 岁,发病高峰年龄为 7 岁,男性略多于女性。发作类型以失神发作和肌阵挛发作为主,表现为失神发作伴双侧节律性肌阵挛性抽动,发作持续时间较失神发作长,为 10～60 秒。约一半患儿在发病前即有不同程度的智力低下,但无其他神经系统的异常发现。脑电图上可见双侧同步对称、节律性的 3 Hz 棘慢复合波,类似失神发作。

(3)症状性全身性癫痫及癫痫综合征:症状性全身性癫痫及癫痫综合征包括无特殊病因的早期肌阵挛性癫痫性脑病、伴暴发抑制的早发性婴儿癫痫性脑病、其他症状性全身性癫痫和有特殊病因的癫痫。

早发性肌阵挛性脑病:出生后 3 个月内(多在 1 个月内)起病,男女发病率大致相当。病前无脑发育异常。初期为非连续性的单发肌阵挛(全身性或部分性),然后为怪异的部分性发作,大量的肌阵挛或强直阵挛。脑电图特征为"暴发-抑制",随年龄增长可逐渐进展为高度节律失调。家族性病例常见,提示与先天代谢异常有关。

伴爆发抑制的早发性婴儿癫痫性脑病:又称大田原综合征。新生儿及婴儿早期起病,半数以上发病在 1 个月以内,男女发病率无明显差异。发作形式以强直痉挛为主。常表现为"角弓反张"姿势,极度低头、肢伸向前、身体绷紧。发作极为频繁。伴有严重的精神运动障碍,常在 4～6 个月时进展为婴儿痉挛。脑电图呈周期性爆发抑制波形是本病的特点,但并非本病所特有。

3.不能分类的癫痫

(1)新生儿癫痫:由于新生儿的特点,癫痫发作的临床表现常容易被忽略。发作包括眼水平性偏斜、伴或不伴阵挛、眼睑眨动或颤动、吸吮、咂嘴及其他颊-唇-口动作、游泳或踏足动作,偶尔为呼吸暂停发作。新生儿发作还见于肢体的强直性伸展、多灶性阵挛性发作、局灶性阵挛性发作。脑电图表现为爆发抑制性活动。

(2)婴儿重症肌阵挛性癫痫:起病年龄 1 岁以内,病因不清。发作形式以肌阵挛为主。早期为发热诱发长时间的全身性或一侧性惊厥发作,常被误诊为婴儿惊厥。1～4 岁以后渐出现无热惊厥,易发生癫痫持续状态,进行性精神运动发育倒退,特别是语言发育迟缓。60％的患儿有共济失调,20％的患儿有轻度的锥体束征。脑电图表现为广泛性棘慢波、多棘慢波。

(3)慢波睡眠中伴有连续性棘-慢波的癫痫:本型癫痫由各种发作类型联合而成。在睡眠中有部分性或全身性发作,当觉醒时为非典型失神,不出现强直发作。特征脑电图表现为在慢波睡眠相中持续的弥散性棘慢波。

(4)获得性癫痫性失语:获得性癫痫性失语又称 Landau-Kleffner 综合征(LKS),主要特点为获得性失语和脑电图异常。本病的病因尚未明确,发病年龄在 18 个月至 13 岁,约 90％的患者在 2～8 岁起病。男性发病略高于女性。发病前患儿语言功能正常。失语表现为能听到别人说话的声音,但不能理解语言的意义,逐渐发展为不能用语言进行交流,甚至完全不能表达。患儿已有的书写或阅读功能也逐渐丧失。失语的发展过程有 3 种类型:突发性失语,症状时轻时重,最终可以恢复;失语进行性发展,最终导致不可恢复的失语;临床逐渐出现失语,病情缓慢进展,失语恢复的情况不尽一致。80％的患者合并有癫痫发作。约一半患者以癫痫为首发症状,而另一半以失语为首发症状。癫痫的发作形式包括部分运动性发作、复杂部分性发作、全身强直-阵挛发作、失张力发作或非典型发作。清醒和睡眠时均有发作,发作的频率不等。70%的患儿有精神行为异常,表现为多动、注意力不集中、抑郁、暴躁、智力减退、易激动和破坏性行为,有些患儿可表现为孤独症样动作。发作间期清醒脑电图背景活动多正常,异常脑电活动可见于单侧或双侧颞区单个或成簇的棘波、尖波或1.5~2.5 Hz的棘慢波综合。睡眠时异常放电明显增多,阳性率几乎100%。有时异常放电呈弥漫性分布。

4.特殊癫痫综合征

热性惊厥:指初次发作在1个月至6岁,在上呼吸道感染或其他感染性疾病的初期,当体温在38 ℃以上时突然出现的惊厥,排除颅内感染或其他导致惊厥的器质性或代谢性异常。其有明显的遗传倾向。发病与年龄有明显的依赖性,首次发作多见于6个月至3岁。

(七)癫痫的诊断思路

1.确定是否为癫痫

(1)病史:癫痫有两个重要特征,即发作性和重复性。发作性是指突然发生,突然停止;重复性是指在一次发作后,间隔一定时间后会有第二次乃至更多次相同的发作。癫痫患者就诊时间多在发作间歇期,体格检查多正常,因此诊断主要根据病史。但患者发作时常有意识丧失,难以自述病情,只能依靠目睹患者发作的亲属及其他在场人员描述,经常不够准确。医师如能目睹患者的发作,对诊断有决定性的作用。

(2)脑电图检查:是诊断癫痫的主要证据之一。某些形式的电活动对癫痫的诊断具有特殊的意义。与任何其他检查一样,脑电图检查也有其局限性,对临床表现为痫性发作的患者,脑电图检查正常不能排除癫痫,脑电图出现癫痫波形,而临床无癫痫发作的患者也不能诊断癫痫,只能说明其存在危险因素。目前脑电图检查主要有常规脑电图检查、携带式脑电图检查及视频脑电图监测。视频脑电图监测的临床应用,提高了癫痫诊断的阳性率。

2.明确癫痫发作的类型或癫痫综合征

不同类型的癫痫治疗方法亦不同,发作类型诊断错误可能导致药物治疗的失败。

3.确定病因

脑部MRI、CT检查可确定脑结构性异常或损害。

二、部分性发作

(一)概述

1.概念

痫性放电源于一侧大脑半球,向周围正常脑区扩散可扩展为全身性发作。成年期痫性发作最常见的类型是部分性发作。

2.分型

根据发作期间是否伴有意识障碍分为3型。

(1)无意识障碍:为单纯部分性发作。

(2)有意识障碍:发作后不能回忆,为复杂部分性发作。

(3)单纯和复杂部分性发作:均可能继发全身强直-阵挛发作。

(二)病因及发病机制

1.病因

(1)单纯部分性发作:多为症状性癫痫,常见脑器质性损害,以脑外伤、产伤、脑炎、脑瘤和脑血管疾病及其后遗症居多。

（2）复杂部分性发作：多因产伤或脑炎、脑外伤、肿瘤、脑血管意外、脑动脉硬化、脑血管畸形及脑缺氧等。

2.发病机制

异常神经元突触重建及胶质增生与复杂部分性发作密切相关。颞叶结构的异常放电引起复杂部分性发作，在痫性活动的发生、发展及传播中海马和杏仁核起重要作用。颞叶癫痫与诱发痫性发作的特定结构受损或海马硬化（AH）相关。

（三）临床表现

1.单纯部分性发作

痫性发作的起始症状提示痫性灶多在对侧脑部，发作时限不超过1分钟，无意识障碍。分为四型。

（1）部分运动性发作。①表现：局部肢体抽动，一侧口角、眼睑、手指或足趾多见，或整个一侧面部或一侧肢体远端，有时言语中断。②杰克逊癫痫：发作自一处开始后沿大脑皮质运动区分布顺序缓慢移动，如自一侧拇指沿腕部、肘部、肩部扩展。③Todd瘫痪：病灶在对侧运动区。部分运动性发作后可能遗留暂时性（数分钟至数天）局部肢体瘫痪或无力。④部分性癫痫持续状态：癫痫发作持续数小时或数天。

（2）体觉性发作或特殊感觉性发作。

体觉性发作：肢体常麻木感和针刺感，多在口角、舌、手指或足趾发生，病灶在中央后回体感觉区，偶有缓慢扩散有如杰克逊癫痫。

特殊感觉性发作：①视觉性，视觉异常如闪光，病灶在枕叶。②听觉性，幻听如嗡嗡声，病灶在颞叶外侧或岛回。③嗅觉性，焦臭味，病灶在额叶眶部、杏仁核或岛回。④眩晕性，眩晕感、飘浮感、下沉感，病灶在岛间或顶叶。

特殊感觉性发作可为复杂部分性发作或全身强直-阵挛发作的先兆。

（3）自主神经发作。①年龄：以青少年为主。②临床症状：很少单独出现，以胃肠道症状居多，如烦渴、欲排尿感、出汗、面部及全身皮肤发红、呕吐、腹痛等。③病灶：杏仁核、岛回或扣带回。④EEG：阵发性双侧同步θ节律，频率为4～7次/秒。

（4）精神性发作。①各种类型遗忘症：似曾相识、似不相识、快速回顾往事、强迫思维等，病灶多在海马部。②情感异常：无名恐惧、愤怒、忧郁和欣快等，病灶在扣带回。③错觉：视物变大或变小、听声变强或变弱以及感觉本人肢体变化等，病灶在海马部或颞枕部。

精神症状可单独发作，常为复杂部分性发作的先兆，或为继发的全身强直-阵挛发作的先兆。

2.复杂部分性发作

（1）占成人年期痫性发作50％以上：在发作起始精神症状或特殊感觉症状出现，随后意识障碍、自动症和遗忘，或发作开始即意识障碍，又称精神运动性发作。病灶多在颞叶，故又称颞叶癫痫，或见于额叶、嗅皮质等部位。先兆或首发症状包括单纯部分性发作的各种症状，特别是错觉、幻觉等精神症状及特殊感觉症状。

（2）在先兆之后发生复杂部分性发作：患者做出似有目的的动作，即自动症。自动症是在痫性发作期或发作后意识障碍和遗忘状态下发生的行为，先瞪视不动，然后无意识动作，如机械地重复动作，或出现吮吸、咀嚼、舔唇、清喉、搓手、拂面、解扣、脱衣、摸索衣裳和挪动桌椅等，甚至游走、奔跑、乘车上船，也可自动言语或叫喊、唱歌等。病灶多在颞叶海马部、扣带回、杏仁核、额叶眶部或边缘回等。在觉醒时 EEG 仅 30％呈发作放电，EEG 表现为一侧或两侧颞区慢波，杂有棘波或尖波。

3.全身强直-阵挛发作

全身强直-阵挛发作多由单纯或复杂部分性发作继发而来，脑电图可见快速发展为全面性异常。大发作之后可回忆起部分性发作时的情景。

(四)诊断及鉴别诊断

1.诊断

(1)首先确认癫痫是否发作。①详细了解首次发作的时间和情况，仔细排除内科或神经科急性疾病。②除单纯部分性发作外，患者并不能记忆和表述发作时的情景，需向目睹者了解整个发作过程，如发作的环境、时间，发作时姿态、面色、声音，有无肢体抽搐及大致顺序，发作后表现，有无怪异行为和精神失常等。③有多次发作的患者需了解发病后情况、发作形式、相关疾病及事件、可能的触发因素，以及发作的频率下最长间隔、间隙期有无异常等。④了解家族史，怀孕期、分娩期和产后生长发育情况，有无热性惊厥、严重颅脑外伤、脑膜炎、脑炎、寄生虫感染史等。

(2)其次确定发作类型：依靠病史等确定发作类型及可能属于哪种癫痫综合征。

(3)最后确定病因。①首次发作者，排除内科或神经科急性疾病，如低血糖、高血糖、高渗状态、低钙血症、低钠血症、高钠血症、肝衰竭、肾衰竭、高血压脑病、脑膜炎、脑炎、脑脓肿和脑瘤等。②排除药物或毒物引起的痫性发作，如异烟肼、茶碱、氨茶碱、哌替啶、阿米替林、多塞平、丙米嗪、氯丙嗪、氟哌啶醇、甲氨蝶呤、环孢素、苯丙胺等。③若先后用两种抗癫痫药治疗效果不佳，就应再次评估，复查 EEG 和高分辨率 MRI。

2.鉴别诊断

(1)偏头痛：①应与复杂部分性发作持续状态鉴别。②多有头痛发作史和家族史。③主要症状为剧烈偏头痛，无意识障碍。④EEG 正常或仅少数患者出现局灶性慢波，如有尖波常局限于头痛侧颞区。⑤如有幻觉则以闪光、暗点、视物模糊为特征。

(2)短暂性脑缺血发作(TIA)：①一过性记忆丧失、幻觉、行为异常和短暂意识丧失等，可与复杂部分性发作混淆。②年龄大、脑动脉硬化及脑电图阴性。

(3)非痫性发作：详细询问病史，与屏气发作、遗尿、梦魇、腹痛、低血糖发作等鉴别。

(五)预后

起源于脑结构性病变的部分性癫痫患者，预后与病因是否得到根除有关。这类癫痫对药物治疗有抵抗性，但经 3～5 年治疗后缓解率可达 40％～45％。发作形式仅有一种的患者比多种发作形式预后好，缓解率达 65％以上。复杂部分性发作停药后复发率高，应长期服药。

三、全面性发作

全面性发作的神经元痫性放电起源于双侧大脑半球，特征是发作时伴有意识障碍或以意识障碍为首发症状。

(一)病因及发病机制

1.与遗传关系密切

150 种以上少见的基因缺陷综合征是以癫痫大发作或肌阵挛发作为临床表现的，其中常染色体显性遗传疾病有 25 种，如结节性硬化和神经纤维瘤病；常染色体隐性遗传疾病约 100 种，如家族性黑矇性痴呆和类球状细胞型脑白质营养不良等，热性惊厥的全身性发作与编码电压门控

钠通道 β 亚单位基因的突变有关。

2.大脑弥漫性损害

大脑弥漫性损害的病因如缺氧性脑病、中毒等,导致皮质痫性放电病灶的胶质增生、灰质异位、微小胶质细胞瘤或毛细血管瘤改变。电镜下病灶的神经突触间隙电子密度增加,痫灶周围有大量星形细胞,改变了神经元周围的离子浓度,使兴奋易于向周围扩散。

(二)临床表现

1.失神发作

(1)典型失神发作:典型失神发作通常称为小发作。①无先兆和局部症状:突然意识短暂中断,患者停止当时的活动,呼之不应,两眼瞪视不动,状如"愣神",3～15秒;可伴有简单的自动性动作,如擦鼻、咀嚼、吞咽等,一般不会跌倒,手中持物可能坠落,事后对发作全无记忆,每天可发作数次至数百次。②EEG:发作时呈双侧对称,棘慢波或多棘慢波,发作间期可有同样的或较短的阵发活动,背景活动正常。

(2)非典型失神发作:①意识障碍发生及休止,较典型者缓慢,肌张力改变较明显。②EEG表现为较慢而不规则的棘慢波或尖慢波,背景活动异常。

2.肌阵挛发作

(1)多为遗传性疾病。

(2)某一肌肉或肌群呈突然短暂的快速收缩,颜面或肢体肌肉突然短暂跳动,单个出现,或有规律地反复发生。发作时间短,间隔时间长,一般不伴意识障碍,清晨欲觉醒或刚入睡时发作较频繁。

(3)EEG多为棘慢波或尖慢波。

3.阵挛性发作

(1)年龄:仅见于婴幼儿。

(2)表现:全身重复性阵挛性抽搐。

(3)EEG:快活动、慢波及不规则棘慢波。

4.强直性发作

(1)年龄:儿童及少年期多见。

(2)表现:睡眠中较多发作,全身肌肉强烈的强直性肌痉挛,使头、眼和肢体固定在特殊位置,伴有颜面青紫、呼吸暂停和瞳孔散大;躯干强直性发作造成角弓反张,伴短暂意识丧失,一般不跌倒,持续 30 秒至 1 分钟以上,发作后立即清醒。

(3)常伴自主神经症状:面色苍白、潮红、瞳孔扩大等。

(4)EEG:低电位 10 周/秒波,振幅逐渐增高。

5.全身强直-阵挛发作(GTCS)

GTCS 是最常见的发作类型之一,也称大发作,特征是意识丧失和全身对称性抽搐。发作分为三期。

(1)强直期。①意识和肌肉:突然意识丧失,跌倒在地,全身骨骼肌呈持续性收缩。②五官表现:上睑抬起,眼球上窜,喉部痉挛,发出叫声;口先强张,而后突闭,或咬破舌尖。③抽搐:颈部和躯干先屈曲而后反张,上肢先上举后旋再变为内收前旋,下肢自屈曲转变为强烈伸直。④持续 10～20 秒,在肢端出现细微的震颤。

(2)阵挛期。①震颤:幅度增大并延及全身成为间歇性痉挛,即进入阵挛期。②每次痉挛都继有短促的肌张力松弛,阵挛频率由快变慢,松弛期逐渐延长,本期持续 0.5～1 分钟。③最后一次强烈阵挛后,抽搐突然终止,所有肌肉松弛。

(3)惊厥后期。①牙和二便:阵挛期以后尚有短暂的强直痉挛,造成牙关紧闭和大小便失禁。②意识:呼吸首先恢复,心率、血压、瞳孔等恢复正常,肌张力松弛,意识逐渐苏醒。③自发作开始至意识恢复历时 5～10 秒。④清醒后,常头昏、头痛、全身酸痛和疲乏无力,对抽搐全无记忆。⑤或发作后进入昏睡,个别在完全清醒前有自动症或暴怒、惊恐等情感反应。

强直期和阵挛期可见自主神经征象,如心率加快,血压升高,汗液、唾液和支气管分泌物增多,瞳孔扩大等。呼吸暂时中断,皮肤自苍白转为发绀,瞳孔散大,对光及深、浅反射消失,病理反射阳性。

强直期逐渐增强的弥漫性 10 周/秒波;阵挛期逐渐变慢的弥漫性慢波,附有间歇发作的成群棘波;惊厥后期呈低平记录。

6.无张力性发作

(1)肌肉张力:①部分或全身肌肉张力突然降低,造成颈垂、张口、肢体下垂或躯干失张力而跌倒,持续 1～3 秒。②短暂意识丧失或不明显的意识障碍,发作后立即清醒和站起。

(2)EEG:多棘慢波或低电位快活动。

(三)诊断及鉴别诊断

1.诊断

(1)GTCS 的诊断依据。①发作史及其表现,关键是发作时有无意识丧失性。②间接证据:舌咬伤和尿失禁,或发生跌伤及醒后头痛、肌痛也有参考意义。

(2)失神发作:①特征性脑电表现。②结合相应的临床表现。

2.鉴别诊断

(1)晕厥。①意识瞬时丧失:脑血流灌注短暂性全面降低,缺氧所致。②多有明显诱因:久站、剧痛、见血、情绪激动和严寒等,胸内压力急剧增高,如咳嗽、抽泣、大笑、用力、憋气、排便、解尿等诱发。③发作先兆:常有恶心、头晕、无力、震颤、腹部沉重感或眼前发黑等,与癫痫发作相比,摔倒时较缓慢。④自主神经症状:面色苍白、出汗,有时脉搏不规则,或伴有抽动、尿失禁。⑤四肢强直阵挛性抽搐:少数发生,多发生于意识丧失 10 秒以后,持续时间短,强度较弱,与痫性发作不同。⑥脑电图监测和心电图监测:帮助鉴别。

(2)低血糖症。①血糖水平:发作低于 2 mmol/L 时,可产生局部癫痫样抽搐或四肢强直发作,伴有意识丧失。②病因:胰岛 β 细胞瘤或长期服用降糖药的 2 型糖尿病患者。③既往病史:有助于确诊。

(3)发作性睡病。①鉴别:因意识丧失和摔倒,易误诊为癫痫。②突然发作的不可抑制的睡眠、睡眠瘫痪、入睡前幻觉及摔倒症等四联症。

(4)基底型偏头痛。①鉴别:因意识障碍与失神发作鉴别;但发生缓慢,程度较轻,意识丧失前常有梦样感觉。②偏头痛:双侧,多伴眩晕、共济失调、双眼视物模糊或眼球运动障碍。③脑电图监测:可有枕区棘波。

(5)假性癫痫发作(表 7-2)。①又称癔症性发作,多在情绪波动后发生,可有运动、感觉、自动症、意识模糊等类癫痫发作症状。②症状有戏剧性:表现双眼上翻、手足抽搐和过度换气,伴有短暂精神和情绪异常,无自伤和尿失禁。③特点:强烈的自我表现,精神刺激后发生,发作中哭叫、出汗和闭眼等,暗示治疗可终止发作。④脑电图监测:有鉴别意义。

国外有报道称,假性发作患者中 10% 左右可患有癫痫,癫痫伴有假性发作者为 $10\%\sim20\%$。

表 7-2 癫痫性发作与假癫痫发作的鉴别

鉴别要点	癫痫发作	假癫痫发作
发作场合和特点	任何情况下,突然及刻板式发作	有精神诱因及有人在场时,发作形式多样
眼位	上睑抬起,眼球上蹿或转向一侧	眼睑紧闭,眼球乱动
面色	发绀	苍白或发红
瞳孔	散大,对光反射消失	正常,对光反射存在
摔伤,舌咬伤,尿失禁	可有	无
Babinski 征	常为阳性	阴性
对抗被动运动	无	有
持续时间及终止方式	1~2分钟,自行停止	可长达数小时,需安慰及暗示治疗

(四)治疗

癫痫是可治性疾病,大多数预后较好。在最初 5 年内 $70\%\sim80\%$ 缓解,其中 50% 可完全停药。精确定位癫痫源,合理选择手术治疗可望使约 80% 难治性癫痫病患者彻底治愈。

1.药物治疗的一般原则

(1)明确癫痫诊断,确定发作类型:①及时服用抗癫痫药物(AEDs)控制发作。②首次发作者在调查病因之前,不宜过早用药,应等到下次发作再决定是否用药。③根据所用 AEDs 的不良反应,确定用药时间和预后。用药前说明治疗癫痫的长期性、药物毒不良反应及生活中注意事项。

(2)病因治疗:病因明确者如调整低血糖、低血钙等代谢紊乱,手术治疗颅内占位性病变,术后残余病灶使继续发作者,需药物治疗。

(3)根据发作类型选择 AEDs:详见表 7-3。

表 7-3 根据癫痫的发作类型推荐选择的抗癫痫药物

发作类型	一线 AEDs	二线或辅助 AEDs
①单纯及复杂部分性发作、部分性发作继发 GTCS	卡马西平、丙戊酸钠、苯妥英钠、苯巴比妥、扑痫酮	氯巴占、氯硝西泮
②GTCS	卡马西平、苯巴比妥、丙戊酸钠、苯妥英钠、扑痫酮	乙酰唑胺、奥沙西泮、氯硝西泮
特发性大发作合并失神发作	首选丙戊酸钠,其次为苯妥英钠或苯巴比妥	
继发性或性质不明的 GTCS	卡马西平、苯妥英钠或苯巴比妥	
③失神发作	丙戊酸钠、乙琥胺	乙酰唑胺、氯硝西泮、三甲双酮
④强直性发作	卡马西平、苯巴比妥、苯妥英钠	奥沙西泮、氯硝西泮、丙戊酸钠
⑤无张力性和非典型失神发作	奥沙西泮、氯硝西泮、丙戊酸钠	乙酰唑胺、卡马西平、苯妥英钠、苯巴比妥/扑痫酮
⑥肌阵挛发作	丙戊酸钠、乙琥胺、氯硝西泮	乙酰唑胺、奥沙西泮、硝西泮、苯妥英钠
⑦婴儿痉挛	促肾上腺皮质激素(ACTH)、泼尼松、氯硝西泮	

发作类型	一线 AEDs	二线或辅助 AEDs
⑧有中央-颞部或枕部棘波的良性儿童期癫痫	卡马西平或丙戊酸钠	
⑨Lennox-Gastaut 综合征	首选丙戊酸钠,次选氯硝西泮	

(4)常用剂量和不良反应:详见表 7-4。①药物监测:药物疗效受药物吸收、分布及代谢的影响,用药应采取个体化原则。儿童需按体重(kg)计算药量,婴幼儿由于代谢较快,用量应比年长儿童相对较大。多数 AEDs 血药浓度与药效相关性明显高于剂量与药效相关性,因此,测定血药浓度,即应进行药物监测(TDM),检测苯妥英钠、卡马西平、苯巴比妥及乙琥胺血药水平,可提高用药的有效性和安全性。②不良反应:所有 AEDs 都有,最常见剂量相关性不良反应,通常于用药初始或增量时发生,与血药浓度有关;多数为短暂性的,缓慢减量可明显减少。进食时服药可减少恶心反应。③特异反应:与剂量无关,难以预测。严重的特异反应如皮疹、粒细胞缺乏症、血小板缺乏症、再生障碍性贫血和肝衰竭等可威胁生命。约 1/4 的癫痫转氨酶轻度增高,但并不发展为肝炎或肝衰竭。

表 7-4　抗癫痫药的剂量和不良反应

药物	成人剂量/(kg/d) 起始	成人剂量/(kg/d) 维持	儿童剂量 [mg/(kg·d)]	不良反应(剂量有关)	特异反应
苯妥英(PHT)	200	300~500	4~12	胃肠道症状,毛发增多,齿龈增生,面容粗糙,小脑征,复视,精神症状	骨髓、肝、心损害,皮疹
卡马西平(CBZ)	200	600~2 000	10~40	胃肠道症状,小脑征,复视,嗜睡,精神症状	骨髓与肝损害,皮疹
苯巴比妥(PB)		60~300	2~6	嗜睡,小脑征,复视,认知与行为异常	甚少见
扑米酮(PMD)	60	750~1 500	10~25	同苯巴比妥	同苯巴比妥
丙戊酸盐(VPA)	500	1 000~3 000	10~70	肥胖,震颤,毛发减少,踝肿胀,嗜睡,肝功能异常	骨髓与肝损害,胰腺炎
乙琥胺(ESM)	500	750~1 500	10~75	胃肠道症状,嗜睡,小脑症状,精神异常	少见,骨髓损害
加巴喷丁	300	1 200~3 600		胃肠道症状,头晕,体重增加,步态不稳,动作增多	
拉莫三嗪(LTG)	25	100~500		头晕,嗜睡,恶心,神经症状(与卡马西平合用时出现)	儿童多见
非尔氨酯	400	1 800~3 600	15	头晕,镇静,体重增加,视野缩小,精神异常(少见)	较多见,骨髓与肝损害
托吡酯	25	200~400		震颤,头痛,头晕,小脑征,肾结石,胃肠道症状,体重减轻,认知或精神症状	

(5)坚持单药治疗原则:提倡小剂量开始的单药治疗,缓慢增量至能最大限度地控制发作而无不良反应或反应很轻的最低有效剂量。单药治疗癫痫约 80% 有效,切勿滥用多种药物。

(6)联合治疗。①原则:30% 以上患者需联合治疗。一种药物不能控制发作或出现不良反应,则需换用第 2 种 AEDs,如合用乙琥胺和丙戊酸钠治疗失神或肌阵挛发作,或其一加用苯二氮䓖类可有效。②注意:化学结构相同的药物,如苯巴比妥和扑痫酮、氯硝西泮和地西泮等不宜联合使用。合用两种或多种 AEDs 常使药效降低,易致慢性中毒而使发作加频。传统 AEDs 都经肝脏代谢,通过竞争可能抑制另一种药的代谢。

(7)长期坚持:AEDs 控制发作后,必须坚持长期服用,除非严重不良反应出现,不宜随意减量或停药,以免诱发癫痫持续状态。

(8)增减药物、停药及换药原则。①增减药物:增药可适当地快,但必须逐一增加,减药一定要慢,以利于确切评估疗效和不良反应。②停药:遵循缓慢和逐渐减量原则,完全控制发作 4～5 年后,根据情况逐渐减量,减量 1 年左右时间内无发作者方可停药,一般需要半年甚至一年才能完全停用,以免停药所致的发作。③换药:应在第 1 种药逐渐减量时逐渐增加第 2 种药的剂量至控制发作,并应监控血药浓度。

2.传统 AEDs

药物相互作用复杂,均经肝代谢,多数血浆蛋白结合率高,肝脏或全身疾病时,应注意调整剂量。

(1)苯妥英钠(PHT):PHT 对 GTCS 和部分性发作有效,加重失神和肌阵挛发作。胃肠道吸收慢,半清除期长,达到稳态后成人可日服 1 次,儿童日服 2 次。因治疗量与中毒量接近,不适于新生儿和婴儿。不良反应为剂量相关的神经毒性反应,如皮疹、齿龈增厚、毛发增生和面容粗糙,干扰叶酸代谢可发生巨红细胞性贫血,建议同时服用叶酸。

(2)苯巴比妥(PB):适应证同苯妥英钠。小儿癫痫的首选药物,对 GTCS 疗效好,或用于单纯及复杂部分性发作,对少数失神发作或肌阵挛发作也有效,预防热性惊厥。价格低廉,可致儿童兴奋多动和认知障碍,应尽量少用。

(3)卡马西平(CBZ):适应证同苯妥英钠,是单纯及复杂部分性发作的首选药物,对复杂部分性发作疗效优于其他 AEDs。治疗 3～4 周后半清除期降低一半以上,需增加剂量维持疗效。与其他药物呈复杂而难以预料的交互作用,20％患者白细胞减少至 $4 \times 10^9 / L$ 以下,个别可短暂降至 $2 \times 10^9 / L$ 以下。

(4)丙戊酸钠(VPA):广谱抗癫痫药。良好控制失神发作和 GTCS,胃肠道吸收快,抑制肝的氧化、结合、环氧化功能,与血浆蛋白结合力高,与其他 AEDs 有复杂的交互作用。半清除期短,联合治疗时半清除期为 8～9 小时。因有引起致死性肝病的危险,2 岁以下婴儿有内科疾病时禁用此药治疗。也用于单纯部分性发作、复杂部分性发作及部分性发作继发 GTCS;是 GTCS 合并失神小发作的首选药物。

(5)扑痫酮(PMD):适应证是 GTCS,对单纯及复杂部分性发作有效。经肝代谢成为具抗癫痫作用的苯巴比妥和苯乙基丙二酰胺。

(6)乙琥胺(ESX):ESX 仅用于单纯失神发作和肌阵挛发作。吸收快,约 25％以原型由肾排泄,与其他 AEDs 很少相互作用,几乎不与血浆蛋白结合。

3.新型 AEDs

多经肾排泄,肾功能损害应调整剂量;血浆蛋白结合率低,药物间相互作用少。

(1)加巴喷丁(GBP):GBP 不经肝代谢,以原型由肾排泄。治疗部分性发作和 GTCS。

(2)拉莫三嗪(LTG):起始剂量应小,经 6～8 周逐渐增加剂量。对部分性发作、GTCS 和 Lennov-Gastaut 综合征有效。胃肠道吸收完全,经肝代谢。

(3)非氨酯(FBM):单药治疗部分性发作和 Lennox-Gastaut 综合征。胃肠道吸收好,90％以原型经肾排泄。可发生再生障碍性贫血,有肝毒性,其他 AEDs 无效时才考虑试用。

(4)氨己烯酸(VGB):用于部分性发作、继发 GTCS 和 Tennox-Gastcnlut 综合征,对婴儿痉挛有效,也可用作单药治疗。经胃肠道吸收,主要经肾脏排泄。不可逆性抑制 GABA 转氨酶,增强 α-氨基丁酸(GABA)能神经元作用。有精神病史的患者不宜应用。

(5)托吡酯(TPM):TPM 亦称妥泰。天然单糖基右旋果糖硫代物,可作为丙戊酸的替代药物。对难治性部分性发作、继发 GTCS、Lennox-Gastaut 综合征和婴儿痉挛症等有效。远期疗效好,无明显耐受性,大剂量也可用作单药治疗。卡马西平和苯妥英钠可降低托吡酯麻药浓度,托吡酯也可降低口服避孕药的疗效及增加苯妥英钠的血药浓度。

4.AEDs 的药代动力学

(1)血药浓度:药物口服吸收后分布于血浆和各种组织内。多数 AEDs 部分地与血浆蛋白相结合,仅游离部分透过血-脑屏障发挥作用。常规所测血药浓度是血浆内总浓度,当血浆蛋白或蛋白结合部位异常增多或减少时,虽药物血浆总浓度不变,其游离部分却异常减少或增多,出现药物作用与血药浓度的预期相矛盾的现象。

(2)药物半清除期:药物半清除期反映药物通过代谢或排泄而清除的速度;稳态是指药物吸收和清除阈达到平衡的状态,只有在达到稳态时测得的血药浓度才可靠,而一种药物达到稳态的时间大致相当于其 5 个半清除期的时间。为了减少 AEDs 血浓度的过大波动,应以短于稳态时的药物半清除期 1/3~1/2 的间隔服用。半清除期为 24 小时或更长时间的 AEDs,每天服用1次即可维持治疗血药浓度,于睡前服可避免药物达峰浓度时的镇静作用。

5.手术治疗

(1)考虑手术治疗基本条件。①长时间正规单药治疗,或先后用两种 AEDs 达到最大耐受剂量,或经一次正规、联合治疗仍不见效者。②难治性癫痫指复杂部分性发作患者用各种 AEDs 治疗难以控制发作,血药浓度在正常范围之内,并治疗 2 年以上,每月仍有 4 次以上发作者。③难治性部分性发作者最适宜手术治疗。

(2)最理想的适应证:始自大脑皮质的癫痫放电。手术切除后不会产生严重神经功能缺损。

(3)常用的手术方法。①前颞叶切除术:难治性复杂部分性癫痫的经典手术。②颞叶以外的脑皮质切除术:局灶性癫痫治疗的基本方法。③癫痫病灶切除术。④胼胝体部分切除术。⑤大脑半球切除术。⑥多处软脑膜下横切术:适于致痫灶位于脑重要功能皮质区的部分性发作。如角回及缘上回、中央前后回、优势半球 Broca 区、Wernicke 区等,不能行皮质切除术时选用。

(五)预后

典型失神发作预后最好,药物治疗 2 年儿童期失神通常发作停止,青年期失神癫痫易发展成全身性发作,治疗需更长时间;原发性全身性癫痫控制较好;5~10 岁起病者有自发缓解倾向,易被 AEDs 控制;外伤性癫痫预后较好;无明显脑损伤的大发作预后较好,缓解率 85%~90%;有器质性脑损伤和/或神经系统体征的大发作预后差;发病较早、病程较长、发作频繁及伴有精神症状者预后差;无脑损伤的肌阵挛性癫痫预后尚可,伴有脑部病变者难以控制。

四、癫痫持续状态

(一)概述

1.概念

癫痫持续状态指一次癫痫发作持续30分钟以上,或连续多次发作,发作间期意识或神经功能未恢复至通常水平称癫痫状态。

2.特点

一般指全面强直-阵挛发作持续状态。神经科常见急诊,致残率和病死率高。任何类型癫痫均可出现癫痫持续状态。

(二)病因与病理生理

1.常见原因和诱因

(1)常见原因:停药不当和不规范的AEDs治疗。

(2)常见诱因:感染、精神因素、过度疲劳、孕产和饮酒等。

(3)年龄不同,病因有异。①婴儿、儿童期:感染、产伤、先天畸形为主。②青壮年:多见于脑外伤、颅内占位性病变。③老年:脑卒中、脑肿瘤和变性疾病等。

2.病理生理

(1)持续或反复惊厥发作引起大脑耗氧和耗糖量急剧增加,使神经元内ATP减少,导致离子泵功能障碍,钾离子游离到细胞外,钙离子进入细胞内超载。兴奋性氨基酸及神经毒性产物(如花生四烯酸、前列腺素等)大量增加,导致神经元和轴突水肿死亡。

(2)低血糖、缺氧使脑损害出现不可逆;脑血流自动调节功能失调,脑缺血加重,相继出现代谢性并发症,如高热、代谢性酸中毒、休克、低血糖、高血钾、蛋白尿等,甚至因心、肝、肺、肾多器官衰竭而死亡。

(三)分类与治疗

1.惊厥性全身性癫痫持续状态

(1)临床表现:①最常见,主要是GTCS引起,其次为强直性、阵挛性、肌阵挛性等。②特征是全身性抽搐一次接一次发生,始终意识不清,不及时控制可多脏器损害,危及生命。

(2)对症处理:①保持呼吸道通畅,面罩或鼻导管吸氧,必要时气管切开。②监护心电、血压、呼吸,定时血气、血化学分析。③查找诱发原因并治疗。④防止舌咬伤,牙关紧闭者应放置牙垫。⑤防止坠床,放置床挡。⑥应及时处理常伴有的脑水肿、感染、高热等。防治脑水肿:20%甘露醇快速静脉滴注,或地塞米松10~20 mg静脉滴注。预防或控制感染:应用抗生素。物理降温高热。纠正代谢紊乱,如发作引起的低血糖、低血钠、低血钙。纠正酸中毒,维持水及电解质平衡,营养支持治疗。

(3)药物治疗:快速控制发作是治疗的关键,可酌情选用以下几种药物。

安定(地西泮):地西泮静脉推注对成人或儿童各型持续状态均为最有效的首选药物。成人剂量通常为10~30 mg。单次最大剂量不超过20 mg,儿童用量为0.3~0.5 mg/kg,5岁以上儿童5~10 mg,5岁以下每岁1 mg可控制发作。以每分钟3~5 mg速度静脉注射。15分钟后如复发可重复给药,或用100~200 mg地西泮溶于5%葡萄糖或氯化钠溶液中,于12小时内缓慢静脉滴注。地西泮偶可抑制呼吸,则需停止注射。

苯妥英钠:迅速通过血-脑屏障,脑中很快达到有效浓度,无呼吸抑制,不减低觉醒水平,对

GTCS 持续状态尤为有效。成人剂量 15～18 mg/kg,儿童 18 mg/kg,溶于氯化钠溶液中静脉注射,静脉注射速度不超过 50 mg/min。但起效慢,约 80%患者 20～30 分钟内停止发作,作用时间长(半清除期 10～15 小时),可致血压下降及心律失常,需密切监控,有心功能不全、心律失常、冠心病及高龄者宜慎用和不用。

10%水合氯醛:成人 25～30 mL 加等量植物油保留灌肠。

副醛:8～10 mL 肌内注射或 15～30 mL 用植物油稀释保留灌肠。因引起剧咳,有呼吸疾病者勿用。

利多卡因:用于地西泮静脉注射无效者。2～4 mg/kg 加入 10%葡萄糖内,以 50 mg/h 速度静脉滴注,有效或复发时均可重复应用。心脏传导阻滞及心动过缓者慎用。

氯硝西泮:药效是地西泮的 5 倍,半清除期 22～32 小时,成人首次剂量 3 mg 静脉注射,数分钟奏效,对各型癫痫状态疗效俱佳,以后每天 5～10 mg,静脉滴注。注意对呼吸及心脏抑制较强。

其他:上述方法均无效者,可用硫喷妥钠静脉注射或乙醚吸入麻醉控制发作。

(4)维持治疗:控制癫痫发作后,立即使用长效 AEDs,苯巴比妥 0.1～0.2 g 转肌内注射,每8小时1次,维持疗效。同时鼻饲卡马西平或苯妥英钠,待口服药达到稳态血浓度后逐渐停用苯巴比妥。

2.非惊厥性全身性癫痫持续状态

(1)临床表现:主要为失神发作持续状态,发作持续可达数小时,表现意识障碍、失语、精神错乱等。

(2)快速控制发作:首选地西泮静脉注射,继之口服丙戊酸钠或乙琥胺,或二者合用。

(3)预后较好:一般不导致死亡,治疗不及时可留智力障碍等后遗症。

3.复杂部分性发作持续状态

(1)临床表现:复杂部分性发作持续状态的恢复时间较失神发作要慢;部分患者出现发作后水肿或记忆减退,记忆缺损可能成为永久性损害。

(2)快速控制发作:用地西泮或苯妥英钠静脉注射控制发作,继之以苯巴比妥肌内注射、口服苯妥英钠维持疗效。

4.单纯部分性发作持续状态(又称 Kojewnikow 癫痫)

(1)临床表现:此型较难控制,由单纯部分性发作持续状态可扩展为继发性全身性发作,发作终止后可遗留发作部位 Todd 麻痹。

(2)快速控制发作:首选苯妥英钠以较大负荷剂量(20 mg/kg)静脉滴注,然后再用常规剂量,可辅以苯巴比妥或卡马西平口服。

(刘　雪)

第二节　眩　晕

一、概述

(一)眩晕的病理生理学基础

人体维持平衡主要依赖于由前庭系统、视觉、本体感觉组成的平衡三联,前庭系统是维持平衡、感知机体与周围环境相关的主要器官,其末梢部分的 3 个半规管壶腹嵴及 2 个囊斑,分别感受直线及角加速度刺激,冲动通过前庭一级神经元 Scarpa's 神经节传到二级神经元即位于延髓的前庭神经核,再通过前庭脊髓束、网状脊髓束、内侧纵束、小脑和动眼神经诸核,产生姿势调节反射和眼球震颤。大脑前庭的代表区为颞上回听区的后上半部、颞顶交界岛叶的上部。从末梢感受器到大脑前庭中枢的整个神经通路称为前庭或静动系统,将头部加速度运动驱使内淋巴流动机械力转换成控制体位、姿势或眼球运动的神经冲动,故每个前庭毛细胞等于一个小型换能器。本系统病变或受非生理性刺激不能履行运动能转换时则引起眩晕。

视觉、本体觉是平衡三联的组成部分,不仅本身负有传送平衡信息的作用,而且与前庭系统在解剖和生理上有密切联系,此两系统引起眩晕的程度轻、时间短,常被本系统其他症状所掩盖。3 种定位感觉之一受损,发出异常冲动可引起眩晕,最常见的是前庭功能紊乱,所输入的信息不代表其真实的空间位置,与另两个平衡感受器输入信息矛盾,平衡皮层下中枢一般认为在脑干,当其综合的空间定位信息与原先印入中枢的信息迥异,又无能自动调节便反映到大脑,大脑则感到自身空间定位失误便产生眩晕。自身运动误认为周围物体运动,或周围物体运动误认为自身运动,随着时间的推移及前庭中枢的代偿,尽管两侧前庭功能仍不对称,这种"不成熟"的信息逐渐被接纳,转变为"熟悉"的信息,则眩晕消失,平衡功能恢复,此即前庭习服法的生理基础。

(二)眩晕与平衡功能

1.平衡功能

平衡功能指人体维持静息状态和正常空间活动的能力。各种姿势坐、卧、立、跑、跳及旋转等活动,依赖于视觉、本体觉、前庭系统各不相同感受,经网状结构联结、整合,最后统一完成人体在空间的定位觉。当感受到平衡失调时,将"情报"向中枢神经系统传入经过大脑皮质和皮层下中枢的整合,再由运动系统传出适当的动作,纠正偏差,稳定躯体达到新的平衡。这是一连串复杂的反射过程,可归纳为 3 个重要环节。

(1)接受与传递信息:平衡信息来自"平衡三联"的基本器官,由视觉得知周围物体的方位,自身与外界物体的关系;本体觉使人时刻了解自身姿势、躯体位置;前庭感受辨别肢体运动方向,判别身体所在空间位置。

(2)效应或反应:躯体重心一旦发生位移,平衡状态立即发生变化,平衡三联立即将变化"情报"传入中枢,由运动系统传出适当的动作,使伸肌、屈肌、内收肌、外展肌的协调弛张及眼肌反位性移动达新的平衡。

(3)协调与控制:初级中枢在脑干前庭神经核和小脑,高级中枢在颞叶其对末梢反应起调节抑制作用。维持平衡既靠潜意识的协调反射,也靠有意识的协调运动。任何参与平衡末梢感受器病变,中枢与末梢之间的联系破坏,都可造成平衡失调。

2.眩晕与平衡的关系

眩晕是主观症状,平衡失调是客观表现,眩晕可诱发平衡失调,平衡失调又加重眩晕,两者的关系有几种可能性。

(1)眩晕与平衡障碍两者在程度上一致:前庭末梢性病变,如梅尼埃病急性期,眩晕与平衡障碍的程度相符合,随着病情的好转,眩晕与平衡障碍都恢复,两者的进度相一致。

(2)眩晕轻而平衡障碍重:见于中枢性眩晕,桥小脑角的听神经瘤及脑膜瘤,枕骨大孔区畸形例如颅底凹陷症、Arnold Chiari 畸形平衡功能障碍明显,而眩晕不重。如脊髓小脑变性,走路蹒跚,闭眼无法站立,但眩晕不明显,许多学者总结"病变越接近前庭终器,眩晕越重"。

（3）眩晕重而平衡功能正常：官能症或精神因素为主的疾病往往表现有明显眩晕而平衡功能正常。诊断精神性眩晕应持慎重态度，Brain曾强调，所有眩晕患者，不论其精神因素多大，应检查前庭功能；所有眩晕患者不论其器质因素有多大，勿忘记精神性反应。

（三）眩晕的分类

为了明确诊断和有效治疗，对眩晕症进行分类，实有必要，几种不同分类法各有一定价值。

1.根据眩晕性质分类

Hojt-Thomas分为真性和假性眩晕，真性眩晕是由眼、本体觉和前庭系统疾病引起，有明显的外物或自身旋转感，由于受损部位不同又可分为眼性、本体感觉障碍性和前庭性眩晕。眼性眩晕可以是生理现象，也可以是病理性的，例在高桥上俯视脚下急逝的流水，会感自身反向移动及眩晕；在山区仰视蓝天流云觉自身在移动；在列车上可出现眩晕及铁路性眼震，眼震快相与列车前进方向一致，这些都是视觉和视动刺激诱发生理性眩晕，脱离其境症状就消失。眼视动系统疾病，如急性眼肌麻痹因复视而眩晕，遮蔽患眼眩晕可消失。本体感觉障碍引起的眩晕称姿势感觉性眩晕，见于后索病变，如脊髓小脑变性、脊髓痨，有深部感觉障碍和共济失调而引起眩晕。由于视觉和本体觉对位向感受引起辅助作用，故此两系统疾病引起的眩晕都不明显，临床上有视觉和本体觉病变者，其本系统症状远远大于眩晕，即眩晕是第二位乃至第三位的症状，很少以眩晕主诉就医。

假性眩晕多由全身系统性疾病引起，如心、脑血管疾病、贫血、尿毒症、药物中毒、内分泌疾病及神经症等，几乎都有轻重不等的头晕症状，患者感"漂漂荡荡"，没有明确转动感，前庭中枢性眩晕也属假性眩晕范畴。

2.根据疾病解剖部位或系统分类

DeWeese将眩晕分前庭系统性眩晕和非前庭系统性眩晕两大类；Edward将眩晕分为颅内和颅外两大类，这两种分类只说明眩晕起始部位，未述及原因对治疗无帮助。

3.眩晕症之定位、定性分类法

既有解剖部位，又有疾病性质的分类，符合神经耳科学诊断原则，有临床实用价值，分为前庭末梢性眩晕，包括从外耳、中耳、内耳到前庭神经核以下的炎症、缺血、肿瘤等病变；前庭中枢性眩晕，包括前庭核（含神经核）以上至小脑、大脑皮质病变所致眩晕症。

（四）眩晕的治疗原则

1.一般治疗

卧床休息，避免声光刺激。

2.心理治疗

应消除眩晕患者恐惧心理，解除顾虑，告知眩晕并非致命疾病，轻者可痊愈，眩晕重者经代偿后可减轻或消除。

3.病因治疗

根据具体情况施治，梅尼埃病用脱水剂、前庭神经炎用抗病毒治疗、迷路卒中用血管扩张剂等。

4.对症治疗

应掌握原则的合理选择药物，根据病情轻重、药作用强弱、不良反应大小选药，避免多种同类药物同时应用，如氟桂利嗪和尼莫地平同用，可引起药物作用超量，导致头晕、嗜睡。恢复期或慢性期少用地芬尼多等前庭神经镇静剂，有碍前庭功能的代偿，使眩晕及平衡障碍恢复延迟。老年患者应注意全身系统疾病及药物不良反应。

二、常见眩晕症

（一）梅尼埃病

1.病因

病因众说纷纭,目前一致认为内淋巴分泌过多或吸收障碍可形成积水,出现吸收与分泌障碍,将常论的几种学说简述如下。

（1）自主神经功能紊乱及内耳微循环障碍学说:Emlie 早就提出梅尼埃病（MD）与血管痉挛有关。Cheathe 认为内耳和眼球循环相似,包含在密闭有一定容量的结构内均为终末动脉,很容易造成区域性微循环障碍。Pansius 观察 MD 与青光眼患者唇和甲床毛细血管功能障碍,正常状态下交感、副交感神经互相协调维持内耳的血管的舒缩功能,若交感神经占优势,小血管痉挛易产生膜迷路积水。Lermoyez 认为用血管痉挛学说解释眩晕频繁发作比用膜迷路破裂和钾离子中毒学说更合理。

（2）免疫性损害学说:Quinke 提出 MD 症状与血管神经性水肿有关,McCabe 提出该病为自身免疫性疾病,Dereberv 认为免疫复合体沉淀在内淋巴囊可产生膜迷路积水,循环免疫复合物（CIC）介导的Ⅲ型变态反应可能是该病的原因;Yoo 用Ⅱ型胶原,诱发动物内淋巴积水,称其为自身免疫性耳病,并发现患者抗Ⅱ型胶原抗体明显增高,提出细胞和体液免疫介导的免疫性内淋巴积水约占病因的 10％。Andersen 观察人的内淋巴囊（ES）有不同数量白细胞,其对清洁内耳的外来微生物是很重要的,ES 有引起免疫反应的细胞基础,其免疫活性紊乱,可导致 MD 发作。Tomoda 认为免疫反应的中间产物,可改变血管通透性引起膜迷路积水。

（3）变态反应:Duke 已认为Ⅰ型变态反应与该病有直接因果关系。由抗原刺激体液免疫系统,产生特异性 IgE 附着于肥大细胞,机体处于致敏状态,再接触抗原即可发病。报道称来自食物变应原占多数,呼吸道变应原次之,此类患者有明显季节性,常伴其他过敏性疾病。

（4）解剖因素:Clemis 提出前庭水管（VA）狭窄是 MD 的特征之一。Shea 认为 VA 狭窄及周围骨质气化不良是临床症状出现前就隐匿存在,一旦被病毒感染、外伤、免疫反应等因素触发,即表现出临床症状。Arenberg 病理研究结果证明 MD 者内淋巴囊上皮血管成分减少,吸收上皮蜕变,ES 周围组织纤维化,使内淋巴吸收障碍。

（5）精神因素及其他:House 等提出该病与精神因素有关,Fowler 提出身心紊乱可引发该病;但 Grary 认为 MD 本身可以引起情绪不稳定,情绪并不是发病诱因;Power 认为机体代谢障碍可能是内淋巴积水的原因,如甲状腺功能低下可产生积水,补充甲状腺素可使症状缓解;颅脑外伤后内耳出血,血块堵塞内淋巴管可形成膜迷路积水,颞骨横行或微型骨折,最容易堵塞内淋巴管而产生积水。中耳炎、耳硬化症,先天性梅毒的患者,可合并膜迷路积水,产生 MD 症状。

2.发病机制

真正发病机制尚不清楚,目前尚停留在动物试验及理论推测阶段,能被接受学说有以下3 种。

（1）内淋巴高压学说:Portmann 提出内淋巴高压可引起眩晕及耳聋,后 McCabe 将人工内淋巴液注入蜗管,出现耳蜗微音电位下降,压力去除后微音电位恢复正常,更进一步证明内淋巴高压引起听力下降。Portmann 就根据"高压学说"进行内淋巴囊减压术获得良好效果,此手术沿用至今已有很多类型,Kitahara 在行 ES 手术时发现在囊内外放置大量类固醇可提高疗效。

（2）膜迷路破裂学说:内外淋巴离子浓度各异,内淋巴为高钾,对神经组织有毒害作用;外淋巴离子浓度与脑脊液相似钾低钠高,给神经细胞提供适宜介质环境,膜迷路是内外淋巴之间存在的离子弥散屏障,互不相通。Lawrence 提出"膜破裂及中毒论",Schuknecht 对这一理论进行补充,认为 MD 发作与膜迷路破裂有关,用膜迷路破裂学说解释发作性眩晕及波动性耳聋。

(3)钙离子超载学说:Meyer、Zum、Gottesberge 等揭示积水动物模型电化学方面的变化,内淋巴积水后,蜗管的 K^+、Na^+、Cl^- 均无变化,但内淋巴电位(EP)下降,Ca^{2+} 浓度增高10倍以上,提高了蜗管的渗透压,加重内淋巴积水。

3.组织病理学改变

MD 组织病理学方面有 3 个突破性进展:①Meniere 提出内耳病变可诱发眩晕、耳聋、耳鸣;②Hallpike 及 Cairn 提出 MD 的病理改变为膜迷路积水,同时发现内淋巴囊周围有纤维性变;③Schuknecht 首先观察到扩张的膜迷路破裂,膜迷路有很强的自愈能力,破裂后可愈合,并以此解释症状的缓解与复发。具体的病理学改变为:膜迷路膨胀,MD 最显著病理特点为内淋巴系统扩张,主要变化是下迷路(蜗管及球囊)膨胀,球囊可扩大 4～5 倍,术前耳道加压时出现眩晕和眼震,即 Hennebert 征阳性,MD 有此症者约占 35%;膜迷路破裂可能与症状的缓解或加重有关,Lindsay 认为球囊、椭圆囊与 3 个半规管衔接处是膜迷路最薄弱点易于破裂,如果裂孔小很快愈合,破裂范围广泛,在球囊或前庭膜形成永久性瘘管。

4.临床表现

(1)临床症状:MD 临床表现多种多样,对患者威胁最大的是发作性眩晕,其次为耳聋、耳鸣、耳闷。

眩晕:2/3 患者以眩晕为首发症状,常在睡梦中发作,起病急,有自身或环境旋转、滚翻、摇摆或颠簸感,剧烈眩晕持续数分或数小时不等,很少超过 1～2 天。眩晕发作时,常伴有自发眼震及面色苍白、出汗、呕吐等自主神经症状,眩晕发作后多数慢慢恢复,少数患者眩晕瞬间即逝或一觉醒后即愈。发作频率无一定的规律,个别患者可间隔 1～5 年,一般规律为首次犯病以后犯病次数逐渐增多,达高潮后渐减轻减少发作次数,直到听觉严重损失后眩晕减轻或消失。眩晕的剧烈程度因人而异,同一患者每次犯病的轻重不一,有的患者发作前有耳聋、耳闷、耳鸣加重的先兆,有些与精神、情绪、疲劳有关,有些无任何先兆及诱因。

耳鸣:耳鸣是一主观症状,可以是 MD 最早期症状,有时比其他症状早几年,而未引起人们重视。Mawson 报道 80% 患者有此症状,病程早期常为嗡嗡声或吹风样属低频性耳鸣,患者常能耐受,后期蝉鸣属高频性耳鸣,诉说整天存在,在安静环境耳鸣加重,患者常不能耐受,但尚能入睡,说明大脑皮质抑制时耳鸣减轻或消失,发病前耳鸣加重,眩晕缓解后耳鸣减轻。可根据耳鸣确定病变侧别,耳鸣的消长反映病变的转归。

耳聋:急性发作时耳聋被眩晕掩盖,早期低频感音神经性耳聋,常呈可逆性,有明显波动性听力减退者只 1/4。虽然患耳听力下降,但又惧怕强声,此种现象表明有重震,听力损失可在 1～2 年内发病数次后即达 60 dB,也可能多次波动后听力仍正常,也可能某次严重发病后达全聋。

内耳闷胀感:以前认为耳聋、耳鸣、眩晕为 MD 典型三征。后有学者发现 1/3 的患者有患耳胀满感,常出现于眩晕发作之前,反复发作,将其归于 MD 的第四征。

自主神经症状:恶心、呕吐、出汗及面色苍白等自主神经症状是 MD 的客观体征,William 认为这是一种诱发症状,是由于前庭神经核与迷走神经核位置较近,前庭神经核受刺激后,兴奋扩散到迷走神经核所致。

(2)体征:MD 发作高潮期不敢活动,患者有恶心、呕吐、平衡障碍、自发性眼震,高潮过后患者亦是疲惫不堪,面色苍白,双目紧闭,神情不安。

纯音测听:早期即可逆期为低频(0.25～1 kHz)听力下降,呈上升型听力曲线,多次检查有10～30 dB的波动;中期高频(4～8 kHz)下降,2 kHz听力正常呈"峰"型曲线;后期2 kHz亦下降或高频进一步下降,呈平坦型或下坡型曲线。

重振试验:正常情况下,人耳对声音主观判断的响度随刺激声音强度变化而增减,MD 病变在耳蜗,出现声音强度与响度不成比例变化,强度略有增加而响度增加明显,此种现象称重振。通常双耳响度平衡试验阳性,若双耳阈差超过 35 dB,患耳接受 80 dB 纯音刺激时,可被健耳45 dB纯音响度所平衡。阻抗测听镫肌反射阈降低,正常人阈上 70 dB 才出现镫肌反射,有重振者两者差≤60 dB 就出现反射,可作为 MD 诊断根据。

电反应测听:可客观地测出从蜗神经到脑干下丘核的电位,MD 病变在耳蜗,用耳蜗电图(EcochG)可测得总和电位(SP)与蜗神经动作电位(AP)幅度的比值,国内多报道-SP/AP 比值≥37％作为耳蜗病变的诊断根据。

甘油试验:此试验有特异性,利用甘油的高渗作用,改变膜迷路的渗透压,促进内耳水分重新吸收,按 1.2 g/kg 体重计算甘油量,加 50％生理盐水稀释后服用,为减少胃肠道刺激可加入橙汁、柠檬调味,空腹服用。服前及服后 1、2、3 小时纯音测听,0.25～1 kHz 连续 2 个频率听阈下降 10 dB 者,为甘油试验阳性,该试验阳性具有诊断价值,阴性亦不能排除本病,据国内外报道本病阳性率为 50％～60％。

前庭功能检查:发作早期少数患者前庭功能处于激惹状态,可见到向患侧水平型眼震,称刺激型眼震;几小时后前庭处于抑制状态,可看到向健侧水平或水平旋转型眼震,称麻痹型眼震,若借助 Frenzel 眼镜或眼震仪,可提高自发眼震的检出率,眼震方向对确定病变侧别有重要价值,患侧半规管功能低下,Stahle 报道 95％冷热反应低下,4％正常,1％敏感。前庭脊髓反射检查,眩晕发作后可原地踏步试验,走直线试验,书写、指鼻及跟膝胫试验及 Romberg 试验,患者均向前庭功能损害侧偏斜。现用静态姿势图定量检查 Romberg 试验,可定量测试晃动轨迹的长度和速度,MD 者晃动的轨迹较正常人长,速度大,重心后移。

5.诊断要点

(1)诊断根据:①典型三联征发作史,即发作性旋转性眩晕,伴耳聋、耳鸣,约 1/3 患者有耳堵塞感,称四联征。多数是三联征同时出现,少数是单以耳聋或眩晕为首发症状,若干年后才出现典型三联征,每次发作时间在 20 分钟以上,至少发作 2 次方能确诊为 MD。②听功能检查,纯音测听早期低频下降呈上升型曲线,听力波动以低频为主,波动范围在 10～30 dB;中期高频下降,唯 2 kHz 听力较好,呈"峰形"曲线;晚期呈下坡型曲线或听力全丧失。③重振试验,EcochG 负SP 占优势,阻抗测听镫肌反射阈<60 dB,均提示病变在耳蜗。空腹服甘油后,低频听阈可降低10～30 dB;-SP/AP 较服甘油前比值下降 15％为阳性。

(2)鉴别诊断:除 MD 病外,其他内耳疾病和第Ⅷ颅神经病变亦可出现眩晕、耳聋、耳鸣,应在排除其他疾病基础上诊断本病。应除外的疾病:①突发性耳聋;②脑桥小脑角肿瘤;③良性阵发性位置性眩晕;④前庭神经病变;⑤后循环缺血常称椎-基底动脉供血不足;⑥氨基糖苷类药物中毒性眩晕;⑦外伤性眩晕;⑧枕骨大孔区畸形。

6.治疗

因机制不清,MD 病因及对症治疗方法繁多,治疗目的是消除眩晕,保存听力。急性发作期主要痛苦为眩晕及恶心、呕吐,间歇期以耳聋、耳鸣为主,故 MD 治疗分急性发作期及间歇期阐述。

(1)急性发作期的治疗。

一般治疗:绝对卧床休息,嘱其躺在舒适体位,闭目,头固定不动,避免声光刺激,耐心解释病情,说明本病为内耳疾病,并非脑血管病,无生命危险,通过治疗可缓解、消除恐惧及焦虑心理。控制食盐和水分的摄取,水分控制在 1 天 1 500 mL 以下,食盐控制在 1.5 g/d 左右,MD 最原始的治疗方法就是控制水分及食盐的摄取。

前庭神经镇静剂:①安定是 γ-氨基丁酸拮抗剂,主要作用为镇静、安眠,使精神舒缓和肌肉松弛,可抑制前庭神经核的活性,减轻外周前庭性眩晕,适用于 MD 患者的恐惧、烦躁心理。安定镇静作用部位在边缘系统海马区和杏仁核;肌肉松弛是由于抑制脊髓中间神经元活动,从而减弱多种肌肉反射。口服 2 小时后血药浓度达峰值,半衰期 20~40 小时,缓慢由尿中排泄。每天 5~30 mg,分 3 次口服;呕吐持续不减者可静脉注射 10~20 mg,每隔 3~4 小时注射 1 次,24 小时总量不超过 100 mg,应缓慢静脉注射,防止呼吸抑制。不良反应轻,有嗜睡、乏力、便秘、心悸等,静脉注射可发生血栓性静脉炎,肌内注射刺激性大。青光眼及重症肌无力患者禁用,眩晕症状缓解后即可停用。同类药物中还有艾司唑仑,为新型安定类药物,高效镇静催眠作用,有抗焦虑及弱的骨骼肌松弛和抗胆碱作用,作用温和,入睡自然而快,作用时间长,醒后无不适感,每次 1~2 mg,抗眩晕可每次 2~4 mg。②利多卡因静脉滴注能阻滞各种神经冲动,作用于脑干前庭神经核及前庭终器。Gerjot 以 1%利多卡因 1~2 mg/kg 加入 5%葡萄糖 100~200 mL 静脉滴注或缓慢推注,很快使眩晕、恶心、呕吐消失,若症状不缓解可继续应用或加大剂量,既可减轻眩晕使患者安静入睡,也可减轻耳鸣。据一般报道,本品对眩晕、呕吐耳鸣控制良好,有效率可达 80%。24 小时最大量不超过 5 mg/kg,心动过缓或心肌传导障碍者不能应用。

抗胆碱药:抗胆碱药能阻滞胆碱能受体,使乙酰胆碱不能与受体结合,抑制腺体分泌,适用于眩晕、胃肠自主神经反应严重,恶心、呕吐胃肠症状明显者。还能解除平滑肌痉挛,使血管扩张,改善内耳微循环。①氢溴东莨菪碱:属副交感神经阻滞剂,0.3~0.5 mg 口服、皮下注射注射或稀释于 5%葡萄糖溶液 10 mL 静脉注射。②东莨菪碱透皮治疗系统(TTS-S):东莨菪碱口服或注射半衰期短,需频繁给药,血液药物浓度曲线有"峰谷"现象,很难掌握用量。近几十年来有学者制成 TTS-S,贴剂疗效快且可持续给药,据观察疗效优于茶苯海明、安慰剂,McCauley 用双盲法比较 TTS-S、茶苯海明、安慰剂,眩晕控制率分别为 84%、68%、41%,TTS-S 明显优于茶苯海明及安慰剂,其对 MD 眩晕控制率达 81.5%。不良反应为口干但较口服及注射本剂轻,TTS-S 对恶心、呕吐严重者尤为实用。③硫酸阿托品:0.5 mg 皮下注射或稀释后静脉滴注,症状消失或缓解后可停药。④山莨菪注射液 10 mg 肌内注射或静脉滴注,症状未完全消失 30~60 分钟可重复注射 1 次。注意:青光眼患者忌用抗胆碱药,因该药有扩大瞳孔增高眼压之患。

抗组胺药及其各种合成剂:此类药物对前庭神经元有抑制作用,许多镇静和抗抑郁药物都被证明是抗组胺类药,它们是 H_1、H_2 受体阻断剂,H_1 受体阻断型抗组胺药尚有抗胆碱能作用,故有止吐功能。氟桂利嗪、桂利嗪、异丙嗪、苯海拉明、吩噻嗪等经典抗组胺剂,都有前庭镇静和止吐作用。临床常用药有以下 4 种。

异丙嗪:眩晕发作时口服,能阻断平滑肌、毛细血管内皮、神经组织上的 H_1 受体,与组胺起竞争性拮抗作用,抗组胺作用强,兼有中枢镇静和抗胆碱作用,口服后迅速吸收 30~60 分钟血药浓度达高峰,有效浓度维持 3~6 小时,大多在肝内代谢破坏,24 小时内主要肾脏排泄。不良反应有口干、嗜睡,静脉注射可使血压下降,成人每次 25 mg 口服每天 2 次,小儿可 12.5 mg 口服;针剂 25 mg 加入 100 mL 生理盐水中静脉滴注,因有刺激性不做皮下注射。

地芬尼多:主要作用是缓解血管痉挛,在前庭系二级神经元(前庭神经核)上,阻断来自前庭终器的刺激,有轻度抗胆碱作用,减轻眩晕发作。通过抑制化学感受器,发挥止吐作用,控制眩晕有效率达 80%,眩晕消失后即停药。

茶苯海明:属乙醇胺类 H_1 受体阻断剂,抗组胺作用强,尚有较强的中枢抑制和抗胆碱能作用。口服后易吸收,2～3 小时血药浓度达峰值,可维持 4～6 小时,代谢产物由尿排出,半衰期约 8 小时,眩晕发作时口服 50 mg,每天 3 次,不良反应有口干、嗜睡。

晕动片:主要成分为抗胆碱药,每片含东莨菪碱 0.2 mg,巴比妥钠 0.03 mg,阿托品 0.15 mg。抗胆碱药能阻断胆碱能受体,使神经介质乙酰胆碱不能与受体结合而呈现与拟胆碱药相反的作用,可抑制腺体分泌,松弛胃肠道平滑肌,阻断骨骼肌运动终板内 N-胆碱能受体,使其松弛,对大脑皮质有镇静作用,治疗与预防眩晕有一定效果。不良反应有口干、嗜睡、扩瞳。青光眼患者禁用。

血管扩张剂:内耳微血管障碍是本病原因,故改善微循环,对控制眩晕、耳聋、耳鸣效果良好。

倍他司汀:其结构与磷酸组胺相似,商品名为倍他定,有毛细血管扩张作用,改善脑及内耳循环,可抑制组胺的负反馈调节,产生抗过敏作用,控制内耳性眩晕效果较好。口服 4～8 mg,每天 3 次,1 个月后可停药观察疗效;静脉用倍他司汀氯化钠液 500 mL,含倍他司汀 20 mg,10～15 天为 1 个疗程。不良反应有口干,胃不适,心悸,但很少发生。

氟桂利嗪:是新型选择性 Ca^{2+} 通道阻滞剂,世界卫生组织将其归入第四类钙通道阻滞剂,可阻滞缺氧条件下 Ca^{2+} 跨膜进入胞内,造成细胞死亡。保护脑及迷路血管内皮细胞完整性,减少血小板释放的 5-羟色胺及前列腺素对细胞破坏。另可抑制血管收缩降低血管阻力,降低血管通透性减轻膜迷路积水,增加耳蜗内辐射小动脉血流量,改善内耳微循环,对中枢及末梢性眩晕均有疗效,该药由肠道吸收,2～4 小时血药浓度达峰值,血中 90% 药与血浆蛋白结合,主要代谢器官为肝脏,80% 经粪便排出。10 mg 口服,每天 1 次,持续服药 1 个月。

碳酸氢钠($NaHCO_3$):动物试验证明,中、小动脉痉挛时,静脉滴注 $NaHCO_3$ 后血管扩张,常用浓度有 4%～7%,7% 可按 2 mL/kg 给药;通常用 4%$NaHCO_3$ 200～400 mL 静脉滴注。用药机制为药物吸收后中和病变区的酸性代谢产物,释放 CO_2,局部 CO_2 分压增加,可扩张毛细血管,改善微循环;提高机体碱储备,促进营养过程正常化。

磷酸组胺:该药静脉注射前做皮试,观察无变态反应方可静脉滴注。皮试方法:1 mg 磷酸组胺稀释 10 倍,做皮丘试验,红晕不明显方可静脉滴注,1～2 mg 加入 5% 葡萄糖溶液 200 mL 中静脉滴注,每分钟 10～20 滴,至患者面部开始潮红为止,每天 1 次,7 次为 1 个疗程。滴注时须定期测心率及血压,皮肤微红、轻度瘙痒为适宜量,若皮肤明显发红、心慌、胸闷,应减量或停药。以后每周用磷酸组胺 1 mg 做皮下注射 1 次。

盐酸罂粟碱:对血管平滑肌有松弛作用,使脑血管阻力降低,用于脑血管痉挛及栓塞,能控制 MD 引起的眩晕,每次 30～60 mg 口服每天 3 次;皮下、肌内及静脉注射量每次 30～60 mg,每天不宜超过 300 mg。

5%CO_2 混合氧吸入:CO_2 吸入使内耳微循环改善,还可影响血管纹中碳酸酐酶,将氢离子吸入蜗管,降低内淋巴 pH,可减轻症状,每次吸入 15 分钟,每天 3 次。

灯盏花黄酮注射剂:可使内耳微血管扩张,增加血流量降低外周血管阻力,5 mg/mL,用

12～20 mg加入5%葡萄糖静脉滴注,每天1次,14次为1个疗程,休息7天做第二个疗程,病情轻可只做1个疗程。

降低血液黏稠度:①川芎嗪有抗血小板聚集作用,对已聚集血小板有解聚作用,抑制平滑肌痉挛,扩张小血管,改善微循环,能通过血-脑屏障,有抗血栓和溶血栓作用。口服100 mg,每天3次;肌内注射40～80 mg,每天1～2次,可静脉滴注40～80 mg加入5%～10%葡萄糖溶液250～500 mL中,每天1次,7～10次为1个疗程;②复方丹参制剂能活血化瘀,具有扩张小血管、抑制凝血,促进组织修复作用,实验证明复方丹参针剂能增强缺氧耐受力,使脑及冠状动脉血流量增加,聚集的红细胞有不同程度解聚,降低血液黏稠度,减少纤维蛋白原含量。口服每次3片,每天3次;肌内注射2 mL,每天2次;以本品8～16 mL加入低分子右旋糖苷或5%葡萄糖液100～500 mL静脉滴注,每天1次,2周为1个疗程。

利尿剂:病理证实MD病理改变为膜迷路积水,故可采用利尿剂脱水治疗。依他尼酸、呋塞米对内耳有损害,可引起感音神经性聋,不适用于治疗MD。常用利尿剂有以下3种。

乙酰唑胺:为常用利尿剂,已有许多医师用其治疗MD,为碳酸酐酶抑制剂,使肾小球H^+与Na^+交换减慢,水分排泄增快,消除内耳水肿。250 mg口服,每天1～2次,早餐后服药疗效最高,服药后作用可持续6～8小时,急性发作疗效较好,长期服用,可同时用氯化钾缓释片0.5 g每天3次,连服10天,也可用500 mg乙酰唑胺加入10%葡萄糖250 mL静脉滴注,每天2次。动物试验证明静脉注射乙酰唑胺后外淋巴渗透压明显降低,血清渗透压无改变。此药主要用于眩晕发作的急性发作期,不可长期应用。

氢氯噻嗪:直接作用肾髓袢升支和远曲小管,抑制Na^+的再吸收,促进氯化钠和水分排泄,也增加钾的排泄,口服1小时出现利尿作用,2小时达高峰持续12小时;每天量25～75 mg,每天2～3次,口服1周后停药或减量。长服此药可引起低血钾,故应补钾,可同时服氯化钾缓释片0.5 g,每天3次。

50%甘油溶液:口服50～60 mL每天2次,连续服用7天,能增加外淋巴渗透压,以减轻膜迷路积水,为减轻甘油对胃肠刺激可加入少许橙汁或柠檬汁调味。

其他辅助治疗:①低分子右旋糖苷能降低血液黏稠度,防止凝血,本品输入血管内,能吸附在损伤的血管内膜、红细胞、血小板表面,改变其表面负电荷,根据"同性相斥"原理,起到防止血小板向血管壁贴附,红细胞相斥不易凝聚,阻止血栓形成,能提高血浆胶体渗透压,其平均分子量约4万的多糖体,因分子量较小使组织液进入血管,增加血容量,降低血液黏稠度,有血液稀释作用,在体内停留时间较短,易从尿中排出,有渗透性利尿作用,还可改善耳蜗微循环。用于眩晕早期有一定疗效,250～500 mL/d静脉滴注,10～14次为1个疗程。②三磷腺苷及代谢产物腺苷,可直接使血管平滑肌舒张,降低血压,参与体内脂肪、蛋白、糖核苷酸代谢,并在体内释放能量,供细胞利用。10～20 mg肌内注射或加入低分子右旋糖苷静脉滴注每天1次,1～2周为1个疗程。③类固醇治疗,若拟诊与自身免疫或变态反应因素与MD有关,可口服或静脉滴注类固醇,如地塞米松片0.75 mg口服每天3次,1周后递减;或地塞米松5～10 mg静脉滴注,3天后可递减。Ariyasu观察20例前庭性眩晕患者,10例服类固醇,10例服安慰剂,服类固醇组,9例明显减轻,安慰剂组仅3例缓解,7例改服类固醇后6例缓解,证明类固醇有减轻内淋巴积水作用,其疗效明显优于安慰组。

(2)间歇期的治疗:若无症状无须任何治疗,有平衡障碍、耳聋、耳鸣者,可根据症状特点进行相应治疗,目的是防止眩晕发作及听力进一步下降。

防止眩晕急性发作:生活规律,减少精神、情绪刺激,低盐饮食,每天限定盐在 1.5 g 以下,建议患者避免 CATS(咖啡、酒、烟和紧张),可防止眩晕发作。对耳聋、耳鸣等耳蜗症状的治疗常选用神经营养剂及血管扩张剂,改善内耳微循环,当拟诊内淋巴高压者可加服利尿剂,可以按上述方法进行。

(3)氨基糖苷类抗生素(AmAn)在 MD 的应用:过去,MD 内外科治疗不尽如人意,为了寻找疗效佳操作简单方法,现纷纷利用 AmAn 的不良反应破坏前庭终器,达到消除顽固眩晕的目的。Fowler 首先肌内注射链霉素治疗双侧 MD;Schuknecht 改用该药鼓室内注射治疗单侧致残性梅尼埃病,Beck 改用庆大霉素鼓室内注射取得良好效果。此种方法简单、安全,创伤小,可在门诊进行,是控制眩晕较好的治疗方法。现统称为"化学性迷路切除术",庆大霉素治疗的另一优点是多数患者感耳鸣减轻。

治疗机制:Kimura 认为庆大霉素能同时损害前庭和耳蜗毛细胞,对前庭的损害重于耳蜗,从生物性质看,庆大霉素含氨基和胍基带正电荷,与带负电荷的前庭毛细胞相吸,与带正电的耳蜗毛细胞相斥,即对前庭毛细胞有亲和力易受损害。Hayashida 认为Ⅰ型前庭毛细胞是庆大霉素靶细胞,该细胞受损后不向中枢传递病理性兴奋,达到消除眩晕目的;Pender 认为庆大霉素除破坏毛细胞外,还损害前庭系暗细胞分泌功能,且暗细胞破坏发生在毛细胞之前,鼓室注射庆大霉素经过圆窗膜、前庭窗环韧带、微小血管淋巴管、中耳及内耳间骨缝进入外淋巴液,再渗透到内淋巴及毛细胞,历时 48～72 小时,而内淋巴液及毛细胞向外排泄药物很缓慢,很少剂量就足以破坏前庭功能。

治疗方法:AmAn 药物中,庆大霉素较链霉素安全系数大,即有较大治疗窗,治疗量与中毒量差别较大,以其良好的危险/疗效比而成为主要的 AmAn 类药,耳聋的出现率低于链霉素,又因本身就是水剂,注射入中耳腔疼痛轻等优点,现多数采用庆大霉素鼓室注射。它是一种酸性药物,pH为 5,使用前用碳酸氢钠中和,配制方法为 4×10^4U 相当于 40 mg/mL 庆大霉素加入 5％碳酸氢钠 0.5 mL 缓冲至 1.5 mL,安瓿庆大霉素终末浓度为 30 mg/mL,pH＝6.8。患者取仰卧位,头向健侧转 15°,在手术显微镜下,表麻鼓膜后下或前下象限,用细腰穿针将配制好的庆大霉素溶液注射入鼓室内 0.3～0.5 mL,尽可能保证液平面超过圆窗和前庭窗,保持头位30～60 分钟,治疗过程中告诫患者避免吞咽动作。一般分为急性与慢性两种给药模式,急性给药为每天鼓室注射1 次,连续 3～5 次为 1 个疗程。为保存听力 Toth 和 parnes 提出慢性给药法,每周注射 1 次可减少听力损害,2～4 周后若出现振动性幻觉、眩晕、共济失调、眼震、耳聋、耳鸣等症状之一则停药。Guaranta 及 Lon grid 提出小剂量给药法,庆大霉素为20 mg/mL,治疗前及治疗后 1～3 个月每月进行听及前庭功能检查。Blakley 综合 11 篇公开发表关于鼓室注射庆大霉素的报道,认为眩晕控制率达 90％,高于内淋巴囊手术,听力损失率约 30％。

化学性迷路切除术的适应证、禁忌证及并发症如下。

适应证:①MD 正规药物治疗及低盐饮食 6 个月仍频繁发作眩晕,纯音测听言语频率下降＞60 dB,对侧为正常耳者;②接受手术治疗包括内淋引流术、前庭神经切断术后仍残留眩晕症状,可用庆大霉素鼓室注射作为补救性治疗;③药物保守治疗未能奏效,因全身情况不能耐受手术者;④MD 后期,源于耳石器兴奋,产生 Tumarkin 耳石危象,发作猝倒者。

禁忌证:①双侧 MD 以保守治疗为主;②老年患者,Odkivist 认为超过 70 岁者,外周前庭功能损伤后很难代偿,易引起慢性前庭功能低下。若眩晕发作频繁,易倾倒,对患者生命有威胁,亦可小剂量、长间隔庆大霉素鼓室注射,故年老属相对禁忌证。③患耳进行客观检查:对冷热无反应者列为相对禁忌证;④外耳道有炎症存在,待治愈后再进行鼓室庆大霉素注射。

并发症:①听力下降是最主要的并发症,Murofushi 认为都有不同程度听力下降,一般为轻、中度,很少严重听力损害;②耳膜穿孔,各家报道的鼓膜穿孔不一,若仅鼓膜注射不做切口或置管,可降低穿孔率;③慢性前庭功能低下,有的患者出现共济失调和振动幻觉,靠中枢及健侧代偿,2~4 周后症状可消失,长期平衡功能障碍者可行前庭习服治疗;④急性前庭功能低下,在治疗过程中出现眩晕、恶心、呕吐、失衡等症状,一般在末次注射后 2~10 天内发生,停止注射后症状可消失;⑤眩晕症状加重或消失后又复发。化学性迷路切除是近年来采用较多的治疗方法,亟待解决问题是如何保存听力及停药指征。

(二)良性阵发性位置性眩晕

良性阵发性位置性眩晕(BPPV),是指某一特定头位诱发的短暂性眩晕,Dix 和 Hallpike 首先描述了 BPPV 的特征,包括典型病史及临界头位试验方法,向患侧卧出现旋转性眼震,直立头位时有反向眼震;多见于中年患者。本病为自限性疾病,大多于数天至数月后渐愈,故称为"良性",但亦有长期不愈,超出 3 个月者称为顽固性位置性眩晕。本病常为特发性,但也可继发于其他疾病,如头部外伤、病毒性迷路炎、镫骨手术或化脓性中耳炎及内耳供血不足等。Froehling 报道 BPPV 发病率,每年 64/100 000,临床很常见,约占眩晕患者的 1/3。

1.病因

病因不详,原发或持发占 50%~70%,也可继发于其他疾病。

(1)外伤:轻度头颅外伤后如挥鞭样损伤可诱发本病,镫骨手术后亦可有耳石脱落进入半规管,诱发体位性眩晕。

(2)耳部疾病:中耳乳突感染如病毒性迷路炎、化脓性中耳炎、梅尼埃病缓解期、外淋巴瘘等。

(3)内耳供血不足:因动脉硬化、高血压致内耳供血不足,囊斑的胶质膜变薄,耳石脱落进入半规管;老年迷路发生退行性变时,椭圆囊斑的耳石进入半规管常沉积于后半规管壶腹嵴处,若找不出原因则称特发性 BPPV。

2.发病机制

特发性 BPPV 发病有多种学说,多数倾向 Schuknecht 提出的嵴顶结石症和 Hall 提出的管结石症学说,头位改变时重力作用于耳石牵引壶腹嵴而产生眩晕和眼震。

半规管及嵴顶上存在的物质是耳石还是其他物质尚有不同看法,Welling 及 Parnes 在进行后半规管阻塞时,发现管中飘浮颗粒是嗜碱性的,认为是移位的耳石。Mariarty 观察 566 例颞骨切片,22% 嵴顶有嗜碱性颗粒沉积,后半规管较外、上半规管多见,认为除耳石外,可能还有细胞碎片、迷路微小出血发展为碎片,其中白细胞、吞噬细胞聚积于半规管可形成与移位耳石相同作用。

3.临床表现及诊断

(1)后半规管性 BPPV:发病突然,通常发生于在床上头部突然向一侧活动或做伸颈动作时出现眩晕和眼震,改变头位后眩晕可减轻或消失。在坐位迅速改变至激发头位时,3~6 秒潜伏期后出现旋转性眼震,易疲劳,病程可为数小时或数天,可伴恶心、呕吐,但一般无听力障碍、耳鸣等症状,无中枢神经症状及体征,缓解期可无任何不适。

(2)水平半规管性 BPPV:眩晕发作亦较短暂,常在床上向患侧翻身时发作眩晕及眼震,垂直运动如抬头或弯腰后不引起眩晕。与后半规管性眼震相比,其潜伏期稍短,2~3 秒,持续时间则可能略长。眼震与头转动方向一致,称为向地性变位水平性眼震,而少部分眼震向健侧,即背离地面,称为向天性变位水平性眼震。

4.治疗

虽多数学者认为 BPPV 是自限性疾病,自愈率很高,但自愈时间可达数月或数年,严重者丧失工作能力,应尽早查出患病原因,对原发病进行病因及对症治疗。

(1)药物治疗。

改善内耳微循环常用药:都可喜(甲磺酸阿米三嗪+萝巴新)能增加动脉血氧分压及血氧饱和度,1 片,每天 2 次,服 1 个月后可停药观察;银杏叶制剂为自由基清除剂,血小板活化因子抑制剂,故可抑制血管壁通透性,抑制血小板聚集,可防止脑组织细胞破坏,增加缺血组织血流量,降低血液黏稠度,银杏叶提取物、金纳多 40～80 mg,每天 3 次,服 1 个月后停药观察,根据眩晕情况决定是否继续服药,最长不超过 2 个月;倍他司汀为组胺类药,可抑制前庭神经核的多突触神经元活动,使血管扩张,改善脑及内耳微循环,且可减少膜迷路的内淋巴量,对控制眩晕效果较好,用量为 6～12 mg,口服每天 3 次,一般口服 1～2 个月为 1 个疗程。

抗眩晕药及抗胆碱药:可抑制前庭神经减轻眩晕及恶心呕吐等伴发自主神经症状。同梅尼埃病治疗中所述。

(2)耳石症体位治疗:患者闭目坐立,向一侧卧至枕部接触检查床,保持该位置直至眩晕消失后坐起,30 秒后再向另一侧侧卧,两侧交替进行直至眩晕症状消失。此法可由患者自己每3 小时进行 1 次,患者的症状多在 1～2 天内减轻,通常于 7～14 天内消失。此法系依据嵴顶结石症学说而提出,体位变换的机械力有助于分散、溶解半规管嵴顶处的微粒,使半规管耳石复位,从而加快恢复。

(3)前庭习服治疗:通过前庭体操增强前庭系对抗眩晕的耐力,常用 Cawthore 前庭训练操,疗效可达 80%以上。

(三)前庭神经炎或前庭神经元炎

前庭神经炎又称前庭神经元炎。首先由 Ruttin 报道,为突然眩晕发作而无耳蜗及其他神经系统症状的疾病。Nylen 称此病为前庭神经炎,Dix 及 Hallpike 总结本病临床表现后改名为前庭神经元炎。直到 Schuknecht 对 4 名患者进行组织病理学研究,发现前庭神经和外周感受器同时受损,又定名为前庭神经炎,目前两种命名均被沿用。

(1)发病机制:前庭神经炎的病因现仍不够明确,可能与病毒感染或病灶感染性疾病有关,80%患者发病时有上感、扁桃体炎、副鼻窦炎史,亦有学者认为与血管因素有关,前庭神经小动脉的循环紊乱可能为本病的另一病因,Magnusson 对 24 例符合本病患者的观察结果,发现其中6 例有小脑动脉梗死,故考虑血管因素亦可能为本病的病因。Matsuo 认为身体其他部位病毒感染后,血-脑屏障受损,病毒直接侵犯前庭神经或神经节而使其受损;或病毒感染后的免疫性神经损害。

(2)临床表现:前庭神经炎多发于中年人,无性别差异,多见于单侧。表现为突发性眩晕及平衡失调,多为摇摆不稳感,偶有旋转性眩晕,常伴有恶心,呕吐。向健侧自发性眼震,患侧半规管功能低下。通常持续数天后逐渐减轻,3～4 周后转为位置性眩晕,6 个月后症状全消失。诊断本病需除外梅尼埃病及中枢性眩晕。

(3)治疗:发作时可服用或注射前庭神经抑制剂,如地西泮、地芬尼多等;自主神经症状重者服用抗胆碱药东莨菪碱等,同时用血管扩张剂、神经营养剂,用法用量同 MD 治疗所述。拟诊前庭神经炎者,可用抗病毒制剂,吗啉胍抗病毒谱较广,100 mg 或 200 mg,口服,每天 3 次,至病毒感染症状消除;阿昔洛伟(ACV)对5种疱疹病毒有选择性抑制作用,对细胞毒性小,适用于单纯疱疹病毒感染、带状疱疹、EB病毒感染。口服或静脉滴注均可达抑制病毒的复制,静脉注射后可分布于肾、脑、皮肤、心、肺,大部以原形从肾排泄,静脉滴注 5～20 mg/kg,每天 3 次,5～10 天为 1 个疗程;口服 200～600 mg,每天4～6次,7天为 1 个疗程。静脉滴注过快,或量过大可引起肾功能损伤,故对肾功不全、老年人、婴幼儿及孕妇慎用。恢复期可进行前庭功能训练。

(4)预后:以往认为本病预后良好,3～6 个月不治可自愈,但 Takeda 曾对 10 例发病后两年有半规管麻痹患者进行随诊,4 例恢复 6 例持续位置性眩晕。Okinaka 对 60 例患者随访 8 周至 18 年,发现起病后 1 个月仍有漂浮感者占 70%,随时间推移百分比下降,1 年后为 51%,3 年后仍有者占 33%,5 年后占 27%,10 年后仍残留有主观症状者 2 人。患者年龄越小,恢复越快、越完全。

(四)颈源性眩晕

本病也称 Barre-Lieou 综合征,Barre、Lieou 首先报告颈椎关节病变可引起眩晕,Gray 报告颈椎病、肌肉韧带损伤可引起眩晕,眩晕患者有颈椎病者,并非皆为颈源性眩晕,其发病率各家报道不一,20%～50%,当头突然转动或处于一定头位可诱发出短暂眩晕,数秒至数十分钟不等,常为旋转性眩晕,可伴或不伴耳聋、耳鸣。

1.发病机制

Biesinger 提出颈源性眩晕的机制如下。

(1)颈交感神经受刺激:颈关节病可刺激交感神经,使内耳动脉痉挛,可引起眩晕、头痛、耳鸣,切断交感神经可消除眩晕。

(2)颈椎骨质损害:颈椎退行性改变,骨质增生横突孔压迫椎动脉,炎症、外伤使颈椎节段出现异常活动,称颈椎节段性不稳,Hensinger 提出寰枢关节不稳随年龄增长而加重,是产生颈源性眩晕的重要因素。颈部软组织病变,如颈肌损伤、风湿性颈肌炎、椎间盘突出,使有关肌群痉挛,压迫血管或导致相应关节段不稳。

(3)椎动脉本身病变:动脉粥样硬化性狭窄、畸形等,症状更易发生。

(4)神经反射机制:颈椎 1～3 节段本体觉功能紊乱,向前庭神经脊髓核发出异常冲动,而诱发眩晕。

2.临床表现及检查

(1)眩晕的形式:可为运动错觉性眩晕,发病年龄多在 40 岁以上,也可为头昏、晃动、站立不稳、沉浮感等多种感觉,亦可有两种以上的眩晕感同时存在。眩晕反复发作,其发生与头部突然转动有明显关系。一般发作时间短暂,数秒至数分钟,亦有持续时间较长者。部分患者有自发性和位置性眼震,为水平型或水平旋转型。出现率高达 90% 以上,多数呈反复发作性且和头颈活动关系密切。有 50% 以上伴耳鸣,约 1/3 病例有渐进性耳聋。部分病例有自发及位置性眼震。

(2)头痛:出现率 60%～80%,呈发作性跳痛,多局限于项枕部,重者伴以恶心呕吐、出汗、流涎等自主神经症状,易误诊为偏头痛。

(3)视觉症状:可有视觉先兆,眼前一过性黑矇或闪光,40%病例可有视力减退、复视、一过性视野缺损及不成形幻视。

(4)颈神经根症:约 30%病例可有颈神经根压迫症状,上肢串行性麻木或感觉异常,无力持物不自主坠落,枕小或耳大神经压痛;部分病例有颈部活动受限,晨起颈项痛。

(5)意识障碍:发作性意识障碍占25%～30%,常于头颈转动时突发;可伴肢体张力低下、口周麻木、耳鸣、眼前火花、猝倒发作;意识障碍可持续10～15分钟,但少数病例可达2～3小时。

检查:①颈部触诊可发现棘突、横突、棘旁项肌、枕外隆凸下方,肩胛上区有压痛、僵硬感。个别患者在按压某一部位时可出现眩晕及眼震或扣诊颈部时眩晕明显减轻。②颈扭曲试验可呈阳性,但应再做位置试验以排除耳石器病变及良性位置性眼震。有严重颈椎病者应慎用或禁用此法。③其他的激发性眼震电图检查可无异常,或出现头位性眼震,少数可有冷热试验增强。④颈椎X线检查有助于了解颈椎病变。⑤超声多普勒颈椎血流检查,可有血管受压、血流减少征象。⑥脑血管数字减影或磁共振血管造影(MRA),可清楚观察颈、椎-基底动脉及其分支的走行及血管粗细改变。

3.诊断

眩晕与颈部运动有关,表现出椎-基底动脉供血不全的症状,前庭功能检查、X线检查及多普勒超声检查有异常表现,并排除引起眩晕的其他疾病。

4.治疗

(1)病因治疗主要以颈椎的外科治疗为主,包括颈石膏固定,颈牵引,必要时手术治疗。

(2)理疗、普鲁卡因椎旁注射、按摩等。

(3)嘱患者避免诱发眩晕的头位,进行适当的体育锻炼。睡眠时枕头不能过高或过低,且应使肩上部也着枕。

(4)可适当使用抗眩晕药及钙通道阻滞剂或血管扩张剂,维生素类等药物治疗。

(五)血管性眩晕

血管性眩晕是老年人常见疾病,指前庭系统(核或终器)血液灌注不足而引发眩晕,供血情况取决于血管状态、血液成分及血液灌注压三因素。内耳及前庭神经主要由椎-基底动脉(VBA)供血,常见疾病有:①内听动脉综合征,又称迷路卒中,发病可能有情绪因素,表现为突发严重眩晕、恶心、呕吐,10～20天后表现为位置性眩晕,伴或不伴耳聋或耳鸣,检查有自发性眼震及平衡障碍。②椎-基底动脉短暂缺血性眩晕(VBTIV)是眩晕门诊中最常见疾病,Caplan称为椎-基底动脉供血不足(VBI),Millikam已清楚将VBI定为"无梗死的短暂的脑血液减少所致短暂的不能满足脑代谢所需血运的结果"。Toole将VBTIA与脑血管疾病分开成单独疾病,其原因可能是单一的也可能是多方面的,微栓子致动脉栓塞,血流动力学改变;当侧支循环健全时能维持脑局部供血,血压下降、心排血量减少、体位改变等血流动力学改变,造成脑灌注不足,体位改变时可突然出现眩晕。

1.临床表现

与受累部位、血流量减少程度、个体耐受能力有关。

(1)眩晕与平衡障碍为常见症状,且可长时间内为唯一症状,孤立症状出现率为10%～62%,作为首发症状约48%,常于2～5分钟内达高峰,持续30分钟至数小时。

(2)视觉障碍:视力模糊、水平或垂直复视、黑蒙、眼前闪光样发作。

(3)肢体麻木、构音困难(口吃)。

(4)经颅多普勒(TCD)可了解脑血流情况,单光子发射断层扫描(SPECT)测定脑局部血流量,敏感度为88%。

(5)脑CT及MRI,常显示有腔隙性梗死。根据临床症状及客观检查在排除其他疾病基础上,诊断本病。

2.治疗

(1)治疗原发病:高血压、糖尿病、高脂血症、心脑综合征等应积极处理。

(2)钙通道阻滞剂:常用药物尼莫地平,口服 20～40 mg,每天 3 次。可选择性阻断病理状态下细胞膜的钙通道,减少平滑肌痉挛,增加脑血管血流量,服 2～3 周后停药观察。

(3)抗血小板聚集剂:病理状态下血小板可相互黏着,聚集形成微栓。

阿司匹林:对血小板凝聚有强大抑制作用,抑制血小板的前列腺素合成酶,减少血小板凝聚,阻止血栓形成,75 mg,口服,每天 1 次。以肠溶片为佳,减少胃黏膜刺激症状,在长期应用治疗期间注意观察脑及内脏出血情况。

双嘧达莫:可抑制磷酸二酯酶,以阻止环磷酸腺苷(cAMP)的降解,抑制肾上腺素、低浓度凝血酶诱导的血小板凝聚,防止血栓形成。25 mg,口服,每天 3 次,长期服用,可和阿司匹林合用。

阿司匹林和双嘧达莫缓释剂的联合应用比单独使用其中一种药物的预防效果更好,且不增加出血等不良反应。常用量为 12.5/100～25/200 mg,口服,每天2次服用。

改善脑组织代谢剂。

甲磺酸阿米三嗪＋萝巴新可增加脑组织血氧含量及血氧饱和度,可再建有氧代谢。常用量1 片,口服,每天 2 次。

复方麦角异碱口服溶液是二氢麦角隐亭与咖啡因的合剂,可同时阻断肾上腺素 α_1 和 α_2 受体,改善微循环增加脑血流量,促进脑组织对葡萄糖的摄取,防止血小板及红细胞聚集,口服吸收快半小时达第一高峰,血浆半衰期长达 7.56～18 小时。2～4 mL,饭前或饭后口服,每天 2 次,据临床观察有效率达 80%～90%,不良反应有消化道不适、头痛等。本药应用方便、安全,对心功能不全慎用静脉滴注者尤为适用。服用 15～30 天后可停药观察。

巴曲酶注射液是单一成分巴曲酶,不含任何可能有药理作用的杂质。其作用有以下几种。①系统调节凝血-纤溶两大系统的失衡:迅速分解纤维蛋白原,降低血纤维蛋白原浓度,抑制血栓形成,迅速诱发组织纤溶酶原激活剂(tPA)的释放,增加纤溶系统活性,促进血栓溶解,对其他凝血因子及血小板数无影响。②显著改善血液流变学诸因素:降低全血黏度,抑制红细胞的聚集,增强红细胞的变形能力,降低灌注状态下的血管压力(如脑、心及耳蜗的),显著改善微循环。③抑制缺血和缺血再灌注导致的系列细胞损伤:保护神经细胞(减少死亡及凋亡)及其他脏器细胞以及血管内皮细胞(减少梗死后的出血发生率)减少死亡。实验证实:通过降低缺血及缺血再灌注后自由基、兴奋性氨基酸和神经源性一氧化氮(NO)及内皮素的生成,降低乳酸及减轻水肿,增加成纤维细胞生长因子(bFGF)的生成起到保护及修复神经细胞的作用。还通过封闭白细胞表面的 CD11a/CD18,CD11b/CD18 黏附分子显著增加缺血脑组织的血流量,起到神经保护作用,降低红细胞与血管内皮细胞的黏附。也通过改善红细胞的变形能力,降低红细胞的聚集力,降低血浆纤维蛋白原浓度,使红细胞与内皮细胞黏附所需的连接作用减弱,并且抑制其表面黏附因子而实现其神经保护作用。用法及用量:5 BU 溶于 100～200 mL 的生理盐水,静脉滴注1 小时以上,隔天 1 次,每次 5 BU,共 10 次为 1 个疗程。用药期间,观察血纤维蛋白原,如有出血倾向立即停药,一般很安全。

(刘　雪)

第三节　头痛与偏头痛

　　头痛是颅内外痛觉敏感组织受到病理刺激而引起的主观感觉,为临床上常见的症状,也是临床医师最常遇到的主诉之一,可发生于任何年龄。个体的头痛感受区别很大,有时可为某种严重疾病的早期或突出症状,应当及时明确诊断。头痛可因头部组织结构的炎症、牵涉、脑膜刺激、血管牵张及牵引、肿瘤直接压迫、变态反应、代谢异常、内分泌、自主神经功能失调与精神因素等病因引起。

一、头痛

　　头痛是一种症状,它的发作形式随着时间推移可有改变,它的诊断主要依据当前或一年内患者的头痛表现。原发性头痛的诊断主要根据临床症状,并不是每次头痛发作都能(或必须)作出评价和诊断,应尽量要求患者描述典型的、未经治疗的头痛发作,但是在计算头痛发作频率时,需要计算那些不够典型的发作。诊断原发性头痛须除外任何可能的继发性头痛疾病。

　　有时原发性头痛患者在患某一种可以引起头痛的疾病后,使原有的头痛症状恶化,此时可能是原有的原发性头痛恶化,也可能是又患了新的继发性头痛。如果存在下述情况则更倾向于继发性头痛的可能:①发作时间上两者关系非常密切;②头痛恶化非常明显,或与原有原发性头痛的性质不同;③有充分证据表明该疾病可造成头痛恶化;④该疾病治愈或缓解后患者的头痛随之缓解。这是确认因果关系的重要环节。

　　病史是诊断头痛的主要依据,许多时候在患者描述完典型的头痛先兆症状及表现后,诊断便可基本明确,如了解到明确的外伤或药物滥用史,诊断也往往有了方向。除要了解头痛的发生、演变、诱因等病史资料外,还须着重询问头痛的性质与伴随症状:每次头痛发作是否超过 4 小时,头痛是单侧还是双侧,头痛呈搏动性还是非搏动性,头痛轻重程度,头痛是否会因日常活动而加重,头痛是否伴有恶心、呕吐、畏光、畏声和其他自主神经症状等。

　　头痛在临床中极为常见,绝大多数头痛是原发性头痛,有研究表明,如果对神经系统检查正常的各种头痛患者进行 CT 或 MRI 检查,发现潜在引起头痛的可治疗疾病的可能性只有 2.4%。为明确头痛的可能原因,应当做必要的相应检查。

二、偏头痛

　　偏头痛是一种常见的有家族发病倾向的慢性神经血管性疾病,临床表现为反复发作的搏动性头痛、自主神经功能障碍以及其他神经系统症状的不同组合,头痛发作时常伴有恶心、呕吐及畏光,经一段间歇期后可再次发作,患者在安静环境下休息或睡眠后头痛可以得到缓解。

(一)病因及发病机制

　　偏头痛的病因仍不明确。约 50% 的患者有家族史,女性患者则倾向于在月经来潮前发病,有 15% 的女性偏头痛患者仅在月经前后发生,即所谓"真性经期偏头痛",至怀孕后发作减少,其中 75%～80% 在孕期停止发作,提示发病可能与内分泌或水钠潴留有关。精神紧张、过度劳累、气候骤变、强光刺激、烈日照射、低血糖、应用扩血管药物利舍平或食用高酪胺食物(如巧克力、乳酪、柑橘)及酒精类饮料,均可诱发偏头痛发作。

偏头痛的发病机制也尚不清楚,大体上可分为血管源性学说和神经源性学说两大类:①Wolff 等学者发现,患者服用麦角胺后颞动脉的搏动幅度降低,同时伴随头痛的缓解,由此认为典型偏头痛先有颅内动脉收缩、局部血流减少,导致视觉改变、感觉异常或轻度偏瘫等先兆症状,继而颅内及颅外动脉扩张,出现头痛。②而神经源性学说认为,偏头痛的病变源于中枢神经系统,内分泌改变及血管舒缩障碍是一种继发现象,即偏头痛的血管性表现是继发于神经中枢的"释放"。偏头痛呈现的各种复杂症状是大脑皮质功能紊乱的结果,可能是原发于下丘脑/间脑水平的脑部阈值障碍。偏头痛患者多有遗传倾向,使发病阈值降低;在各种环境因素及诱发因素影响下,可导致脑部阈值进一步下降,通过一系列改变最终形成偏头痛发作。

颅脑血管主要由去甲肾上腺素及 5-羟色胺能神经支配,这些神经元的细胞体分别位于脑干的蓝斑及缝际核。脑中 5-羟色胺受体主要集中在缝际核,其中主要是 5-羟色胺 1A 受体,也有 5-羟色胺 1D 受体。给双氢麦角胺后,该药分布在缝际核内的浓度也最高,因此,该处也是药物作用的重要部位。精神紧张、焦虑不安、过度疲劳或其他环境因素的改变,均可导致脑干神经元兴奋,去甲肾上腺素、5-羟色胺等递质释放活动增强,导致颅脑血管的舒缩改变和脑缺血及血管的"无菌性炎症"。在实验动物中用电刺激缝际核附近的神经元也能造成偏头痛样头痛发作。与偏头痛发病关系密切的是 5-羟色胺 1 受体,其亚型 5-羟色胺 1D 受体的作用很重要,它主要分布于大脑脉络丛血管,能调节血流变化。临床研究发现,抗偏头痛药物的效应主要和 5-羟色胺 1D 受体及 5-羟色胺 1B 受体有关。麦角胺类是最强的 5-羟色胺 1A 受体激动剂,而舒马普坦主要是 5-羟色胺 1D 受体激动剂,后者具有更高的特异性。

实验证明,硬脑膜小血管对各种刺激处于高敏状态是产生头痛的一个重要来源。脑膜血管周围分布有许多三叉神经发出的纤维(三叉-血管纤维),这些细小纤维被激活后能将 P 物质和其他肽类释放到血管壁内,使脑血管扩张并增加其通透性,从而引起搏动性头痛;各种病理改变刺激三叉神经末梢的伤害感受器,异常信号通过三叉神经中枢支传递到脑干、丘脑及大脑皮质,产生疼痛感及恶心、呕吐、出汗等症状。

(二)分类及临床表现

1.不伴先兆的偏头痛(普通型偏头痛)

不伴先兆的偏头痛最为常见,多为发作性中度到重度头痛,伴恶心、呕吐或畏光、畏声,往往影响患者的日常活动。体力活动可使头痛加剧。发作开始时仅为轻到中度钝痛或不适感,数分钟到数小时后达到严重的搏动性痛或跳痛。约 2/3 的患者为单侧头痛,也可为双侧头痛,有时疼痛放射至上颈部及肩部。头痛一般持续 4～72 小时,睡眠后常见缓解,发作间有明确的正常间歇期。部分女性患者偏头痛发作多和月经有关,通常为经期前 2～3 天发病,若 90% 的发作均与月经周期密切相关,称月经期偏头痛。上述发作至少出现 5 次,除外颅内外各种器质性疾病后方可作出诊断。

2.伴有先兆的偏头痛(典型偏头痛)

(1)典型偏头痛发作:由前驱期、先兆期、头痛期和恢复期四部分组成,但许多偏头痛发作并不经历全部四期过程。

前驱期:在偏头痛发作前数小时或数天,一些患者会表现出某些前驱症状,包括精神认知症状、神经症状以及非特异性躯体不适症状等。疲乏、注意力不集中和颈部僵硬是最常见的前驱症状。

先兆期:偏头痛先兆多在头痛前出现,头痛常在先兆症状开始后的 60 分钟内发生,先兆也可以在头痛的同时发生,甚至极少数在头痛之后出现。先兆症状多表现为完全可逆的局灶性神经症状,视觉症状最为常见,如畏光、眼前闪光、火花或复杂视幻觉,继而出现视野缺损、暗点、偏盲或短暂失明,常为双眼症状。另外还可出现偏身麻木、轻偏瘫、语言障碍等的缺损或刺激症状。先兆大多持续 5～20 分钟,不同先兆可以接连出现。

头痛期:典型的头痛多位于一侧,逐渐加重至中重度,常在先兆开始消退时出现。疼痛多始于一侧眶上、眶后部或额颞区,逐渐加重而扩展至半侧头部,甚至整个头颅及颈部。头痛为搏动性,呈跳痛或钻凿样,程度渐加重,发展成为持续性剧痛,常伴有恶心、呕吐、畏光、畏声。有的患者面部潮红、大量出汗、结膜充血;有的患者面色苍白、焦虑、乏力、易激惹、精神萎靡、出现厌食症状。一次发作可持续 1～3 天,通常睡觉后头痛可有明显缓解。

恢复期:发作后,患者觉疲乏,注意力下降,可有情绪低落、焦虑等表现,也有患者欣快、神清气爽,部分患者仍会残留头皮触痛症状,有些觉得肌肉无力、疼痛、食欲下降或饥饿感,发作间歇期一切正常。

(2)上述典型偏头痛可分为几种亚型。

伴有典型先兆的偏头痛:包括偏瘫型偏头痛、眼肌麻痹型偏头痛等,至少出现过 2 次上述典型发作,排除器质性疾病后诊断方可成立。

伴有延长先兆的偏头痛:先兆在头痛发作过程中仍持久存在,延续时间超过 1 小时而短于 1 周。神经影像学检查未发现有颅内器质性疾病。

基底型偏头痛:有明确起源于脑干或双侧枕叶的先兆症状,如失明、双眼颞侧和鼻侧视野的视觉症状,构音障碍、眩晕、耳鸣、听力减退、复视、共济失调、双侧性感觉异常、双侧轻瘫或精神错乱等。多在数分钟至 1 小时内消失,继而出现双侧枕区搏动性头痛。间歇期一切正常。

不伴头痛的偏头痛先兆:见于偏头痛发作的各种先兆症状,但有时并不随之出现头痛。随着患者年龄增加,头痛可完全消失而仅有发作先兆症状,但完全表现为先兆症状而无头痛者较少。40 岁后首次发病者需要做深入检查,除外血栓栓塞性短暂性脑缺血发作。

偏瘫型偏头痛:主要见于婴儿、儿童或成年人,表现为发作性头痛伴偏瘫,患者的先兆症状中出现肢体无力,且持续时间可长于头痛。家族中有常染色体显性遗传者,称为家族性偏瘫型偏头痛。此型经连锁分析发现有 1/3 家庭的基因定位于第 19 号染色体,另一些家庭基因定位于第 1 号染色体;第 19 号染色体基因编码一种电压调控的 Ca^{2+} 通道蛋白,这提示偏头痛也可能有离子通道异常。其他称散发性偏瘫型偏头痛。此型偏头痛可能是一些青年女性和中年人卒中的原因。

眼肌麻痹型偏头痛:此型极为少见,常有家族史,多见于儿童,起病年龄大多在 30 岁以下,有多年固定于一侧的偏头痛发作史,但很少有"闪光""暗点"等先兆症状。在一次较为剧烈的头痛(眼眶或眶后痛)发作后,出现同侧的眼肌麻痹,通常在头痛减轻或消退后出现眼肌麻痹,也有在头痛发作时出现,个别在头痛前发生。眼肌麻痹主要累及动眼神经支配的肌肉(约占 90%),尤其是以上睑下垂最多见,也可影响滑车神经、展神经及三叉神经。眼肌麻痹持续数日或数周后恢复,开始几次发病麻痹可完全恢复,但多次发作后可遗留部分眼肌麻痹,发作可持续十几年甚至几十年。至少要有 2 次上述发作,最后确诊必须经过长时间的观察,且神经影像学检查排除颅内器质性疾病诊断才能成立。

3.儿童期周期性综合征

可能为偏头痛的早期表现,或与偏头痛有关。儿童偏头痛亦不少见,患病率为 3％~5％,多见于 5~10 岁年龄段,儿童可出现偏头痛的等位发作。

(1)儿童期良性发作性眩晕:常有偏头痛家族史,但儿童本人无头痛,表现为多次、短暂的发作性眩晕,也可出现发作性平衡失调、焦虑,伴有眼球震颤或呕吐,数月或数年后眩晕自然停止。神经系统及脑电图检查正常,间歇期一切正常,部分儿童成年后可转为偏头痛。

(2)儿童交替性偏瘫:偏头痛在个别儿童可能表现为交替性偏瘫,最后变为肌张力障碍。

(3)发作性单侧颈部疼痛:伴颈动脉部触痛,麦角胺和舒马普坦治疗有效,可能是偏头痛的变异型。

(4)腹型偏头痛和呕吐发作:20％的偏头痛儿童倾向于出现发作性腹痛,认为属于偏头痛的一种等位症。

4.偏头痛持续状态

偏头痛发作持续时间在 72 小时以上(其间可能有短于 4 小时的缓解期);部分患者偏头痛在一段时间内(数周或数月)头痛发作频率显著增加,每周可发生 3~4 次,使头皮处于持续的触痛状态,严重者每天均有发作或不间断。一般为单侧搏动样剧痛,导致患者卧床不起、抱头拒食,这种情况即称为偏头痛持续状态。

(三)诊断及鉴别诊断

1.无先兆的偏头痛

(1)至少有符合(2)~(4)的 5 次发作。

(2)每次头痛发作(指未经治疗或治疗无效的)持续 4~72 小时。

(3)至少有下列中的两项头痛特征:单侧性;搏动性;中或重度疼痛;日常体力活动(如走路或爬楼梯)会加重头痛或头痛时避免此类活动。

(4)头痛过程中至少伴随下列一项:恶心和/或呕吐;畏光和畏声。

(5)不能归因于其他疾病。

2.有先兆的偏头痛

(1)至少有符合(一)中标准(2)~(4)的 2 次发作。

(2)先兆至少有下列的一项表现,没有运动无力症状:①完全可逆的视觉症状,包括阳性症状(如闪烁的光、点、线)和/或阴性症状(如视觉丧失);②完全可逆的感觉症状,包括阳性症状(如针刺感)和/或阴性症状(麻木感);③完全可逆的语言功能障碍。

(3)至少满足下列两项:①同向视觉症和/或单侧感觉症状。②至少一个先兆症状逐渐发展的过程≥5 分钟,和/或不同先兆症状接连发生,过程≥5 分钟。③每个症状持续5~60 分钟。

(4)在先兆症状同时或在先兆发生后 60 分钟内出现头痛,头痛符合无先兆偏头痛诊断标准中的(2)~(4)项。

(5)不能归因于其他疾病。

一旦患者的先兆症状中出现肢体无力,即称为偏瘫型偏头痛;当先兆中有两项以上症状提示后颅窝受累且同时没有肢体无力表现时诊断为基底型偏头痛。

长期反复发作的头痛史,间歇期一切正常,体检正常及有偏头痛家族史者诊断并不困难。伴有局灶神经体征者需除外器质性疾病。眼肌麻痹可由动脉瘤引起,动静脉畸形也可伴发偏头痛,应做头颅影像学检查以明确诊断。枕叶或颞叶肿瘤初期,可出现视野缺损或其他视觉症状。老年人颞枕部头痛需除外巨细胞性动脉炎。其他疾病如脑膜炎、蛛网膜下腔出血、青光眼等,通过病史询问及体检是不难鉴别的。

(四)治疗及预防

治疗的目的是除解除急性头痛发作症状以外还需要尽量防止或减少头痛的反复发作,应养成规律的生活方式,保持规律的睡眠、饮食并辅以适当的锻炼,避免各种诱发因素。药物治疗、心理治疗对部分患者有效。

1.急性发作期治疗

偏头痛发作期治疗的目的是止痛、消除伴随症状并恢复日常功能,部分患者在安静避光的室内休息或睡眠后头痛可缓解,无须特殊治疗。轻至中度患者服用解热镇痛药和/或镇静药(如阿司匹林、对乙酰氨基酚等,若加用咖啡因及布洛芬等效果会更好)能够使症状减轻或消失。头痛伴呕吐者可合并应用甲氧氯普胺或多潘立酮。对中到重度头痛患者,急性发作较有效的药物为麦角胺制剂及舒马普坦。

(1)麦角胺制剂:麦角胺制剂是 5-羟色胺受体的激动剂,也有直接收缩血管的作用。常用药物为麦角胺咖啡因片(每片含咖啡因 100 mg 和麦角胺 1 mg),在出现先兆时或开始隐痛时立即服用 1～2 片,为避免麦角中毒,单次发作用量不要超过 4 片,每周总量不超过 8 片。

(2)甲磺酸双氢麦角胺:皮下或肌内注射能很快吸收,急性发作时可给予 1 mg 皮下或肌内注射,若需要,在 30～60 分钟后再给 1 mg,1 天内最高剂量为 3 mg。

麦角过量会出现恶心、呕吐、腹痛、肌痛及周围血管痉挛、缺血等不良反应,有严重心血管、肝肾疾病者及孕妇禁用。对偏瘫型、眼肌麻痹型及基底型偏头痛也不适用。

(3)舒马普坦:舒马普坦为 5-羟色胺 1D 受体激动剂,对脑血管有高度选择性作用,主要通过收缩头部血管、抑制三叉系统周围神经元及神经源性炎症、抑制经由三叉系统二级神经元的传递等机制,影响三叉神经疼痛传入系统的激活过程,从而达到控制头痛急性发作的目的。皮下注射 6 mg,或口服 100 mg 能使 71% 的患者头痛消失。成人口服 100 mg,在 30 分钟后头痛开始缓解,4 小时后达到最佳疗效。皮下注射 6 mg(成人量)起效快,若症状复发可在 24 小时内再次注射 6 mg。不良反应较轻微,可出现一过性全身发热、口干、头部压迫感和关节酸痛,偶尔也出现胸闷、胸痛或心悸等情况。曲坦类药物在国内有舒马曲坦和佐米曲坦的口服剂型。

(4)偏头痛持续状态或严重偏头痛发作:用地塞米松 5～10 mg,加入到 5%～10% 葡萄糖水中静脉滴注,每天 1～2 次。3～5 天后改为口服泼尼松,每天 20～30 mg,顿服。对发作持续时间较长者应注意全身状况,适当补液、纠正水及电解质紊乱。可口服或肌内注射氯丙嗪(1 mg/kg),作为辅助治疗。

2.预防性治疗

偏头痛是一种反复发作的慢性疾病,因此预防偏头痛的复发极为重要。预防性治疗的目的就是降低偏头痛的发作频率、缩短偏头痛发作的持续时间,减轻偏头痛发作的严重程度。患者平时应尽量避免各种诱发因素(如紧张、疲劳、某些饮食因素等),增强体质及心理调节能力。若患者每月有 3 次或 3 次以上的中到重度的偏头痛发作,应考虑做药物预防性治疗。常用的偏头痛预防性治疗药物:①β-肾上腺素受体阻滞剂,如普萘洛尔;②5-羟色胺拮抗剂,如苯噻啶;③钙通道阻滞剂,如氟桂利嗪、尼莫地平等;④抗抑郁药,如阿米替林;⑤抗癫痫药物,如丙戊酸钠。上述药物需要每天服用,用药后至少2周才能见效。如若有效应当持续服用6个月,随后逐渐减量到停药。应用④、⑤类药物对部分转为慢性每天疼痛的患者疗效可能较好。

(刘　雪)

第四节　发作性睡病

发作性睡病是一种原因不明的发作性睡眠障碍,临床表现为白天出现反复发作的难以抗拒的短暂性睡眠,伴或不伴有一过性肢体突然失张力为特征,多数伴有一种或数种其他伴随症状,如猝倒症、睡眠麻痹和入睡性幻觉等,称为发作性睡病三联症。发作性睡病亦称为过度睡眠和异常动眼睡眠。

一、病因与发病机制

多数病因不清,可能与遗传和环境因素有关。少数患者可由丘脑后下部的病变,如第三脑室肿瘤、不明原因的脑炎、颅脑外伤、全身感染性疾病等所引起。发病机制尚不清楚,可能由于丘脑后下部某种原因引起局部刺激抑制网状激活系统而产生睡眠。脑电图研究提示发作性睡病者睡眠节律与正常人相反,晚上睡眠时首先出现快速眼动相,白天睡病发作时亦是如此,因此推测丘脑后下部结构异常引起睡眠节律改变为其可能的发病机制。

二、临床表现

儿童至成年人早期起病,男、女性均可发生,发生率相近。常常表现为清醒时精神低迷,在活动中、工作中和学习中等正常人不可能出现睡眠的条件下,出现难以抗拒的睡眠状况。因此,患者往往在乘坐公共汽车时、进食时、发言时、行走时等突然入睡,每次持续时间数分钟至数小时,每天发作数次。这种睡眠与正常睡眠相同。发作性睡病患者体态均稍胖,胃纳亢进。约70%的发作性睡病者伴有猝倒症,常在发作性睡病起病数年至十余年后出现。突然的情感激动、大笑、恐惧或愤怒等可诱发出现突然全身肌肉无力,肌张力降低而跌倒,且不能活动,每次发作时间持续数分钟。实验室检查中脑脊液正常,脑电图在发作时可有阵发性慢波,清醒时正常。日间多导睡眠图常见睡眠潜伏期缩短,一般少于10分钟,出现睡眠始发的快速眼球运动睡眠等特征性表现;多次小睡潜伏期试验可提供过度睡眠的客观检测依据,多数发作性睡病患者的睡眠潜伏期少于10分钟,典型患者往往短于5分钟。头颅CT或头颅MRI多数正常,若由丘脑病变引起者,可出现颅内占位或局部萎缩。

三、诊断与鉴别诊断

根据典型的发作性、难以控制的、不分场合的入睡和每次持续时间短暂等临床特点,结合多导睡眠图及多次小睡潜伏期试验的特征性变化,一般诊断并不困难。但仍需与癫痫失神发作、晕厥、甲状腺功能减退等相鉴别。

四、治疗

(1)病因治疗凡由肿瘤引起者,应做脑室引流和放射治疗,颅咽管瘤引起者可做手术切除。由脑炎引起者则应积极治疗脑炎等。

(2)对症治疗常用药物如下。①哌甲酯:10~20 mg/d,分2~4次服用。②苯丙胺:10~30 mg/d,分2~3次服用。③丙米嗪:50~75 mg/d,分2~3次口服。④莫达非尼:是一种新型中枢精神兴奋剂,常规剂量为每天100~200 mg,为目前已知最安全的理想药物。

(刘　雪)

第八章

神经系统变性疾病

第一节　阿尔茨海默病

阿尔茨海默病是老年期痴呆嘴常见的类型,是由于脑功能障碍所致获得性、持续性认知功能障碍综合征。阿尔茨海默病患者具有以下认知领域中至少三项受损:记忆、计算、定向力、注意力、语言、运用、视空间技能、执行功能及精神行为异常,并且其严重程度已影响到患者的日常生活、社会交往和工作能力。

一、常见病因

(一)神经系统变性性疾病

阿尔茨海默病、额颞叶痴呆、亨廷顿病、帕金森痴呆、进行性核上性麻痹、关岛-帕金森痴呆综合征、脊髓小脑变性、自发性基底节钙化、纹状体黑质变性、异染性脑白质营养不良和肾上腺脑白质营养不良等。

(二)血管性疾病

脑梗死、脑动脉硬化(包括腔隙状态和 Binswanger 病)、脑栓塞、脑出血、血管炎症(如系统性红斑狼疮与 Behcet 综合征)、脑低灌注。

(三)外伤

外伤后脑病、拳击家痴呆。

(四)颅内占位

脑瘤(原发性、继发性)、脑脓肿及硬膜卜血肿。

(五)脑积水

交通性脑积水(正常颅压脑积水)及非交通性脑积水。

(六)内分泌和营养代谢障碍性疾病

甲状腺、肾上腺、垂体和甲状旁腺功能障碍引起的痴呆;低血糖反应、糖尿病、肝性脑病、非 Wilson 肝脑变性、Wilson 病、尿毒症性脑病、透析性痴呆、脂代谢紊乱、卟啉血症、严重贫血、缺氧慢性电解质紊乱和肿瘤;维生素 B_{12}、维生素 B_6 及叶酸缺乏。

(七)感染

艾滋病、真菌性脑膜脑炎、寄生虫性脑膜脑炎、麻痹性痴呆、其他各种脑炎后遗症、亚急性海绵状脑病、Gerstmann-Strausler 综合征和进行性多灶性白质脑病。

(八)中毒

酒精、某些药物(抗高血压药、肾上腺皮质激素类、非甾体抗炎药、抗抑郁药、锂、抗胆碱制剂、巴比妥类和其他镇静安眠药、抗惊厥药、洋地黄制剂、抗心律失常药物、阿片类药物及多种滥用药物)。

(九)工业毒物和金属

铝、砷、铅、金、铋、锌、一氧化碳、有机溶剂、锰、甲醇、有机磷、汞、二硫化碳、四氯化碳、甲苯类、三氯甲烷。

阿尔茨海默病(AD)是一种以认知功能障碍、日常生活能力下降以及精神行为异常为特征的神经系统退行性疾病,是老年性痴呆最常见的原因之一。其特征性病理改变为老年斑、神经原纤维缠结和选择性神经元与突触丢失。临床特征为隐袭起病及进行性认知功能损害。记忆障碍突出,可有视空间技能障碍、失语、失算、失用、失认及人格改变等,并导致社交、生活或职业功能损害。病程通常为 4～12 年。绝大多数阿尔茨海默病为散发性,约 5% 有家族史。

二、流行病学

阿尔茨海默病发病率随年龄增长而逐步上升。欧美国家 65 岁以上老人阿尔茨海默病患病率为5%～8%,85 岁以上老人患病率高达 47%～50%。我国 60 岁以上人群阿尔茨海默病患病率为3%～5%,目前我国约有 500 万痴呆患者,主要是阿尔茨海默病患者。发达国家未来 50 年内阿尔茨海默病的发病率将增加 2 倍,预计到 2025 年全球将有 2 200 万阿尔茨海默病患者,到 2050 年阿尔茨海默病患者将增加到 4 500 万。发达国家阿尔茨海默病已成为仅次于心血管病、肿瘤和卒中而位居第 4 位的死亡原因。

三、病因

(一)遗传学因素——基因突变学说

迄今已筛选出 3 个阿尔茨海默病相关致病基因和 1 个易感基因,即第 21 号染色体的淀粉样前体蛋白(β amyloid precursor protein,APP)基因、第 14 号染色体的早老素 1(PS-1)基因、第 1 号染色体的早老素 2(PS-2)基因和第 19 号染色体的载脂蛋白 Eε4 等位基因。前三者与早发型家族性阿尔茨海默病有关,apoEε4 等位基因是晚发性家族性阿尔茨海默病的易感基因。

(二)非遗传因素

脑外伤、感染、铝中毒、吸烟、高热量饮食、叶酸不足、受教育水平低下及一级亲属中有唐氏综合征等都会增加阿尔茨海默病患病风险。

四、发病机制

目前针对阿尔茨海默病的病因及发病机制有多种学说,如淀粉样变级联假说、tau 蛋白过度磷酸化学说、神经递质功能障碍学说、自由基损伤学说、钙稳态失调学说等。任何一种学说都不能完全解释阿尔茨海默病所有的临床表现。

(一)淀粉样变级联假说

脑内 β 淀粉样蛋白(Aβ)产生与清除失衡所致神经毒性 Aβ(可溶性 Aβ 寡聚体)聚集和沉积启动阿尔茨海默病病理级联反应,并最终导致神经元纤维缠结(NFT)和神经元丢失。Aβ 的神经毒性作用包括破坏细胞内 Ca^{2+} 稳态、促进自由基的生成、降低 K^+ 通道功能、增加炎症因子引起的炎症反应，并激活补体系统、增加脑内兴奋性氨基酸（主要是谷氨酸）的含量等。

（二）tau 蛋白过度磷酸化学说

神经原纤维缠结的核心成分为异常磷酸化的 tau 蛋白。阿尔茨海默病脑内细胞信号转导通路失控，引起微管相关蛋白——tau 蛋白过度磷酸化、异常糖基化以及泛素蛋白化，使其失去微管结合能力，自身聚集形成神经原纤维缠结。

（三）神经递质功能障碍学说

脑内神经递质活性下降是重要的病理特征。可累及乙酰胆碱系统（ACh）、兴奋性氨基酸、5-羟色胺、多巴胺和神经肽类等，尤其是基底前脑胆碱能神经元减少，海马突触间隙 ACh 合成、储存和释放减少，谷氨酸的毒性作用增加。

（四）自由基损伤学说

阿尔茨海默病脑内超氧化物歧化酶活性增强，脑葡萄糖-6-磷酸脱氢酶增多，脂质过氧化，造成自由基堆积。后者损伤生物膜，造成细胞内环境紊乱，最终导致细胞凋亡；损伤线粒体造成氧化磷酸化障碍，加剧氧化应激；改变淀粉样蛋白代谢过程。

（五）钙稳态失调学说

阿尔茨海默病患者神经元内质网钙稳态失衡，使神经元对凋亡和神经毒性作用的敏感性增强；改变 APP 剪切过程；导致钙依赖性生理生化反应超常运转，耗竭 ATP，产生自由基，造成氧化损伤。

（六）内分泌失调学说

流行病学研究结果表明，雌激素替代疗法能降低绝经妇女患阿尔茨海默病的危险性，提示雌激素缺乏可能增加阿尔茨海默病发病率。

（七）炎症反应

神经毒性 Aβ 通过与特异性受体如糖基化蛋白终产物受体、清除剂受体和丝氨酸蛋白酶抑制剂酶复合物受体结合，活化胶质细胞。后者分泌补体、细胞因子及氧自由基，启动炎症反应，形成由 Aβ、胶质细胞以及补体或细胞因子表达上调等共同构成的一个复杂的炎性损伤网络，促使神经元变性。

五、病理

本病的病理特征大体上呈弥散性皮质萎缩，尤以颞叶、顶叶、前额区及海马萎缩明显。脑回变窄，脑沟增宽，脑室扩大。镜下改变包括老年斑（SP）、神经原纤维缠结、神经元与突触丢失、反应性星形胶质细胞增生、小胶质细胞活化以及血管淀粉样变。老年斑主要存在于新皮质、海马、视丘、杏仁核、尾状核、豆状核、Meynert 基底核与中脑。镜下表现为退变的神经轴突围绕淀粉样物质组成细胞外沉积物，形成直径 $50\sim200~\mu m$ 的球形结构。主要成分为 Aβ、早老素 1、早老素 2、α_1 抗糜蛋白酶、apoE 和泛素等。神经原纤维缠结主要成分为神经元胞质中过度磷酸化的 tau 蛋白和泛素的沉积物，以海马和内嗅区皮质最为常见。其他病理特征：海马锥体细胞颗粒空泡变性，轴索、突触异常断裂和皮质动脉及小动脉淀粉样变等。

六、临床表现

本病通常发生于老年或老年前期，隐匿起病，缓慢进展。以近记忆力减退为首发症状，逐渐累及其他认知领域,并影响日常生活与工作能力。早期对生活丧失主动性,对工作及日常生活缺乏热情。病程中可出现精神行为异常,如幻觉、妄想、焦虑、抑郁、攻击、收藏、偏执、易激惹、人格改变等。最常见的是偏执性质的妄想,如被窃妄想、认为配偶不忠有意抛弃其的妄想。随痴呆进展,精神症状逐渐消失,而行为学异常进一步加剧,如大小便失禁、不知饥饱等,最终出现运动功能障碍,如肢体僵硬、卧床不起。国际老年精神病学会制定了一个新的疾病现象术语,即"痴呆的行为和精神症状"(BPSD),来描述痴呆过程中经常出现的知觉、思维内容、心境或行为紊乱综合征。这是精神生物学、心理学和社会因素综合作用的结果。

七、辅助检查

(一)神经影像学检查

头颅 MRI:早期表现为内嗅区和海马萎缩。质子磁共振频谱(^{1}H-MRS):对阿尔茨海默病早期诊断具有重要意义,表现为扣带回后部皮质肌醇(mI)升高,额颞顶叶和扣带回后部出现 N-乙酰门冬氨酸(NAA)水平下降。SPECT 及 PET:SPECT 显像发现额颞叶烟碱型 AChR 缺失以及额叶、扣带回、顶叶及枕叶皮质 5-HT 受体密度下降,PET 显像提示此区葡萄糖利用下降。功能性磁共振成像(fMRI):早期阿尔茨海默病患者在接受认知功能检查时相应脑区激活强度下降或激活区范围缩小和远处部位的代偿反应。

(二)脑脊液蛋白质组学

脑脊液存在一些异常蛋白的表达,如 apoE、tau 蛋白、APP 及 AChE 等。

(三)神经心理学特点

通常表现为多种认知领域功能障碍和精神行为异常,以记忆障碍为突出表现,并且日常生活活动能力受损。临床常用的痴呆筛查量表有简明智能精神状态检查量表(MMSE)、画钟测验和日常生活能力量表等。痴呆诊断常用量表有记忆测查(逻辑记忆量表或听觉词语记忆测验)、注意力测查(数字广度测验)、言语流畅性测验、执行功能测查(stroop 色词-干扰测验或威斯康星卡片分类测验)和神经精神科问卷。痴呆严重程度评定量表有临床痴呆评定量表(CDR)和总体衰退量表(GDS)。总体功能评估常用临床医师访谈时对病情变化的印象补充量表(CIBIC-Plus)。额叶执行功能检查内容包括启动(词语流畅性测验)、抽象(谚语解释、相似性测验)、反应-抑制和状态转换(交替次序、执行-不执行、运动排序测验、连线测验和威斯康星卡片分类测验)。痴呆鉴别常用量表有 Hachinski 缺血量表评分(HIS)及汉密尔顿焦虑、抑郁量表。

1.记忆障碍

记忆障碍是阿尔茨海默病典型的首发症状,早期以近记忆力减退为主,随病情进展累及远记忆力。情景记忆障碍是筛选早期阿尔茨海默的敏感指标。

2.其他认知领域功能障碍

其他认知领域功能障碍表现为定向力、判断与思维、计划与组织能力、熟练运用及社交能力下降。

3.失用

失用包括结构性失用(画立方体)、观念-运动性失用(对姿势的模仿)和失认、视觉性失认(对复杂图形的辨认)、自体部位辨认不能(手指失认)。

4.语言障碍

阿尔茨海默病早期即存在不同程度的语言障碍。核心症状是语义记忆包括语义启动障碍、语义记忆的属性概念和语义/词类范畴特异性损害。阿尔茨海默病患者对特定的词类(功能词、内容词、名词、动词等)表现出认知失常,即词类范畴特异性受损。可表现为找词困难、命名障碍和错语等。

5.精神行为异常

阿尔茨海默病病程中常出现精神行为异常,如幻觉、妄想、焦虑、易激惹及攻击等。疾病早期往往有较严重的抑郁倾向,随后出现人格障碍、幻觉和妄想,虚构不明显。

6.日常生活活动能力受累

阿尔茨海默病患者由于失语、失用、失认、计算不能,通常不能继续原来的工作,不能继续理财。疾病晚期出现锥体系和锥体外系病变,如肌张力增高、运动迟缓及姿势异常。最终患者可呈强直性或屈曲性四肢瘫痪。

(四)脑电图检查

早期 α 节律丧失及电位降低,常见弥散性慢波,且脑电节律减慢的程度与痴呆严重程度相关。

八、诊断标准

(一)美国《精神障碍诊断与统计手册》制定的痴呆诊断标准

(1)多个认知领域功能障碍。①记忆障碍:学习新知识或回忆以前学到的知识的能力受损。②以下认知领域至少有 1 项受损:失语;失用;失认;执行功能损害。

(2)认知功能障碍导致社交或职业功能显著损害,或者较原有水平显著减退。

(3)隐匿起病,认知功能障碍逐渐进展。

(4)同时排除意识障碍、神经症、严重失语以及脑变性疾病(额颞叶痴呆、路易体痴呆以及帕金森痴呆等)或全身性疾病所引起的痴呆。

(二)阿尔茨海默病临床常用的诊断标准

1.临床很可能阿尔茨海默病

(1)痴呆:老年或老年前期起病,主要表现为记忆障碍和一个以上其他认知领域功能障碍(失语、失用和执行功能损害),造成明显的社会或职业功能障碍。认知功能或非认知功能障碍进行性加重。认知功能损害不是发生在谵妄状态,也不是由于其他引起进行性认知功能障碍的神经系统或全身性疾病所致。

(2)支持诊断:单一认知领域功能如言语(失语症)、运动技能(失用症)、知觉(失认症)的进行性损害;日常生活能力损害或精神行为学异常;家族史,尤其是有神经病理学或实验室证据者;非特异性 EEG 改变如慢波活动增多;头颅 CT 示有脑萎缩。

(3)排除性特征:突然起病或卒中后起病。病程早期出现局灶性神经功能缺损体征如偏瘫、感觉缺失、视野缺损、共济失调。起病时或疾病早期出现抽搐发作或步态障碍。

2.临床可能为阿尔茨海默病

临床可能阿尔茨海默病有痴呆症状,但没有发现足以引起痴呆的神经、精神或躯体疾病;在起病或病程中出现变异;继发于足以导致痴呆的躯体或脑部疾病,但这些疾病并不是痴呆的病因;在缺乏可识别病因的情况下出现单一的、进行性加重的认知功能障碍。

3.确诊阿尔茨海默病

符合临床很可能痴呆诊断标准,并且有病理结果支持。

根据临床痴呆评定量表、韦氏成人智力量表(全智商)可把痴呆分为轻度、中度和重度痴呆三级。具体标准有以下几点。

(1)轻度痴呆:虽然患者的工作和社会活动有明显障碍,但仍有保持独立生活能力,并且个人卫生情况良好,判断能力几乎完好无损。全智商55~70。

(2)中度痴呆:独立生活能力受到影响(独立生活有潜在危险),对社会和社会交往的判断力有损害,不能独立进行室外活动,需要他人的某些扶持。全智商40~54。

(3)重度痴呆:日常生活严重受影响,随时需要他人照料,即不能维持最低的个人卫生,患者已变得语无伦次或缄默不语,不能做判断或不能解决问题。全智商40以下。

九、鉴别诊断

(一)血管性痴呆

血管性痴呆可突然起病或逐渐发病,病程呈波动性进展或阶梯样恶化。可有多次卒中史,既往有高血压、动脉粥样硬化、糖尿病、心脏疾病、吸烟等血管性危险因素。通常有神经功能缺损症状和体征,影像学上可见多发脑缺血软化灶。每次脑卒中都会加重认知功能障碍。早期记忆功能多正常或仅受轻微影响,但常伴有严重的执行功能障碍,表现为思考、启动、计划和组织功能障碍,抽象思维和情感也受影响。步态异常常见,如步态不稳、拖曳步态或碎步。

(二)Pick病

与Pick病具有鉴别价值的是临床症状出现的时间顺序。Pick病早期出现人格改变、言语障碍和精神行为学异常,遗忘出现较晚。影像学上以额颞叶萎缩为特征,约1/4的患者脑内存在Pick小体。阿尔茨海默病患者早期出现记忆力、定向力、计算力、视空间技能和执行功能障碍,人格与行为早期相对正常。影像学上表现为广泛性皮质萎缩。

(三)路易体痴呆

路易体痴呆主要表现为波动性持续(1~2天)认知功能障碍、鲜明的视幻觉和帕金森病。视空间技能、近事记忆及注意力受损程度较阿尔茨海默病患者严重。以颞叶、海马、扣带回、新皮质、黑质及皮质下区域广泛的路易体为特征性病理改变。病程3~8年。一般对镇静剂异常敏感。

(四)增龄性记忆减退

50岁以上的社区人群约50%存在记忆障碍。此类老年人可有记忆减退的主诉,主要影响记忆的速度与灵活性,但自知力保存,对过去的知识和经验仍保持良好。很少出现计算、命名、判断、思维、语言与视空间技能障碍,且不影响日常生活活动能力。神经心理学测查证实其记忆力正常,无精神行为学异常。

(五)假性痴呆

假性痴呆是伴随意识障碍出现的暂时性脑功能障碍,并非真正的智能缺损。鉴别如表8-1。

表 8-1 真性痴呆与假性痴呆鉴别

项目	假性痴呆	真性痴呆
起病	较快	较缓慢
认知障碍主诉	详细、具体	不明确
痛苦感	强烈	无

项目	假性痴呆	真性痴呆
近事记忆与远事记忆	丧失同样严重	近事记忆损害比远事记忆严重
界限性遗忘	有	无
注意力	保存	受损
典型回答	不知道	近似性错误
对能力的丧失	加以夸张	隐瞒
简单任务	不竭力完成	竭力完成
对认知障碍的补偿	不设法补偿	依靠日记、日历设法补偿
同样困难的任务	完成有明显的障碍	普遍完成差
情感	受累	不稳定,浮浅
社会技能	丧失较早,且突出	早期常能保存
定向力检查	常答"不知道"	定向障碍不常见
行为与认知障碍严重程度	不相称	相称
认知障碍夜间加重	不常见	常见
睡眠障碍	有	不常有
既往精神疾病史	常有	不常有

1.症状

心境低落每天出现,晨重夜轻,持续 2 周以上,至少有下述症状中的 4 项。①对日常活动丧失兴趣,无愉快感;精力明显减退,无原因的持续疲乏感。②精神运动性迟滞或激越。伴发精神症状如焦虑、易激惹、淡漠、疑病症、强迫症状或情感解体(有情感却泪流满面地说我对家人无感情)。③自我评价过低、自责、内疚感,可达妄想程度。④思维能力下降、意志行为减退、联想困难。⑤反复想死的念头或自杀行为。⑥失眠、早醒、睡眠过多。⑦食欲缺乏,体重明显减轻。⑧性欲减退。

2.严重程度

社会功能受损;给本人造成痛苦和不良后果。

3.排除标准

不符合脑器质性精神障碍、躯体疾病与精神活性物质和非依赖性物质所致精神障碍;可存在某些分裂性症状,但不符合精神分裂症诊断标准。

(六)轻度认知功能损害(MCI)

过去多认为 MCI 是介于正常老化与痴呆的一种过渡阶段,目前认为 MCI 是一种独立的疾病,患者可有记忆障碍或其他认知领域损害,但不影响日常生活。

(七)帕金森痴呆疾病

帕金森痴呆疾病早期主要表现为帕金森病典型表现,多巴类药物治疗有效,疾病晚期出现痴呆及精神行为学异常(错觉、幻觉、妄想及抑郁等)。帕金森痴呆属于皮质下痴呆,多属于轻中度痴呆。

(八)正常颅压性脑积水

正常颅压性脑积水常见于中老年患者,隐匿性起病。临床上表现为痴呆、步态不稳及尿失禁三联征,无头痛、呕吐及视盘水肿等症。腰穿脑脊液压力不高,神经影像学检查有脑室扩大的证据。

(九)亚急性海绵状脑病

亚急性海绵状脑病急性或亚急性起病,迅速出现智能损害,伴肌阵挛,脑电图在慢波背景上出现特征性三相波。

十、治疗

由于本病病因未明,至今尚无有效的治疗方法。目前仍以对症治疗为主。

(一)神经递质治疗药物

1.拟胆碱能药物

拟胆碱能药物主要通过抑制 AChE 活性,阻止 ACh 降解,提高胆碱能神经元功能。有 3 种途径加强胆碱能效应:ACh 前体药物、胆碱酯酶抑制剂(AChEI)及胆碱能受体激动剂。

(1)补充 ACh 前体:包括胆碱及卵磷脂。动物实验表明,胆碱和卵磷脂能增加脑内 ACh 生成,但在阿尔茨海默病患者身上未得到证实。

(2)胆碱酯酶抑制剂(AChEI)为最常用和最有效的药物。通过抑制乙酰胆碱酯酶而抑制乙酰胆碱降解,增加突触间隙乙酰胆碱浓度。第一代 AChEI 他克林,由于肝脏毒性和胃肠道反应而导致临床应用受限,第二代 AChEI 有盐酸多奈哌齐、艾斯能、石杉碱甲、毒扁豆碱、加兰他敏、美曲磷脂等,具有选择性好、作用时间长等优点,是目前治疗阿尔茨海默病的首选药物。①盐酸多奈哌齐:商品名为安理申、思博海,是治疗轻中度阿尔茨海默病的首选药物。开始服用剂量为 5 mg/d,睡前服用。如无不良反应,4～6 周后剂量增加到 10 mg/d。不良反应主要与胆碱能作用有关,包括恶心、呕吐、腹泻、肌肉痉挛、胃肠不适、头晕等,大多在起始剂量时出现,症状较轻,无肝毒性。②重酒石酸卡巴拉丁:商品名为艾斯能(Exelon),用于治疗轻中度阿尔茨海默病。选择性抑制皮质和海马 AChE 优势亚型-G1,同时抑制丁酰胆碱酯酶,外周胆碱能不良反应少。开始剂量 1.5 mg,每天 2 次或 3 次服用。如能耐受,2 周后增至 6 mg/d。逐渐加量,最大剂量 12 mg/d。不良反应包括恶心、呕吐、消化不良和食欲缺乏等,随着治疗的延续,不良反应的发生率降低。③石杉碱甲:商品名为双益平,这是我国学者从石杉科石杉属植物蛇足石杉(千层塔)提取出来的新生物碱,不良反应小,无肝毒性。适用于良性记忆障碍、阿尔茨海默病和脑器质性疾病引起的记忆障碍。0.2～0.4 mg/d,分 2 次口服。④加兰他敏:由石蒜科植物沃氏雪莲花和水仙属植物中提取的生物碱,用于治疗轻度阿尔茨海默病。推荐剂量为 15～30 mg/d,1 个疗程至少 8～10 周。不良反应有恶心、呕吐及腹泻等。缓慢加大剂量可增强加兰他敏的耐受性。1 个疗程至少 8～10 周。无肝毒性。⑤美曲丰:属于长效 AChEI,不可逆性抑制中枢神经系统乙酰胆碱酯酶。胆碱能不良反应小,主要是胃肠道反应。⑥庚基毒扁豆碱:是毒扁豆碱亲脂性衍生物,属长效 AChEI。毒性仅为毒扁豆碱的 1/50,胆碱能不良反应小。推荐剂量40～60 mg/d。

(3)胆碱能受体(烟碱受体或毒蕈碱受体)激动剂:以往研究过的非选择性胆碱能受体激动剂包括毛果芸香碱及槟榔碱等因缺乏疗效或兴奋外周 M 受体而产生不良反应,现已弃用。选择性作用于 M_1 受体的新药正处于临床试验中。

2.N-甲基-D-天冬氨酸(NMDA)受体拮抗剂

此型代表药物有盐酸美金刚,用于中重度阿尔茨海默病治疗。

(二)以 Aβ 为治疗靶点

未来治疗将以 Aβ 为靶点减少脑内 Aβ 聚集和沉积作为药物干预的目标。包括减少 Aβ 产生、加快清除、阻止其聚集，或对抗 Aβ 的毒性和抑制它所引起的免疫炎症反应与凋亡的方法都成为合理的阿尔茨海默病治疗策略。

此类药物目前尚处于研究阶段。α 分泌酶激动剂不是首选的分泌酶靶点，APPβ 位点 APP 内切酶(BACE)1 和高度选择性 γ 分泌酶抑制剂可能是较好的靶途径。

(1)Aβ 免疫治疗：动物试验发现，Aβ42 主动免疫阿尔茨海默病小鼠模型能清除脑内斑块，并改善认知功能。Aβ 免疫治疗的可能机制：抗体 FC 段受体介导小胶质细胞吞噬 Aβ 斑块、抗体介导的淀粉样蛋白纤维解聚和外周 Aβ 沉积学说。轻中度阿尔茨海默病患者 Aβ42 主动免疫 I 期临床试验显示人体较好的耐受性。II 期临床试验结果提示，Aβ42 主动免疫后患者血清和脑脊液中出现抗 Aβ 抗体。IIA 期临床试验部分受试者出现血-脑屏障损伤及中枢神经系统非细菌性炎症，炎症的出现可能与脑血管淀粉样变有关。为了减少不良反应，可采取其他措施将潜在的危险性降到最低，如降低免疫剂量、诱发较为温和的免疫反应、降低免疫原的可能毒性、表位疫苗诱发特异性体液免疫反应，或是使用特异性被动免疫而不激发细胞免疫反应。通过设计由免疫原诱导的 T 细胞免疫反应，就不会直接对 Aβ 发生反应，因此不可能引起传统的 T 细胞介导的自身免疫反应。这种方法比单纯注射完整的 Aβ 片段会产生更多结构一致的 Aβ 抗体，并增强抗体反应。这一假设已经得到 APP 转基因鼠和其他种的动物实验的证实。将 Aβ 的第 16～33 位氨基酸进行部分突变后，也可以提高疫苗的安全性。通过选择性地激活针对 β 淀粉样蛋白的特异性体液免疫反应、改进免疫原等方法，避免免疫过程中所涉及的细胞免疫反应，可能是成功研制阿尔茨海默病疫苗的新方法。另外，人源化 Aβ 抗体的被动免疫治疗可以完全避免针对 Aβ 细胞反应。如有不良反应出现，可以停止给药，治疗药物会迅速从身体内被清除。虽然主动免疫能够改善阿尔茨海默病动物的精神症状，但那毕竟只是仅由淀粉样蛋白沉积引起行为学损伤的模型。Aβ42 免疫不能对神经元纤维缠结有任何影响，神经元纤维缠结与认知功能损伤密切相关。

(2)金属螯合剂的治疗：Aβ 积聚在一定程度上依赖于 Cu^{2+}/Zn^{2+} 的参与。活体内螯合这些金属离子可以阻止 Aβ 聚集和沉积。抗生素氯碘羟喹具有 Cu^{2+}/Zn^{2+} 螯合剂的功能，治疗 APP 转基因小鼠数月后 Aβ 沉积大大减少。相关药物已进入 II 期临床试验。

(三)神经干细胞(NSC)移植

神经干细胞移植临床应用最关键的问题是如何在损伤部位定向诱导分化为胆碱能神经元。目前，体内外 NSC 的定向诱导分化尚未得到很好的解决，尚处于实验阶段。

(四)Tau 蛋白与阿尔茨海默病治疗

以 Tau 蛋白为位点的药物研究和开发也成为国内外学者关注的焦点。

(五)非胆碱能药物

长期大剂量脑复康(吡拉西坦)、茴拉西坦或奥拉西坦能促进神经元 ATP 合成，延缓阿尔茨海默病病程进展，改善命名和记忆功能。银杏叶制剂可改善神经元代谢，减缓阿尔茨海默病进展。双氢麦角碱：为 3 种麦角碱双氢衍生物的等量混合物，有较强的 α 受体阻断作用，能改善神经元对葡萄糖的利用。可与多种生物胺受体结合，改善神经递质传递功能。1～2 mg，每天 3 次口服。长期使用非甾体抗炎药能降低阿尔茨海默病的发病风险；选择性COX-2抑制剂提倡用于阿尔茨海默病治疗；辅酶 Q 和单胺氧化酶抑制剂司来吉林能减轻神经元细胞膜脂质过氧化导致的线粒体 DNA 损伤；他汀类药物能够降低阿尔茨海默病的危险性；钙通道阻滞剂尼莫地平可通过调节阿尔茨海默病脑内钙稳态失调而改善学习和记忆功能。神经生长因子和脑源性神经营养因子能够改善学习、记忆功能和促进海马突触重建,减慢残存胆碱能神经元变性,现已成为阿尔茨海默病治疗候选药物之一。

(六)精神行为异常治疗

一般选择安全系数高、不良反应少的新型抗精神病药物,剂量通常为成人的1/4左右。小剂量开始,缓慢加量。常用的抗精神病药物有:奥氮平(5 mg)、维斯通(1 mg)或思瑞康(50~100 mg),每晚一次服用,视病情而增减剂量。阿尔茨海默病患者伴发抑郁时首先应加强心理治疗,必要时可考虑给予小剂量抗抑郁药。

十一、预后

目前的治疗方法都不能有效遏制阿尔茨海默病进展。即使治疗病情仍会逐渐进展,通常病程为4~12年,患者多死于并发症,如肺部感染、压疮和深静脉血栓形成。加强护理对阿尔茨海默病患者的治疗尤为重要。

(菅朝丽)

第二节 血管性痴呆

血管性痴呆(VD)是指由脑血管病变引起的认知功能障碍综合征。血管性痴呆是老年期痴呆最常见的类型之一,仅次于阿尔茨海默病。临床上通常表现为波动性病程及阶梯式进展,早期认知功能缺损呈“斑块”状分布。

一、流行病学

65岁以上人群痴呆患病率约为5%,血管性痴呆患病率为2%~3%。随年龄增长,血管性痴呆的发病率呈指数增长。卒中后痴呆患病率为12%~31%。欧美老年期痴呆中血管性痴呆占20%~30%。目前认为,血管性痴呆是我国老年期痴呆的主要组成部分。

二、危险因素

血管性痴呆的危险因素包括年龄、吸烟、酗酒、文化程度低、高血压病、动脉粥样硬化、糖尿病、心肌梗死、心房颤动、脑白质损害、脂代谢紊乱、高同型半胱氨酸血症等。负性生活事件、脑卒中家族史、高脂饮食等是血管性痴呆发病相关因素。apoEε4会增加血管性痴呆的危险性。

高血压病是血管性痴呆最重要的危险因素,有效控制高血压,尤其是收缩压,可明显降低血管性痴呆的发生。年龄是比较明确的危险因素。吸烟及酗酒能增加脑卒中和痴呆的危险性。文化程度与血管性痴呆的发病率成负相关,文化程度愈高,血管性痴呆发病率愈低。

三、病因

病因包括全身性疾病如动脉粥样硬化、高血压病、低血压、心脏疾病(瓣膜病、心律失常、附壁血栓、黏液瘤等)、血液系统疾病(镰状细胞贫血、血黏度增高、血小板增多)及炎性血管病,也可以由颅内病变如腔隙性脑梗死、Binswanger 病、脑白质疏松、皮质下层状梗死、多发性梗死、出血（外伤性、自发性、蛛网膜淀粉样血管病）、颅内动脉病、炎症性（肉芽肿性动脉炎、巨细胞性动脉炎）、非炎症性（淀粉样血管病、烟雾病）所致。

四、发病机制

（一）分子机制

本病神经递质功能异常。

1.胆碱能通路受损

胆碱能神经元对缺血不耐受。基底前脑胆碱能神经元接受穿通动脉供血，而后者易受高血压影响而发生动脉硬化。缺血性卒中容易损伤胆碱能纤维投射，导致脑内胆碱不足。

2.兴奋性氨基酸的神经毒性作用

细胞内过量谷氨酸受体激活，继发钙超载，导致大量氧自由基产生，造成线粒体与 DNA 损伤。

3.局部脑血流改变

慢性脑内低灌注引起海马 CAI 区锥体细胞凋亡及神经元丧失，导致记忆功能障碍。血管性痴呆与脑缺血关系密切：缺血半暗带细胞内钙超载、兴奋性氨基酸、自由基以及缺血后的基因表达、细胞凋亡、迟发性神经元坏死等。

（二）遗传机制

伴皮质下梗死和白质脑病的常染色体显性遗传性脑动脉病缺陷基因 Notch3 基因定位于 19q12。apoE 基因多态性与血管性痴呆关系密切。apoEε4 等位基因增加了血管性痴呆的患病危险。

五、病理

血管性痴呆主要病理改变为脑微血管病变，包括脑卒中后严重的筛状变及脑白质病变。主要累及皮质、海马、丘脑、下丘脑、纹状体、脑白质等，导致纹状体-苍白球-丘脑-皮质通路破坏。

六、临床表现

临床表现与卒中发生的部位、大小及次数有关。

（一）认知功能损害

突然起病，病情呈阶梯性进展。早期表现为斑片状认知功能损害，最后出现全面性认知功能障碍。病变部位不同，引起的认知功能障碍领域不同，可表现为皮质、皮质下或两者兼而有之，或仅表现为某一重要部位的功能缺失。左侧大脑半球（优势半球）病变可能出现失语、失用、失读、失写及失算等症状；右侧大脑半球皮质病变可能有视空间障碍。皮质下神经核团及其传导束病变可能出现强哭强笑等症。有时还可出现幻觉、自言自语、木僵、缄默、淡漠等精神行为学异常。通常首先累及言语回忆和与视空间技能损害有关的执行功能，记忆障碍较轻。因此，血管性痴呆筛查量表不应以记忆障碍作为筛查和评估的主要标准，应改为存在两种以上认知领域损害，可以包括或不包括记忆损害。

（二）精神行为学异常

病程不同阶段出现精神行为学异常，如表情呆滞、强哭、强笑、抑郁、焦虑、情绪不稳和人格改变等。典型的抑郁发作更为常见。

(三)局灶性神经功能缺损症状和体征

多数患者有卒中史或短暂性脑缺血发作史,有局灶性神经功能缺损的症状、体征以及相应的神经影像学异常。优势半球病变可出现失语、失用、失读、失算等症;大脑右半球皮质病变可出现视空间技能障碍;皮质下神经核团及传导束病变可出现运动、感觉及锥体外系症状,也可出现强哭、强笑等假性球麻痹症状。影像学检查可见多发腔隙性软化灶或大面积脑软化灶,可伴有脑萎缩、脑室扩大及脑白质脱髓鞘改变。

(四)辅助检查

血液流变学异常、颅内多普勒超声检查可见颅内外动脉狭窄或闭塞;事件相关电位(P300)可辅助判断某些器质性或功能性认知功能障碍;脑电图可见脑血栓形成区域局限性异常;头颅CT 或 MRI 可见新旧不等的脑室旁、半卵圆中心、底节区低密度病灶并存的特点。

七、临床类型

(一)多发梗死性痴呆

多发梗死性痴呆为最常见的类型,常有一次或多次卒中史,病变可累及皮质、皮质下白质及基底节区。当梗死脑组织容量累积达 $80 \sim 150$ mL 时即可出现痴呆。常有高血压、动脉硬化和反复发作的卒中史。典型病程为突然发作、阶梯式进展和波动性认知功能障碍,每次发作遗留不同程度的认知功能损害和精神行为学异常,最终发展为全面性认知功能减退。临床上主要表现为局灶性神经功能缺损症状和体征(如偏瘫、失语、偏盲、假性球麻痹)和突发的认知功能损害。神经影像学可见脑内多发低密度影和脑萎缩。

(二)大面积脑梗死性痴呆

大面积脑梗死性痴呆为单次脑动脉主干闭塞引起的痴呆。大面积脑梗死患者常死于急性期,少数存活者遗留不同程度的认知功能障碍。

(三)关键部位梗死性痴呆

关键部位梗死性痴呆是指与脑高级皮质功能相关的特殊部位梗死所致的痴呆,包括皮质(海马与角回)或皮质下(丘脑、尾状核、壳核及苍白球)。

(四)皮质下血管性痴呆

皮质下血管性痴呆包括多发腔隙性梗死性痴呆、腔隙状态、Binswanger 病、伴皮质下梗死和白质脑病的常染色体显性遗传性脑动脉病、脑淀粉样血管病导致的痴呆,与小血管病变有关。主要表现为皮质下痴呆综合征,即执行功能障碍为主,记忆损害较轻,早期出现精神行为学异常。

(五)分水岭区梗死性痴呆或低灌注性痴呆

分水岭区梗死性痴呆或低灌注性痴呆是急性脑血流动力学改变(如心搏骤停、脱水、低血压)后分水岭梗死所致痴呆。

(六)出血性痴呆

出血性痴呆指脑出血及慢性硬膜下血肿造成的痴呆,蛛网膜下腔出血以及正常颅压脑积水导致的痴呆是否包括在内尚有争议。

(七)其他病因引起的痴呆

其他病因引起的痴呆包括原因不明和罕见的脑血管病引起的痴呆,如烟雾病和先天性血管异常等合并的痴呆。

八、诊断标准

（一）临床很可能（probable）血管性痴呆

1.痴呆符合美国《精神障碍诊断与统计手册》的诊断标准

临床主要表现为认知功能明显下降，尤其是自身前后对比。神经心理学检查证实有两个以上认知领域的功能障碍（如记忆、定向、注意、计算、言语、视空间技能以及执行功能），其严重程度已干扰日常生活，并经神经心理学测验证实。同时排除意识障碍、神经症、严重失语以及脑变性疾病（额颞叶痴呆、路易体痴呆以及帕金森痴呆等）或全身性疾病所引起的痴呆。

2.脑血管疾病的诊断

临床表现有脑血管疾病引起的局灶性神经功能缺损症状和体征，如偏瘫、中枢性面舌瘫、感觉障碍、偏盲及言语障碍等，符合头颅 CT 或 MRI 上相应病灶，可有或无卒中史。Hachinski 缺血量表≥7 分。影像学检查（头颅 CT 或 MRI）有相应的脑血管病证据，如多发脑梗死、多个腔隙性脑梗死、大血管梗死、重要部位单个梗死（如丘脑、基底前脑）或广泛的脑室周围白质病变。

3.痴呆与脑血管疾病密切相关

卒中前无认知功能障碍，痴呆发生在脑卒中后的 3 个月内，并持续 3 个月以上。或认知功能障碍突然加重、波动或呈阶梯样逐渐进展。支持血管性痴呆诊断：早期认知功能损害不均匀（斑块状分布）；人格相对完整；病程波动，多次脑卒中史；可呈现步态障碍、假性球麻痹等体征；存在脑血管病的危险因素；Hachinski 缺血量表≥7 分。

（二）临床可能为（possible）血管性痴呆

（1）符合痴呆诊断。

（2）有脑血管病和局灶性神经系统体征。

（3）痴呆与脑血管病可能有关，但在时间或影像学方面证据不足。

（三）确诊血管性痴呆

（1）临床诊断为很可能或可能的血管性痴呆。

（2）尸检或活检证实不含超过年龄相关的神经元纤维缠结和老年斑（SP）数以及其他变性疾病组织学特征。

（3）当血管性痴呆合并其他原因所致的痴呆时，建议用并列诊断，而不用"混合性痴呆"的诊断。

九、鉴别诊断

（一）阿尔茨海默病

阿尔茨海默病患者的认知功能障碍以近记忆障碍为主，呈进行性下降。血管性痴呆患者早期表现为斑片状认知功能损害，主要表现为执行功能受损，病程呈波动性进展或阶梯样加重。脑血管病史、神经影像学改变以及 Hachinski 缺血量表有助于鉴别血管性痴呆与阿尔茨海默病。评分≥7 分者为血管性痴呆；5～6 分者为混合性痴呆；≤4 分者为阿尔茨海默病。

（二）谵妄

谵妄是以意识障碍为特征的急性脑功能障碍综合征。除意识障碍外，还有丰富的视幻觉及听幻觉，症状在短时间（数小时或数天）内出现，并且 1 天中有波动趋势（表 8-2）。

表 8-2　谵妄与痴呆的鉴别诊断

症状	谵妄	痴呆
发病形式	急	不恒定
进展情况	快	缓慢
自诉能力减退	不经常	经常
注意力	佳	差
定向力	完全丧失	选择性失定向
记忆力	完全性记忆障碍	远期比近期好
语言	持续而不连贯	单调或失语
睡眠障碍	有	不定

(三)正常颅压性脑积水

当血管性痴呆患者出现脑萎缩或脑室扩大时,需要与本病鉴别。后者主要表现为进行性认知功能损害、共济失调步态和尿失禁三大主征。隐匿起病,无明确的脑卒中史,影像学无脑梗死的证据。

(四)某些精神症状

卒中累及额颞叶可能出现某些精神症状,如淡漠、欣快、易激惹,甚至出现幻觉。优势半球顶叶损害可出现 Gerstmann 综合征(失写、失算、左右分辨障碍及手指失认)及体象障碍等,容易误诊为痴呆。但上述症状与脑血管病同时发生,随病情加重而加重,随病情好转而好转,甚至消失。症状单一,持续时间短暂,不能认为是痴呆。

(五)去皮质状态

去皮质状态多由于严重或多次卒中所致双侧大脑半球广泛的损害。患者无思维能力,但保留脑干的生理功能,视、听反射正常;肢体可出现无意识动作;可以进食,但不能理解语言,不能执行简单的命令。而痴呆患者能听懂别人的叙述,执行简单的命令,保留一定的劳动与生活能力。

(六)各型失语

患者不能言语或者不能理解他人的言语,但患者一般能有条不紊地处理自己的日常生活和工作。行为合理,情绪正常。也可以借助某种表情或动作与他人进行简单的信息交流。痴呆患者早期一般无明显言语障碍。有自发言语,也能听懂别人的语言。

(七)麻痹性痴呆

麻痹性痴呆属于三期脑实质性梅毒。主要表现为进行性认知功能损害,常合并有某些神经系统体征如瞳孔异常、腱反射减低及共济失调步态等,有特异性血清学及脑脊液免疫学阳性结果。

(八)皮质-纹状体-脊髓变性

皮质-纹状体-脊髓变性通常表现为迅速进展的痴呆,伴小脑性共济失调、肌阵挛。

十、血管性痴呆与血管性认知功能障碍

血管性痴呆传统的诊断标准要求患者有记忆力下降和其他认知领域功能损害,其严重程度达到痴呆标准,该诊断标准具有明显的局限性。首先,血管性痴呆诊断标准是建立在阿尔茨海默病的概念上,但记忆障碍并非是血管性痴呆的典型症状。其次,血管性痴呆的诊断需要认知功能

损害程度达到痴呆诊断标准,客观上阻止了识别早期血管性痴呆患者,使其失去有效治疗和防止认知功能损害持续进展的最佳时机。为此,一些学者建议用血管性认知功能障碍(VCI)取代血管性痴呆。

血管性认知功能障碍是指由脑血管病引起或与脑血管病及其危险因素密切相关的各种程度的认知功能损害,包括非痴呆血管性认知功能障碍、血管性痴呆和伴有血管因素的阿尔茨海默病即混合性痴呆。血管性认知功能障碍比血管性痴呆所包括的范围更为广泛,包括血管因素引起的所有认知功能障碍。血管危险因素或脑卒中史是诊断血管性认知功能障碍所必需的条件,局灶性神经功能缺损体征,突发性、阶梯样进展的病程特点不是血管性认知功能障碍诊断所必需的条件。Hachinski 缺血量表对血管性认知功能障碍诊断非常有用。血管性认知功能障碍概念的提出为血管病所致认知功能损害的早期预防和干预提供了理论依据。

十一、混合性痴呆

混合性痴呆是指既具有阿尔茨海默病典型的临床表现,同时又具备血管性危险因素的痴呆患者,脑血管性损害和原发退行性改变同时存在。至少 1/3 的阿尔茨海默病患者存在血管性损害,而 1/3 的血管性痴呆患者存在阿尔茨海默病样病理学改变。阿尔茨海默病患者的血管性损害促进临床症状的发展,存在 1 次或 2 次腔隙性卒中时,表现出临床症状的风险增加 20 倍。最常见的混合性痴呆类型是具有典型阿尔茨海默病临床特征的患者在卒中后症状突然恶化,这种混合性痴呆类型称为“卒中前痴呆”。另一个常见的现象是有“单纯性”阿尔茨海默病症状的痴呆患者存在血管损害,这种“无症状”血管损害只有在神经影像学检查或组织活检时才能发现。目前很可能低估了在临床诊断为阿尔茨海默病的患者中血管损害对痴呆的促成作用。高龄个体中,单纯性阿尔茨海默病并不能在所有患者中出现临床痴呆症状,腔隙性卒中促成了许多阿尔茨海默病患者痴呆的临床表现,血管损害很可能在晚发性阿尔茨海默病患者中起非常重要的作用。为了描述痴呆的不同类型,Kalaria 和 Ballard 提出了一种连续统一体,其中一端是单纯性阿尔茨海默病,另一端是单纯性血管性痴呆,在两者之间出现了不同的组合。单纯性血管性痴呆和单纯性阿尔茨海默病的诊断通常采用各自的标准,而阿尔茨海默病伴 CVD 或混合性痴呆的诊断则有困难。通过询问照料者以确定先前是否存在 MCI 症状有助于识别卒中导致症状加重的早期阿尔茨海默病患者。在某些患者中,缺血量表也可能提供倾向于血管性病因的证据。

十二、治疗

血管性痴呆的治疗分为预防性治疗和对症治疗。预防性治疗着眼于血管性危险因素的控制,即卒中的一级和二级预防。对症治疗即三级预防,主要包括痴呆的治疗。

(一)一级预防

一级预防主要是控制血管性痴呆危险因素如高血压病、糖尿病、脂代谢紊乱、肥胖、高盐高脂饮食、高凝状态、脑卒中复发、心脏病、吸烟、睡眠呼吸暂停综合征及高同型半胱氨酸血症等,积极治疗卒中急性期的心律失常、充血性心力衰竭、癫痫及肺部感染有助于血管性痴呆预防。颅内外血管狭窄者进行介入治疗、球囊扩张术、颈动脉支架成形术改善脑血供。有高血压病、脑动脉硬化及卒中史者,定期进行认知功能测查,一旦发现认知功能减退,应积极给予治疗。重点预防卒中复发。低灌注引起者应增加脑灌注,禁用降压治疗。

(二)二级预防

二级预防主要是指脑血管病的处理,包括脑卒中急性期与康复期治疗及脑卒中复发的防治,包括积极改善脑循环、脑细胞供氧,预防新血栓与再梗死等。脑卒中急性期积极治疗脑卒中,防治各种并发症,改善脑功能,避免缺血脑细胞受到进一步损害。

(三)支持治疗

维持良好的心肺功能,保持水、电解质和酸碱平衡;警惕心律失常、心肌梗死和心力衰竭的发生;保证营养摄入,必要时可采取鼻饲或静脉营养。

(四)血压的管理

合理缓慢降压对防治脑卒中极为重要。卒中急性期除非血压过高,一般不主张降压治疗,以免血压过低导致脑灌注锐减而使梗死加重。治疗收缩型高血压(收缩压高于 21.3 kPa,舒张压低于 12.7 kPa)比收缩-舒张型高血压(收缩压高于 21.3 kPa,舒张压高于12.7 kPa)更为重要。可口服卡托普利,或静脉注射拉贝洛尔;对血压降低后血容量不足者可给予多巴胺等升压药物。

(五)溶栓及抗凝药物的使用

溶栓及抗凝药物的使用早期识别急性脑血管病,防止缺血半暗带进一步扩大并促使其恢复;预防脑卒中复发;消除或控制卒中后痴呆的危险因素;积极治疗并发症均可预防血管性痴呆的发生与发展。

(六)高压氧治疗

高压氧可增加血氧含量、提高血氧分压、加大血氧弥散距离、改善脑组织病变部位血液供应,保护缺血半暗带,促进神经组织的恢复与再生,减轻缺血再灌流脑损伤,减少自由基损伤,以改善血管性痴呆患者的认知功能及精神行为学异常。

(七)三级预防

三级预防主要指对认知功能障碍的处理。主要包括胆碱酯酶抑制药、神经营养和神经保护药、N-甲基-D-天冬氨酸(NMDA)受体拮抗剂、抗氧化药、改善微循环药、益智药、激素替代治疗和抗生素治疗等。目前,血管性痴呆的治疗分为作用于胆碱能及非胆碱能系统两大类。

1.作用于胆碱能的药物

胆碱酯酶抑制剂,如乙酰胆碱酯酶抑制剂(AchEI)已开始用于轻中度血管性痴呆治疗。代表药物有盐酸多奈哌齐、重酒石酸卡巴拉汀和加兰他敏等。

(1)多奈哌齐:每天 5～10 mg 口服能改善轻中度血管性痴呆和混合性痴呆患者的认知功能。不良反应有恶心、呕吐、腹泻、疲劳和肌肉痉挛;但在继续治疗中会消失。无肝毒性。

(2)重酒石酸卡巴拉汀:为丁酰胆碱酯酶和乙酰胆碱酯酶双重抑制剂。口服吸收好,易通过血-脑屏障,对中枢神经系统的胆碱酯酶具有高度选择性,改善皮质下血管性痴呆患者的注意力、执行功能、日常生活能力和精神行为学异常。

(3)加兰他敏:具有抑制胆碱酯酶和调节烟碱型胆碱受体(nAChR)而增加胆碱能神经传导的双重调节作用。能明显改善血管性痴呆及轻中度阿尔茨海默病伴 CVD 患者的认知功能、整体功能、日常生活活动能力和精神行为学异常。

(4)石杉碱甲:是我国科技人员从植物药千层塔中分离得到的一种选择性、可逆性 AChEI,可选择性降解中枢神经系统的乙酰胆碱,增加神经细胞突触间隙乙酰胆碱浓度,适用于轻中度血管性痴呆患者。

2.非胆碱能的药物

(1)脑代谢活化剂:代表药物有吡拉西坦、奥拉西坦、都可喜、脑活素、双氢麦角碱等。吡拉西坦诱导钙内流,改善再记忆过程,还可提高脑葡萄糖利用率和能量储备,促进磷脂吸收以及 RNA 与蛋白质合成,具有激活、保护和修复神经细胞的作用。都可喜为阿米三嗪和萝巴辛的复方制剂,可加强肺泡气体交换,增加动脉血氧分压和血氧饱和度,有抗缺氧及改善脑代谢和微循环的作用,尚可通过其本身的神经递质作用促进脑组织新陈代谢。双氢麦角碱能改善脑循环,促进脑代谢,直接作用于中枢神经系统多巴胺和 5-羟色胺受体,有增强突触前神经末梢释放递质与刺激突触后受体的作用;改善神经传递功能;抑制 ATP 酶、腺苷酸环化酶的活性,减少 ATP 分解,从而改善细胞能量平衡,使神经元电活动增加。甲氯芬酯可抑制体内某些氧化酶,促进神经元氧化还原作用,增加葡萄糖的利用,兴奋中枢神经系统,改善学习和记忆。另外,胞磷胆碱、脑活素、细胞色素 C、ATP、辅酶 A 等亦可增强脑代谢。

(2)脑循环促进剂:减少脑血管阻力,增加脑血流量或改善血液黏稠度,提高氧利用度,但不影响正常血压。常用的有麦角衍生物,代表药物双氢麦角碱和尼麦角林,能阻断 α 受体,扩张脑血管,改善脑细胞代谢。

(3)脑血管扩张药:代表药物钙通道阻滞剂尼莫地平,属于二氢吡啶类钙通道阻滞剂,作用于 L 型钙通道,具有良好的扩张血管平滑肌的作用,增加容量依赖性脑血流量,减轻缺血半暗带钙超载。每天口服 90 mg,连续 12 周,可改善卒中后皮质下血管性痴呆的认知功能障碍。对小血管病特别有效,对皮质下血管性痴呆有一定益处。

(4)自由基清除剂:如维生素 E、维生素 C 以及银杏叶制剂。早期给予银杏叶制剂可以改善脑血液循环、清除自由基,保护脑细胞,起到改善痴呆症状及延缓痴呆进展的作用。

(5)丙戊茶碱:抑制神经元腺苷重摄取、cAMP 分解酶,还可通过抑制过度活跃的小胶质细胞和降低氧自由基水平而具有神经保护作用,能改善血管性痴呆患者的认知功能和整体功能。

(6)N-甲基-D-天冬氢酸(NMDA)受体阻断剂:代表药物有盐酸美金刚,被认为是治疗血管性痴呆最有前途的神经保护剂,能与 AChEI 联合应用。

(7)精神行为学异常的治疗:抗精神障碍药物用量应较成年人低。抑郁状态宜采用毒性较小的药物,如选择性 5-羟色胺再摄取抑制剂和 NE 再摄取抑制剂。还可配合应用情绪稳定剂如丙戊酸钠等。

（菅朝丽）

第九章

神经系统脱髓鞘性疾病

第一节　多发性硬化

多发性硬化(MS)是以中枢神经系统(CNS)脑白质脱髓鞘病变为特点,遗传易感个体与环境因素共同作用发生的自身免疫性疾病。多种免疫细胞、细胞因子、抗体和补体参与此过程,引起神经轴突髓磷脂及少突胶质细胞破坏和脱髓鞘反应。MS发病率较高,呈慢性病程和倾向于年轻人罹患,估计目前世界范围内年轻的MS患者约有100万人。

CNS散在分布的多数病灶与病程中的缓解、复发,症状、体征的空间多发性与病程的时间多发性构成了MS的主要临床特点。从早期未引起注意的轻微症状进展为特征性症状体征,潜伏期通常为1～10年或更长,往往易于贻误诊断。MS起病时或疾病早期临床症状体征常提示病灶位于CNS一个部位,使诊断难以确定,随着疾病复发和病灶沿脑-脊髓轴播散,确诊率可近于100%。

一、病因及发病机制

MS的病因及发病机制迄今不明,目前认为与以下因素有关。

(一)病毒感染与自身免疫反应

流行病学资料提示,MS与儿童期接触的某种环境因素有关,经过若干年潜伏期后发病,推测这种因素可能是病毒感染,已有大量间接证据支持这一观点,如MS患者血清和/或脑脊液(CSF)出现多种病毒抗体滴度增高,许多MS患者血清麻疹病毒抗体水平增高。麻疹病毒是一种嗜神经病毒,作为慢病毒感染可引起致命的亚急性硬化性全脑炎,有人认为MS是儿童期常见的麻疹病毒感染引起遗传易感个体免疫异常导致的少见后果,但MS的地区性分布及不同种族人群发病率差异,与麻疹病毒世界性分布大相径庭。注射含神经组织的狂犬病疫苗可诱发MS,在2～4周内亚急性进展,可见血管周围融合性脱髓鞘病变,提示与自身免疫反应有关。

在T细胞和巨噬细胞分泌的细胞因子中,干扰素-γ(IFN-γ)通过吸引其他T细胞进入MS斑块,激活及强化免疫反应,通过激活巨噬细胞加强免疫反应,诱导巨噬细胞表达Ⅱ型人类白细胞抗原(HLA-Ⅱ类)分子,巨噬细胞呈递髓磷脂抗原激活T细胞;IFN-γ可刺激巨噬细胞产生干扰素-α(IFN-α),加重髓磷脂损害;IFN-γ也能加强抗体介导的脱髓鞘,应用IFN-γ治疗MS患者可使病情恶化。MS 患者病毒感染时,机体抗病毒产生的 IFN-γ 也可使 MS 病情恶化。临床应用重组 IFNβ-1b 能抑制复发或缓解型 MS 患者病情恶化。干扰素-β(IFN-β)通过下调 IFN-γ 产生、减少 T 细胞释放细胞因子、抵抗 IFN-γ 的 MHC 源蛋白扩增、抑制 T 细胞增殖和提高抑制性 T 细胞功能发挥作用。IFN-γ 和 IFN-β 起相互拮抗作用。

MS 炎症反应直接损害体磷脂和少突胶质细胞,并引起血-脑屏障(BBB)损害。70% 以上的 MS 患者 CSF-IgG 指数增高,95% 的 MS 患者 CSF 电泳出现 IgG 寡克隆带,表明出现抗特异性抗体。CSF 中髓鞘碱性蛋白(MBP)、髓鞘蛋白前脂蛋白(PLP)和少突胶质细胞糖蛋白(MOG)抗体增高,还可检出少突胶质细胞抗体及半乳糖脑苷脂抗体;MBP、PLP、髓鞘素结合糖蛋白(MAG)及少突胶质细胞糖蛋白特异性抗体分泌细胞也增多。

近年来采用酶联免疫斑技术(ELISPOT)可从细胞水平检测各类细胞因子分泌细胞,采用原位杂交技术(ISH)从分子水平检测各种细胞因子的 mRNA 表达。辅助性 T 细胞包括 Th_1 及 Th_2 两类亚群,前者产生白细胞介素 2(IL-2)、IFN-γ 和淋巴毒素,后者产生 IL-4、IL-5、IL-6 和 IL-10 等。有证据表明,严重致残患者 IFN-γ 表达细胞数显著增多,Th_1 可使病变加重,显示疾病上调作用;原位杂交研究显示,轻度残疾转化生长因子-β(TGF-β)表达细胞显著增多,TGF-β 和 IL-10 可使疾病下调,抑制疾病进展,显示细胞因子具有免疫调节效应,影响 MS 的病情进展及预后。

淋巴细胞间、抗体与补体及巨噬细胞间在 MS 发病中有相互协同作用,T 细胞可直接或通过释放细胞因子间接调节多克隆 B 细胞反应,B 细胞通过表达 HLA-Ⅱ类分子和向 T 细胞呈递抗原影响 T 细胞,自身抗体和补体作为调理素可增强巨噬细胞破坏髓鞘和吞噬髓鞘作用,髓鞘的反复破坏与恢复,最终可形成陈旧的脱髓鞘斑块。

分子模拟学说认为,MS 患者感染病毒与 CNS 髓鞘蛋白或少突胶质细胞间可能存在共同抗原,病毒氨基酸序列与髓鞘蛋白组分如 MBP 某段多肽氨基酸序列相同或非常相近,使免疫系统发生错误识别导致对自身抗原的免疫攻击。已发现二者存在较短的同源性多肽,是支持分子模拟学说的重要证据。

总之,MS 的自身免疫性疾病特征如下:①外周血、CSF 和脑组织中出现数种激活的髓磷脂反应性 T 细胞、B 细胞及自身抗体,选择性破坏髓鞘;②EAE 实验动物模型可重复 MS 的临床、免疫病理及免疫化学特征;③具有自身免疫性疾病 HLA-Ⅱ类分子相关性;④遗传易感个体发生 MS 的病因是儿童晚期短暂易感窗内接触特殊外源性因子;⑤MS 女性较男性常见,缓解-复发型是典型自身免疫性疾病的特征。

(二)遗传因素

MS 有明显家族倾向,可发生在同一家庭,可同时罹患,约 15% 的 MS 患者有 患病亲属。McAlpine 等研究认为,MS 患者一级亲属患病危险较一般人群高 12~15 倍,同卵双胎孕生子女的危险性更大。患者血亲中发生 MS 风险最高的是兄弟姐妹,发病率最高可达 5%,其次为双亲。双胞胎的患病一致率在异卵双生者为 5%~15%,同卵双生者可高达 25%~50%,均提示遗传素质在 MS 发病中起重要作用。寻找易感基因始终是研究热点,首先集中于研究影响免疫功能及编码髓鞘蛋白的候选基因,以后进行整个基因组易感基因筛选。

1.人类白细胞抗原基因

也称主要组织相容复合物(MHC)基因,在自身识别和免疫反应中起重要作用,是唯一公认与 MS 易感性相关基因,位于 6 号染色体短臂上,分为三类,具有高度多态性。不同人种均与一定的 HLA 表型连锁,MS 患者 HLA 抗原特殊分布说明具有遗传异质性。Jersild 等报道 MS 与 HLA-Ⅱ类抗原 A3、B7 有关联,随后报道与 HLA-Ⅱ类抗原 DW2、DR2 有关。因此,很可能存在 MS 易感基因,位于或靠近 DR2 基因,它可能是几个世纪前由某一北欧人基因突变而来。目前公认 MS 与易感基因组成的 HLA-DR-DQ 单倍体型有关。该单倍体属细胞分型的 HLA-DW2,血清型为 DR2,DR15,基因型为 DRB1 * 1501,DQA1 * 0102,DQB1 * 0602。这种易感基因关联现象在欧洲、北美表现最强,其他种族如美国黑人、南非有色人种、希腊、伊朗人也可观察到,阿拉伯、撒丁岛的 MS 与 DR4 有关联,日本、墨西哥的 MS 与 DR6 相关联。估计 HLA 基因在整个 MS 易感性中所起作用约为 10%。个体携带基因不仅影响 MS 易感性,也可影响疾病性质,如携带 HLA-DR2 的白种人可患严重进展型 MS。中国、日本和菲律宾等东方人 MS 易侵犯视神经和脊髓,大脑常可幸免,表现急性型,病情较重。

2.T 细胞受体基因

T 细胞受体(TCR)基因是 MS 另一研究最广泛基因。HLA 基因在 MS 形成中有重要意义,作为接受 MHC 提呈抗原的配对物 TCR 基因自然也应是自身免疫易感基因。TCR 基因包括成对的 α、β 链和 γ、δ 链基因。γ、δ 链基因位于 14 号染色体,β、γ 链位于 7 号染色体。Martell 等首先报道了 MS 与 TCR 基因相关联,但许多研究显示 TCR 基因多态性与 MS 形成无关。

3.免疫球蛋白(Ig)基因

MS 鞘内异常 Ig 很常见,促使人们研究 Ig 基因在 MS 的作用。Ig 重链基因簇位于 14 号染色体长臂,近期人们应用分子生物学方法对 Ig 重链不同区域进行研究,Walter 发现 MS 与重链可变区多态性相关联,但未发现这一位点的连锁关系,认为 Ig 可变区基因在 MS 中有作用,但非常微弱,以至于不能用连锁方法检测出来;Hillert 关于 Ig 稳定区、连接区的研究则未发现任何连锁关系。

4.髓鞘碱性蛋白基因

作为实验性自身免疫性脑脊髓炎的主要自身抗原,MBP 基因是 MS 易感基因研究的另一目标。人类 MBP 基因位于 18 号染色体,含 7 个外显子,距 MBP5 起始部位 1 kb 处存在三核苷酸重复多态性。Boylan 等报道 MS 与这一重复序列长度有关,芬兰一研究组也有类似发现。

5.其他候选基因

细胞因子是免疫调节中的多功能蛋白,在 MS 脑部病灶可见 IFN-γ、IL-2 和 TNF-α 等的表达。在编码 IL-2、IL-4、IL-10、IFN-γ、TNF-α、TGF-β_2、IL4-R 等细胞因子基因及受体多态性研究中,多数与 MS 无连锁和关联,其他候选基因如 TAP、TAP_2、LMP_2、LMP_7、MAG、MOG、PLP 等基因多态性也未见阳性结果。

6.基因组筛选

上述研究目标均为候选基因,但选择与免疫系统相关基因研究,可能疏漏 MS 易感基因。应用高度多态性微卫星标志对整个基因组进行易感基因筛选,英国、加拿大、美国和芬兰的研究小组分别完成 4 篇报道,这些报道比较见表 9-1。遗憾的是四个小组筛选结果仅 HLA 及 5p12-14 区有共同发现,其他结果不完全一致,使人们意识到 MS 具有异质性。目前研究显示,可能由多数弱作用基因相互作用决定 MS 发病风险。

(三)环境因素

高纬度寒冷地区 MS 发病率高,生活环境、生活方式、食物和毒素等对 MS 发病及复发也起作用。北欧和加拿大研究表明,乡村居民患 MS 风险高于城市居民;英国调查显示,MS 在社会经济地位高的群体中比地位低的群体更为常见,它与贫穷或社会地位低下并无联系。外科手术、麻醉、接触宠物、牙齿填充物银汞合金中的汞等可能与 MS 有关,但无可靠证据。

表 9-1　基因组筛选研究的比较

项目	英国	加拿大	美国	芬兰
家系数	227	175	75	21
研究人数	769	825	643	191
初选同胞对数	143	100	81	35
基因组标志数	311	257	443	328
统计学方法	连锁分析	连锁分析	连锁分析	连锁分析
值得深入研究的染色体区域	1p/cen、2ce、3p/cen、4q、5cen、6p/q、7p、11p、12p、14q、17p/q、19q、20p、21p、22q、Xcen	1p、2p/q、3p/q、4p/q、5p/q、6q、7p/q、10q、11q、14q、15q、16q、18p/q、9q、Xp/q	2p、3q、4q、5q、6p、6q、7q、9p、9q、10q、11p、12q、13q、16p、18p、19q	2q、3q、4cen、5p、6p、10q、11tel、17q、18tel、19tel

二、流行病学

MS 呈全球性分布,各地发病率不同,估计目前全球 MS 年轻患者约有 100 万人。

(1)MS 发病率与纬度有密切关系,根据 20 个国家 40 多份流行病学报道,MS 患病率随纬度增加,南北半球皆然。离赤道越远,发病率越高。Kurtzke 按发病率将全球划分为高发区、中等发病区和低发区。高发区(患病率 30/100 000 或更高)包括美国北部、加拿大、冰岛、英国、北欧、西欧、以色列、俄罗斯东部、澳洲南部及塔斯马尼亚岛和南新西兰,美国北部、加拿大和北欧患病率为(30~80)/100 000,奥克尼岛和苏格兰北部是异常高发区,达 300/100 000,斯堪的纳维亚半岛和瑞士也有这样的高发区,高于该纬度预期患病率 2~3 倍;中等发病区[患病率(6~29)/100 000]纬度多低于 40°,包括美国南部、南欧、南非、澳大利亚北部、地中海盆地南部、俄罗斯西伯利亚以西部分、乌克兰、南美洲及部分拉丁美洲;低发区(患病率 5/100 000 或更低)包括亚洲和非洲大多数国家及南美洲北部,赤道地区发病率＜1/100 000。Poser 根据 MS 与 HLA 相关研究及地理分布特点,提出 MS 可能起源于北欧 Viking 人种。

(2)移民流行病学资料表明,15 岁以后从 MS 高发区移民至低发病区人群发病率仍高,15 岁以前移民发病率降低,说明从 MS 高发区到低发区移民至少部分携带本国的发病风险,尽管发病在移民 20 年之后才变得明显,在南非和以色列都可以见到这种情况。Dean 测定南非本地白种人发病率为(3~11)/100 000,从北欧移民者发病率约为 50/100 000,仅略低于北欧本地居民。Alter 学者等发现,在以色列出生的欧洲移民后裔发生 MS 风险很低,与本地出生以色列人相似,近期移民者中,每一国家移民群体发病率均接近于出生地发病率。因此,普遍认为移民关键年龄约为 15 岁,15 岁以前从北欧移居南非的移民较成年以后移居者 MS 患病率低,也就是说,15 岁以前移入移民,要承担移入地区的风险,15 岁以后移出流行地区或高危地区移民,仍保持出生地风险。这一结果有力地提示,15 岁以前与一个共同的环境因素接触可能在 MS 发病中起重要作用,然而此阶段并未发病,经较长潜伏期后才显示临床症状。以色列半数以上人口由移民构成,是进行移民流行病学研究的理想国家,它位于北纬 32°,应类似美国南部各州 MS 相对低发病区,来自高危区北欧移民及低危区亚非国家移民几乎各半。尽管北欧移民 MS 发病风险明显大于亚非移民,但在当地出生子女患病风险却介于父辈高风险与当地低风险之间。有人发现由低危区向高危区移民似乎患 MS 呈增加趋势,如英国、法国、荷兰在亚洲和非洲殖民地向本土移民属这种情形。

夫妻罹患 MS 很少,可能因夫妻早年并未共同暴露于 MS 风险因素之中。为验证这一假说,Schapira 学者等在有 2 个以上患者家庭成员中确定共同暴露或共同居住的时间,计算出共同暴露的平均年龄为 14 岁,潜伏期约 21 年,与移民研究数据基本相同。

总之,流行病学研究显示,作为患病危险因素,出生地较以后居住地更重要。MS 与其说与某地区特殊种族人群有关,不如说是与特殊地区有关,强调环境因素在发病的重要性,也提示 MS 直接病因可能在环境因素中被发现。

(3)MS 发病期为 10~60 岁,约 2/3 患者发病于 20~40 岁,高峰年龄 22 岁,其余是 20 岁前起病,少数为成年晚期(60 岁前后)发病,但 15 岁前和 55 岁后发病较少。尸检结果提示,MS 实际发病率可能高于统计数字 3 倍。女性患 MS 较男性高 2~3 倍,女性平均起病年龄<30 岁,男性略晚,原因不清。儿童发病率很低,10 岁前发病仅占所有患者的 0.3%~0.4%,但也有 2 岁典型 MS 患者报道。Hausers 等学者分析3 例儿童期患者发现,儿童与成人患者表现型并无差异,发病风险随年龄增长,约 30 岁达到高峰,40 岁前居高不下,约 50 岁降低。有人指出,MS 具有单峰型年龄发作曲线,与许多传染性疾病年龄特异性发作曲线相似。

(4)MS 与不同种族基因易感性有关,MS 主要侵犯白种人和欧洲人定居地方。流行病学资料显示,某些民族如因纽特人、西伯利亚的雅库特人、非洲的班图人及吉卜赛人根本不患 MS。生活在北美和南美的日本人、中国人、马耳他人和未混血印度人 MS 患病率很低,约少于当地白种人群的 1/10。生活在夏威夷和美国大陆的第一代日本和中国移民仍表现如他们出生国的低 MS 发病率,美国黑人与白人混血儿呈现介于二者间的发病率。MS 在某些近亲结婚白种人如加拿大胡特瑞特人几乎不存在。

目前,我国尚无完备的 MS 流行病学资料,近几十年来,随着医师对 MS 认识逐渐提高,患者报道也逐渐增多,MS 在我国并非常见疾病,估计我国与日本相似,属低发病区。

三、病理

尸检可见 MS 患者脑和脊髓萎缩,脑沟增宽,脑室扩大,脑和脊髓冠状切面可见较分散的脱髓鞘病灶,呈粉灰色轻微凹陷,大小不一,直径 1~20 mm,最大可达整个脑叶白质、形态各异。多数斑块发生在脑室旁白质或灰白质交界处,约 40% 出现于脑室周围白质,中脑、脑桥和延髓等处,小脑齿状核周围、脊髓、视神经和胼胝体也相当常见。小静脉周围常有大量炎症细胞,如 T 细胞、浆细胞、大单核细胞和巨噬细胞等浸润,急性期可见软脑膜轻度充血和脑水肿,弥漫性炎症反应也受累及脑脊膜,蛛网膜下腔可见巨噬细胞、淋巴细胞和浆细胞等。长期病程的严重患者可见软脑膜增厚,局限性或广泛性脑萎缩等。急性期脊髓病变可见节段性肿胀、脱髓鞘,长期病程慢性期可见脊髓节段性萎缩变细。视神经、视交叉和视束切面可见局灶性肿胀或萎缩硬化斑,脊髓以颈段病损多见,切面可见灰白质病灶境界不清。

颈髓斑块数是颈体以下斑块数的 2 倍,典型斑块呈扇形,位于脊髓侧索可引起下肢无力,可能是 MS 患者出现疲乏症状的原因。锥体束损害引起痉挛,后索和脊髓丘脑束斑块引起针刺样感觉异常和麻木,Lhermitte 征是颈体斑块脱髓鞘纤维机械变形的结果。我国 MS 病理表现坏死灶较多见,仅少数患者表现如欧美患者的典型硬化斑。同一患者脑组织斑块外观、大小及新旧程度不同。急性期新鲜斑块境界不清,呈暗灰色或粉色、质软,斑块生长方式是自斑块边缘指样延伸生长或相邻损害融合,可见局限性轻度肿胀。长期病程陈旧性斑块境界清楚,呈浅灰色半透明,较坚硬,可见局限性脑萎缩和脑室扩张。

髓磷脂和少突胶质细胞破坏后遗留完整而裸露的轴突,脱髓鞘早期形成髓磷脂间囊泡,使髓磷脂分为层状结构,斑块外围异常薄的髓质称为影斑,为髓鞘再生区,是 MS 特征性表现。影斑含形态一致的薄髓磷脂,Ranvier 结间长度较正常髓鞘短,是髓鞘再生神经纤维的特性。髓鞘再生是早期活动性 MS 病灶的显著标志,可能由于少突胶质细胞不是损害的最初靶子,甚至在高度破坏性损害的急性 MS 仍保存许多可快速诱导髓鞘再生的少突胶质细胞,MS 晚期少突胶质细胞广泛破坏,故影斑少见。任何新出现的少突胶质细胞都来源于干细胞库,是造血干细胞移植治疗 MS 的理论基础。同一区域复发性脱髓鞘和少突胶质细胞破坏最终不仅耗竭了发病前存在的少突胶质细胞,且耗竭了干细胞库,可能是疾病晚期无髓鞘再生的原因。星形胶质细胞充填于脱髓鞘缺损部位,出现胶质增生和硬化。

MS 斑块分为炎症(活动)性脱髓鞘斑块和休眠(静止)性斑块。前者表现脱髓鞘及少突胶质细胞丧失,静脉周围炎性巨噬细胞和 T 细胞浸润,BBB 破坏加重;后者表现脱髓鞘而无降解产物,不同程度的炎性细胞浸润,轻到中度 BBB 破坏,斑块胶质形成。施万细胞形成周围神经髓鞘,少突胶质细胞形成 CNS 髓鞘,但 MS 脊髓型常含施万细胞形成的髓鞘再生,导致 CNS 出现周围型髓磷脂形成。

综上所述,早期、晚期和急性(Marburg 型)MS 斑块的病理学区别如下。①早期 MS:广泛脱髓鞘及髓鞘再生(影斑),轴索大多保留,少突胶质细胞数相对正常,血管周围炎,浆细胞较少。②晚期 MS:脱髓鞘,少突胶质细胞显著减少,髓鞘再生稀疏,轴索密度减低,炎症反应不明显,浆细胞较多,形成神经胶质瘢痕。③急性 MS:斑块呈强炎性反应,广泛髓鞘破坏和轴索丧失,浆细胞较少,少突胶质细胞、星形胶质细胞变性。

MS 可见无症状性斑块,MRI 追踪扫描发现,数月后无症状性斑块体积增加尔后减小,无症状可能由于发生在临床静区,大脑半球斑块常见;神经系统具有可塑性,当一种神经通道破坏时,另一神经通道表现相同功能;慢性斑块出现有效的冲动传导。

总之,CNS 炎症性脱髓鞘是 MS 临床表现的病理基础。MS 早期髓鞘再生明显,但并不意味功能改善,因新生髓鞘存在生理学异常;尽管如此,髓鞘再生仍是临床症状缓解的一个原因,髓鞘再生不会导致进展型 MS。抑制炎症反应及增加少突胶质细胞的髓鞘再生能力是治疗的基本原则。

四、临床表现

(一)病程

MS 多为慢性病程,半数以上的患者病程中有缓解-复发,我国 MS 患者多为急性或亚急性起病,复发时也可为急性或亚急性,可复发数次或十余次,缓解期可长可短,最长可达 20 年,每次复发通常都残留部分症状和体征,逐渐积累使病情加重;少数患者呈阶梯式进展,无缓解而逐渐加重。McAlpine 等学者分析 219 例 MS 患者的起病方式,约 20% 的患者在数分钟内发病,20% 在数小时内,30% 在一至数天内,20% 在数周至数月内完全形成疾病,其余 10% 在数月或数年内症状隐袭出现,呈较长稳定期或间断性进展,多见于 40 岁以上患者。传统观点认为,MS 多在年轻人健康状态极佳时患病,实际上病史中常可追溯到患者在发生神经症状前数周或数月已有疲劳、精力缺乏、体重减轻、肌肉和关节隐痛等。感冒、发热、感染、败血症、外伤、外科手术、拔牙、妊娠、分娩、过劳、精神紧张、药物过敏和寒冷等可诱发或引起复发,但最新研究认为,妊娠期病情通常不恶化,反而减轻,产后 3 个月病情恶化增加。

(二)神经系统受累

约半数患者以肢体无力、麻木或二者并存为首发症状起病,可表现一侧或双侧下肢拖曳或控制不良,以致痉挛性或共济失调性轻截瘫、腱反射亢进、腹壁反射消失及病理反射阳性。可有不同程度深、浅感觉缺失,肢端针刺感及围绕躯干或肢体的束带感,可能为脊髓后索受累。可出现 Lhermitte 征,常主诉下背部有令人痛苦的钝痛,与 MS 病灶的关系不确定;定位不明确的烧灼痛及一个肢体或躯干某部位根性撕裂痛不常见,可能是脱髓鞘病侵及神经根所致,可为首发症状或见于任何时期。球后视神经炎及横贯性脊髓炎常为 MS 典型发作症状,常是确诊患者的特征性表现,但也可见于其他疾病,在一段时间内可为推测性诊断。我国统计 MS 首发症状多为肢体力弱、单眼或双眼视力减退及失明、感觉异常、肢体疼痛或麻木、复视、共济失调、智能或情绪改变等。国外 MS 首发症状依次为走路不稳、复视、眩晕和排尿障碍,偏瘫、面瘫、耳聋及三叉神经痛及其他发作性症状仅见于少数患者。缓慢进展的颈脊髓病常见于老年妇女,早期表现下肢无力和共济失调,与颈椎病难以鉴别;MS 以眼球震颤和共济失调起病并不少见,可伴肢体无力和强直,提示小脑和皮质脊髓束受累。

(三)症状体征

"多发性硬化患者有一条腿的症状,却可能有两条腿的体征"。患者主诉一侧下肢无力、共济失调、麻木和针刺感,但查体可能发现双侧皮质脊髓束病损或 Babinski 征及双侧后索病损。约半数患者表现视神经、脑干、小脑和脊髓受累,为混合型;30%~40%的患者表现脊髓型,出现不同程度痉挛性共济失调和肢体远端深感觉障碍;混合型加脊髓型至少占 80%。不论哪种类型,不对称性痉挛性轻截瘫都是进行性 MS 最常见表现。病变主要累及小脑或脑桥,延髓仅约 5%,黑蒙型发病率与之相似。MS 典型症状体征如下。

1.肢体瘫痪

肢体瘫痪最多见,国外发生率为 83%。开始多为下肢无力、疲劳及沉重感,继而变为痉挛性截瘫、四肢瘫,也有偏瘫、单瘫,伴腹壁反射消失、腱反射亢进和病理反射。

2.视力障碍

视力障碍约占 46%,多从一侧开始,隔一段时间侵犯另一侧,也可在短时间内两眼先后受累,常伴眼球疼痛。多数患者发生较急,有缓解-复发。早期眼底无改变,后期可见视神经萎缩和球后视神经炎,视神经炎引起视敏度损害和眼球疼痛,可出现双颞侧偏盲、同向性偏盲等。多数患者视力可于数周后开始改善,约 50%的患者可遗留颞侧视盘苍白,但患者可不觉察有视力障碍。

3.眼球震颤及眼肌麻痹

约半数患者可出现眼球震颤及眼肌麻痹,水平型多见,可有水平加垂直、水平加旋转及垂直加旋转等,病变位于脑桥前庭神经核、小脑及联系纤维。约 1/3 的患者出现眼肌麻痹及复视,多因侵及内侧纵束,导致核间性眼肌麻痹,眼球同向运动联系纤维内侧纵束病损可引起凝视麻痹,特征是侧视时对侧眼球内收不全,同侧眼球外展伴粗大震颤;MS 多表现双侧病损,年轻患者出现双侧核间性眼肌麻痹应高度怀疑 MS。有时可出现一个半综合征,是脑桥被盖部病变引起一侧脑桥旁正中网状结构(PPRF),即眼球同向运动的皮质下中枢受损造成向病灶侧凝视麻痹,使同侧眼球不能外展,对侧眼球不能内收,若病变同时累及对侧已交叉过来的支配同侧动眼神经核的内侧纵束,则同侧眼球也不能内收,仅对侧眼球可以外展,一个半综合征最常见的病因是脑干脱髓鞘或腔隙性梗死。眼震和核间性眼肌麻痹是高度提示 MS 的两个体征,若二者同时并存可指示脑干病灶,需高度怀疑 MS 的可能。核上性联系中断也可引起凝视麻痹,动眼、外展神经的髓内路径受累可出现个别眼肌麻痹,以外展神经最多,动眼神经次之。

4.其他脑神经受损

面神经瘫多为中枢性,病灶在大脑半球白质或皮质脑干束,少数为周围性,病灶在脑干;脑桥病变可出现耳聋、耳鸣、简单幻听(因迷路联系受累)、眩晕和呕吐(前庭联系受累),以及咬肌力弱;延髓病变,或小脑病变引起咽部肌肉共济失调可出现构音障碍、吞咽困难;舌肌瘫痪而无舌肌萎缩和纤颤为大脑或皮质脑干束病变所致。严重患者可见上述脑干症状的集合,并伴四肢轻瘫及小脑性共济失调等。

5.感觉障碍

感觉障碍见于半数以上患者,可为疼痛、感觉异常等主观症状,痛觉、温觉减退或缺失、深感觉障碍、Romberg 征,以及节段性及传导束性感觉障碍,肢体多见而面部少见,是病变累及脊髓、脑干和大脑感觉传导路或脊髓后根纤维的节段性装置所致。

6.共济失调

共济失调出现率约 50%。表现断续性言语、意向性震颤、共济失调步态及躯干节律性不稳等,病变位于小脑及其联系纤维;严重者轻微移动躯干或肢体可引发强烈不能控制的共济失调性震颤,病灶可能位于中脑被盖,并侵及齿状核-红核-丘脑束及邻近结构。Charcot 三主征(眼球震颤、意向震颤、吟诗样或断续样语言)只见于部分 MS 晚期患者。小脑性共济失调可与感觉性共济失调并发,或小脑受累为主,或深感觉障碍为主,后者为累及脊髓后索或脑干内侧丘系。

由于 MS 病灶散在多发,中枢神经系统不同部位病变组合构成其临床症状。某些症状体征在 MS 罕见,如失语症、偏盲、锥体外系运动障碍、严重肌萎缩和肌束颤动等,出现这些症状体征常提示可能不是 MS。

(四)罕见症状

有些患者以罕见症状及非常规方式起病,导致诊断困难。

(1)年轻患者出现典型三叉神经痛,可为双侧性,其后出现面部感觉缺失或其他体征而确诊 MS。

(2)有些患者出现臂痛、胸痛或腰骶部疼痛,是痛觉传导路病变刺激所致,常使诊断困难,直至发现新病灶才确诊。

(3)起病较急的右侧偏瘫和失语,易误诊为脑卒中,当出现脑和脊髓的其他症状和体征才得以确诊。

(4)有些患者表现缓慢进展的偏瘫,颇似脑胶质瘤。

(5)MS 患者可于复发期发生昏迷,最后常导致死亡。

(6)可在长期病程中仅表现反复非致残性脊髓型发作。

(7)有的患者以精神错乱伴嗜睡为首发症状,其后病情复发,出现小脑和脊髓症状。

(8)可表现缓慢智力减退伴缓慢进展的轻度小脑性共济失调。

(9)可以迅速进展的上行性下肢瘫痪起病,伴尿便障碍和骶部剧痛,反射消失,颇似脊髓病变,2 年后症状缓解,可重新行走。

(10)晚发型于 50~60 岁起病,症状和体征完全符合 MS 临床诊断标准,一些患者表现如缓慢进展的颈髓病。

本病临床症状体征多样性取决于不同部位脱髓鞘病灶及病变程度,临床常见下肢轻截瘫、感觉异常、视力障碍、复视、眼震、构音障碍、意向性震颤、共济失调、深感觉障碍、膀胱功能障碍和情感反应异常等。MS病变的空间多发性(散在分布于CNS的多数病灶)及时间多发性(病程中缓解-复发)构成其症状、体征及临床经过的主要特点。

五、MS变异型

MS变异型包括急性多发性硬化、MS合并周围神经病等。

(一)急性多发性硬化

急性多发性硬化是针对慢性缓解-复发型MS而言,Marburg报道一例急性MS,故该型也称Marburg变异型。以往曾有人认为急性MS短暂的病程与急性播散性脑脊髓炎(ADEM)迁延型一致,后者是一种急性单相性疾病,可持续4~8周,但目前多认为二者并不完全相同。急性MS大体病理可见MS典型斑块,组织学显示许多同期斑块,静脉周围脱髓鞘区融合较明显,少数病灶形成空洞,较典型MS和ADEM的病损严重。

临床表现:①极少数急性MS患者表现高度恶化型,突然起病,表现大脑、脑干和脊髓症状,数周内患者呈现昏睡、昏迷及去大脑状态,伴脑神经受损,通常为无任何缓解的单向进行性病程,发病后数月内死亡;国外有学者曾描述急性致死型MS患者,可在发病数周至2个月死亡,病前未患过麻疹,无预防接种史,通常脑脊液细胞反应明显,有些儿童及青少年急性MS患者是非致命的,也有些患者数月后意外痊愈。②有些患者出现复发,其后呈典型MS临床过程,但可有急性恶化的相似发作,复发多见于发病第一年和中年患者。诊断根据患者临床表现,脑和脊髓MRI显示多发的T_2WI高信号,有增强效应,CSF通常寡克隆带缺如,淋巴细胞中度增多,确诊需病理证实。应与脑血管炎性病变鉴别。多数急性MS患者对静脉注射大剂量类固醇皮质激素反应良好,但有些患者反应不良,甚至病情恶化。Kanter等学者报道血浆交换可使病情迅速改善,ADEM也有同样疗效,但多数急性脊髓炎对此治疗无反应。

(二)MS合并周围神经病

MS患者可合并多发性神经病或多发性单神经病,可因脊髓及周围神经同时发生自身免疫性脱髓鞘病变所致,后者可表现为慢性炎症性多发性神经病,根性或周围神经运动和感觉症状可由侵及神经根进入脊髓区或离开腹侧白质纤维脱髓鞘而引起。

六、临床分型

(一)按病程分型

MS可分为以下五型,该分型与MS治疗决策有关(表9-2)。

表9-2 MS与治疗决策有关的临床病程分型

病程分型	临床表现
缓解-复发(R-R)型MS	临床最常见,约占85%,疾病早期出现多次复发和缓解,可急性发病或病情恶化,之后可恢复,两次复发之间病情无进展
继发进展(SP)型MS	R-R型患者经过一段时间可转为此型,患病25年后80%的患者转为此型,病情进行性加重不再缓解,伴或不伴急性复发

病程分型	临床表现
原发进展型 MS	约占 10%,起病年龄偏大(40~60 岁),发病后轻偏瘫或轻截瘫在相当长时间内缓慢进展,发病后神经功能障碍逐渐进展,出现小脑或脑干症状,MRI 显示造影剂钆增强病灶较继发进展型少,CSF 炎性改变较少
进展复发型 MS	临床罕见,在原发进展型病程基础上同时伴急性复发
良性型 MS	约占 10%,病程呈现自发缓解

(二)按临床表现分型

1.急性型

起病急,发热;组织病理学显示多数同期斑块和小静脉周围脱髓鞘区融合;少数重症患者出现昏睡、昏迷或去大脑状态,伴脑神经和皮质脊髓束受损,常在数周至数月内死亡,部分患者可恢复,转变为缓解-复发型。

2.发作型

最常见共济失调和构音障碍,还可见肢体强直、感觉异常、运动障碍和复视等发作,有时每天可发作数次。

3.肿瘤型

较少见,常见于儿童及年轻人,患者表现头痛、癫痫发作、失语、局灶性运动和感觉障碍及颅内压增高综合征。最初 MRI 表现支持原发性脑瘤,MRI 典型表现为单发的中至大的 T_2WI 高信号脱髓鞘病灶,急性期显示环状增强,通常需立体定向或开颅活检才能确诊。

4.良性型

隐袭起病或短暂发作后永久缓解,无神经系统体征,仅于 MRI 检查或尸检时发现。

(三)按病变部位分型

1.脊髓型

亚洲多见,急性、慢性或暴发性起病,表现完全或不完全性中枢性截瘫、四肢瘫或脊髓半离断,呈横贯性或节段性感觉障碍、疼痛、麻木及束带感,可有 Lhermitte 征、痛性强直性痉挛发作、尿便及性功能障碍等。

2.脑干或脑干小脑型

表现周围性或中枢性面瘫、三叉神经痛、眩晕、耳聋及眼球震颤,少数患者出现复视、眼外肌麻痹、核间性眼肌麻痹和吞咽困难等;可有小脑性共济失调、Charcot 三主征。

3.大脑半球型

较少见,表现精神症状或智力障碍,如欣快、抑郁、人格改变、精神错乱和强哭强笑等,少数出现癫痫发作、单瘫、偏瘫、失语和皮质盲等。

七、辅助检查

(一)脑脊液检查

尽管近年来神经影像学技术如 CT、MRI 及诱发电位等取得长足进步,为 MS 临床诊断提供了有力手段,但 CSF 检查在 MS 临床及研究方面的重要性仍是其他方法无法取代的。

1.脑脊液单个核细胞(CSF-MNC)计数

患者 CSF-MNC 数正常或轻度增高,一般在 $15 \times 10^6/L$ 以内。约 1/3MS 患者,尤其急性起病或恶化患者可有轻到中度 CSF-MNC 增多,通常不超过 $50 \times 10^6/L$,超过此值应考虑其他疾病。脑干严重脱髓鞘时可达到或超过 $100 \times 10^6/L$,暴发型患者多形核白细胞比例较大,CSF 细胞增多是衡量疾病活动的唯一指标。

2.检测 IgG 鞘内合成

(1)CSF-IgG 指数:约 40% 的 MS 患者 CSF 总蛋白含量轻度增高,超过 1.0 g/L 者罕见,可考虑其他疾病。约 2/3 的 MS 患者 IgG 比例增高,超过总蛋白 12%;70% 以上患者 CSF-IgG 指数增高。CSF-IgG 指数表示为:(CSF-IgG/S-IgG)/(CSF-Alb/S-Alb)[S 代表血清,Alb 代表清蛋白]。IgG 指数为 0.7 提示 CNS 内 IgG 合成。测定这组指标也可计算 CNS24 小时 IgG 合成率,其意义与 IgG 指数相似。IgM 测定也有一定意义,但因含量微、检测困难及阳性率低,诊断价值有限。

(2)寡克隆带(OB)检测:已证明 MS 患者 CSF-IgG 增高是 CNS 内合成,在琼脂糖凝胶电泳中表现异常分离的区带寡克隆 IgG 带,是 MS CSF 常规诊断方法和重要免疫学指标。通过琼脂糖等电聚焦和免疫印迹技术,双抗体过氧化物酶标记及亲和素-生物素放大系统,可使 OB 阳性检出率达到 95%。

OB 检测须 CSF 与血清并行检查,如 CSF 和血清同时出现类似区带并不提示鞘内 IgG 合成,只有 CSF 存在而血浆缺如才是寡克隆区带。需强调的是 CSF 寡克隆区带并非 MS 特异性改变,在 Lyme 病、神经梅毒、亚急性硬化性全脑炎、人类免疫缺陷病毒(HIV)感染和多种结缔组织病患者的 CSF 中也可检出,因此,诊断需密切结合临床,对结果解释也须慎重,MS 临床上与这疾病不难区别。检出CSF-OB对诊断早期或非典型 MS 更有帮助,Moulin 等学者认为,MS 首次发作即出现 CSF-OB 可能预示慢性复发性 MS。目前,CSF-IgG 指数和 CSF-OB 测定是 MS 最可靠的实验诊断方法。

3.放射免疫分析(RIA)

放射免疫分析(RIA)证明,许多急性期 MS 患者 CSF 含高水平 MBP,慢性进行性 MS 患者 MBP 水平较低或正常,缓解期也正常。因 MBP 水平增加也见于脑梗死等髓鞘破坏病变,检测又需特殊设备和试剂,所以它在诊断性试验中应用不广。已经证明 MS 患者 CSF 中髓鞘素组分如 MBP、PLP、MAC 和 MOG 等抗体生成细胞数明显增多,CSF 中 MBP、PLP 多肽片段的自身应答性 T 细胞数也增加。MS 是一种器官特异性炎症性疾病,CSF 又紧邻炎症攻击的 CNS 靶器官,并易于获得,故检测 CSF 免疫细胞及免疫分子成为研究 MS 免疫发病机制的最佳途径。

(二)诱发电位检查

MS 早期或 MS 脊髓型,当临床资料提示 CNS 仅有一个病灶时,视觉诱发电位(VEP)、脑干听觉诱发电位(B 听觉诱发电位)和体感诱发电位(SEP)等检查,以及视觉刺激知觉延迟、眼电图、眨眼反射及视觉图像闪光融合等可确定无症状病灶存在。国外报道,VFP 异常见于约 80% 的临床确诊 MS 患者和约 60% 的临床可能或可疑 MS 患者。SEP 的相应数值为 69% 和 51%,B 听觉诱发电位(通常为波内潜伏期延长或第 5 波幅降低)分别为 47% 和 20%。在 Halliday 和 McDonald 的系列研究中,50%~90% 的 MS 患者有一项或多项试验异常。

(三)CT 扫描和 MRI 成像

1.CT 扫描

偶可意外显示脑部病损,双倍剂量造影剂和注药后一小时延迟 CT 扫描可提高 MS 病情恶化时病灶显示率。应注意以下两点:①急性斑块可显示强化的环状病灶,类似脓肿或肿瘤。②类固醇治疗后脑室旁病灶可变得不明显,颇似 CNS 淋巴瘤。

2.磁共振成像

磁共振成像是检出 MS 病变高敏感性的理想方法,可发现小脑、脑干、视神经和脊髓的无症状性 MS 斑块;不仅可进行 MS 定位及定性诊断,连续 MRI 检查还可动态观察病灶进展、消退及转归,还可用于药物疗效评价。MS 的 MRI 表现如下。

(1)侧脑室周围、半卵圆中心、胼胝体、胼胝体与脑室间可见类圆形或融合性斑块,T_1WI 低信号、T_2WI 高信号,大小不一,常见于侧脑室前角和后角周围(图 9-1),大融合性斑块多累及侧脑室体部,脑干、小脑、脊髓可见不规则斑块。

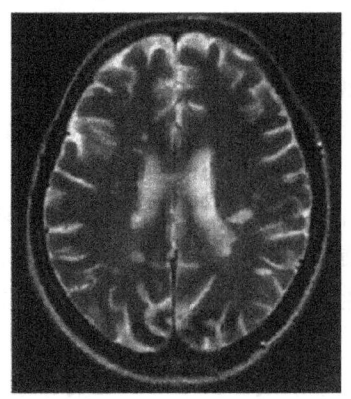

图 9-1　多发性硬化 MRI 示 T_2WI 侧脑室周围白质多发性斑块

(2)病程较长伴脑室系统扩张、脑沟增宽等脑白质萎缩征象。

(3)T_2WI 显示大脑白质 MS 斑块较好,质子密度加权像显示脑干和小脑斑块较清晰,T_1WI 可鉴别 MS 陈旧与新鲜斑块,前者 T_1WI 呈明显低信号,注射 Gd-DTPA 后不强化,后者呈模糊等信号,有显著强化效应。Stewart 等发现 80% 确诊的 MS 患者 MRI 显示多灶病损;在 Ormerod 等的 114 例临床确诊 MS 患者中,除 2 例外均发现脑室旁 T_2WI 异常信号,除 12 例外均发现大脑白质分散病灶。脑室旁 T_2WI 高信号可见于多种病理过程,甚至正常老年人,但后者改变常较轻微,T_2WI 显示数个不对称界限清楚、紧邻脑室表面病灶常提示 MS,与纤维束走行一致的放射性分布脱髓鞘区更有诊断意义,急性期病灶有增强效应。

总之,MS 诊断需要提供时间上和空间上离散性病灶的证据,CSF-MNC 数、IgG 指数和 OB 检测可提供 MS 的免疫学证据,诱发电位、CT 和 MRI 检查可发现 MS 亚临床病灶,但没有任何一项实验室、电生理及神经影像学检查可以单独作为完全可靠的 MS 诊断依据。

八、诊断及鉴别诊断

(一)诊断

缓解-复发的病史及症状体征提示 CNS 有一个以上的分离病灶,是长期以来指导临床医师诊断 MS 的准则。然而,近年来磁共振成像和诱发电位等可以识别临床不明显的病损,使 MS 诊断不再只依靠于临床标准。目前国内尚无 MS 的诊断标准,长期以来沿用国外标准,如 Schumacher、McDonald 和 Poser 等诊断标准。

1.Schumacher 诊断标准

Schumacher 临床确诊 MS 诊断标准:①病程中有 2 次或 2 次以上缓解复发,间隔1个月;或呈进展型,病程 6 个月。②有 2 个或以上病变体征。③病变主要在神经系统白质。④发病年龄 10～50 岁。⑤排除其他病因。

2.McDonald 诊断标准

(1)确诊的 MS:经尸体解剖确定。

(2)临床确诊 MS:①病史中有 2 次或 2 次以上缓解复发;②CNS 有 2 个或 2 个以上分离性病灶的体征;③病变主要在 CNS 白质;④发病年龄 10～50 岁;⑤体征或症状存在的时间超过 1 年;⑥排除其他病因。

(3)早期可能或潜伏期 MS:①提示 MS 的一次发作,CNS 有 2 个或 2 个以上分离性病灶体征;②呈缓解-复发病程,仅 1 个与 MS 有关的病灶体征。

(4)进展性可能 MS:①进行性截瘫病史;②CNS 有 2 个或 2 个以上分离性病灶的体征;③排除其他病因。

(5)进展性可疑 MS:①进行性截瘫病史;②仅有 1 个病灶体征;③排除其他病因。

(6)推测的 MS:提示 MS 的一次发作,无病灶体征或仅有 1 个病灶体征;或者单侧或双侧复发性视神经炎,伴视神经以外的另一次发作,但无视神经以外的病灶体征。

3.Poser 诊断标准

见表 9-3。

表 9-3　Poser 诊断标准

诊断分类	诊断标准(符合其中 1 条)
1.临床确诊 MS(CDMS)	①病程中两次发作和两个分离病灶临床证据 ②病程中两次发作,一处病变临床证据和另一部位亚临床证据
2.实验室检查支持确诊 MS (LSDMS)	①病程中两次发作,一个病变临床证据,CSP-OB/IgG(+) ②病程中一次发作,两个分离病灶临床证据,CSP-OB/IgG(+) ③病程中一次发作,一处病变临床证据和另一病变亚临床证据,CSF-OB/IgG
3.临床可能 MS(CPMS)	①病程中两次发作,一处病变临床证据 ②病程中一次发作,两个不同部位病变临床证据 ③病程中一次发作,一处病变临床证据和另部位病变亚临床证据
4.实验室检查支持可能 MS(LSPMS)	病程中两次发作,CSF-OB/IgG,两次发作须累及 CNS 不同部位,须间隔至少一个月,每次发作须持续 24 小时

(1)临床确诊的 MS:①病程中有两次发作和两个分离病灶的临床证据;②病程中有两次发作,有一处病变的临床证据和另一不同部位病变的亚临床证据。

应注意两次发作必须涉及 CNS 不同部位,至少间隔 1 个月,每次发作须至少持续 24 小时。某些病史资料也可作为两处病变之一的临床证据,如 50 岁以下患者出现 Lhermitte 征,放射线检查已排除颈椎病;因严重位置觉、实体觉缺失使手运用不灵;50 岁之前发生的典型视神经炎,视力丧失并伴眼球运动疼痛,或视力未完全丧失,但有视野缺损和辨色力障碍;有复视而无甲状腺疾病及先期眼眶外伤,当物体靠近任何一只眼睛时复视消失;40岁以前发生的三叉神经痛等。以病史材料作为病变临床诊断证据必须慎重,如医师未亲自观察到上述发作,需有患者亲友加以证实。高温诱导试验、诱发电位、脑部CT和MRI检查也是获取CNS病变的亚临床证据方法,神经心理学鉴定发现50岁以下患者有肯定的认知缺陷对诊断本病也有帮助。表现缓解-复发病程的典型患者诊断可能很少有疑义,但应注意其非典型临床经过及症状特点,如急性型、隐匿起病及缓慢进展患者,以及缺乏视神经炎等典型症状的患者。

(2)实验室检查支持确诊MS(LSPMS):指CSF-IgG寡克隆带或CSF-IgG合成增加,患者血清无寡克隆带,血清IgG水平为正常范围,需排除梅毒、亚急性硬化性全脑炎、类肉瘤病和胶原血管病等。

诊断标准:①病程中有两次发作,有一个临床或亚临床病变证据,CSF-OB阳性或CNS内IgG合成增加(表示为CSF-OB/IgG);②病程中有一次发作,两个分离病灶的临床证据,并有CSF-OB/IgG;③病程中有一次发作,有一处病变的临床证据和另一不同部位病变的亚临床证据,并有CSF-OB/IgG。

应注意病史资料不能作为临床或亚临床证据。第一次检查时的两处病变必须不同时间存在,至少间隔一个月,这种时间间隔的要求旨在尽量不把急性播散性脑脊髓炎包括在内。进展型患者最初出现轻截瘫时,不应同时存在视神经受累的临床或亚临床证据,若二者同时存在,且病情稳定进展至少6个月,应诊断为MS。

(3)临床可能的MS(CPMS):①病程中有两次发作和一处病变的临床证据,这两次发作必须涉及CNS不同部位,病史材料不能作为病灶的临床证据;②病程中有一次发作和两个不同部位病变的临床证据;③病程中有一次发作和一处病变的临床证据和另一不同部位病变的亚临床证据。

(4)实验室检查支持可能的MS(LSPMS):病程中有两次发作和CSF-OB/IgG,两次发作须累及CNS不同部位,间隔至少一个月,每次发作持续24小时。

4.关于我国MS临床诊断标准的建议

从上述Schumacher、McDonald和Poser等三个诊断标准,可一窥MS临床诊断的发展沿革,随着检测手段进步,诊断可靠性提高。目前,Poser诊断标准被国际上广泛采用,实验室指标具有较好的预见性,VEPB听觉诱发电位、CSF-IgG指数和CSF-OB可使90%临床可能MS患者上升为实验室检查支持确诊的MS。然而,无论从临床应用或研究角度,都应尽量减少分类层次,便于临床及实验研究减少分组,尽量多地纳入临床确诊患者;McDonald和Poser标准都显得烦琐。实际上,相对于病理确诊而言,症状体征和实验室、电生理、影像学证据均应属于临床确诊,不能完全满足该标准为临床可能。目前国内外临床确诊MS都纳入CSF-OB/IgG标准,这几乎成为公认的惯例,并视为临床确诊的必要条件。华盛顿MS诊断专题会议诊断标准方案,将CSF-OB和CSF-IgG指数或24小时鞘内IgG合成率定为实验室指标,将诱发电位、CT或MRI定为亚临床隐匿性病灶证据。鉴于此,建议简化MS诊断标准,除病理确诊外,将临床诊断标准划分为两类(表9-4)。

表9-4 建议的MS分类标准

诊断分类	诊断标准
1.临床确诊MS (CDMS)	病程中有两次发作,CNS有两个分离病灶的临床证据,CSF-OB/IgG(+)

诊断分类	诊断标准
2.临床可能 MS （CPMS）	①病程中两次发作(不需是 CNS 不同部位)，一处病变临床证据 ②病程中一次发作，两个不同部位病变临床证据 ③病程中一次发作，一处病变临床证据，另一病变亚临床证据，CSF-OB/IgG 均为(＋) 或(－)。符合其中 1 条即可。

注：病变亚临床证据系经 CT、MRI、VEP 和 B 听觉诱发电位证实者。

(1)临床确诊的 MS(CDMS)：①病程中有两次或两次以上发作；②CNS 有两个或两个以上分离病灶的临床证据；③CSF 寡克隆带阳性和/或 CSF-IgG 指数增高(CSF-OB/IgG)。

(2)临床可能的 MS(CPMS)：①病程中有两次发作和一处病变的临床证据，两次发作并非必须涉及 CNS 的不同部位；②病程中有一次发作和两个不同部位病变的临床证据，或病程中有一次发作和一处病变的临床证据和另一不同部位病变的亚临床证据(经 CT、MRI，VEP 和 B 听觉诱发电位等证实)；③有或无 CSF-OB/IgG。

该建议标准体现 MS 作为 CNS 炎症性脱髓鞘性自身免疫疾病的两个临床特点，CNS 多数病灶及病程中缓解-复发，也突出了 MS 的免疫学特点，CSF-IgG 指数增高及出现 CSF 寡克隆带。该标准可简化地表示为 2－2(＋)和 2－1(＋&－)。①临床确诊 MS(CDMS)：2－2(＋)，即 2 次发作和 2 个病灶，CSF-OB/IgG(＋)。②临床可能 MS(CPMS)：2－1(＋&－)，即 2 次发作和 1 个病灶，或 2 个病灶和 1 次发作，CSF-OB/IgG(＋)或(－)。

多数 MS 患者年轻，生活正面临许多重要抉择，如教育、结婚和子女等，诊断须周密慎重。主要依据临床表现，结合必要的实验室、电生理及 MRI 检查，切忌轻率地把 MS 标签贴在患者身上，可导致医师注意力转移，将以后出现的任何神经事件都用 MS 解释，不考虑其他可能治愈的疾病。

(二)鉴别诊断

(1)急性播散性脑脊髓炎(ADEM)：是急性炎症性脱髓鞘性或坏死性病变，ADEM 患者相对年轻，发病快，多有前驱病毒感染或疫苗接种史。表现广泛的 CNS 病变，出现多灶性神经功能障碍，呈自限性和单相性病程。可有发热、脑膜炎、意识障碍或昏迷等，MS 罕见。BBB 明显受损，幕下病变多见。98％的患者 MRI 显示脑室周围白质受累，40％有丘脑病变，可累及胼胝体，MS 很少累及丘脑和胼胝体。

(2)某些 MS 患者首发症状类似急性迷路性眩晕或三叉神经痛，细致神经系统检查可发现脑干受损体征，CSF 检查可能有帮助。亚急性进展患者累及传导束和脑神经可误诊脑干神经胶质瘤，病情缓解或 MRI 追踪可确诊，有些患者脑干症状可显著缓解。

(3)系统性红斑狼疮(SLE)、Sjögren 综合征、硬皮病、混合型结缔组织病和原发性胆管硬化等在 CNS 白质可出现多发病灶，系统性红斑狼疮(SM)可有复发。5％～10％的 MS 患者可检出抗核抗体或抗双链 DNA 抗体，MS 可与 SLE 并发。MRI 狼疮病灶与 MS 斑块类似，视神经和脊髓反复受累，临床连续发作类似 MS，狼疮病理损害为小梗死灶，少数患者可见炎性脱髓鞘。神经白塞病(Behcet 病)表现多灶性脑病症状，临床特征是反复发作虹膜睫状体炎、脑膜炎、口腔及生殖器黏膜溃疡，关节、肾和肺部症状等；单纯以神经症状发病者较难确诊。临床已注意到虹膜睫状体炎与 MS 联系，但有些患者后来证明为脑淋巴瘤。

(4)多发性脑海绵状血管畸形及小的脑干动静脉畸形伴多次出血发作，脑膜血管梅毒、某些少见的脑动脉炎可类似 MS 发作,血管造影可阴性,MRI 见小血管病变周围血液产物可证实诊断。神经系统以外结节性动脉周围炎或血管炎可产生类似 MS 多灶损害,有些少见患者表现复发性神经症状或类固醇反应性脊髓炎,鉴别困难,CSF-MNC 可达 100×10^6/L 或更多。

(5)地中海地区慢性型布鲁杆菌病、遍及北美和欧洲的莱姆病(LD)均可导致脊髓病或脑病,影像学可见多发性白质病变。神经 Lyme 病除特征性慢性游走性红斑(ECM)外,30%～50%患者在 ECM 后 2～6 周发生脑膜炎、脑炎、脑神经炎、运动和感觉神经炎等神经症状。急性传染病史和流行病史是重要鉴别点。

(6)MS 脊髓型表现进行性痉挛性截瘫伴不同程度后索损害,易与颈椎病脊髓型混淆,但颈椎病患者常可见到由于脊神经根受累所致的颈部根性痛、颈椎固定和肌萎缩,MS 少见。反之,腹壁反射消失、阳痿,膀胱功能障碍常见于脱髓鞘脊髓病早期,颈椎病不发生或晚期发生。颈椎病 CSF 蛋白明显增高,MS 主要是 IgG 指数增高和出现 CSF 寡克隆带。最终判定 MS 脊髓型或颈椎病所致脊髓压迫需借助 MRI 和 CT 脊髓造影。应注意急性脊髓炎 MRI 可见脊髓局部肿胀,有的患者因此做了毫无意义的椎板切除术。

(7)热带痉挛性截瘫或人类嗜 T 细胞病毒-Ⅰ型(HTLV-Ⅰ)相关脊髓病(HAM),是 HTLV-Ⅰ感染后自身免疫反应。临床及检查颇似 MS,如 35～45 岁发病,女性稍多,CSF 细胞数可增多,淋巴细胞为主,多数患者可见 CSF 寡克隆带,VEP 多表现单侧或双侧 P_{100} 潜伏期延长或伴波幅降低,B 听觉诱发电位表现波间潜伏期轻-中度延长,偶见单个波幅消失或降低,SEP 提示脊髓内传导阻滞。与 MS 鉴别点:①隐袭发病后病情进行性加重;②突出特点是痉挛性截瘫,双下肢疲乏沉重,伴腰骶部疼痛,针刺或烧灼样向足部放射,多双侧受累,可先累及上肢;③部分患者首发症状是尿急、尿频和阳痿,下肢感觉异常,数月或数年后下肢乏力加重,痉挛步态,无明显肌萎缩,感觉异常逐渐减轻,括约肌障碍日趋明显;④肌电图和神经传导速度多正常或轻度神经源性损害;⑤放射免疫法或酶联免疫吸附试验可检出血清和脑脊液 HTLV-Ⅰ 抗体。

(8)肌萎缩性侧索硬化(ALS)表现肌萎缩、肌束震颤及四肢锥体束征,无感觉障碍,发病年龄较晚,慢性进行性病程,易于鉴别。

(9)脊髓亚急性联合变性(SCD)特征性表现先出现对称性后束受累,再出现侧束受累,血清维生素 B_{12} 水平降低、胃酸缺乏,巨细胞性贫血,Schilling 试验可确定维生素 B_{12} 吸收障碍。

(10)扁平颅底与颅底凹陷症常合并发生,特点如下:①多在成年后起病,缓慢进行性加重;②患者常有短颈、后发际低,颈部活动稍受限,声音嘶哑、吞咽困难、构音障碍和舌肌萎缩等后组脑神经症状,枕项部疼痛、颈强直、上肢麻木、肌萎缩和腱反射减弱等颈神经根症状,四肢无力、瘫痪及锥体束征、吞咽及呼吸困难等上颈髓及延髓症状,眼球震颤和小脑性共济失调等小脑症状,少数患者有椎-基底动脉供血不足、颅高压症状;③可合并小脑扁桃体下疝畸形、导水管狭窄和脊髓空洞症等;④X 线摄片测量枢椎齿状突位置是确诊本病的重要依据。

九、治疗

多年来 MS 的许多治疗方法被认为是成功的,但必须注意到该病自然缓解的特性。目前多数治疗方法都基于 MS 作为器官特异性自身免疫性疾病的假说,由于迄今尚未找到 MS 特有的免疫异常证据,目前治疗的主旨在于抑制炎症性脱髓鞘病变进程,防止急性期病变进展恶化及缓解期复发,晚期采取对症及支持疗法,减轻神经功能障碍。治疗方法的选择主要依据病程分类,即缓解-复发型和进展型。

(一)缓解-复发型 MS 治疗

1.促皮质素及类固醇皮质激素

主要治疗 MS 急性发作及复发,有抗炎、免疫调节、恢复血-脑屏障(BBB)功能、减轻水肿及改善轴索传导等作用,缩短急性期和复发期病程。已证明对临床症状体征和 MRI 显示病损有作用。主张大剂量短程疗法,近期有效率达 74.8%,远期疗效尚不确定。临床常用药物如下。

(1)甲泼尼龙:显效较快,作用持久,不良反应较小,促进急性发作的恢复优于 ACTH 及其他类固醇皮质激素,近年来有取代后者的趋势。中度至严重复发患者可用 1 000 mg/d 加于 5%葡萄糖 500 mL 静脉滴注,3~4 小时滴完,连用 3~5 天为 1 个疗程。继以泼尼松 60 mg/d 口服,12 天后逐渐减量至停药。

(2)促肾上腺皮质激素:可促进复发的恢复。80 U/d 静脉滴注或肌内注射 1 周;减量为 40 U/d,用 4 天;20 U/d,4 天;10 U/d,3 天。

(3)泼尼松:80 mg/d 口服 1 周;减量为 60 mg/d,用 5 天;40 mg/d,5 天;以后每 5 天减 10 mg,4~6 周为 1 个疗程。

(4)地塞米松:30~40 mg 加入生理盐水 50 mL 静脉缓慢推注,5 分钟内注完,短时间使血药浓度达到高水平,迅速有效抑制免疫活性细胞,缓解临床症状,1~2 次可望完全控制急性发作。此药不良反应较大,半衰期较长,对水电解质代谢影响较大。为避免复发可在第 1、3、5、8 和 15 天注射 5 次。也可用地塞米松 20 mg 加甲氨蝶呤 10 mg 鞘内注射,对急性发作及重症者效果好,可 1 周后再行第 2 次注射。

类固醇皮质激素应用大剂量很重要,如大剂量甲泼尼龙冲击疗法对终止或缩短急性或亚急性 MS 或 ON 恶化有效,也可口服泼尼松 60~80 mg/d,优点是不需住院。临床经验提示,严重发作尤其脊髓炎对大剂量静脉给药反应迅速,但急性恶化 MS 可无反应,有些患者疗程结束后一个月或更长时间疗效不明显,无明显可影响病程或预防复发的证据,类固醇皮质激素用药时间通常限制在 3 周内,如症状反复可延长用药时间。短期用药很少产生不良反应,可有失眠或抑郁、急躁等,超过数周易出现肾上腺皮质功能亢进,如高血压高血糖、糖尿病失控、骨质疏松、髋臼无菌性坏死、白内障和较少见胃肠道出血和结核病活动。适量补钾是必要的。经验表明,类固醇隔天用药几乎无效,连续口服易耐受,每月 1 次大剂量类固醇静脉滴注药脉冲疗法可使某些患者免于复发。

2.干扰素 β 疗法

三种类型干扰素(IFN)即 IFN-α、-β 和-γ 均曾用于 MS 治疗。IFN-α 和 IFN-β 称为 Ⅰ 型干扰素,分别由白细胞和成纤维细胞产生,有较强的抗病毒作用;IFN-γ 为 Ⅱ 型干扰素,由 T 细胞产生,有较强免疫调节作用。MS 患者非特异性抑制细胞效应明显减低,IFN-α 及 IFN-β 可增强抑制功能;IFN-γ 可增强 MS 病灶中活性小胶质细胞和血管周围浸润细胞表达 MHC-Ⅱ,使病情加重。IFN-β 有免疫调节作用,IFN-β1a 和 IFN-β1b 两类重组制剂已作为治疗 R-R 型 MS 推荐用药在美国和欧洲被批准上市。IFN-β1a 是糖基化重组哺乳动物细胞产物,氨基酸序列与天然 IFN-β 相同,IFN-β1b 是非糖基化重组细菌细胞产物,17 位上丝氨酸为半胱氨酸所取代。

IFN-β1a 治疗首次发作 MS 可用 22 μg 或 44 μg,皮下注射,1~2 次/周;确诊的 R-RMS,22 μg,2~3 次/周。耐受性较好,发生残疾较轻。IFN-β1b 为 250 μg,隔天皮下注射。IFN-β1a 和 IFN-β1b 均需持续用药 2 年以上,通常用药 3 年疗效下降。常见不良反应为流感样症状,持续 24~48 小时,2~3 个月后通常不再发生。IFN-β1a 可引起注射部位红肿及疼痛、肝功能损害及严重变态反应如呼吸困难。IFN-β1b可引起注射部位红肿、触痛,偶引起局部坏死、血清转氨酶轻度增高、白细胞减少或贫血。妊娠时应立即停药。

IFN-β主要用于MS缓解期治疗,剂量应个体化。两类IFN-β均可减少MS临床复发率和MRI显示的疾病活动,耐受性均较好,患者对IFN-β1a耐受似乎更好。38%患者用药3年后疗效下降,治疗1年和2年后分别14%和22%的患者血清IFN-β1a中和活力降低。IFN-β疗法理想的治疗时机、持续时间、长期疗效及哪种制剂疗效更好等有待解决,长期用药风险未定,轻症患者慎用,对每例患者应行药物风险及疗效评估。重组IFN-α2a治疗R-R型MS停药6个月复发,说明疗程应更长。IFN-β1b研究提示患者治疗反应可持续5年。6个月内病情持续进展和血清出现IFN-β中和抗体为停药指征。

3.醋酸格拉默

醋酸格拉默也称Copolymer I,用量20 mg,1次/天,皮下注射。本药是人工合成的亲和力高于天然MBP的无毒类似物,是L-丙氨酸、乙谷氨酸、L-赖氨酸和L-酪氨酸以6.0∶1.9∶4.7∶1.0 mol/L浓度比偶然合成的多肽混合物,免疫化学特性模拟抗原MBP,作为"分子诱饵"进行免疫耐受治疗,可作为IFN-β治疗R-R型MS的替代疗法,国际MS协会推荐Glatiramer acetate和IFN-β作为MS复发期的首选治疗。本药耐受性较好,但注射部位可产生红斑,约15%的患者注射后出现暂时性面红、呼吸困难、胸闷、心悸和焦虑等。

4.硫唑嘌呤

2～3 mg/(kg·d)口服,可抑制细胞和体液免疫,降低MS复发率,但不能影响残疾进展。可试用于IFN-β和乙酸治疗无效的R-R型MS患者,对ON和复发性脊髓炎也可能有效。硫唑嘌呤长期疗法增加非霍奇金淋巴瘤或皮肤癌的危险尚未确定。

5.大剂量免疫球蛋白静脉输注(IVIg)

0.4 g/(kg·d),连续5天。对降低R-R型MS患者复发率有肯定疗效,但最好在复发早期应用。可根据病情需要每月加强治疗1次,用量仍为0.4 g/(kg·d),连续3～6个月。

(二)进展型MS治疗

与R-R型比较,进展型MS患者治疗反应较差,类固醇皮质激素无效,可采用非特异性免疫抑制疗法。临床常用药物有以下几种。

1.甲氨蝶呤(MTX)

抑制二氢叶酸还原酶,可抑制细胞及体液免疫,并有抗炎症作用。65例非卧床慢性进展型并有中-重度残疾MS患者,用MTX每周7.5 mg,治疗2年,与安慰剂组比较,病情持续恶化显著减轻。可用于进展性恶化患者,继发进展型疗效尤佳,临床取得中等疗效时毒性很小。

2.环磷酰胺

这是一种强细胞毒及免疫抑制剂,最适宜治疗快速进展型MS,特别是甲氨蝶呤治疗无效者。大剂量静脉给药单盲对照试验,不论是否追加注射对慢性进展型均有效;每月给予冲击量也可降低R-R型恶化率。毒副反应有脱发、恶心、呕吐、出血性膀胱炎、白细胞减少、心肌炎、不孕症和肺间质纤维化等。其他抗肿瘤药如硫唑嘌呤、米托蒽醌可能有助于终止继发进展型MS病情进展,但尚无定论。

3.环孢霉素A(CsA)

这是强力T细胞激活免疫抑制剂,间接影响抗体生成。用药2年可延迟完全致残时间。剂量应在2.5 mg/(kg·d)之内,＞5 mg/(kg·d)易发生肾中毒,需监测血清肌酐水平

(<13 mg/L),为减少毒性可分 2～3 次口服。84％的患者出现肾毒性,高血压常见。

最近临床及 MRI 研究提示,IFN-β1b(及可能 IFN-β1a)可降低继发进展型 MS 病情进展速度。确诊的 SPMS 可用 IFN-β1a 44 μg,2～3 次/周,皮下注射。

(三)对症治疗

病变原发性症状、并发症及功能障碍导致精神和躯体症状可使患者陷入极端痛苦,影响正常休息和恢复。处理 MS 这种慢性致残性疾病时,医师对患者的同情心非常重要。要耐心向患者提供有关日常生活、婚姻、妊娠、用药和预防接种等方面建议。解释他们所患疾病性质和症状,应始终强调疾病的乐观方面,患者期望对病情和预后有一个坦诚的评价,许多患者认为预后不确定要比实际上病残还糟糕。

(1)规定足够的卧床休息期和康复期,保证病情最大限度地恢复,防止过度疲劳和感染,使用康复措施如牵拉带、轮椅、坡路行走、升降器,手控电瓶车等来推迟疾病的卧床期。卧床患者可使用压力转换床垫、硅树脂凝胶垫等预防压疮。

(2)疲劳是 MS 患者常见主诉,常与急性发作有关,盐酸金刚烷胺(早晨和中午各 100 mg)或匹莫林(早晨 25～75 mg)可在一定程度上缓解症状。

(3)膀胱直肠功能障碍是治疗中的严重问题,氯化氨基甲酰甲基胆碱有助于缓解尿潴留。监测残余尿量可预防感染,尿量达 100 mL 通常可被较好耐受。尿急或尿频(痉挛性膀胱)较常见,溴丙胺太林或盐酸奥昔布宁可使逼尿肌松弛,最好间断用药。尿潴留患者宜采取间断插导尿管方法,患者自行插管,可减少尿路感染危险性。严重便秘可间断灌肠,肠管训练法也可能有效。

(4)严重痉挛性截瘫和大腿痛性屈肌痉挛:巴氯芬鞘内注射可能有效,可安置微型泵及内置导管;痉挛程度较轻患者口服即可有效。背侧脊神经前根切断术、脊髓切开术和闭孔神经碾压术等外科方法可使症状长期缓解。

(5)震颤:由肢体轻微运动引发的严重震颤,单侧性可采用丘脑腹外侧核切开术治疗。Hallett 学者等报道该型严重姿势性震颤可用异烟肼治疗,300 mg/d 口服,每周增加 300 mg,直至1 200 mg/d。每天并用吡哆醇 100 mg。少数用卡马西平或氯硝西泮有效。

十、预后

(一)MS 病程特点及影响因素

患者初次发作后可完全缓解,较少数出现一系列恶化,严重时导致四肢瘫和假性延髓性麻痹,每次均完全缓解。McAlpine 和 Compston 计算,MS 复发率为 0.3～0.4 次/年,McAlpine 患者中,1 年内复发占 30％,2 年内约 20％,5～9 年约 20％,10～30 年约 10％。约 10％患者开始即呈进展性病程,多为表现痉挛性截瘫的脊髓型。妊娠对 MS 无不利影响,但产后数月病情恶化风险可增高 2 倍。

(二)MS 临床类型与病程及预后

MS 临床类型不同,病程差异颇大,预后迥异。绝大多数预后较乐观,病后存活期长达 20～30 年。极少数急性型病情进展迅猛,可于发病后数周内死亡,少数病后数月或数年死亡。明尼苏达州 Rochester 常居人口 60 年评估显示,74％的 MS 患者存活 25 年,25 年时 1/3 存活者仍工作,2/3 未卧床。

(三)预后分型

与病程分类相似,按疾病进展和预后分四型。

1.良性型

急性起病,复发次数少,可完全或基本缓解,病程 10 年以上仍功能正常或轻度残疾,约占 10%。

2.缓解-复发型

急性起病,反复发作,可部分缓解或有数月至数年缓解期,每次发作均使症状加重,占 50%～60%。

3.缓解进展型

发病初期同复发-缓解型,多急性起病、反复发作,其后缓解越来越少,病情进行性加重,占 20%～30%。

4.慢性进展型

慢性隐匿起病,逐渐加重或阶梯进展,无明显缓解,病残发生早且重,占 10%～20%。

预后类型常与发病年龄有关,良性型、缓解-复发型和缓解进展型发病年龄 27～30 岁,急性、亚急性起病进展慢,预后较好。慢性进展型平均发病年龄 43 岁,单一症状较多发症状易缓解,单发症状中,复视、球后视神经炎和眩晕较痉挛性瘫、共济失调等预后好。有报道称 MS 第 1 年最可能复发,前 5 年内复发和严重残疾可能最大。

(四)病变迅速恶化及预后不良指征

(1)发病后呈进展性病程。

(2)出现运动及小脑体征。

(3)前两次复发间隔期短,复发后恢复较差。

(4)发病时 MRI 的 T_2WI 可见多发病灶。

（柴仁昌）

第二节　弥漫性硬化

弥漫性硬化又称弥漫性轴周性脑炎,该病是一种发生于广泛脑白质的亚急性或慢性脱髓鞘疾病,好发于儿童。脱髓鞘病变虽弥漫,但常不对称。多认为本病是发生于幼年期的多发性硬化变异型。

一、病理

脑白质病变可累及大脑白质的任何部位,但大脑半球两侧病变常不对称,大多以一侧枕叶为主,其次为顶颞叶,病灶之间界限分明。视神经、脑干和脊髓也可发现与 MS 相似的病灶,早期可见病灶内血管周围淋巴细胞浸润和巨噬细胞反应,晚期胶质细胞增生、囊变,也可见组织坏死和空洞形成,可累及胼胝体,呈明显融合倾向。

二、临床表现

弥漫性硬化多在幼儿或青少年期呈慢性或亚急性起病,男性较女性多见。临床表现为亚急性重型脑病,病程呈进行性发展,停顿或改善极为罕见,无复发缓解的倾向。常以视力障碍为首发症状,早期可出现视野缺损、同向性偏盲及皮质盲等表现,继之出现精神、智力障碍和癫痫发作,晚期可出现四肢瘫、假性延髓性麻痹、共济失调、锥体束征、眼肌麻痹或核间性眼肌麻痹、眼球震颤、面瘫、视盘水肿、失语和大小便障碍等。本病平均病程 6.2 年,病程 1 年以内者占 40%,死因多为肺部感染。

三、辅助检查

CSF 检查细胞数正常或轻度增高,可达 50×10^6/L,蛋白正常或轻度增高,50%~60%患者 IgG 含量增高,一般不出现寡克隆带。

脑电图可见高波幅慢波占优势的非特异性改变,可见枕、颞区慢波、棘波及棘-慢复合波。VEP 多有异常,且与患者的视野及主观视敏度缺陷一致,提示视神经受损。

CT 可显示脑白质大片状低密度区,以枕、顶和颞区为主,累及一侧或两侧半球,但常不对称,以一侧为主,MRI 可见脑白质区域长 T_1 低信号、长 T_2 高信号的弥漫性病灶。

四、诊断

诊断应根据病史、病程及特征性临床表现:儿童期起病的进行性视力障碍、智能和精神衰退伴锥体束症状,神经影像学上以单侧枕叶为主同时累及大脑半球其他部位的广泛脱髓鞘病变,并结合 CSF、脑电图等辅助检查综合判定,应考虑本病。

五、鉴别诊断

应注意与肾上腺脑白质营养不良(ALD)鉴别。ALD 为性连锁遗传,仅累及男性,可根据肾上腺萎缩,伴周围神经受累及神经传导速度异常,皮肤黝黑,血中极长链脂肪酸(VLCFA)含量升高,MRI 提示病变对称加以区分。亚急性硬化型全脑炎也好发于 12 岁以下儿童,表现为进行性发展的全脑受损的症状,但病情更凶险,进展更快,血清和 CSF 中麻疹病毒抗体升高,脑电图上呈周期性 4~20 秒暴发-抑制性高波幅慢波和尖慢复合波。CT 和 MRI 可见以皮质萎缩为主伴有局灶性白质病灶,凭借这些特点可资鉴别。

六、治疗

本病目前尚无有效的治疗方法,主要采取对症及支持疗法,加强护理。有报道称应用肾上腺皮质激素和免疫抑制剂如环磷酰胺对病情的改善作用不大。

七、预后

本病预后不良。发病后呈进行性恶化,多数患者在数月至数年内死亡,平均病程 6.2 年,但也有存活十余年的患者。患者多因合并感染死亡。

（柴仁昌）

第三节　视神经脊髓炎谱系疾病

视神经脊髓炎谱系疾病(NMOSD)是一组自身免疫介导的以视神经和脊髓受累为主的中枢神经系统(CNS)炎性脱髓鞘疾病。NMOSD 的发病机制主要与水通道蛋白 4(AQP4)抗体相关,是不同于多发性硬化(MS)的独立疾病实体。NMOSD 好发于青壮年,女性居多,临床上多以严重的视神经炎(ON)和纵向延伸的长节段横贯性脊髓炎(LETM)为主要临床特征,复发率及致残率高。

一、流行病学

NMOSD 为全球性分布,以非白种人尤其亚洲人群发病居多。NMOSD 多在中年起病,中位数起病年龄 39 岁,儿童和老年均可发病。女性多见,男女比例 1∶9。病程多为复发病程(80%~90%),单相病程约 10%。家族性罕见,少数患者可有家族聚集现象,约占 NMOSD 患者的 3%。NMOSD 可伴发其他自身免疫疾病,诸如系统性红斑狼疮、干燥综合征、桥本甲状腺炎、重症肌无力等。马提尼克和瓜德罗普的 8 例 Atillean 女性,曾描述复发性 NMOSD 伴内分泌疾病。

研究表明,日本 NMOSD 患者占 CNS 脱髓鞘疾病的 20%~30%,印度 NMOSD 占 10%~23%,在西印度人中占 27%,香港为 36%,新加坡为 48%。迄今,亚洲及全球的 NMOSD 发病率仍不清楚。一项丹麦的白种人 NMOSD 患者回顾性流行病学研究显示,年发病率为0.4/10.0 万,患病率为 4.4/10.0 万。美国的一项 NMOSD 流行病学多中心分析显示,在 3 个医学中心的 187 例 NMOSD 患者,应用统一的诊断标准和临床的、实验室的和神经影像学定义进行描述,NMOSD 患者中 86 例为血清 NMOSD-IgG 阳性,40 例为 NMOSD-IgG 阴性,61 例NMOSD 患者 NMOSD-IgG 阳性,全部患者中29.4%最初被误诊为 MS。NMOSD 诊断的起病平均年龄为41.1 岁,女性占显著优势。非白种人占此群体的 52.4%。NMOSD 的金标准是复发性纵向扩展的横贯性脊髓炎,但 NMOSD 患者最初更多是以视神经炎发病。我国目前尚无NMOSD 的流行病学资料。

二、病因及发病机制

NMOSD 的病因及发病机制迄今未明。Lemnon 等报道 NMOSD 患者血清特有的免疫荧光自身抗体,在软脑膜及软脑膜下微血管周围及 Virchow-Robin 间隙发生 IgG 沉积,并与层粘连蛋白共定位。这种自身抗体被命名为 NMOSD-IgG,证明与 CNS 占优势的水通道蛋白-4(AQP4)结合。NMOSD 基因学研究用 TaqMan 探针检测 177 例 NMOSD 散发患者、14 例NMOSD 家族性患者,以及 1 363 例匹配的正常对照 AQP4 基因型,结果不支持 AQP4 基因型变化能改变 NMOSD 易感性。NMOSD 发病与 AQP4 抗体有关的证据如下。

(一)免疫病理学证据

Lucchinetti 等观察到,NMOSD 病变区广泛的脱髓鞘和大量轴索肿胀、损伤、球体结构形成和轴索密度下降,灰白质均受累,巨噬细胞-小胶质细胞、中性粒细胞、嗜酸性粒细胞及

$CD3^+$、$CD8^+$ T 细胞等炎性细胞浸润。NMOSD 患者血管周围密度增加,免疫球蛋白和补体沉积,围绕血管壁呈花环状排列;AQP4 多在血管周围表达,提示 AQP4 抗体可接触并攻击靶抗原。Pittock 等和 Roemer 的研究指出,在一些 AQP4 抗体阳性患者下丘脑可受累,该区有丰富的星形胶质细胞和大量 AQP4 表达。

(二)临床证据

NMOSD 是一种复发性疾病。在 Mayo 医院 96 例 NMOSD 患者的 7 年(中位数)随访中,复发病程为 87%,单相病程为 13%,继发性进展只有 2 例。①Wingerchuk 等描述 71 例 NMOSD 患者的疾病谱,临床索引事件如视神经炎和急性脊髓炎的特点,CSF 和血清学,MRI 特征及长期病程评估,指出 NMOSD 的临床病程、CSF 及神经影像学特点均与 MS 不同,复发型 ON 或复发型脊髓炎患者最终可罹患 NMOSD,而不是 MS。②NMOSD 患者普遍存在的自身抗体与结缔组织病有密切相关,复发性脊髓炎偶可伴发红斑狼疮、混合性结缔组织病、抗磷脂抗体综合征等,提示存在 B 细胞自身免疫缺陷。与白种人对 MS 的种族易感性相似,非白种人对 NMOSD 有种族易感性。③血清 AQP4 抗体可预测 NMOSD 转归,WeiN-shenker 等经 1 年随访发现,9 例 AQP4 抗体阳性 NMOSD 患者中 4 例出现脊髓炎,1 例出现 ON 发作,而 14 例 AQP4 抗体阴性患者无 1 例复发。④AQP4 抗体滴度与疾病活动有关,Takahashi 等利用 CBA 法检测血清 AQP4 抗体,发现高滴度 AQP4 抗体的 13 例 NMOSD 患者同时有视力丧失、广泛脊髓受损及颅内病变;Jarius 等用荧光免疫沉淀法测定 AQP4 抗体并进行 5 年随访,发现复发期 AQP4 抗体滴度显著高于缓解期。⑤下丘脑和脑室周围脑病变在适当的临床背景下似乎特定地与 NMOSD-IgG/抗 AQP4 血清阳性分别相关,这种病变的特殊分布与脑中 AQP4 表达分布对应,初步研究提示抗 AQP4 自身抗体可能是致病的。⑥针对 B 细胞靶向治疗有效,Jacob 等报道 25 例 NMOSD 患者(其中 2 例未长期服免疫抑制剂,14 例抗体阳性)用利妥昔单抗治疗一或多个疗程,对疾病活动性和致残性有效率达 80%,年复发率由中位数 1.7 降至 0.0。

(三)亚临床证据

(1)病变以 AQP4 显著缺失为特点,Roemer 等研究发现 NMOSD 患者脊髓病灶中 AQP4 大量缺失,病变的血管周围有免疫球蛋白和补体激活;研究还发现在 NMOSD 早期,脊髓病灶 AQP4 大量缺失与神经胶质原纤维酸性蛋白(GFAP)表达下降成平行关系,与 MS 的 GFAP 表达水平显著增高不同,提示 AQP4 抗体攻击星形胶质细胞并参与其迁移。

(2)Misu 等发现与 MS 相比,NMOSD 急性期 CSF 中星形胶质细胞表达的 GFAP 和 S100B 两种蛋白含量增加,NMOSD 患者 CSF 中 GFAP 浓度是 MS 的 10 000 倍。

(四)实验证据

(1)多种实验方法均证实 AQP4 抗体与靶抗原结合,通过 AQP4 内化损害血-脑屏障完整性,促进周围血管炎及星形胶质细胞和髓鞘损伤,促发 CNS 的免疫攻击,还下调细胞膜上 AQP4 表达。

(2)Hinson 等发现,AQP4 抗体导致星形胶质细胞表面 AQP4 蛋白大量丢失,破坏富含 AQP4 区域细胞外谷氨酸平衡,引发组织损伤。

(3)Waters 等和 Vincent 等研究发现,AQP4 抗体有直接细胞毒性,IgG1 及少部分 IgG4 可激活补体,导致靶细胞膜溶解,通过触发 AQP4 抗体引发免疫反应的级联放大效应,进一步导致组织损伤。

(4)Hinson 等研究发现,NMOSD-IgG 是一种结合 AQP4 胞外域的构象抗体,结合 AQP4

不同异构体（M1/M23）的胞外域可产生不同结果，M1 蛋白可被内化，M23 蛋白可抵制内化并聚集形成更大的正交排列阵（OAPs）结构，其激活补体能力远大于 M1 形成的 OAPs。NMOSD-IgG 与 AQP4 的任何一种异构体结合，都会直接引发水转运障碍及 AQP4 抗原表达下调。

（5）多项研究证实，被动转移 NMOSD 患者血清 IgG 可诱发实验动物 CNS 的 NMOSD 样病变。

三、病理

NMOSD 的病理改变特点包括脊髓白质与灰质广泛的脱髓鞘及硬化斑，局部坏死和空洞形成，急性轴突损伤，伴血管周围炎性细胞如中性粒细胞及嗜酸性粒细胞浸润，IgG 及 IgM 沉积和补体激活等。视神经病变主要累及视神经和视交叉，脊髓病变多见于胸段和颈段，脑病变见于 AQP4 分布密集区如脑室周围、丘脑和延髓等，初期病变是星形细胞 AQP4 丢失，偶伴继发性脱髓鞘。脊髓和视神经血管增厚和透明样变是重要病理特征。NMOSD 病变几乎从不累及小脑，脊髓炎性坏死可能反映炎症过程严重性而不是疾病本质，受累组织常凹陷形成空洞，使症状和体征更严重和持久。无 MS 特有的神经胶质增生或极轻微，大脑皮质下弓状纤维相对不受累，都是与 MS 的区别。

Romer 等描述了两种 AQP4 缺失的 NMOSD 病变表现，一是 AQP4 缺失伴免疫复合物沉积、脱髓鞘、血管增生及玻璃样变，多见空洞形成，脊髓灰白质均受累；二是 AQP4 耗竭伴 IgG 和 IgM 沉积、补体激活和组织稀疏病灶，髓鞘脱失不明显，这类病变多同时累及脊髓和延髓，并延伸到最后区，该型提示 AQP4 抗原抗体结合可能是 NMOSD 损伤的最初病变。

四、临床表现

NMOSD 有 6 组核心临床表现：视神经炎、急性脊髓炎、极后区综合征、急性脑干综合征、急性间脑综合征和大脑综合征。

（一）视神经炎

急性起病，迅速达峰。多为双眼同时或相继发病，伴有眼痛，视功能受损；严重者仅留光感甚至失明。

（二）急性脊髓炎

急性起病，多出现明显感觉、运动及尿便障碍。多有根性疼痛，颈髓后索受累可出现 Lhermitte 征。严重者可表现为截瘫或四肢瘫，甚至呼吸肌麻痹。恢复期易残留较长时期痛性或非痛性痉挛、瘙痒、尿便障碍等。

（三）极后区综合征

不能用其他原因解释的顽固性呃逆、恶心、呕吐，也可无临床表现。

（四）急性脑干综合征

头晕、复视、面部感觉障碍、共济失调，也可无临床表现。

（五）急性间脑综合征

嗜睡、发作性睡病、体温调节异常、低钠血症等，也可无临床表现。

（六）大脑综合征

意识水平下降、高级皮层功能减退、头痛等，也可无临床表现。

五、影像学特征

(一)视神经炎

眼眶 MRI 显示病变节段多大于 1/2 视神经长度,视交叉易受累。急性期视神经增粗、强化,可合并视神经周围组织强化。缓解期视神经萎缩、变细,形成双轨征(图 9-2),也可以为阴性。

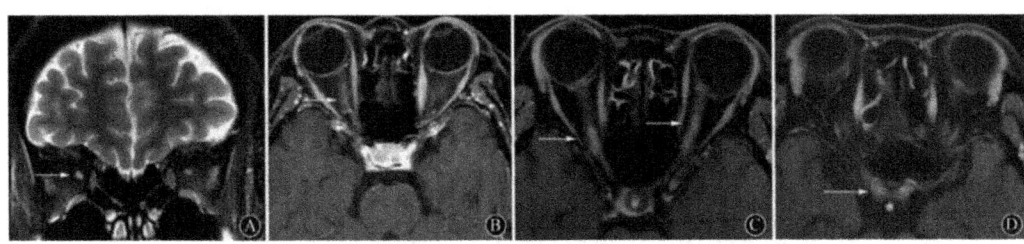

图 9-2 NMOSD 患者视神经病变 MRI 影像特征
A:T_2 像显示单侧 ON(箭头所示)。B:T_1 增强像显示急性期视神经
强化(箭头所示)。C:T_1 增强像显示双侧 ON,病变节段>1/2 视神经
(箭头所示)。D:T_1 增强像显示病变累及视交叉(箭头所示)

(二)急性脊髓炎

脊髓病变长度超过 3 个椎体节段,甚至可累及全脊髓。轴位多为横贯性,累及脊髓中央灰质和部分白质,呈圆形或 H 型,脊髓后索易受累。少数病变可小于 2 个椎体节段。急性期病变肿胀明显,可呈亮斑样、斑片样或线样强化,脊膜也可强化。缓解期长节段病变可转变为间断、不连续信号(图 9-3),部分可有萎缩或空洞形成。

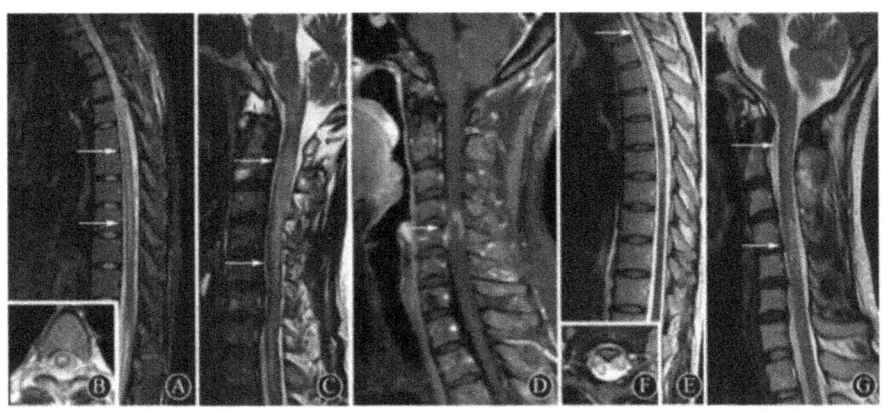

图 9-3 NMOSD 患者脊髓病变 MRI 影像特征
A、B:T_2 像显示脊髓长节段损害(箭头所示,A),轴位像呈中央型损害(B)。C:T_2 增强像显示脊髓长节段横贯性损害,急性期脊髓肿胀(箭头所示)。D:T_1 增强像显示急性期病变明显强化(箭头所示)。E、F:T_2 像显示慢性期脊髓变细、萎缩(箭头所示)。G:T_2 像显示慢性期病变间断、不连续(箭头所示)

(三)极后区综合征

延髓背侧为主,轴位主要累及最后区域,矢状位呈片状或线状长 T_2 信号,可与颈髓病变相连(图 9-4A~图 9-4D)

(四)急性脑干综合征

脑干背盖部、第四脑室周边、脑桥小脑脚;病变呈弥漫性、斑片状,边界不清(图 9-4E、图 9-4F)。

(五)急性间脑综合征

丘脑、下丘脑、第三脑室周边弥漫性病变,边界不清(图9-4I)。

(六)大脑综合征

不符合经典 MS 影像特征,幕上病变多位于皮层下白质,呈弥漫云雾状。可以出现点状、泼墨状病变。胼胝体病变纵向可大于1/2全长,多弥漫,边界模糊。病变可沿锥体束走行,包括基底节、内囊后肢、大脑脚。少部分可为急性播散性脑脊髓炎或肿瘤样脱髓鞘病变表现,有轻度占位效应等(图9-4G、图9-4H、图9-4J)。

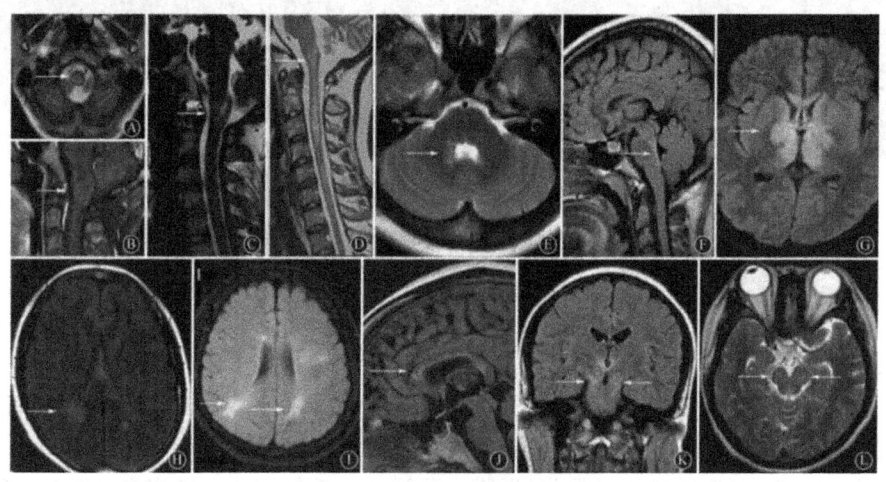

图 9-4　NMOSD 患者颅内病变 MRI 影像特征(箭头所示)

注:A:T_2 像显示延髓病变。B:T_1 增强像显示急性期延髓病变强化。C:T_2 像显示最后区线状病变。D:T_2 像显示最后区片状病变,与颈髓病变相连。E、F:T_2 及 Flair 像显示第四脑室周围病变。G:Flair 像显示丘脑、下丘脑、第三脑室周围病变。H、I:Flair 像显示大脑半球病灶弥漫云雾状。J:Flair 像显示胼胝体弥漫病变。K、L:Flair 及 T_2 像显示沿锥体束走行病变,累及大脑脚

六、辅助检查

(一)血清 AQP4 抗体

水通道蛋白4是聚糖类蛋白复合物的一种成分,血清 AQP4 抗体的发现为 NMOSD 与 MS 鉴别诊断提供了重要的实验室依据。由于检验方法不同,AQP4 抗体(NMOSD-IgG)选择性结合水通道蛋白-4,对 NMOSD 诊断敏感性为 33%～91%(中位数 63%),特异性为 85%～100%(中位数为 99%)。在一些非特异性自身免疫性疾病伴颅内病变也可检测到 AQP4 抗体。Matiello 等研究发现,AQP4 抗体血清学反应和滴度可预测临床转归及疾病活动性。需要注意的是,由于实验方法敏感性差异,AQP4 抗体阴性并不能除外 NMOSD,患者可能处于疾病缓解期或使用免疫抑制剂治疗,可能存在其他致病性抗体等。

在儿童与成人 NMOSD 患者 MNO-IgG 出现频率相似,当血清 NMOSD-IgG 阴性时在 CSF 中可能检出。Jarius 等研究发现,在血清 AQP4 抗体阳性患者脑脊液 AQP4 抗体阳性检出率为 68%,而在血清阴性的 NMOSD 患者脑脊液 AQP4 抗体为阴性,认为进行脑脊液 AQP4 抗体检测并不能提高 NMOSD 的诊断率。在系统性红斑狼疮或斯耶格伦综合征患者都可能罹患严重的 ON 和纵向扩展的脊髓炎,也可检出 NMOSD-IgG 抗体,ANA 和可提取的核抗体(ENA)呈不

同比率的阳性。

(二)血清免疫学检查

研究发现,NMOSD 患者血清中可能检出其他自身抗体,诸如 ANA、SSA、SSB、ENA、抗心磷脂抗体等,阳性率为 38%～75%;并可能有补体 C3、C4 下降。

(三)脑脊液检查

CSF 细胞数可 $>50\times10^6/L$,可见淋巴细胞和嗜中性粒细胞增多,少数患者可见嗜酸性粒细胞。Wingerchuk 等的临床研究发现,CSF-MNC $>5\times10^6/L$ 见于 73% 单相病程和 82% 复发病程患者,$>50\times10^6/L$ 见于 36% 单相病程和 34% 复发病程患者,迅速进展的 NMOSD 患者 MNC 可 $>100\times10^6/L$。复发型患者 CSF 蛋白含量显著高于单相病程患者。寡克隆带(OB)阳性率为 10%～35%,OB 多随病程缓解逐渐转为阴性。14-3-3 蛋白在 NMOSD 患者中可升高。Takano 等研究发现,NMOSD 患者 CSF 神经胶质原纤维酸性蛋白(GFAP)水平在急性期明显升高,升高水平显著高于 MS 组患者,诊断敏感性为 90.9%,特异性 76.9%,可作为急性期 NMOSD 与 MS 的一项辅助鉴别诊断指标。

(四)光相干性体层摄影(OCT)

Ratchford 等利用 OCT 技术测量了 NMOSD 和 R-R 型 MS 患者视网膜神经纤维层(RNFL)厚度及黄斑体积,发现 NMOSD 患者 RNFL 厚度比 MS 患者明显变薄,黄斑体积也明显变小,两者具有显著性差异。研究还发现,患者为单侧 ON 时患眼 RNFL 厚度较健侧减少 $>15\ \mu m$ 时,诊断更倾向于 NMOSD。因此,OCT 可作为以 ON 为首发症状的 NMOSD 与 MS 早期鉴别的一种辅助手段。

七、诊断

NMOSD 的诊断原则:以"病史＋核心临床症候＋影像特征＋生物标志物"为基本依据,以 AQP4-IgG 作为分层,并参考其他亚临床及免疫学证据作出诊断,此外还需排除其他疾病可能。NMOSD 诊断标准见表 9-5。

表 9-5　NMOSD 诊断标准

AQP4-IgG 阳性的 NMOSD 诊断标准

   (1)至少 1 项核心临床特征

   (2)用可靠的方法检测 AQP4-IgG 阳性(推荐 CBA 法)

   (3)排除其他诊断

AQP4-IgG 阴性或 AQP4-IgG 未知状态的 NMOSD 诊断标准

   (1)在 1 次或多次临床发作中,至少 2 项核心临床特征并满足下列全部条件:①至少 1 项临床核心特征为 ON、急性 LETM 或延髓最后区综合征;②空间多发 T_2 个或以上不同的临床核心特征;③满足 MRI 附加条件

   (2)用可靠的方法检测 AQP4-IgG 阴性或未检测

   (3)排除其他诊断

核心临床特征

   (1)视神经炎

   (2)急性脊髓炎

   (3)极后区综合征,无其他原因能解释的发作性呃逆、恶心、呕吐

（4）其他脑干综合征

（5）症状性发作性睡病、间脑综合征，脑 MRI 有 NMOSD 特征性间脑疾病

（6）大脑综合征伴有 NMOSD 特征性大脑病变

AQP4-IgG 阴性或未知状态下的 NMOSD MRI 附加条件

（1）急性视神经炎：需脑 MRI 有下列之一表现。①脑 MRI 正常或仅有非特异性白质病变；②视神经长 T_2 信号或 T_1 增强信号≥1/2 视神经长度，或病变累及视交叉

（2）急性脊髓炎：长脊髓病变≥3 个连续椎体节段或有脊髓炎病史的患者相应脊髓萎缩≥3 个连续椎体节段

（3）最后区综合征：延髓背侧/最后区病变

（4）急性脑干综合征：脑干室管膜周围病变

八、鉴别诊断

NMOSD 的诊断及鉴别诊断至关重要，需要注意疾病的复杂性及检测方法的局限性等因素影响。NMOSD 患者首次发作或病程在某一阶段 AQP4-IgG 检测均可能为阴性。对于早期或临床及影像特征不典型的患者，应该充分完善实验室及其他相关检查，同时与可能疾病相鉴别，并进行动态随访，查找相关支持或排除证据。对合并其他自身抗体阳性患者，如自身免疫性脑炎，需结合临床综合评价哪一个是责任致病抗体，切忌只依据抗体阳性诊断。

（一）NMOSD 与下列疾病的鉴别诊断

1.CNS 炎性脱髓鞘病

MOGAD、MS、ADEM、TDLs 等。

2.系统性疾病

系统性红斑狼疮、白塞病、干燥综合征、结节病、系统性血管炎等。

3.血管性疾病

缺血性视神经病、脑小血管病、脊髓硬脊膜动静脉瘘、脊髓血管畸形、亚急性坏死性脊髓病等。

4.感染性疾病

结核、艾滋病、梅毒、布氏杆菌感染、热带痉挛性截瘫等。

5.代谢中毒性疾病

中毒性视神经病、亚急性联合变性、肝性脊髓病、Wernicke 脑病、缺血缺氧性脑病等。

6.遗传性疾病

Leber 视神经病、遗传性痉挛性截瘫、肾上腺脑白质营养不良等。

7.肿瘤及副肿瘤相关疾病

脊髓胶质瘤、室管膜瘤、淋巴瘤、淋巴瘤样肉芽肿、脊髓副肿瘤综合征等。

8.其他

颅底畸形、脊髓压迫症等。

（二）NMOSD 与 MS 和 MOGAD 的鉴别诊断

NMOSD 与 MS 和 MOGAD 的鉴别诊断，具体见表 9-6。

表 9-6　NMOSD 与 MS 和 MOGAD 的鉴别诊断

特征	MS	NMOSD(AQP4-IgG 阳性)	MOGAD
生物标志物	CSF 特异性 OCB 阳性	血清 AQP4-IgG 阳性	血清 MOG-IgG 阳性
女∶男	3∶1	(8~9)∶1	(1~2)∶1
常见发病年龄	30 岁	40 岁	儿童较成人常见
病程	复发-缓解型或慢性进展型	复发型多见	复发-缓解型多见
临床表现	ON、部分性脊髓炎、脑干或小脑症状、认知功能障碍和累及其他 MS 典型脑区的症状	较严重 ON、LETM、极后区综合征、脑干综合征、急性间脑综合征、大脑综合征	复发性 ON、ADEM、脑炎或脑膜脑炎、视神经-脊髓炎
脑部 MRI	累及皮层/近皮层、脑室旁、幕下；病灶 3 mm~2 cm；呈卵圆形、圆形、Dawson 指状征；急性期环形或开环强化；煎蛋征	无脑部病变，或不符合经典 MS 病变；累及极后区、第四脑室、第三脑室、中脑导水管、丘脑、下丘脑、胼胝体；病变弥漫、边界欠清	不符合经典 MS 病变；ADEM，累及皮层、丘脑、下丘脑、大脑角、脑桥；急性期可伴有脑膜强化
脊髓 MRI	短节段病灶；偏侧部分性病变	长节段病变(多长于 3 个椎体节段)；颈段及颈胸段最多累及；轴位呈横贯性；急性期肿胀明显，亮斑样强化；慢性病变可见脊髓萎缩，病变可不连续，空洞	长节段病灶(长于 3 个椎体节段)，部分短节段病灶，累及腰髓和圆锥；轴位呈横贯性
视神经 MRI	短节段或未见异常	病变长(长于视神经 1/2)，视神经后段或视交叉易受累	病变长，视神经前段易受累
CSF 细胞增多	轻度(<50% 患者)	常见(>70% 患者)	常见(>70% 患者)
治疗	免疫调节剂	免疫抑制剂	免疫抑制剂
预后	致残率高，与疾病进展相关	致残率高，与高复发率和发作时恢复不良相关	致残率低，发作后恢复较好

九、治疗

由于缺乏针对 NMOSD 的大样本随机双盲对照临床试验,迄今尚无 NMOSD 最佳的治疗方案。根据小规模临床研究或专家共识推荐的治疗方案包括静脉滴注糖皮质激素,静脉滴注丙种球蛋白、利妥昔单抗、糖皮质激素与硫唑嘌呤、米托蒽醌、麦考酚酸吗乙酯,淋巴细胞去除术,以及血浆交换等。

(一)急性期治疗

1.大剂量甲泼尼龙冲击治疗

大剂量甲泼尼龙冲击治疗能减轻炎性反应、促进 NMOSD 病情缓解。从 1 g/d 开始,静脉滴注 3~4 小时,共 3 天,此后改为 500 mg/d,250 mg/d。直至减量至 60~80 mg 时改为口服,酌情逐渐减量,对激素依赖性患者,激素减量过程要慢,每周减 5 mg,至维持量(5~20 mg/d)。小计量激素维持时间应较 MS 长一些。

2.血浆交换

临床试验表明,约半数激素治疗无效的患者经血浆交换可能改善症状,但目前 NMOSD 患者血浆交换的临床研究很少。Watanabe 等报道 6 例 AQP4 抗体阳性且激素不敏感的 NMOSD

患者(3 例ON,3 例脊髓炎),进行 3～5 次血浆交换,每次 2～3 L,其中 3 例(1 例 ON,2 例脊髓炎)有明显恢复。欧洲神经学会联盟(EFNS)制订的《中国视神经脊髓炎谱系疾病诊断与治疗指南》,推荐对大剂量激素冲击治疗不敏感的 NMOSD 患者早期应用血浆交换疗法,隔天 1 次,最多可用 7 次,每次置换血浆 55 mL/kg。

3.免疫球蛋白静脉滴注

因 NMOSD 是体液免疫为主的疾病,免疫球蛋白静脉滴注可能有效,但目前尚无大宗临床疗效试验评估。

(二)缓解期治疗

1.小剂量糖皮质激素

一项回顾性研究发现,口服小剂量泼尼松可减少复发性 NMOSD 的复发次数,年复发率明显低于未服用激素患者,服用泼尼松<10 mg 患者的复发次数显著高于服用 10 mg 患者,但需警惕长期服用激素的严重并发症。Mandler 等报道 7 例确诊的 NMOSD 患者服用泼尼松 1 mg/(kg·d),在随后 2 个月逐渐减量,并合用硫唑嘌呤 2～3 mg/(kg·d),随访 18 个月,病情稳定而未复发,残疾评分明显改善。

2.吗替麦考酚酯

Jacob 等对 24 例 NMOSD 患者使用吗替麦考酚酯治疗(中位数剂量为 2 000 mg/d),年平均复发率要显著低于未治疗者,91％的患者(22/24)无进一步残疾加重。

3.米托蒽醌

Weinstock-Guttman 等推荐静脉滴注米托蒽醌,每次用量 12 mg/m²,每月 1 次,连续 6 个月,之后每 3 个月 1 次,共 3 次,可有效预防 NMOSD 复发。在米托蒽醌治疗的 5 例 NMOSD 患者,2 例在最初治疗 5 个月内复发了 1 次,4 例患者 MRI 可见改善。Kim 等报道 20 例复发频繁的 NMOSD 患者用米托蒽醌治疗后,年复发率中位数减少 75％,50％的患者治疗期间无复发,所有患者残疾均有改善或趋于稳定。完成治疗后平均随访 41 个月,所有患者均未出现明显不良反应。

4.利妥昔单抗

利妥昔单抗为 CD20 单抗,Jacob 等用利妥昔单抗治疗 NMOSD 发现,治疗前年复发率中位数为1.7,治疗后经 19 个月的随访,复发率中位数降为 0,80％的 NMOSD 患者神经功能可有改善或趋于稳定。Kim 等研究发现,30 例 NMOSD 患者用利妥昔单抗治疗 24 个月后,29 例患者复发率减少 88％,70％的患者 2 年以上无复发,97％的患者神经功能改善或趋于稳定,治疗后血清 AQP4 抗体水平显著下降。

(三)对症治疗

1.疼痛

长期以来对 NMOSD 患者疼痛的研究很少,多发硬化残疾(EDSS)评分也仅涉及感觉减退或感觉过敏,未包含疼痛。Kanamori 等采用疼痛调查简表(BPI)评估患者疼痛,发现疼痛见于 80％以上的 NMOSD 患者,与 MS 不足 50％相比,有显著性差异,且疼痛程度较 MS 重,推测与髓内灰质受累有关。疼痛严重降低了患者的生活质量,临床应引起重视。治疗可用非甾体抗炎药如对乙酰氨基酚、吲哚美辛、双氯芬酸、布洛芬、尼美舒利、塞来昔布等,抗癫痫药如卡马西平、普瑞巴林等,抗抑郁药如丙米嗪,阿米替林、文拉法辛等,对阵发性痛性痉挛可能有效。

2.支持对症治疗

病变累及高颈段可出现呼吸循环障碍,必要时行辅助通气及循环支持。出现尿潴留需留置尿管。长期卧床的患者需预防血栓栓塞事件和呼吸系统、泌尿系统感染。

(四)康复及心理治疗

患者病情平稳后应尽早进行康复训练,在专业康复医师和护士指导下,制定合理的个体化治疗方案,改善日常生活自理能力。对严重焦虑、抑郁甚至自杀倾向患者应给予心理治疗,必要时应用抗焦虑、抗抑郁药。

十、预后

NMOSD 临床表现较严重,多因复发而加剧。80%～90% 的 NMOSD 患者有 ON 和脊髓炎复发事件,单向病程仅为 10%。首次发病后 1 年复发率约为 60%,3 年复发率为 90%。继发进展型在 NMOSD 极少见(2.1%)。复发病程可能与女性、发病年龄较晚、临床索引事件间隔期较长、并发系统性自身免疫性疾病等有关。

大多数复发型 NMOSD 患者约在数周或数月内症状缓慢恢复,但恢复多不完全,NMOSD患者通常在多次严重的复发后遗留残疾,残疾呈累积性增加。在 Wingerchuk 等 16 例(33%)复发型患者中发生 19 次急性颈段脊髓炎所致的呼吸衰竭,单相病程患者仅 2 例(9%),此 2 例患者均恢复;而复发型 15/16 例(93%)呼吸衰竭患者死亡,其中 3 例在第 1 次呼吸衰竭发作中恢复而在第 2 次发作中死亡。单相型患者 5 年生存率为 90%,复发型为 68%,皆死于呼吸衰竭。单相型患者平均随访期 16.9 年,复发型 7.7 年,单相型病损较复发型重,但长期预后如视力、肌力和感觉功能均较复发型好。在起病后 5 年,约 50% 的复发型 NMOSD 患者出现单眼或双眼全盲,独立行走困难。

(柴仁昌)

第十章
神经系统运动障碍性疾病

第一节 帕金森病

帕金森病(PD)也称为震颤麻痹,是一种常见的神经系统变性疾病,临床上特征性表现为静止性震颤、运动迟缓、肌强直及姿势步态异常。病理特征是黑质多巴胺能神经元变性缺失和路易小体形成。

一、概述

英国医师 James Parkinson 发表了经典之作《震颤麻痹的论述》,报道了 6 例患者,首次提出震颤麻痹一词。在此之前也有零散资料介绍过多种类型瘫痪性震颤疾病,但未确切描述过 PD 的特点。中国医学对本病早已有过具体描述,但由于传播上的障碍,未被世人所知。在 Parkinson 之后,Marshall Hall 在《神经系统讲座》一书中报道一例患病 28 年的偏侧 PD 患者尸检结果,提出病变位于四叠体区。随后 Trousseau 描述了被 Parkinson 忽视的体征肌强直,还发现随疾病进展可出现智力障碍、记忆力下降和思维迟缓等。Charcot 详细描述 PD 患者的语言障碍、步态改变及智力受损等特点。路易发现 PD 患者黑质细胞有奇特的内含物,后称为路易小体,被认为是 PD 的重要病理特征。

瑞典 Arvid Carlsson 确定兔脑内含有多巴胺(DA),而且纹状体内 DA 占脑内 70%,提出 DA 是脑内独立存在的神经递质。他因发现 DA 信号转导在运动控制中作用,成为诺贝尔生理学或医学奖的得主之一。奥地利 Hornykiewicz 发现 6 例 PD 患者纹状体和黑质部 DA 含量显著减少,认为 PD 可能由于 DA 缺乏所致,推动了抗帕金森病药物左旋多巴(L-dopa)的研制。Cotzias 等首次用 L-dopa 口服治疗本病获得良好疗效,Birkmayer 和 Cotzia 又分别将苄丝肼和卡比多巴与左旋多巴合用治疗 PD,使左旋多巴用量减少 90%,不良反应明显减轻。Sinemet 和 Madopar 两种左旋多巴复方制剂上市,逐渐取代了左旋多巴,成为当今治疗 PD 最有效的药物之一。

Davis 等发现,注射非法合成的麻醉药品能产生持久性帕金森病。美国 Langston 等证明化学物质 1-甲基-4-苯基-1,2,3,6-四氢吡啶(MTPT)能引起 PD。意大利 PD 大家系研究发现致病基因 α-突触核蛋白(α-SYN)突变,美国和德国两个研究组先后报道 α-SYN 基因 2 个点突变

(A53T,A30P)与某些家族性常染色体显性遗传 PD 连锁,推动了遗传、环境因素、氧化应激等与 PD 发病机制的相关性研究。

二、流行病学

世界各国 PD 的流行病学资料表明,从年龄分布上看,大部分国家帕金森患者群发病率及患病率随年龄增长而增加,50 岁以上约为 500/100 000,60 岁以上约为 1 000/100 000;白种人发病率高于黄种人,黄种人高于黑种人。

我国进行的 PD 流行病学研究,选择北京、西安及上海 3 个相隔甚远的地区,在 79 个乡村和 58 个城镇,通过分层、多级、群体抽样选择 29 454 个年龄≥55 岁的老年人样本,应用横断层面模式进行帕金森病患病率调查。依据标准化的诊断方案,确认 277 人罹患 PD,显示 65 岁或以上的老人 PD 患病率为 1.7%,估计中国年龄在 55 岁及以上的老年人中约有 170 万人患有帕金森病。这一研究提示,中国 PD 患病率相当于发达国家的水平,修正了中国是世界上 PD 患病率最低的国家的结论。预计随着我国人口的老龄化,未来我国正面临着大量的 PD 病例,将承受更大的 PD 负担。

三、病因及发病机制

特发性帕金森病的病因未明。研究显示,农业环境(如杀虫剂和除草剂使用)及遗传因素等是 PD 较确定的危险因素。居住农村或橡胶厂附近、饮用井水、从事田间劳动、在工业化学品厂工作等也可能是危险因素,吸烟与 PD 发病间存在负相关,被认为是保护因素,但吸烟有众多危害性,不能因 PD 的"保护因素"而提倡吸烟。饮茶和喝咖啡者患病率也较低。

本病的发病机制复杂,可能与下列因素有关。

(一)环境因素

例如美国加州一些吸毒者因误用 MPTP,出现酷似原发性 PD 的某些病理变化、生化改变、症状和药物治疗反应,给猴注射 MPTP 也出现相似效应。鱼藤酮为脂溶性,可穿过血-脑屏障,研究表明鱼藤酮可抑制线粒体复合体 I 活性,导致大量氧自由基和凋亡诱导因子产生,使 DA 能神经元变性。与 MPP^+ 结构相似的百草枯及其他吡啶类化合物,也被证明与帕金森病发病相关。利用 MPTP 和鱼藤酮制作的动物模型已成为帕金森病实验研究的有效工具。锰剂和铁剂等也被报道参与了帕金森病的发病。

(二)遗传因素

流行病学资料显示,10%～15%的 PD 患者有家族史,呈不完全外显的常染色体显性或隐性遗传,其余为散发性 PD。目前已定位 13 个 PD 的基因位点,分别被命名为 PARK1-13,其中 9 个致病基因已被克隆。

1.常染色体显性遗传性帕金森病致病基因

常染色体显性遗传性帕金森病致病基因包括 α-突触核蛋白基因(PARK1/PARK4)、UCH-L1 基因(PARK5)、LRRK2 基因(PARK8)、GIGYF2 基因(PARK11)和 HTRA2/Omi 基因(PARK13)。

(1)α-突触核蛋白(PARK1)基因定位于 4 号染色体长臂 4q21～23,α-突触核蛋白可能增高 DA 能神经细胞对神经毒素的敏感性,α-突触核蛋白基因 A la53Thr 和 A la39Pro 突变导致 α-突触核蛋白异常沉积,最终形成路易小体。

（2）富亮氨酸重复序列激酶2基因是目前为止帕金森病患者中突变频率最高的常染色体显性帕金森病致病基因，与晚发性帕金森病相关。

（3）HTRA2也与晚发性PD相关。

（4）泛素蛋白C末端羟化酶-L1为PARK5基因突变，定位于4号染色体短臂4p14。

2.常染色体隐性遗传性帕金森病致病基因

常染色体隐性遗传性帕金森病致病基因包括Parkin基因（PARK2）、PINK1基因（PARK6）、DJ-1基因（PARK7）和ATP13A2基因（PARK9）。

（1）Parkin基因定位于6号染色体长臂6q25.2～27，基因突变常导致Parkin蛋白功能障碍，酶活性减弱或消失，造成细胞内异常蛋白质沉积，最终导致DA能神经元变性。Parkin基因突变是早发性常染色体隐性家族性帕金森病的主要病因之一。

（2）ATP13A2基因突变在亚洲人群中较为多见，与常染色体隐性遗传性早发性帕金森病相关，该基因定位在1号染色体，包含29个编码外显子，编码1 180个氨基酸的蛋白质，属于三磷腺苷酶的P型超家族，主要利用水解三磷腺苷释能驱动物质跨膜转运，ATP13A2蛋白的降解途径主要有溶酶体通路和蛋白酶体通路。蛋白酶体通路的功能障碍是导致神经退行性病变的因素之一，蛋白酶体通路E3连接酶Parkin蛋白的突变可以导致PD的发生。

（3）PINK1基因最早在3个欧洲帕金森病家系中发现，该基因突变分布广泛，在北美、亚洲及中国台湾地区均有报道，该基因与线粒体的融合、分裂密切相关，且与Parkin、DJ-1和HTRA2等帕金森病致病基因间存在相互作用，提示其在帕金森病发病机制中发挥重要作用。

（4）DJ-1蛋白是氢过氧化物反应蛋白，参与机体氧化应激。DJ-1基因突变后DJ-1蛋白功能受损，增加氧化应激反应对神经元的损害。DJ-1基因突变与散发性早发性帕金森病的发病有关。

3.细胞色素P4502D6基因和某些线粒体DNA突变

细胞色素P4502D6基因和某些线粒体DNA突变可能是PD发病易感因素之一，可能使P450酶活性下降，使肝脏解毒功能受损，易造成MPTP等毒素对黑质纹状体损害。

（三）氧化应激与线粒体功能缺陷

氧化应激是PD发病机制的研究热点。自由基可使不饱和脂肪酸发生脂质过氧化，后者可氧化损伤蛋白质和DNA，导致细胞变性死亡。PD患者由于B型单胺氧化酶（单胺氧化酶B型）活性增高，可破坏细胞膜。在氧化的同时，黑质细胞内DA氧化产物聚合形成神经黑色素，与铁结合产生Fenton反应破坏细胞膜。在正常情况下细胞内有足够的抗氧化物质，如脑内的谷胱甘肽、谷胱甘肽过氧化物酶和超氧化物歧化酶等，因而DA氧化产生自由基不会产生氧化应激，保证免遭自由基损伤。PD患者黑质部还原型谷胱甘肽降低和脂质过氧化物增加铁蛋白含量降低，使黑质成为易受氧化应激侵袭的部位。近年发现线粒体功能缺陷在PD发病中起重要作用。对PD患者线粒体功能缺陷认识源于对MPTP作用机制研究，MPTP通过抑制黑质线粒体呼吸链复合物Ⅰ活性导致PD。体外实验证实MPTP活性成分MPP^+能造成黑质多巴胺能神经元（MES 23.5）细胞线粒体膜电势下降，氧自由基生成增加。PD患者黑质线粒体复合物Ⅰ活性可降低32％～38％，复合物Ⅰ活性降低使黑质细胞对自由基损伤敏感性显著增加。在多系统萎缩及进行性核上性麻痹患者黑质中未发现复合物Ⅰ活性改变，表明PD黑质复合物Ⅰ活性降低可能是PD相对特异性改变。PD患者存在线粒体功能缺陷可能与遗传和环境因素有关，研究提示PD患者存在线粒体DNA突变，复合物Ⅰ是由细胞核和线粒体两个基因组编码翻译,两组基因任何片段缺损都可影响复合物Ⅰ功能。近年来 PARK1 基因突变受到普遍重视,它的编码蛋白就位于线粒体内。

(四)免疫/炎性机制

Abramsky 提出 PD 发病与免疫/炎性机制有关。研究发现 PD 患者细胞免疫功能降低,白细胞介素-1(IL-1)活性降低明显。PD 患者 CSF 中存在抗 DA 能神经元抗体。细胞培养发现,PD 患者的血浆及 CSF 中的成分可抑制大鼠中脑 DA 能神经元的功能及生长。采用立体定向技术将 PD 患者血 IgG 注入大鼠一侧黑质,黑质酪氨酸羟化酶及 DA 能神经元明显减少,提示可能有免疫介导性黑质细胞损伤。许多环境因素如 MPTP、鱼藤酮、百草枯、铁剂等诱导的 DA 能神经元变性与小胶质细胞激活有关,小胶质细胞是脑组织主要的免疫细胞,在神经变性疾病发生中小胶质细胞不仅是简单的"反应性增生",而且参与了整个病理过程。小胶质细胞活化后可通过产生氧自由基等促炎因子,对神经元产生毒性作用。DA 能神经元对氧化应激十分敏感,而活化的小胶质细胞是氧自由基产生的主要来源。此外,中脑黑质是小胶质细胞分布最为密集的区域,决定了小胶质细胞的活化在帕金森病发生发展中有重要作用。

(五)年龄因素

PD 主要发生于中老年,40 岁以前很少发病。研究发现自 30 岁后黑质 DA 能神经元、酪氨酸羟化酶和多巴脱羧酶活力,以及纹状体 DA 递质逐年减少,DA 的 D_1 和 D_2 受体密度减低。然而,罹患 PD 的老年人毕竟是少数,说明生理性 DA 能神经元退变不足以引起 PD。只有黑质 DA 能神经元减少 50% 以上,纹状体 DA 递质减少 80% 以上,临床才会出现 PD 症状,年龄只是 PD 的促发因素。

(六)泛素-蛋白酶体系统功能异常

泛素-蛋白酶体系统(UPS)可选择性降低细胞内的蛋白质,在细胞周期性增殖及凋亡相关蛋白的降解中发挥重要作用。Parkin 基因突变常导致 UPS 功能障碍,不能降解错误折叠的蛋白,错误折叠蛋白的过多异常聚集则对细胞有毒性作用,引起氧化应激增强和线粒体功能损伤。应用蛋白酶体抑制剂已经构建成模拟 PD 的细胞模型。

(七)兴奋性毒性作用

应用微透析及高压液相色谱检测发现,由 MPTP 制备的 PD 猴模型纹状体中兴奋性氨基酸(谷氨酸、天门冬氨酸)含量明显增高。若细胞外间隙谷氨酸浓度异常增高,过度刺激受体可对 CNS 产生明显毒性作用。动物试验发现,脑内注射微量谷氨酸可导致大片神经元坏死,谷氨酸兴奋性毒性作用是通过 N-甲基-D-天冬氨酸受体介导的,与 DA 能神经元变性有关。谷氨酸可通过激活 NMDA 受体产生一氧化氮损伤神经细胞,并释放更多的兴奋性氨基酸,进一步加重神经元损伤。

(八)细胞凋亡

PD 发病过程存在细胞凋亡及神经营养因子缺乏等。细胞凋亡是帕金森病患者 DA 能神经元变性的基本形式,许多基因及其产物通过多种机制参与 DA 能神经元变性的凋亡过程。此外,多种迹象表明多巴胺转运体和囊泡转运体的异常表达与 DA 能神经元的变性直接相关。其他如神经细胞自噬、钙稳态失衡可能也参与帕金森病的发病。

目前,大多数学者认同帕金森病并非单一因素引起,是由遗传、环境因素、免疫/炎性机制、线粒体功能衰竭、兴奋性毒性作用、神经细胞自噬及老化等多种因素通过多种机制共同作用所致。

四、病理及生化病理

(一)病理

PD 主要病理改变是含色素神经元变性、缺失，黑质致密部 DA 能神经元最显著。镜下可见神经细胞减少，黑质细胞黑色素消失，黑色素颗粒游离散布于组织和巨噬细胞内，伴不同程度神经胶质增生。正常人黑质细胞随年龄增长而减少，80 岁时黑质细胞从原有 42.5 万减至 20 万个，PD 患者少于 10 万个，出现症状时 DA 能神经元丢失 50% 以上，蓝斑、中缝核、迷走神经背核、苍白球、壳核、尾状核及丘脑底核等也可见轻度改变。

残留神经元胞质中出现嗜酸性包涵体路易小体是本病重要的病理特点，路易小体是细胞质蛋白质组成的玻璃样团块，中央有致密核心，周围有细丝状晕圈。一个细胞有时可见多个大小不同的路易小体，见于约 10% 的残存细胞，黑质明显，苍白球、纹状体及蓝斑等亦可见，α-突触核蛋白和泛素是路易小体的重要组分。α-突触核蛋白在许多脑区含量丰富，多集中于神经元突触前末梢，在小鼠或果蝇体内过量表达 α-突触核蛋白可产生典型的帕金森病症状。尽管 α-突触核蛋白基因突变仅出现在小部分家族性帕金森病患者中，但该基因表达的蛋白是路易小体的主要成分，提示它在帕金森病发病过程中起重要作用。

(二)生化病理

PD 最显著的生物化学特征是脑内 DA 含量减少。DA 和乙酰胆碱作为纹状体两种重要神经递质，功能相互拮抗，两者平衡对基底核环路活动起重要的调节作用。脑内 DA 递质通路主要为黑质-纹状体系，黑质致密部 DA 能神经元自血流摄入左旋酪氨酸，在细胞内酪氨酸羟化酶作用下形成左旋多巴→经多巴胺脱羧酶→DA→通过黑质-纹状体束，DA 作用于壳核、尾状核突触后神经元，最后被分解成高香草酸。由于特发性帕金森病酪氨酸羟化酶和 DDC 减少，使 DA 生成减少。单胺氧化酶 B 抑制剂减少神经元内 DA 分解代谢，增加脑内 DA 含量。儿茶酚-氧位-甲基转移酶抑制剂减少左旋多巴外周代谢，维持左旋多巴稳定血浆浓度(图 10-1)，可用于 PD 治疗。

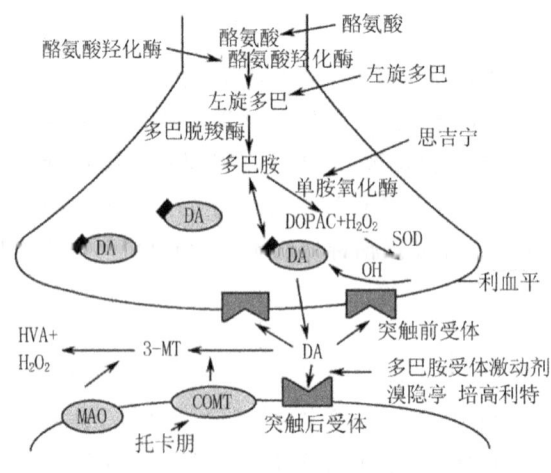

图 10-1　多巴胺的合成和代谢

PD 患者黑质 DA 能神经元变性丢失，黑质-纹状体 DA 通路变性，纹状体 DA 含量显著降低(>80%)，使乙酰胆碱系统功能相对亢进，是导致肌张力增高、动作减少等运动症状的生化基础。

此外,中脑-边缘系统和中脑-皮质系统 DA 含量亦显著减少,可能导致智力减退、行为情感异常、言语错乱等高级神经活动障碍。DA 递质减少程度与患者症状严重度一致,病变早期通过 DA 更新率增加(突触前代偿)和 DA 受体失神经后超敏现象(突触后代偿),临床症状可能不明显(代偿期),随疾病的进展可出现典型 PD 症状(失代偿期)。基底核其他递质或神经肽如去甲肾上腺素、5-羟色胺、P 物质、脑啡肽、生长抑素等也有变化。

五、临床表现

帕金森病通常在 40～70 岁发病,60 岁后发病率增高,在 30 多岁前发病者少见,男性略多。起病隐袭,发展缓慢,主要表现静止性震颤、肌张力增高、运动迟缓和姿势步态异常等,症状出现孰先孰后可因人而异。首发症状以震颤最多见(60%～70%),其次为步行障碍(12%)、肌强直(10%)和运动迟缓(10%)。症状常自一侧上肢开始,逐渐波及同侧下肢、对侧上肢与下肢,呈 N 字形的进展顺序(65%～70%);25%～30% 的病例可自一侧的下肢开始,两侧下肢同时开始极少见,不少病例疾病晚期症状仍存在左右差异。

(一)静止性震颤

静止性震颤常为 PD 的首发症状,多由一侧上肢远端(手指)开始,逐渐扩展到同侧下肢及对侧肢体,上肢震颤幅度较下肢明显,下颌、口唇、舌及头部常最后受累。典型表现静止性震颤,拇指与屈曲示指呈搓丸样动作,节律 4～6 Hz,静止时出现,精神紧张时加重,随意动作时减轻,睡眠时消失;常伴交替旋前与旋后、屈曲与伸展运动。令患者活动一侧肢体如握拳或松拳,可引起另侧肢体出现震颤,该试验有助于发现早期轻微震颤。少数患者尤其 70 岁以上发病者可能不出现震颤,部分患者可合并姿势性震颤。

(二)肌强直

锥体外系病变导致屈肌与伸肌张力同时增高,关节被动运动时始终保持阻力增高,似弯曲软铅管,称为铅管样强直。如患者伴有震颤,检查者感觉在均匀阻力中出现断续停顿,如同转动齿轮,称为齿轮样强直,是肌强直与静止性震颤叠加所致。这两种强直与锥体束受损的折刀样强直不同,后者可伴腱反射亢进及病理征。

以下的临床试验有助于发现轻微的肌强直:①令患者运动对侧肢体,被检肢体肌强直可更明显;②头坠落试验:患者仰卧位,快速撤离头下枕头时头常缓慢落下,而非迅速落下;③令患者把双肘置于桌上,使前臂与桌面成垂直位,两臂及腕部肌肉尽量放松,正常人此时腕关节与前臂约成 90°角屈曲,PD 患者腕关节或多或少保持伸直,好像竖立的路标,称为"路标现象"。老年患者肌强直可能引起关节疼痛,是肌张力增高使关节血供受阻所致。

(三)运动迟缓

运动迟缓表现为随意动作减少,包括始动困难和运动迟缓,因肌张力增高、姿势反射障碍出现一系列特征性运动障碍症状,如起床、翻身、步行和变换方向时运动迟缓,面部表情肌活动减少,常双眼凝视,瞬目减少,呈面具脸;以及手指精细动作如扣纽扣、系鞋带等困难,书写时字愈写愈小(写字过小征)等。口、咽、腭肌运动障碍,使讲话缓慢、语音低沉单调、流涎等,严重时吞咽困难。

(四)姿势步态异常

患者四肢、躯干和颈部肌强直呈特殊屈曲体姿,头部前倾,躯干俯屈,上肢肘关节屈曲,腕关节伸直,前臂内收,指间关节伸直,拇指对掌。下肢髋关节与膝关节均略呈弯曲,随疾病进展姿势障碍加重,晚期自坐位、卧位起立困难。早期下肢拖曳,逐渐变为小步态,起步困难,起步后前冲,愈走愈快,不能及时停步或转弯,称慌张步态,行走时上肢摆动减少或消失;因躯干僵硬,转弯时躯干与头部联带小步转弯,与姿势平衡障碍导致重心不稳有关。患者害怕跌倒,遇小障碍物也要停步不前。

(五)非运动症状

PD 的非运动症状包括疾病早期常出现的嗅觉减退、快动眼期睡眠行为障碍、便秘等症状。

(1)嗅觉缺失经常出现在运动症状前,是 PD 的早期特征,嗅觉检测作为一种可能的生物学标志物,有助于将来对 PD 高危人群的识别。

(2)抑郁症在 PD 患者中常见,约占患者的 50%,多为疾病本身的表现,患者可能同时伴有 5-羟色胺递质功能减低;通常应用 5-羟色胺再摄取抑制剂,如舍曲林 50 mg、西酞普兰 20 mg 等治疗可改善。运动症状好转常可使抑郁症状缓解。

(3)快动眼期睡眠行为可见于 30% 的 PD 患者,20%～38% 的睡眠行为障碍患者可能发展为 PD。与正常人相比,睡眠行为障碍患者存在明显的嗅觉障碍、颜色辨别力及运动速度受损。功能影像学显示特发性睡眠行为障碍患者纹状体内存在多巴胺转运体减少,睡眠行为障碍同样可能是 PD 的早期标志物,其确切的病理基础尚不清楚,可能与蓝斑下核及桥脚核等下位脑干病变有关。

(4)便秘是 PD 患者的常见症状,具有顽固性、反复性、波动性及难治性等特点。可能与肠系膜神经丛的神经元变性导致胆碱能功能降低,胃肠道蠕动减弱有关,此外,抗胆碱药等抗帕金森病药物可使蠕动功能下降,加重便秘。

(5)其他症状:皮脂腺、汗腺分泌亢进引起脂颜、多汗,交感神经功能障碍导致直立性低血压等;部分患者晚期出现轻度认知功能减退或痴呆、视幻觉等,通常不严重。

(六)辅助检查

1.CT、MRI 检查

PD 患者的 CT、MRI 检查通常无特征性异常。

2.生化检测

高效液相色谱-电化学法检测患者 CSF 和尿中高香草酸含量降低,放免法检测 CSF 中生长抑素含量降低。血及脑脊液常规检查无异常。

3.基因及生物标志物检测

家族性 PD 患者可采用 DNA 印迹技术、PCR、DNA 序列分析等检测基因突变。采用蛋白组学等技术检测血清、CSF、唾液中 α-突触核蛋白、DJ-1 等潜在的早期 PD 生物学标志物。

4.超声检查

可见对侧中脑黑质的高回声(图 10-2)。

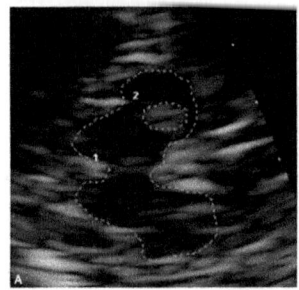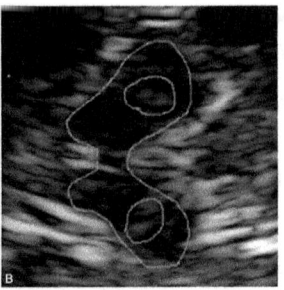

图 10-2　帕金森的超声表现

A.偏侧帕金森病对侧中脑黑质出现高回声;B.双侧帕金森病两侧中脑黑质出现高回声

5.功能影像学检测

(1)DA 受体功能显像，PD 纹状体 DA 受体，主要是 D_2 受体功能发生改变，PET 和 SPECT 可动态观察 DA 受体，SPECT 较简便经济，特异性 D_2 受体标志物[123]I Iodobenzamide(^{123}I-IBZM)合成使 SPECT 应用广泛。

(2)DA 转运体(dopa-mine transporter，DAT)功能显像，纹状体突触前膜 DAT 可调控突触间隙中 DA 有效浓度，使 DA 对突触前和突触后受体发生时间依赖性激动，早期 PD 患者 DAT 功能较正常下降 31%～65%，应用[123]I-β-CIT PET 或[99m]Tc-TRODAT-1 SPECT 可检测 DAT 功能，用于 PD 早期和亚临床诊断(图 10-3)。

(3)神经递质功能显像，[18]F-dopa 透过血-脑屏障入脑，多巴脱羧酶将[18]F-dopa 转化为[18]F-DA，PD 患者纹状体区[18]F-dopa 放射性聚集较正常人明显减低，提示多巴脱羧酶活性降低。

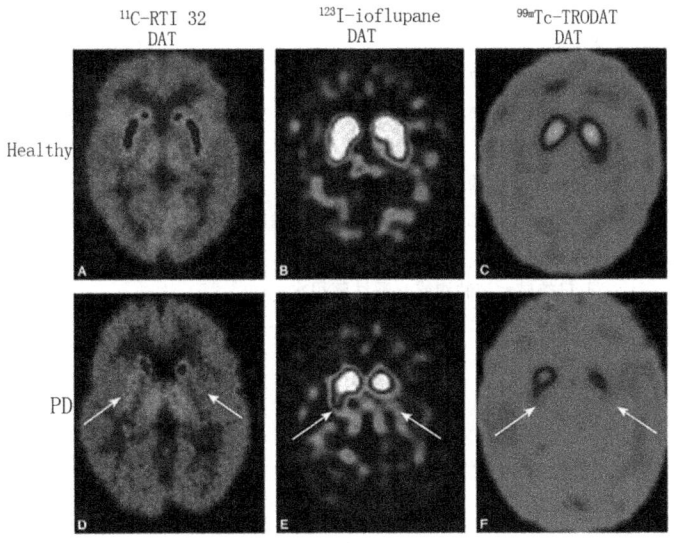

图 10-3　脑功能影像
显示帕金森病患者的纹状体区 DAT 活性降低

6.药物试验

(1)左旋多巴试验：①试验前 24 小时停用左旋多巴、多巴胺受体激动剂、抗胆碱药、抗组胺药；②试验前 30 分钟和试验开始前各进行 1 次临床评分；③早 8～9 时患者排尿便，然后口服 375～500 mg 多巴丝肼；④服药45～150 分钟按 UPDRS-Ⅲ量表测试患者的运动功能；⑤病情减轻为阳性反应。

(2)多巴丝肼弥散剂试验：药物吸收快，很快达到有效浓度，代谢快，用药量较小，可短时间(10～30 分钟)内确定患者对左旋多巴反应。对 PD 诊断、鉴别诊断及药物选择等有价值。

(3)阿扑吗啡试验：①②项同左旋多巴试验；③皮下注射阿扑吗啡 2 mg；④用药后 30～120 分钟，测试患者的运动功能，病情减轻为阳性反应，如阴性可分别隔 4 小时用 3 mg、5 mg 或 10 mg 阿扑吗啡重复试验。

六、诊断及鉴别诊断

(一)诊断

英国帕金森病协会脑库诊断标准及中国帕金森病诊断标准均依据中老年发病，缓慢进展性病程,必备运动迟缓及至少具备静止性震颤、肌强直或姿势步态障碍中的一项,结合对左旋多巴治疗敏感即可作出临床诊断(表 10-1)。联合嗅觉、经颅多普勒超声及功能影像(PET/SPECT)检查有助于早期发现临床前帕金森病。帕金森病的临床与病理诊断符合率约为 80%。

表 10-1　英国 PD 协会脑库诊断标准

包括标准	排除标准	支持标准
运动迟缓(随意运动启动缓慢,伴随重复动作的速度和幅度进行性减少)	反复卒中病史,伴随阶梯形进展的 PD 症状 反复脑创伤病史 明确的脑炎病史	确诊 PD 需具备以下 3 个或 3 个以上的条件 单侧起病 静止性震颤
至少具备以下中的一项:肌强直;4～6 Hz 静止性震颤;不是由于视力、前庭或本体感觉障碍导致的姿势不稳	动眼危象 在服用抗精神病类药物过程中出现症状 一个以上的亲属发病 病情持续好转 起病 3 年后仍仅表现单侧症状 核上性凝视麻痹 小脑病变体征 疾病早期严重的自主神经功能紊乱 早期严重的记忆、语言和行为习惯紊乱的痴呆 Batinski 征阳性 CT 扫描显示脑肿瘤或交通性脑积水 大剂量左旋多巴治疗无效(排除吸收不良导致的无效) MPTP 接触史	疾病逐渐进展 持久性的症状不对称,以患侧受累更重 左旋多巴治疗有明显疗效(70%～100%) 严重的左旋多巴诱导的舞蹈症 左旋多巴疗效持续 5 年或更长时间 临床病程 10 年或更长时间

(二)鉴别诊断

PD 主要须与其他原因引起的帕金森病鉴别。在所有帕金森病中,约 75% 为原发性帕金森病,约 25% 为其他原因引起的帕金森病。

1.继发性帕金森病

有明确的病因可寻,如感染、药物、中毒、脑动脉硬化、创伤等。继发于甲型脑炎(即昏睡性脑炎)后的帕金森病,目前已罕见。多种药物均可导致药物性帕金森病,一般是可逆的。在拳击手中偶见头部创伤引起的帕金森病。老年人基底核区多发性腔隙性梗死可引起血管性帕金森病,患者有高血压、动脉硬化及卒中史,步态障碍较明显,震颤少见,常伴锥体束征。

2.伴发于其他神经变性疾病的帕金森病

不少神经变性疾病具有帕金森病表现。这些神经变性疾病各有其特点,有些为遗传性,有些为散发的,除程度不一的帕金森症状外,还有其他症状,如不自主运动、垂直性眼球凝视障碍(见于进行性核上性麻痹)、直立性低血压、小脑性共济失调(橄榄脑桥小脑萎缩)、出现较早且严重的痴呆(路易体痴呆)、角膜色素环(肝豆状核变性)、皮质复合感觉缺失、锥体束征和失用、失语(皮质基底核变性)等。此外,所伴发的帕金森病症状,经常以强直、少动为主,静止性震颤很少见,对左旋多巴治疗不敏感。

3.原发性震颤、抑郁症、脑血管病

(1)原发性震颤较常见,约 1/3 的患者有家族史,在各年龄期均可发病,姿势性或动作性震颤为唯一的表现,无肌强直和运动迟缓,饮酒或用普萘洛而后震颤可显著减轻。

(2)抑郁症可伴表情贫乏、言语单调、随意运动减少,但无肌强直和震颤,抗抑郁剂治疗有效。

(3)早期帕金森病症状限于一侧肢体,患者常主诉一侧肢体无力或不灵活,若无震颤,易误诊为脑血管病,询问原发病和仔细体检易于鉴别。

七、治疗原则

帕金森病的治疗原则是采取综合治疗,包括药物治疗、手术及干细胞治疗、中医治疗、康复治疗、心理治疗等,目前应用的所有治疗手段,只能改善症状,不能阻止病情发展。其中药物治疗是首选的主要的治疗手段。

八、药物治疗

(一)药物治疗原则

应从小剂量开始,缓慢递增,以较小剂量达到较满意的疗效。治疗应考虑个体化特点,用药选择不仅要考虑病情特点,而且要考虑患者的年龄、就业状况、经济承受能力等因素。药物治疗目标是延缓疾病进展、控制症状,并尽可能延长症状控制的年限,同时尽量减少药物不良反应和并发症。

(二)保护性治疗

目的是延缓疾病发展,改善患者症状。原则上,帕金森病一旦被诊断就应及早进行保护性治疗。目前临床应用的保护性治疗药物主要是单胺氧化酶 B 型抑制剂。曾报道司来吉兰＋维生素 E 疗法可推迟使用左旋多巴延缓疾病发展约 9 个月,可用于早期轻症 PD 患者;但司来吉兰的神经保护作用仍未定论。多巴胺受体激动剂和辅酶 Q_{10} 也可能有神经保护作用。

(三)症状性治疗

(1)老年前期(年龄＜65 岁)患者,且不伴智力减退,可以选择:①多巴胺受体激动剂;②单胺氧化酶 B 型抑制剂司来吉兰,或加用维生素 E;③复方左旋多巴＋儿茶酚-氧位-甲基转移酶抑制剂;④金刚烷胺和/或抗胆碱药:震颤明显而其他抗帕金森病药物效果不佳时,可试用抗胆碱药。⑤复方左旋多巴:一般在①、②、④方案治疗效果不佳时加用。某些患者如果出现认知功能减退,或因特殊工作之需,需要显著改善运动症状,复方左旋多巴也可作为首选。

(2)老年期(年龄≥65 岁)患者或伴智力减退:首选复方左旋多巴,必要时可加用多巴胺受体激动剂、单胺氧化酶 B 型抑制剂或儿茶酚-O-甲基转移酶(COMT)抑制剂。尽可能不用苯海索,尤其老年男性患者,除非有严重震颤,并明显影响患者的日常生活或工作能力时。

(四)治疗药物

1.抗胆碱药

抑制 ACh 的活力,可提高脑内 DA 的效应和调整纹状体内的递质平衡,临床常用盐酸苯海索。对震颤和强直有效,对运动迟缓疗效较差,适于震颤明显年龄较轻的患者。常用1～2 mg口服,每天 3 次。该药改善症状短期效果较明显,但常见口干、便秘和视物模糊等不良反应,偶可见神经精神症状。闭角型青光眼及前列腺肥大患者禁用。中国指南建议苯海索由于有较多的不良反应,尽可能不用,尤其老年男性患者。

2.金刚烷胺

促进神经末梢 DA 释放,阻止再摄取,可轻度改善少动、强直和震颤等。起始剂量 50 mg,每天2～3次,1周后增至100 mg,每天2～3次,一般不超过300 mg/d,老年人不超过200 mg/d。药效可维持数月至一年。不良反应较少,如不安、意识模糊、下肢网状青斑、踝部水肿和心律失常等,肾功能不全、癫痫、严重胃溃疡和肝病患者慎用,哺乳期妇女禁用。

3.L-dopa及复方左旋多巴

PD患者迟早要用到L-dopa治疗。L-dopa可透过血-脑屏障,被脑DA能神经元摄取后脱羧变为DA,改善症状,对震颤、强直、运动迟缓等运动症状均有效。由于95％以上的L-dopa在外周脱羧成为DA,仅约1％通过血-脑屏障进入脑内,为减少外周不良反应,增强疗效,多用L-dopa与外周多巴脱羧酶抑制剂按4∶1制成的复方左旋多巴制剂,用量较L-dopa减少3/4。

(1)药物分型:复方左旋多巴剂包括标准片、控释片、水溶片等。

标准片:多巴丝肼由L-dopa与苄丝肼按4∶1组成,多巴丝肼250为L-dopa 200 mg加苄丝肼50 mg,多巴丝肼125为L-dopa 100 mg加苄丝肼25 mg;国产多巴丝肼胶囊成分与多巴丝肼相同。息宁250和息宁125是由L-dopa与卡比多巴按4∶1组成。

控释片:多巴丝肼-HBS和息宁控释片。①多巴丝肼-HBS:剂量为125 mg,由L-dopa100 mg加苄丝肼25 mg及适量特殊赋形剂组成。口服后药物在胃内停留时间较长,药物基质表面先形成水化层,通过弥散作用逐渐释放,在小肠pH较高的环境中逐渐被吸收。多种因素可影响药物的吸收,如药物溶解度、胃液与肠液的pH、胃排空时间等。本品不应与制酸药同时服用。②息宁控释片:L-dopa 200 mg加卡比多巴50 mg,制剂中加用单层分子基质结构,药物不断溶释,达到缓释效果,口服后120～150分钟达到血浆峰值浓度;片中间有刻痕,可分为半片服用。

水溶片:弥散型多巴丝肼,剂量为125 mg,由L-dopa 100 mg加苄丝肼25 mg组成。其特点是易在水中溶解,吸收迅速,很快达到治疗阈值浓度。

(2)用药时机:何时开始复方左旋多巴治疗尚有争议,长期用药会产生疗效减退、症状波动及异动症等运动并发症。一般应根据患者年龄、工作性质、症状类型等决定用药。年轻患者可适当推迟使用,患者因职业要求不得不用L-dopa时应与其他药物合用,减少复方左旋多巴剂量。年老患者可早期选用L-dopa,因发生运动并发症机会较少,对合并用药耐受性差。

(3)用药方法:从小剂量开始,根据病情逐渐增量,用最低有效量维持。

标准片:复方左旋多巴开始用62.5 mg(1/4片),每天2～4次,根据需要逐渐增至125 mg,每天3～4次;最大剂量一般不超过250 mg,每天3～4次;空腹(餐前1小时或餐后2小时)用药疗效好。

控释片:优点是减少服药次数,有效血药浓度稳定,作用时间长,可控制症状波动;缺点是生物利用度较低,起效缓慢,标准片转换成为控释片时每天剂量应相应增加并提前服用;适于症状波动或早期轻症患者。

水溶片:易在水中溶解,吸收迅速,10分钟起效,作用维持时间与标准片相同,该剂型适用于有吞咽障碍或置鼻饲管、清晨运动不能、"开-关"现象和剂末肌张力障碍患者。

(4)运动并发症及其他药物不良反应:主要有周围性和中枢性两类,前者为恶心、呕吐、低血压、心律失常(偶见);后者有症状波动、异动症和精神症状等。前者的不良反应可以通过小剂量开始渐增剂量、餐后服药、加用多潘立酮等可避免或减轻上述症状。后者的不良反应都在长期用药后发生,一般经过5年治疗后,约50％患者会出现症状波动或异动症等运动并发症。具体处理详见本节运动并发症的治疗。

4.DA 受体激动剂

DA 受体包括 5 种类型,D_1 受体和 D_2 受体亚型与 PD 治疗关系密切。DA 受体激动剂作用:①直接刺激纹状体突触后 DA 受体,不依赖于多巴脱羧酶将 L-dopa 转化为 DA 发挥效应;②血浆半衰期(较复方左旋多巴)长;③推测可持续而非波动性刺激 DA 受体,预防或延迟运动并发症发生;PD 早期单用 DA 受体激动剂有效,若与复方左旋多巴合用,可提高疗效,减少复方左旋多巴用量,且可减少或避免症状波动或异动症的发生。

(1)适应证:PD 后期患者用复方左旋多巴治疗产生症状波动或异动症,加用 DA 受体激动剂可减轻或消除症状,减少复方左旋多巴用量。疾病后期黑质纹状体 DA 能系统缺乏多巴脱羧酶,不能把外源性L-dopa脱羧转化为 DA,用复方左旋多巴无效,用 DA 受体激动剂可能有效。发病年纪轻的早期患者可单独应用,应从小剂量开始,渐增量至获得满意疗效。不良反应与复方左旋多巴相似,症状波动和异动症发生率低,直立性低血压和精神症状发生率较高。

(2)药物分型:麦角类和非麦角类。目前大多推荐非麦角类 DA 受体激动剂,尤其是年轻患者病程初期。这类长半衰期制剂能避免对纹状体突触后膜 DA 受体产生"脉冲"样刺激,从而预防或减少运动并发症的发生。麦角类 DA 受体激动剂可导致心脏瓣膜病和肺胸膜纤维化,多不主张使用。

麦角类:①溴隐亭为 D_2 受体激动剂,开始 0.625 mg/d,每隔 3~5 天增加0.625 mg,通常治疗剂量 7.5~15 mg/d,分 3 次口服;不良反应与左旋多巴类似,错觉和幻觉常见,精神病病史患者禁用,相对禁忌证包括近期心肌梗死、严重周围血管病和活动性消化性溃疡等。②α-二氢麦角隐亭,2.5 mg,每天 2 次,每隔 5 天增加 2.5 mg,有效剂量 30~50 mg/d,分 3 次口服。上述四种药物之间的参考剂量转换如下。吡贝地尔:普拉克索:溴隐亭:α-二氢麦角隐亭为 100:1:10:60。③卡麦角林是所有 DA 受体激动剂中半衰期最长(70 小时),作用时间最长,适于 PD 后期长期应用复方左旋多巴产生症状波动和异动症患者,有效剂量 2~10 mg/d,平均 4 mg/d,只需每天 1 次,较方便。④利舒脲具有较强的选择性 D_2 受体激动作用,对 D_1 受体作用很弱。按作用剂量比,其作用较溴隐亭强 10~20 倍,但作用时间短于溴隐亭;其 $t_{1/2}$ 短(平均 2.2 小时),该药为水溶性,可静脉或皮下输注泵应用,主要用于因复方左旋多巴治疗出现明显的"开-关"现象者;治疗须从小剂量开始,0.05~0.1 mg/d,逐渐增量,平均有效剂量为2.4~4.8 mg/d。

非麦角类:被美国神经病学学会、运动障碍学会,以及我国帕金森病治疗指南推荐为一线治疗药物。①普拉克索:为新一代选择性 D_2、D_3 受体激动剂,开始 0.125 mg,每天3 次,每周增加 0.125 mg,逐渐加量至 0.5~1.0 mg,每天 3 次,最大不超过 4.5 mg/d;服用左旋多巴的 PD 晚期患者加服普拉克索可改善左旋多巴不良反应,对震颤和抑郁有效。②罗匹尼罗:用于早期或进展期 PD,开始 0.25 mg,每天3 次,逐渐加量至 2~4 mg,每天 3 次,症状波动和异动症发生率低,常见意识模糊、幻觉及直立性低血压。③吡贝地尔(泰舒达缓释片):为缓释型选择性 D_2、D_3 受体激动剂,对中脑-皮质和边缘叶通路 D_3 受体有激动效应,改善震颤作用明显,对强直和少动也有作用;初始剂量 50 mg,每天1 次,第 2 周增至 50 mg,每天 2 次,有效剂量 150 mg/d,分 3 次口服,最大不超过 250 mg/d。④罗替戈汀:为一种透皮贴剂,有 4.5 mg/10 cm²,9 mg/20 cm²,13.5 mg/30 cm²,18 mg/40 cm² 等规格;早期使用4.5 mg/10 cm²,以后视病情发展及治疗反应可增大剂量,均每天 1 贴;治疗 PD 优势为可连续、持续释放药物,消除首关效应,提供稳态血药水平,避免对 DA 受体脉冲式刺激,减少口服药治疗突然"中断"状态,减少服左旋多巴等药物易引起运动波动、"开-关"现象等。⑤阿扑吗啡:为 D_1 和 D_2 受体激动剂,可显著减少"关期"状态,对症状波动,尤其"开-关"现象和肌张力障碍疗效明显,采取笔式注射法给药后 5～15 分钟起效,有效作用时间 60 分钟,每次给药 0.5～2 mg,每天可用多次,便携式微泵皮下持续灌注可使患者每天保持良好运动功能;也可经鼻腔给药。

5.单胺氧化酶 B 抑制剂

抑制神经元内 DA 分解,增加脑内 DA 含量。合用复方左旋多巴有协同作用,减少 L-dopa 约 1/4 用量,延缓"开-关"现象。单胺氧化酶 B 型抑制剂中的司来吉兰即丙炔苯丙胺 2.5～5 mg,每天2 次,因可引起失眠,不宜傍晚服用。不良反应有口干、胃纳少和直立性低血压等,胃溃疡患者慎用。该药可与左旋多巴合用,亦可单独应用,可缓解 PD 症状,也可能有神经保护作用。第二代单胺氧化酶 B 型抑制剂雷沙吉兰已投入临床应用,其作用优于第 1 代司来吉兰 5～10 倍,对各期 PD 患者症状均有改善作用,也可能有神经保护作用;其代谢产物为一种无活性非苯丙胺物质,安全性较第 1 代单胺氧化酶 B 型抑制剂好。唑尼沙胺原为抗癫痫药,偶然发现应用唑尼沙胺 300 mg/d 有效控制癫痫的同时,也显著改善 PD 症状,抗 PD 机制证实为抑制单胺氧化酶 B 型活性。

6.COMT 抑制剂

COMT 是由脑胶质细胞分泌参与 DA 分解酶之一。COMT 抑制剂通过抑制脑内、脑外 COMT 活性,提高左旋多巴生物利用度,显著改善左旋多巴疗效。COMT 抑制剂本身不会对 CNS 产生影响,在外周主要阻止左旋多巴被 COMT 催化降解成 3-氧甲基多巴。须与复方左旋多巴合用,单独使用无效,用药次数一般与复方左旋多巴次数相同。主要用于中晚期 PD 患者的剂末现象、"开-关"现象等症状波动的治疗,可使"关期"时限缩短,"开期"时限增加,也推荐用于早期 PD 患者初始治疗,希望通过持续 DA 能刺激 CDS,以推迟出现症状波动等运动并发症,但尚有待进一步研究证实。

(1)恩他卡朋:亦名珂丹,是周围 COMT 抑制剂,100～200 mg 口服;可提高 CNS 对血浆左旋多巴利用,提高血药浓度,增强左旋多巴疗效,减少临床用量;该药耐受性良好,主要不良反应是胃肠道症状,尿色变浅,但无严重肝功能损害报道。

(2)托卡朋:亦名答是美,100～200 mg 口服;该药是治疗 PD 安全有效的辅助药物,不良反应有腹泻、意识模糊、转氨酶升高,偶有急性重症肝炎报道,应注意肝脏毒副作用,用药期间须监测肝功能。

7.腺苷 A_{2A} 受体阻断剂

腺苷 A_{2A} 受体在基底核选择性表达,与运动行为有关。多项证据表明,阻断腺苷 A_{2A} 受体能够减轻 DA 能神经元的退变。

伊曲茶碱是一种新型腺苷 A_{2A} 受体阻断剂,可明显延长 PD 患者"开期"症状,缩短"关期",具有良好安全性和耐受性,临床上已用于 PD 治疗。

(五)治疗策略

1.早期帕金森病治疗(Hoehn&Yahr Ⅰ～Ⅱ级)

疾病早期若病情未对患者造成心理或生理影响,应鼓励患者坚持工作,参与社会活动和医学体疗(关节活动、步行、平衡及语言锻炼、面部表情肌操练、太极拳等),可暂缓用药。若疾病影响患者的日常生活和工作能力,应开始症状性治疗。

2.中期帕金森病治疗(Hoehn&Yahr Ⅲ级)

若在早期阶段首选 DA 受体激动剂、司来吉兰或金刚烷胺/抗胆碱药治疗的患者,发展至中期阶段时症状改善往往已不明显,此时应添加复方左旋多巴治疗;若在早期阶段首选小剂量复方左旋多巴治疗患者,应适当增加剂量,或添加 DA 受体激动剂、司来吉兰或金刚烷胺,或 COMT 抑制剂。

3.晚期帕金森病治疗(Hoehn&Yahr Ⅳ～Ⅴ级)

晚期帕金森病临床表现极复杂,包括疾病本身进展,也有药物不良反应因素。晚期患者治疗,一方面继续力求改善运动症状,另一方面需处理伴发的运动并发症和非运动症状。

(六)运动并发症治疗

运动并发症(如症状波动和异动症)治疗是晚期 PD 患者治疗中最棘手的问题,包括药物剂量、用法等治疗方案调整及手术治疗(主要是脑深部电刺激术)。

1.症状波动的治疗

症状波动有 3 种形式。

(1)疗效减退或剂末恶化:指每次用药的有效作用时间缩短,症状随血液药物浓度发生规律性波动,可增加每天服药次数或增加每次服药剂量或改用缓释剂,也可加用其他辅助药物。

(2)"开-关"现象:指症状在突然缓解("开期")与加重("关期")之间波动,"开期"常伴异动症;多见于病情严重者,发生机制不详,与服药时间、血浆药物浓度无关;处理困难,可试用 DA 受体激动剂。

(3)冻结现象:患者行动踌躇,可发生于任何动作,突出表现是步态冻结,推测是情绪激动使细胞过度活动,增加去甲肾上腺素能介质输出所致;如冻结现象发生在复方左旋多巴剂末期,伴 PD 其他体征,增加复方左旋多巴单次剂量可使症状改善;如发生在"开期",减少复方左旋多巴剂量,加用单胺氧化酶 B 型抑制剂或 DA 受体激动剂或许有效,部分患者经过特殊技巧训练也可改善。

2.异动症的治疗

异动症(AIMs)又称为运动障碍,常表现舞蹈-手足徐动症样、肌张力障碍样动作,可累及头面部、四肢及躯干。

异动症常见的 3 种形式:①剂峰异动症或改善-异动症-改善,常出现在血药浓度高峰期(用药 1～2 小时),与用药过量或 DA 受体超敏有关,减少复方左旋多巴单次剂量可减轻异动症,晚期患者治疗窗较窄,减少剂量虽有利于控制异动症,但患者往往不能进入"开期",故减少复方左旋多巴剂量时需加用 DA 受体激动剂。②双相异动症或异动症-改善-异动症,剂峰和剂末均可出现,机制不清,治疗困难,可尝试增加复方左旋多巴每次剂量或服药次数,或加用 DA 受体激动剂。③肌张力障碍常表现足或小腿痛性痉挛,多发生于清晨服药前,可睡前服用复方左旋多巴控释剂或长效 DA 受体激动剂,或起床前服用弥散型多巴丝肼或标准片;发生于剂末或剂峰的肌张力障碍可相应增减复方左旋多巴用量。

不常见的异动症也有 3 种形式。①反常动作:可能由于情绪激动使神经细胞产生或释放 DA 引起少动现象短暂性消失。②少动危象:患者较长时间不能动,与情绪改变无关,是 PD 严重的少动类型,可能由于纹状体 DA 释放耗竭所致。③出没现象:表现出没无常的少动,与服药时间无关。

(七)非运动症状治疗

帕金森病的非运动症状主要包括精神障碍、自主神经功能障碍、睡眠障碍等。

1.精神障碍的治疗

PD患者的精神症状表现形式多种多样,如生动梦境、抑郁、焦虑、错觉、幻觉、欣快、轻躁狂、精神错乱及意识模糊等。治疗原则是首先考虑依次逐减或停用抗胆碱药、金刚烷胺、DA受体激动剂、司来吉兰等抗帕金森病药物;若采取以上措施患者仍有症状,可将复方左旋多巴逐步减量;经药物调整无效的严重幻觉、精神错乱、意识模糊可加用非经典抗精神病药如氯氮平、喹硫平;氯氮平被B级推荐,可减轻意识模糊和精神障碍,不阻断DA能药效,可改善异动症,但需定期监测粒细胞;喹硫平被C级推荐,不影响粒细胞数;奥氮平不推荐用于PD精神症状治疗(B级推荐)。抑郁、焦虑、痴呆等可为疾病本身表现,用药不当可能加重。精神症状常随运动症状波动,"关期"出现抑郁、焦虑,"开期"出现欣快、轻躁狂,改善运动症状常使这些症状缓解。较重的抑郁症、焦虑症可用5-羟色胺再摄取抑制剂。对认知障碍和痴呆可应用胆碱酯酶抑制剂,如石杉碱甲、多奈哌齐、利斯的明或加兰他敏。

2.自主神经功能障碍的治疗

自主神经功能障碍常见便秘、排尿障碍及直立性低血压等。便秘增加饮水量和高纤维含量食物对大部分患者有效,停用抗胆碱药,必要时应用通便剂;排尿障碍患者需减少晚餐后摄水量,可试用奥昔布宁、莨菪碱等外周抗胆碱药;直立性低血压患者应增加盐和水摄入量,睡眠时抬高头位,穿弹力裤,从卧位站起宜缓慢,α肾上腺素能激动剂米多君治疗有效。

3.睡眠障碍的治疗

较常见,主要为失眠和快速眼动期睡眠行为异常,可应用镇静安眠药。失眠若与夜间帕金森病运动症状相关,睡前需加用复方左旋多巴控释片。若伴不宁腿综合征睡前加用DA受体激动剂如普拉克索,或复方左旋多巴控释片。

九、手术及干细胞治疗

(1)中晚期PD患者常不可避免地出现药物疗效减退及严重并发症,通过系统的药物调整无法解决时可考虑选择性手术治疗。苍白球损毁术的远期疗效不尽如人意,可能有不可预测的并发症,临床已很少施行。

目前,推荐深部脑刺激疗法(DBS),优点是定位准确、损伤范围小、并发症少、安全性高和疗效持久等,缺点是费用昂贵。适应证:①原发性帕金森病,病程5年以上;②服用复方左旋多巴曾有良好疗效,目前疗效明显下降或出现严重的运动波动或异动症,影响生活质量;③除外痴呆和严重的精神疾病。

(2)细胞移植:将自体肾上腺髓质或异体胚胎中脑黑质细胞移植到患者纹状体,纠正DA递质缺乏,改善PD运动症状,目前已很少采用。酪氨酸羟化酶、神经营养因子,如胶质细胞源性神经营养因子和脑源性神经营养因子基因治疗,以及干细胞,包括骨髓基质干细胞、神经干细胞、胚胎干细胞和诱导性潜能干细胞移植治疗在动物试验中显示出良好疗效,已进行少数临床试验也显示一定的疗效。随着基因治疗的目的基因越来越多,基因治疗与干细胞移植联合应用可能是将来发展的方向。

十、中医、康复及心理治疗

中药或针灸和康复治疗作为辅助手段对改善症状也可起到一定作用。对患者进行语言、进食、走路及各种日常生活训练和指导,日常生活帮助如设在房间和卫生间的扶手、防滑橡胶桌垫、大把手餐具等,可改善生活质量。适当运动如打太极拳等对改善运动症状和非运动症状可有一定的帮助。教育与心理疏导也是 PD 治疗中不容忽视的辅助措施。

十一、预后

PD 是慢性进展性疾病,目前尚无根治方法。多数患者发病数年仍能继续工作,也可能较快进展而致残。疾病晚期可因严重肌强直和全身僵硬,终至卧床不起。死因常为肺炎、骨折等并发症。

(王奇峰)

第二节 亨廷顿病

亨廷顿病(HD)又称亨廷顿舞蹈病、慢性进行性舞蹈病、遗传性舞蹈病,由 Waters 首次报道,经由美国医师 George Huntington 系统描述而得名,是一种常染色体显性遗传的基底节和大脑皮质变性疾病,临床上以隐匿起病、缓慢进展的舞蹈症、精神异常和痴呆为特征。本病呈完全外显率,受累个体的后代 50% 发病。可发生于所有人种,白种人发病率最高,我国较少见。

一、病因及发病机制

本病的致病基因 IT15 位于 4p16.3,基因的表达产物为约含 3 144 个氨基酸的多肽,命名为 Huntingtin,在 IT15 基因 5′端编码区内的三核苷酸重复序列拷贝数异常增多。拷贝数越多,发病年龄越早,临床症状越重。在 Huntingtin 内,三核苷酸重复编码一段长的多聚谷氨酰胺功能区,故认为本病可能由于获得了一种毒性功能所致。

二、病理改变及生化改变

(一)病理改变

病理改变主要位于纹状体和大脑皮质,黑质、视丘、视丘下核、齿状核亦可轻度受累。大脑皮质突出的变化为皮质萎缩,特别是第 3、5 层和第 6 层神经节细胞丧失,合并胶质细胞增生。尾状核、壳核神经元大量变性、丢失。投射至外侧苍白球的纹状体传出神经元(含 γ-氨基丁酸与脑啡肽,参与间接通路)较早受累,是引起舞蹈症的基础;随疾病进展,投射至内侧苍白球的纹状体传出神经元(含 γ-氨基丁酸与 P 物质,参与直接通路)也被累及,是导致肌强直及肌张力障碍的原因。

(二)生化改变

纹状体传出神经元中 γ-氨基丁酸、乙酰胆碱及其合成酶明显减少,多巴胺浓度正常或略增加,与 γ-氨基丁酸共存的神经调质脑啡肽、P 物质亦减少,生长抑素和神经肽 Y 增加。

三、临床表现

本病好发于 30~50 岁,5%~10% 的患者于儿童和青少年发病,10% 于老年发病。患者的连续后代中有发病提前倾向,即早发现象。父系遗传的早发现象更明显,绝大多数有阳性家族史。

起病隐匿,缓慢进展。无性别差异。

(一)锥体外系症状

以舞蹈样不自主运动最常见、最具特征性,通常为全身性,程度轻重不一,典型表现为手指弹钢琴样动作和面部怪异表情,累及躯干可产生舞蹈样步态,可合并手足徐动及投掷症。随着病情进展,舞蹈样不自主运动可逐渐减轻,而肌张力障碍及动作迟缓、肌强直、姿势不稳等帕金森病渐趋明显。

(二)精神障碍及痴呆

精神障碍可表现为情感、性格、人格改变及行为异常,如抑郁、激惹、幻觉、妄想、暴躁、冲动、反社会行为等。患者常表现出注意力减退、记忆力降低、认知障碍及智力减退,呈进展性加重。

(三)其他

快速眼球运动(扫视)常受损。可伴癫痫发作,舞蹈样不自主运动大量消耗能量可使体重明显下降,常见睡眠和/或性功能障碍。晚期出现构音障碍和吞咽困难。

四、辅助检查

(一)基因检测

CAG 重复序列拷贝数增加,大于 40 具有诊断价值。该检测若结合临床特异性高、价值大,几乎所有的病例可通过该方法确诊。

(二)电生理及影像学检查

EEG 呈弥漫性异常,无特异性。CT 及 MRI 扫描显示大脑皮质和尾状核萎缩,脑室扩大;MRI 的 T_2 加权像示壳核信号增强。MR 波谱(MRS)示大脑皮质及基底节乳酸水平增高;[18]F-脱氧葡萄糖 PET 检测显示尾状核、壳核代谢明显降低。

五、诊断及鉴别诊断

(一)诊断

根据发病年龄,慢性进行性舞蹈样动作、精神症状和痴呆,结合家族史可诊断本病,基因检测可确诊,还可发现临床前期病例。

(二)鉴别诊断

本病应与小舞蹈病、良性遗传性舞蹈病、发作性舞蹈手足徐动症、老年性舞蹈病、肝豆状核变性、迟发性运动障碍及棘状红细胞增多症并发舞蹈症鉴别。

六、治疗

目前尚无有效治疗措施,对舞蹈症状可选用以下 2 类药物。

(一)多巴胺受体阻滞剂

氟哌啶醇 1～4 mg,每天 3 次;氯丙嗪 12.5～50 mg,每天 3 次;奋乃静 2～4 mg,每天 3 次;硫必利 0.1～0.2 g,每天3次;以及哌咪清等。均应从小剂量开始,逐渐增加剂量,用药过程中应注意锥体外系不良反应。

(二)中枢多巴胺耗竭剂

丁贝那替秦 25 mg,每天 3 次。

七、预后

本病尚无法治愈，病程 10~20 年，平均 15 年。

（王奇峰）

第三节 小 舞 蹈 病

小舞蹈病又称风湿性舞蹈病或 Sydenham 舞蹈病，由 Sydenham 首先描述，是风湿热在神经系统的常见表现。本病多见于儿童和青少年，其临床特征为不自主的舞蹈样动作、肌张力降低、肌力减弱、自主运动障碍和情绪改变。本病可自愈，但复发者并不少见。

一、病因及发病机制

本病的发病与 A 组 β-溶血性链球菌感染有关，属自身免疫性疾病。约 30% 的病例在风湿热发作或多发性关节炎后 2~3 个月发病，通常无近期咽痛或发热史，部分患者咽拭子培养 A 组溶血性链球菌阳性；血清可检出抗神经元抗体，与尾状核、丘脑底核等部位神经元抗原起反应，抗体滴度与本病的转归有关，提示可能与自身免疫反应有关。本病好发于围青春期，女性多于男性，一些患者在怀孕或口服避孕药时复发，提示与内分泌改变也有关系。

二、病理

病理改变主要是黑质、纹状体、丘脑底核及大脑皮质可逆性炎性改变和神经细胞弥漫性变性、神经元丧失和胶质细胞增生。有的病例可见散在动脉炎、栓塞性小梗死。90% 的尸解病例可发现风湿性心脏病证据。

三、临床表现

（一）发病年龄及性别
发病年龄多在 5~15 岁，女多于男，男女之比约为 1∶3。

（二）起病形式
大多数为亚急性或隐袭起病，少数可急性起病。大约 1/3 的病例舞蹈症状出现前 2~6 个月或更长的时间内有 β-溶血性链球菌感染史，曾有咽喉肿痛、发热、多关节炎、心肌炎、心内膜炎、心包炎、皮下风湿结节或紫癜等临床症状和体征。

（三）早期症状
早期症状常不明显，不易被察觉。患儿表现为情绪不稳、焦虑不安、易激动、注意力分散、学习成绩下降、动作笨拙、步态不稳、手中物品时常坠落、行走摇晃不稳等。其后症状日趋明显，表现为舞蹈样动作和肌张力改变等。

（四）舞蹈样动作
舞蹈样动作常常可急性或隐袭出现，常为双侧性，可不规则，变幻不定，突发骤止，约 20% 患者可偏侧或甚至更为局限。在情绪紧张和做自主运动时加重，安静时减轻，睡眠时消失。常在

2～4周加重,3～6个月自行缓解。

(1)面部最明显,表现挤眉、弄眼、噘嘴、吐舌、扮鬼脸等,变幻莫测。

(2)肢体表现为一种快速的不规则无目的的不自主运动,常起于一肢,逐渐累及一侧或对侧,上肢比下肢明显,上肢各关节交替伸直、屈曲、内收等动作,下肢步态颠簸、行走摇晃、易跌倒。

(3)躯干表现为脊柱不停地弯、伸或扭转,呼吸也可变得不规则。

(4)头颈部的舞蹈样动作表现为摇头耸肩或头部左右扭转。伸舌时很难维持,舌部不停地扭动,软腭或其他咽肌的不自主运动可致构音、吞咽障碍。

(五)体征

(1)肌张力及肌力减退,膝反射常减弱或消失。肢体软弱无力与舞蹈样动作、共济失调一起构成小舞蹈病的三联征。

(2)旋前肌征:由于肌张力和肌力减退导致当患者举臂过头时,手掌旋前。

(3)舞蹈病手姿:当手臂前伸时,因张力过低而呈腕屈、掌指关节过伸,伴手指弹钢琴样小幅舞动。

(4)挤奶妇手法,或称盈亏征:若令患者紧握检查者第二、三手指时,检查者能感到患者的手时紧时松,握力不均,时大时小。

(5)约1/3患者会有心脏病征,包括风湿性心肌炎、二尖瓣回流或主动脉瓣关闭不全。

(六)精神症状

可有失眠、躁动、不安、精神错乱、幻觉、妄想等精神症状,称为躁狂性舞蹈病。有些病例精神症状可与躯体症状同样显著,以致呈现舞蹈性精神病。随着舞蹈样动作消除,精神症状很快缓解。

四、辅助检查

(一)血清学检查

白细胞计数增加,红细胞沉降率加快,C反应蛋白效价提高,黏蛋白增多,抗链球菌溶血素"O"滴度增加;由于小舞蹈病多发生在链球菌感染后2～3个月,甚至6～8个月,故不少患者发生舞蹈样动作时链球菌血清学检查常为阴性。

(二)咽拭子培养

检查可见A组溶血型链球菌。

(三)脑电图检查

无特异性,常为轻度弥漫性慢活动。

(四)影像学检查

部分患者头部CT扫描可见尾状核区低密度灶及水肿,MRI显示尾状核、壳核、苍白球增大,T_2加权像显示信号增强,PET可见纹状体呈高代谢改变,但症状减轻或消失后可恢复正常。

五、诊断

凡学龄期儿童有风湿病史和典型舞蹈样症状,结合实验室及影像学检查通常可以诊断。

六、鉴别诊断

鉴别诊断见表10-2。

表 10-2 常见舞蹈病鉴别要点

鉴别要点		小舞蹈病	亨廷顿病	肝豆状核变性	偏侧舞蹈症
病因		风湿性	常染色体显性遗传	遗传性铜代谢障碍	脑卒中、脑瘤
发病年龄		大多数为 5～15 岁	30 岁以后	儿童、青少年	成年
临床特征		全身或偏侧不规则舞蹈，动作快	全身舞蹈、手足徐动、动作较慢	偏侧舞蹈样运动	有不完全偏瘫
		肌张力低、肌力减退	慢	角膜 K-F 色素环	
		情绪不稳定,性格改变	进行性痴呆	精神障碍	
		可有心脏受损征象		肝脏受损征	
治疗		抗链球菌感染(青霉素)	氯丙嗪、氟哌啶醇	排铜 D-青霉胺口服	治疗原发病
		肾上腺皮质激素		口服硫酸锌减少铜吸收	对症用氟哌啶醇
		氟哌啶醇、氯丙嗪、苯巴比妥		对症用氟哌啶醇	

七、治疗

(一)一般处理

急性期应卧床休息,保持环境安静,避免强光或其他刺激,给予足够的营养支持。

(二)病因治疗

确诊本病后,无论病症轻重,均应使用青霉素或其他有效抗生素治疗,10～14 天为 1 个疗程。同时给予水杨酸钠或泼尼松,症状消失后再逐渐减量至停药,目的是最大限度地防止或减少本病复发,并控制心肌炎、心瓣膜病的发生。

1.抗生素

青霉素首选(4～8)×10⁵ U,每天 1～2 次,2 周为 1 个疗程,也可用红霉素、头孢菌素类药物治疗。

2.阿司匹林

0.1～1.0 g,每天 4 次,小儿按 0.1 g/kg 计算,症状控制后减量,维持 6～12 周。

3.激素

风湿热症状明显时,泼尼松每天 10～30 mg,分 3～4 次口服。

(三)对症治疗

(1)首选氟哌啶醇,0.5 mg 开始,每天口服 2～3 次,以后逐渐加量。

(2)氯丙嗪:12.5～50 mg,每天 2～3 次。

(3)苯巴比妥:0.015～0.03 g,每天 2～4 次。

(4)地西泮:2.5～5 mg,每天 2～4 次。

八、预后

本病预后良好,可完全恢复而无任何后遗症状,大约 20% 的病例死于心脏并发症,35% 的病例数月或数年后复发。个别病例舞蹈症状持续终身。

(王奇峰)

315

第四节　特发性震颤

特发性震颤又称原发性震颤,是一种常见的运动障碍性疾病,呈常染色体显性遗传,以姿势性和/或动作性震颤为主要特征,一般双上肢受累但一侧为重。病程多缓慢进展或不进展,呈良性过程,故又称良性震颤。

一、临床表现

(1)特发性震颤在人群中的患病率和发病率报道差别很大,各年龄组均可发病,但发病率随年龄增长而显著增加,发病没有性别差异,近半数患者有阳性家族史。

(2)起病隐袭,常从一侧上肢起病,很快累及对侧,很少累及下肢,大约30%的患者可累及头颈部,双上肢震颤多有不对称。

(3)震颤是唯一的临床表现,以姿势性和动作性震颤为主,震颤频率一般为4～12次/秒,初为间断性,情绪激动、饥饿、疲劳时加重,入睡后消失,但随着病程延长,可以变为持续性。体检除姿势性或动作性震颤外无其他阳性体征,有时可引出受累肢体齿轮感,为震颤所致。

二、辅助检查

本病实验室指标及头部影像学检查无特异表现。

三、诊断及分级

临床发现姿势性或动作性震颤,有阳性家族史,饮酒后减轻,不伴其他神经系统症状和体征,应考虑特发性震颤可能。

(一)诊断

美国运动障碍学会和世界震颤研究组织特发性震颤诊断标准如下。

1.核心诊断标准

(1)双手及前臂的动作性震颤。

(2)除齿轮现象外,不伴有神经系统其他体征。

(3)仅有头部震颤,不伴肌张力障碍。

2.次要诊断标准

(1)病程超过3年。

(2)有阳性家族史。

(3)饮酒后震颤减轻。

3.排除标准

(1)伴有其他神经系统体征,或在震颤发生前不久有外伤史。

(2)由药物、焦虑、抑郁、甲亢等引起的生理亢进性震颤。

(3)有精神性(心因性)震颤病史。

(4)突然起病或分段进展。

(5)原发性直立性震颤。

(6)仅有位置特异性或目标特异性震颤,包括职业性震颤和原发性书写震颤。

(7)仅有言语、舌、颏或腿部震颤。

(二)分级

美国国立卫生研究院特发性震颤研究小组临床分级如下。

(1)0 级:无震颤。

(2)1 级:很轻微的震颤(不易发现)。

(3)2 级:易于发现的、幅度低于 2 cm 的、无致残性的震颤。

(4)3 级:明显的、幅度 2～4 cm 的、有部分致残性的震颤。

(5)4 级:严重的、幅度超过 4 cm 的、致残性的震颤。

四、鉴别诊断

(一)帕金森病

根据帕金森病特征性的静止性震颤、肌强直和动作迟缓等其他症状体征可以鉴别。但特发性震颤患者合并帕金森病的发生率显著高于正常人群,常在稳定病程数年后出现其他震颤外的体征而确诊。

(二)直立性震颤

直立性震颤表现为站立时躯干和下肢的姿势性震颤,坐下或行走时减轻,也可累及上肢。

(三)生理性或全身疾病所致震颤

如甲亢、肾上腺疾病、药物性、中毒性等疾病根据相应病史和辅助检查可除外。

(四)其他神经系统疾病所致震颤

如小脑病变为意向性震颤,伴有共济失调等体征。其他神经系统疾病均不以震颤为唯一症状。

五、治疗

症状轻微,不影响功能活动或社交的可不予治疗。所有治疗措施对头部震颤效果均不佳。

(一)饮酒

多数患者在少量饮酒后震颤可暂时缓解。

(二)β-肾上腺素受体阻滞剂

β-肾上腺素受体阻滞剂能减轻震颤幅度但对震颤频率无影响,疗效的个体差异极大。一般采用普萘洛尔 60～90 mg/d,或阿罗洛尔 10～30 mg/d,分次服,最大剂量不超过 30 mg/d。相对禁忌证:心力衰竭,二度至三度房室传导阻滞,哮喘,糖尿病有低血糖倾向时。

(三)其他

其他包括苯二氮䓬类、氯氮平、碳酸酐酶抑制剂等,局部注射 A 型肉毒毒素治疗等,可有部分疗效。

(王奇峰)

第五节　迟发性运动障碍

迟发性运动障碍是长期服用多巴胺能阻滞药物所致的一种累及面、舌、唇、躯干、四肢的不自主运动。迟发性运动障碍是一种特殊而持久的锥体外系反应，主要见于长期服用大剂量抗精神病药物的患者。

一、临床表现

(1)多发生于老年，尤其是女性患者。各种抗精神病药物均可引起，而以氟奋乃静、三氟拉嗪和氟哌啶醇等含氟的精神病药物更常见，多出现在服用抗精神病药物 2 年以上。

(2)不自主、有节律的重复刻板式运动，最早期的症状是舌震颤和流涎，老年人以口部运动具有特征性。表现为口唇及舌重复地、不可控制的运动，如吸吮、转舌、咀嚼、舔舌、噘嘴、鼓腮、歪颈、转颈等，严重时构音不清，吞咽障碍。其他有肢体的不自主摆动，无目的抽动，舞蹈指划动作，手足徐动，扭转等。

二、辅助检查

本病辅助检查无特殊表现。

三、诊断

有服用抗精神病药物史，运动障碍发生于服药过程中或停药后 3 个月内，运动障碍特征为节律性、异常、刻板重复的不自主运动。

四、鉴别诊断

本病需与药源性帕金森病、亨廷顿病、肌张力障碍相鉴别。

五、治疗

本病无特效治疗，一旦确诊应及时减量或停用致病的药物，或换用锥体外系不良反应较少的药物。可能有部分疗效的药物有以下几种。

(一)抗组胺药

异丙嗪 25～50 mg，每天 3 次，或每天肌内注射 1 次，连续 2 周。

(二)作用于多巴胺能系统的药物

多巴胺能耗竭剂如丁苯喹嗪、利血平等可有短期效果。可小剂量利血平 0.25 mg，每天 1～3 次；小剂量碳酸锂 0.25 mg，每天 1～3 次，可降低多巴胺受体的敏感性。

(三)作用于乙酰胆碱的药物

抗胆碱药物可加重本病故应停用如苯海索等药物，试用拟胆碱药物如二甲胺乙醇 100～500 mg/d，使用 2 周后运动功能可明显减轻。

(四)作用于 γ-氨基丁酸系统的药物

有学者认为用 γ-氨基丁酸增效剂如丙戊酸钠、卡马西平、地西泮等可能有效。

(五)其他

如抗焦虑药物等,可稳定患者情绪,从而达到治疗目的。

(杜文芳)

第六节　不宁腿综合征

不宁腿综合征(RLS)又称为 Ekbom 综合征,患病率为 $0.1\%\sim11.5\%$,在西方人中多发,亚洲人中发病少见,国内尚无相关流行病学资料。RLS 可分为原发性和继发性两种。前者原因不明,部分具有家族遗传性;后者可见于尿毒症、缺铁性贫血、叶酸和维生素 B_{12} 缺乏症、妊娠、干燥综合征、帕金森病、小纤维神经病、多灶性神经病、腓骨肌萎缩症、代谢病。

一、诊断要点

不宁腿综合征的诊断必须具备以下 4 个临床特点。

(1)腿部不适引发腿部活动。患者的腿部常有难以描述的不适感,如蚁走感、烧灼感、触电感;感觉异常位于肢体深部,多数以累及下肢为主,单侧或双侧,半数患者也可累及上肢。活动后上述症状可以缓解。

(2)静息后(坐和躺)症状出现或加重。

(3)持续活动可使症状部分或全部缓解。轻症者在床上和椅子上伸展肢体即可缓解症状;重症者需来回踱步、搓揉下肢、伸屈肢体才能减轻症状。重新平躺或坐下后数分钟至 1 小时,上述症状常常再次出现。

(4)夜间症状加重。典型者在 23 点至次日凌晨 4 点最为严重,故经常严重影响患者的睡眠。早晨 6 点至中午 12 点症状最轻。

二、支持诊断证据

(1)65%的患者有家族史,多为常染色体显性遗传。

(2)周期性肢体运动(PLM)多发生在快动眼相睡眠期,表现为单侧或双侧腿部刻板、重复地快速屈曲或伸展运动。

(3)多巴胺能药物治疗有效。

三、常用治疗策略

(一)非药物治疗

去除各种继发性 RLS 的病因,停用可诱发 RLS 的药物或食物,培养健康的睡眠作息,睡前洗热水澡及按摩肢体,适度活动。

（二）药物治疗

1.复方左旋多巴制剂（多巴丝肼、卡左双多巴控释片）

复方左旋多巴制剂适用于轻症 RLS 患者。该类药物的优点是出现多巴胺能不良反应（恶心、头昏、头痛、嗜睡等）较少，缺点是长期使用容易出现 RLS 症状恶化，故一般不适用于每天都出现症状的患者。

2.多巴胺能受体激动剂

普拉克索和罗匹尼罗都被美国和欧洲批准用于治疗 RLS，剂量显著低于帕金森病所需要的剂量。加量应尽可能缓慢滴定，一般每几天或 1 周增加 1 次剂量。

3.加巴喷丁

在治疗 RLS 的各个方面显示了很好的疗效，其疗效与罗匹尼罗相当。患者服用加巴喷丁的耐受性通常较好，但在高龄患者中要注意镇静、共济失调等不良反应。

4.镇静安定剂

氯硝西泮尚无循证医学的证据，但在部分患者中显示有良好的疗效。

5.阿片类药物

该类药相对于多巴胺能药物证据较少。但多数专家认为阿片类药物治疗 RLS 有效，且成瘾的风险小。该类药物包括羟考酮（5～20 mg/d），氢可酮（5～20 mg/d），可待因（30～90 mg/d），丙氧酚（每次口服盐酸盐 65 mg 或萘磺酸盐 100 mg，4～6 小时可重复给药）及曲马朵（100～400 mg/d）。

（三）药物选择

1.间歇性 RLS

该类型患者可以在症状预计出现之前临时服用治疗药物。可选用的药物有多巴丝肼或卡左双多巴控释片，轻中度阿片类药物，镇静安定剂，小剂量多巴胺受体激动剂。

2.频发性（每天都出现）RLS

该类型患者需要每天用药。多巴胺受体激动剂是目前治疗这种类型 RLS 的首选，其次为加巴喷丁、轻中度阿片类药物、镇静安眠药。

3.顽固性 RLS

该类型患者可换用另一种多巴胺能受体激动剂（普拉克索）、阿片类药物或加巴喷丁，也可考虑"假日疗法"及使用高效阿片类药物，如美沙酮 5～40 mg/d。

（四）用药指导

（1）首选多巴胺能药物（如复方多巴制剂）或多巴受体激动剂（如普拉克索、罗匹尼罗）。准备乘飞机或开车长途旅行的患者适合使用复方多巴制剂。多巴胺受体激动剂对 70%～90% 的患者疗效良好，因此常常是首选药，尤其是对那些发作频率较高的患者。罗替戈汀贴剂具有缓释作用，对白天也有症状的患者或凌晨反跳的患者有一定疗效，尤其是在多巴胺能药物疗效不佳、无效或者不能耐受时可以选用或合用。

（2）对继发性 RLS 患者，首先要治疗原发疾病。随着病因的消除，患者的症状可能也会随之消失。例如，对尿毒症患者进行肾移植，对缺铁性贫血患者进行铁剂治疗，对叶酸缺乏患者补充叶酸。

（五）用药注意事项

（1）受体激动剂可能会有恶心、嗜睡、头痛、头晕、低血压、外在水肿等不良反应。部分患者可能会有病理性赌博、过度购物、性欲亢进等冲动控制障碍症状。

（2）对部分严重的难治性患者，可以用阿片类药物，如可卡因、氢可酮、美沙酮、羟考酮、曲马朵，这对多巴受体激动剂无效的患者有较好的疗效。部分患者可能会引起便秘、尿潴留、瞌睡、认知改变。少数情况下可以引起呼吸抑制。大剂量半衰期短的阿片类药物可能导致药物依赖。

（3）患者应少喝咖啡及含咖啡的饮料，戒烟，少饮酒，如缺铁，则需要给予补充。应该注意睡眠卫生以及规律作息，避免睡前洗热水澡。避免服用加重症状的药物，如抗组胺药物、甲氧氯普胺、氯丙嗪、曲马朵、对乙酰氨基酚、抗精神病药物。

（杜文芳）

第七节　图雷特综合征

图雷特综合征旧称抽动秽语综合征，是由 Itard 和 Giliesdela Tourette 首次描述的抽动障碍，是一组由遗传缺陷和不良环境因素导致的儿童期多发的神经精神疾病。

一、诊断要点

（1）有不自主重复、快速、无目的的动作，涉及多组肌肉，抽动在 1 天内发作多次（或间歇性发作），可受意志控制数分钟至数小时。

（2）病程中同时或先后出现 2 个或以上运动性抽动，加上 1 个或以上发声性抽动。

（3）数周至数月内症状可有波动，间歇期连续少于 2 个月，总病程超过 1 年。

（4）多数患者 18 岁前起病（2～21 岁）。

（5）临床表现不能用其他直接的生理效应（如服用兴奋剂）或其他疾病（亨廷顿舞蹈病、病毒感染后脑炎等）解释。

二、常用治疗策略

治疗原则：明确治疗目标，选择正确的用药时机，综合治疗。

（一）对抽动症状的控制

1.典型抗精神病药

典型抗精神病药主要是多巴胺 D_2 受体阻滞剂，如氟哌啶醇、匹莫齐特，是美国食品药品监督管理局批准用于治疗抽动症的药物，也是有效的，两者的疗效相当，但不良反应较多。氟奋乃静也有较好的疗效，不良反应较氟哌啶醇轻。具体用量如下。

（1）氟哌啶醇：有效，起始剂量为 0.25～0.50 mg/d，渐加至 1～4 mg/d，1 次服用或分 2 次服用；儿童从每次 0.25 mg 起，渐加至 0.5～2.0 mg/d，1 次服用或分 2 次服用，加服等量苯海索（后者的不良反应较多）。

（2）匹莫齐特：有效，起始剂量为 0.5～1.0 mg，每天 1 次，渐加至 2～8 mg，每天 1 次；不良反应为可引起心电图改变，尤其是 Q-T 间期延长，使用前后查心电图，锥体外系反应较强。

（3）氟奋乃静：疗效较好，起始剂量为 0.5～1.0 mg/d，渐加至 1.5～10.0 mg/d，分 3～4 次服用；不良反应较多（锥体外系反应、白细胞计数减少），但也较轻。

2.非典型抗精神病药

非典型抗精神病药即多巴胺 D_2 受体和 5-HT_2 受体双重抑制剂,包括利培酮、齐拉西酮、奥氮平、喹硫平、氯氮平等。

(1)利培酮:疗效与匹莫齐特、可乐定效果相当(A类证据),剂量为每次 0.25～0.50 mg,每天 1 次,渐加至1.0～3.0 mg/d(儿童 0.5～2.0 mg/d),1 次服用或分 2 次服用;不良反应包括嗜睡、激动、焦虑、失眠、头痛等,大剂量时常出现锥体外系反应。

(2)齐拉西酮:有较好的效果,剂量为每次 10～20 mg,每天 2 次,渐加至每次 20～80 mg,每天 2 次。目前尚缺乏儿童用量的资料。不良反应为 Q-T 间期延长,禁用于 Q-T 间期延长的患者,禁与其他延长 Q-T 间期的药物合用。

(3)奥氮平:推荐用于抽动症的二线治疗,起始剂量 2.5～5.0 mg/d。1 周后增至每次 5 mg,每天 2 次,目前尚缺乏儿童用量的资料。不良反应为嗜睡、体质量增加。

3.中枢性拟肾上腺素能受体激动剂

中枢性拟肾上腺素能受体激动剂是治疗轻度至中度抽动的一线用药。主要药物有可乐定、可乐定透皮贴剂、胍法辛等,具体用法及药物的不良反应如下。

(1)可乐定:疗效好,推荐为首选药;开始剂量为每次 0.025～0.050 mg,睡前服,每天 1 次,每 3 天增加 0.05 mg,至 0.2～0.3 mg/d,分 2～3 次服用;不良反应为镇静、口干、头痛、失眠,有降压作用并可引起心律失常,用药时监测血压及心电图。

(2)可乐定透皮贴剂、可乐定控释贴:疗效约为口服可乐定的 70%,口服制剂耐受差者可用。剂量:可乐定透皮贴剂每片含可乐定 2 mg,隔 6 天换 1 次;可乐定控释贴每片含可乐定 2.5 mg(小于 6 岁贴片量减半),隔 7 天换 1 次,一般贴在两侧耳后,不良反应与可乐定相同,较轻。

(3)胍法辛:作用与可乐定相似,轻度至中度抽动的一线用药,半衰期较长;剂量为每次 0.5～1.0 mg 口服,每天 1 次,可加至每次 0.5～1.0 mg,每天 3 次;不良反应与可乐定相似,较轻。

4.硫必利

起始量为每次 50 mg,每天 2 次或 3 次,口服,治疗量为 150～500 mg/d,分 2 或 3 次服用。不良反应是头晕、嗜睡、胃肠道不适,均较轻。

5.丁苯那嗪

其疗效与氟哌啶醇的疗效相当,但不引起迟发性运动障碍。用量及用法为每次 25 mg,每天 1 次,可加至 37.5～150.0 mg/d,分 2～3 次口服。主要不良反应是昏睡、有锥体外系反应、抑郁、有自杀观念及行为异常等。

6.作用于 γ-氨基丁酸系统的药物

作用于 γ-氨基丁酸系统的药物有氯硝西泮、巴氯芬、托吡酯和左乙拉西坦等。

7.尼古丁贴片

治疗初步结果令人受到鼓舞,目前限于数量较少的开放性研究,其有效性尚不能确定。

(二)对强迫症状的治疗

SSRIs 抗抑郁药:氟西汀、氟伏沙明、舍曲林等对成人及儿童的强迫症状均有效。这些药物的疗效相当(A类证据),应从小剂量起,缓慢增量。

(三)对注意力缺陷多动障碍的治疗

1.中枢兴奋剂

哌甲酯和苯丙胺为一线用药,但可引起或恶化抽动症状,不推荐单独使用。可乐定和胍法辛的疗效较好,不良反应少,为单独用药时的首选。联合应用哌甲酯和可乐定的效果比单独使用的效果更好。

2.非中枢兴奋药

托莫西汀是选择性去甲肾上腺素再摄取抑制剂,美国食品药品监督管理局批准用于治疗注意力缺陷多动障碍(ADHD)的非中枢兴奋药。该药不增加纹状体部位的多巴胺水平,不诱发抽动,适合 ADHD 共患抽动者,国外应用效果较好(A 类证据)。用量为 $0.5\sim1.5$ mg/(kg·d),早上服 1 次,或早、晚各 1 次服用。此药较安全,常见的不良反应是食欲减退、嗜睡、疲乏。

(四)心理治疗

心理调节和疏导包括对患儿和家长进行心理咨询,鼓励患儿建立良好的心理状态,消除自卑心理。

(五)手术治疗

经多种药物治疗无效的难治性病例(经上述药物治疗效果不好、病程迁延不愈者),可针对额叶、边缘系统、丘脑和小脑等部位进行手术治疗,但效果多不满意,一般不主张使用。脑深部电刺激具有安全、微创、可调试的特点,逐渐受到重视。

三、用药指导

(一)正确选择用药时机

轻症患者不必用药,只需心理治疗。医师应告诫家长不要过分注意患儿的抽动症状,并多与老师和同学沟通;重症患者需用药物治疗。

(二)根据目标症状选择治疗药物

抽动选择中枢性 α_2 肾上腺素能受体激动剂和多巴胺 D_2 受体阻滞剂;强迫症(OCD)选择5-羟色胺再摄取抑制剂;ADHD 选择 α_2 肾上腺素能受体激动剂、中枢兴奋剂、选择性去甲肾上腺再摄取抑制剂,抽动合并 ADHD 时首选 α_2 肾上腺素能受体激动剂。

(三)主要药物注意事项

1.氟哌啶醇

该药虽然有效,但有不良反应,如强直、体质量增加、视物模糊、嗜睡、反应迟钝及思维迟缓。

2.匹莫齐特

该药可引起心电图改变,尤其是 Q-T 间期延长,使用前后查心电图,锥体外系反应较强。

3.氟奋乃静

该药不良反应(如锥体外系反应、白细胞计数减少)较多,较轻。

4.利培酮

该药可使患者出现嗜睡、激动、焦虑、失眠、头痛等,大剂量时常出现锥体外系反应。

5.齐拉西酮

目前尚缺乏儿童用量的资料,不良反应为主要引起 Q-T 间期延长,禁用于 Q-T 间期延长的患者,禁与其他延长 Q-T 间期的药物合用。

6.奥氮平

对于该药目前尚缺乏儿童用量的资料。该药的不良反应为嗜睡、体质量增加。

7.可乐定

该药为首选药,其不良反应为镇静、口干、头痛、失眠,有降压作用并可引起心律失常,用药时要监测血压及心电图。

8.胍法辛

该药的半衰期较长。其不良反应与可乐定相似,较轻。

9.硫必利

该药也称泰必利。患者服用该药后常见头晕、嗜睡、胃肠道不适,均较轻。

10.丁苯那嗪

该药的疗效与氟哌啶醇相当,但不引起迟发性运动障碍。主要不良反应是昏睡、锥体外系反应、抑郁、出现自杀的想法及行为等。

(杜文芳)

第十一章

神经内科疾病中西医结合诊疗

第一节 偏 头 痛

偏头痛是一种临床常见的慢性、反复发作性的原发性头痛,具有广泛的临床和遗传异质性。其全球发病率约为14.7%,国内的偏头痛发病率为9.3%。偏头痛反复发作不仅造成患者身心痛苦,更降低了生活质量和工作效率。偏头痛也是心脑血管等疾病的危险因素,可与多种疾病共患,如癫痫、抑郁症及情感性精神障碍。不仅如此,长期患病也给社会带来巨大的经济损失,包括医疗负担和由生产能力下降造成的间接损失。

偏头痛属于中医学"偏头痛""头痛""头风""脑风"等病证范畴。

一、中医病因病机研究

传统中医学认为偏头痛多由外感和内伤所致,外感多因起居不慎,感受风、寒、湿、热之邪致头痛,以风邪最为多见;内伤主要涉及肝肾、脾胃,常因情志失调、饮食不节、劳逸失度、年迈体衰、劳欲过度而致。偏头痛病位虽在脑,但与肝、脾、肾关系最为密切,气血亏损,肝肾不足为偏头痛的主要病理机制。

外感头痛多属实证,夹寒者,寒凝经脉,经脉不畅而头痛;夹热者,风热上犯清空,壅滞不畅而头痛;夹湿者,风湿蒙蔽清窍而头痛。内伤头痛虚实皆有,但以虚证或虚实夹杂为主。痰浊中阻、肝阳、瘀血者以实证为主;气血亏虚,脑脉失养或肾阴亏虚多属虚证。若肝阳、肝火日久伤阴,可转为肾精亏虚的头痛或阴虚阳亢,虚实夹杂之头痛。无论虚证、实证、虚实夹杂的头痛,反复发作,迁延不愈,久病入络均可致瘀血而为病。

二、西医病因病理研究

偏头痛的病因尚不十分明确,提及较多的是其具有遗传易感性和家族聚集性。研究显示85%的偏头痛患者诉及诱因,且常为多重诱因,常见的发作诱因有内分泌因素(月经来潮、口服避孕药等)、饮食因素(巧克力、酒精、咖啡因等)、心理因素(紧张、焦虑、应激等)、自然因素(强光、气味、天气变化等)、药物因素(硝酸甘油、利血平、西洛他唑等)、其他如睡眠障碍、强体力活动等均可诱发偏头痛发作。

偏头痛的发病机制尚未有一致的解释,目前较为公认的主流学说为三叉神经血管学说,其他有血管源学说、皮质扩布性抑制学说等,近年来研究较多的氧化应激因素、遗传学说等使得对偏头痛发病机制的认识逐步细化。

三、临床表现

偏头痛的临床表现可分为前驱期、先兆期、头痛期和恢复期。头痛发作前,患者可出现激惹、疲乏、活动少、食欲改变、反复哈欠及颈部发硬不适等症状;先兆期患者可出现短暂的神经症状,以闪光性暗点的视觉性先兆最为常见,也可表现为针刺、麻木感的感觉性先兆和以言语障碍为表现的语言性先兆;头痛期的头痛发作以搏动性、多呈单侧,可伴有恶心呕吐为特点;头痛在持续4~72小时的发作后为恢复期,但患者还可有疲乏、易怒、注意力不集中、抑郁或其他不适。临床上并非所有的患者的发作均具有以上四期,同一患者可出现不同类型的偏头痛发作。

四、偏头痛和相关疾病

(一)心脑血管疾病

偏头痛(特别是有先兆偏头痛)与促血栓或血管活性物质分泌增加相关,是缺血性脑卒中的独立危险因素;与心血管危险因素有关,使女性发生重要心血管事件风险增加;偏头痛患者存在脑血流变化和血管舒缩功能障碍,对大脑白质和灰质也有一定的损伤,其反复发作也可能导致认知功能下降。

(二)卵圆孔未闭

偏头痛发作(尤其是有先兆偏头痛)可能与卵圆孔未闭有关,卵圆孔未闭引起偏头痛的具体机制尚不清楚,可能与微血栓栓塞、血管活性物质过高,或引起皮质扩布性抑制有关。

(三)抑郁症

研究指出偏头痛和抑郁症能相互增加各自发病率,体内5-羟色胺水平变化所引起的其功能异常可能是两者共同的神经生化基础。

(四)癫痫

大量的文献资料表明,偏头痛和癫痫可能存在共同的机制。CACNA1A基因突变可以同时导致偏瘫性偏头痛和癫痫发作;SCN1A基因突变的一些患者同时存在癫痫和偏头痛发作;部分抗癫痫药物可以预防偏头痛发作,也从侧面反映了偏头痛和癫痫可能存在共同的病理生理机制。

(五)其他相关性疾病

偏头痛还与特发性震颤、雷诺现象、肿瘤、斯特季-韦勃综合征、特发性高血压、眩晕等疾病有联系,其具体机制有待进一步研究。

五、实验室和其他辅助检查

目前尚缺乏偏头痛特异性诊断手段,辅助检查的目的是为了排除继发性头痛或了解偏头痛患者合并的其他疾病,病情稳定的慢性头痛患者,如无特殊体检发现,一般不推荐常规进行脑电图、神经影像学等检查。

六、诊断标准

(1)反复发作性、单侧或双侧性、中重度、搏动样头痛,一般持续4~72小时,可伴有恶心、呕吐,光、声刺激或日常活动均可加重头痛,安静环境、休息可缓解头痛。部分患者发作前有视觉、感觉和运动等先兆。

(2)根据偏头痛发作类型、家族史和神经系统检查,通常可作出临床诊断。

(3)脑部 CT、CTA、MRI、MRA 等检查可以排除脑血管疾病、颅内动脉瘤和占位性病变等颅内器质性疾病。

(4)诊断可以依据国际头痛协会最新偏头痛诊断标准。

(5)与紧张性头痛、丛集性头痛、颅内动脉瘤、三叉神经痛、癫痫、神经症等可以引起头痛的疾病相鉴别。

七、治疗

偏头痛发作期以急性治疗为主,旨在迅速缓解头痛和防止复发,恢复患者正常生活能力,予以缓解症状及对症治疗;缓解期以预防治疗为主,以降低头痛的发作频率和严重程度,缩短发作期,改善功能,减少致残为主要目的,并同时积极去除头痛发作的诱因。

(一)辨证治疗

本病辨证首应分辨外感与内伤,若起居不慎、坐卧当风,感受风寒或风热之邪,应以疏散风寒或风热为主。内伤头风则与肝、脾、肾三脏密切相关。根据其虚实,分清气血、阴阳、脏腑的不足或有余,选用不同的治则。

1.风寒入络

治法:疏风散寒。

方药:川芎茶调散或其类方加减。

2.风热上犯

治法:疏风清热。

方药:芎芷石膏汤或其类方加减。

3.肝气郁滞

治法:疏肝解郁、行气止痛。

方药:柴胡疏肝散或其类方加减。

4.肝阳上亢

治法:平肝潜阳、息风止痛。

方药:天麻钩藤饮或其类方加减。

5.痰浊内阻

治法:燥湿化痰、降逆止痛。

方药:半夏白术天麻汤或其类方加减。

6.痰热上熏

治法:清热化痰止痛。

方药:黄连温胆汤或其类方加减。

7.瘀血阻络

治法:活血化瘀、行气止痛。

方药:桃红四物汤或其类方加减。

8.瘀热内阻

治法:凉血化瘀止痛。

方药:犀角地黄汤或其类方加减。

9.气血两虚

治法:补气养血、缓急止痛。

方药:八珍汤或其类方加减。

10.肝肾亏虚

治法:滋养肝肾、育阴潜阳。

方药:镇肝熄风汤或其类方加减。

11.阳虚寒凝

治法:温阳散寒止痛。

方药:麻黄附子细辛汤或其类方加减。

(二)其他治疗

1.辨证使用中药针剂及中成药

发作期可辨证选用中药注射液静脉滴注,如天麻注射液、灯盏细辛注射液等;头痛缓解后可辨证配合选用中药汤剂或中成药维持治疗,如正天丸(胶囊)、养血清脑颗粒等。

2.外治法

按摩或针、灸、点刺放血、塞鼻或搐鼻,也可使用光电治疗仪、疼痛治疗仪等其他中医特色治疗。

(三)西医治疗

(1)积极开展各种形式的患者教育,如保持健康的生活方式,并鼓励患者记头痛日记,以帮助诊断和评估预防治疗效果。

(2)药物治疗:包括偏头痛发作的药物治疗和预防性药物治疗。①急性期治疗药物包括特异性药物麦角胺类、曲坦类,非甾体抗炎药、阿片类药物,其中后两种属于非特异性止痛药物,只有头痛剧烈时才推荐使用。②预防性治疗药物:目前西药推荐使用β受体阻滞剂、钙通道阻滞剂、抗癫痫剂、抗抑郁剂及其他种类的药物,也可使用中药或中成药。

(3)心理治疗及物理治疗:主要基于行为治疗,包括放松、生物反馈及认知治疗,物理治疗可采用经颅磁刺激,并同时避免各种偏头痛诱因。

八、中西医结合优化选择

偏头痛急性发作期治疗药物中的非特异性药物如各类镇痛剂,长期使用可能出现胃肠道不良反应、出血风险、粒细胞减少症、低血压、成瘾性等不良反应;特异性药物诸如曲坦类药物,使用后可能出现胸部症状、恶心、末梢感觉异常和疲劳等不良反应,如应用舒马曲坦后的严重不良反应包括心肌梗死、心律失常和卒中,其发生率约为1/100万。而上述药物在使用过程中均存在出现药物过度使用性头痛风险,使病情复杂化,增加治疗难度。

美国神经病学与美国头痛协会指出对于偏头痛预防性治疗明确有效的药物包括抗癫痫药中的双丙戊酸钠、丙戊酸钠、托吡酯;β受体阻滞剂中的美托洛尔、普萘洛尔、噻吗洛尔;曲坦类中的夫罗曲坦等。有meta分析显示,双丙戊酸钠使偏头痛发作频率减少50%以上的病例数比安慰剂多2倍以上,但应用此药物可能出现疲乏无力、头晕、恶心、震颤、体重增加等表现,最严重的不良反应是致畸作用,育龄期妇女应慎用。和安慰剂比较,托吡酯使偏头痛发作频次平均每4周减少1.2次(基线头痛频率为每4周发作5~6次)。在托吡酯50 mg/d、100 mg/d、200 mg/d的剂量中,100 mg/d预防偏头痛效果最佳。托吡酯(100 mg)常见的不良反应有感觉异常(手、双臂、双腿或脚有一种炙热或针刺痛感觉)、味觉障碍、恶心、食欲减退体重减轻等,其中有20%左右患者因不能耐受药物的不良反应而退出治疗。一项将126名偏头痛患者分成3组(氟桂利嗪、托吡酯、氟桂利嗪+托吡酯)的随机对照研究显示:经过一年的随访发现,每月头痛频率下降50%以上的患者中氟桂利嗪组占66.7%、托吡酯组占72.7%、氟桂利嗪联合托吡酯组占76.7%;头痛每月发作的天数和程度也有所下降,其中氟桂利嗪联合托吡酯组比另外两组下降更明显。普萘洛尔常见不良反应为运动耐量降低,且哮喘、心力衰竭、房室传导阻滞、心动过缓等患者禁用。氟桂利嗪常见不良反应则有嗜睡、体重增加、抑郁、锥体外系症状。

　　偏头痛急性期药物治疗效果显著,但其不良反应较多,长期使用可能增加治疗难度,缓解期预防性治疗药物疗效欠佳,种类繁多,不良反应大,禁忌证多,临床应用时存在较大药物滥用问题,虽然有循证医学更新指南提出预防性治疗药物的分级,仍有部分临床研究资料不能进入评价,且大部分的临床经验说明,此类药物可能有效。而中医药毒副作用远小于西药,对偏头痛发作间歇期的预防性治疗,是中医药治疗偏头痛的优势所在。因此,针对患者偏头痛的不同时期,采用中西医结合方法,急性期治疗选择西药,间歇期治疗选择中药,从而达到有效防治偏头痛的目的。偏头痛的中西医结合临床诊治,仍以中医辨证作为基本原则,采用大样本、多中心、双盲随机对照的前瞻性临床研究,纳入循证医学的临床研究方法,完善并优化偏头痛中西医综合治疗方案,客观规范地进行诊疗方案的临床验证、推广,利用大数据,针对大样本人群进行分析,寻找偏头痛的发病规律,然后针对不同的偏头痛个体,根据其自身头痛发作特点及伴随症状并综合药物不良反应对其进行有效的精准治疗。

(王当惠)

第二节　癫　痫

一、概述

　　癫痫是一种脑部疾病,诊断癫痫应符合以下条件:①至少两次非诱发(或反射性)发作,两次发作相隔24小时以上;②在未来的10年,一次非诱发(或反射性)发作和未来发作的可能性与两次非诱发发作后再发的风险相当(至少60%);③癫痫综合征的诊断。下列患者可认为癫痫已不再发作,包括年龄依赖性癫痫综合征但现在已经过了癫痫发作的年龄或停抗发作药物至少5年,过去10年仍无发作者。

二、病因病理

(一)中医病因病机

1.正气亏虚

痫证病多始于幼儿,小儿先天发育不成熟,神气怯弱,气血不充,邪气相搏则发为癫痫。新生即痫者,五脏不敛,血气不聚,五脉不流,骨怯不成也,多不全育。正如明代周慎斋《慎斋医书》云"羊癫风,系先天之元阴不足",清代刘洲《医学纂要》总结曰"痫证……总由正气虚衰"。

2.孕期受累

癫痫起于幼年者,与先天因素密切相关。胎禀母气以生,孕母突受惊恐,气乱精怯,或起居劳作不当,或感受病邪,或饮食无节,或情志不遂,或接触毒物,必使胎元受累,正常发育受到影响,致其出生后脏腑失调,气血逆乱,遇到诱因,则癫痫易作。正如明代徐桲《小儿卫生总微论方·惊痫论》云"儿在母胎中时,血气未全,精神未备,则动静喘息,莫不随母,母调适乖宜,喜怒无常,或闻大声,或有击触,母惊动于外,儿胎感于内,至生下百日以来,因有所犯,引动其痰……是胎痫也"。

3.暴受惊恐

《素问·举痛论》曰"恐则气下""惊则气乱",突然受到惊吓,则气机逆乱,进而损伤脏腑,肝肾受损则易致阴不敛阳而生热生风,脾胃受损则精微不布,痰浊内聚。经久不化,遇逢诱因,则痰浊或随气逆,或随火炎,或随风动,蒙闭脑窍,从而癫痫发作。

4.惊风成痫

风为阳邪,无论外风内风,其性均炎上,易犯头部高巅,使惊风反复发作,风邪与痰浊交结,蒙蔽心窍,横窜经络,则发为痫证。风属肝木,肝木主筋,若机体血气不和,则肝失所养,内动生风,风主动摇,风热盛于肝,则一身之筋牵掣,故令手足搐搦,癫痫发作。

5.痰阻致痫

痫证发作过程中所见喉中痰鸣,口吐黏沫为有形之痰,为致痫之标,机体活动中所产生的无形之痰,为致痫之本,此痰可随气机升降流注全身,闭阻经络,使脏腑气机升降失常,阴阳不相顺接,清阳蒙蔽,有形之痰与无形之痰相互为害,无形之痰使有形之痰阻于咽喉,排出不畅,有形之痰阻碍气机,滞其升降出入之路,又可加重无形之痰所致的神昏、抽搐之症。至于痰涎的产生,清代陈士铎《石室秘录》云"癫痫之症,多因气虚有痰,一时如暴风疾雨,猝然而倒,口吐白沫,作牛马叫声,种种不同"。说明气虚无力推动津液运行,可生痰阻络引起癫痫。此外,食积脾胃,致脾失健运,胃失和降,阻滞气机,津停为痰,积痰内伏,痰热上蒙清窍而发为痫。沈金鳌云"然诸痫症,莫不有痰"有"无痰不作痫"之说。然细究之,由此可见痰浊内伏是痫证的主要致病因素,因而豁痰、祛痰乃被古今医家视为治痫之常法。

痰邪虽为致病的直接因素,但查其来源,主要是因脾胃功能失调所致。又有饮食不节,劳累过度或其他疾病的后期,造成脾胃的受损,脾主运化,脾虚则运化失职,精微不布,经久水湿内生,痰浊内聚;胃主受纳,腐熟水谷,胃弱则饮食无味,消化功能减弱,厚味积滞而为痰浊;若脾胃功能经久失职,造成水湿积聚,痰浊内生,痰浊积聚,或随气逆,或随风动,蒙蔽清窍,以作癫痫也。

6.瘀血成痫

瘀血为痫证发病中又一个重要的因素,亦为痫证病机之必然转归。清代王清任《医林改错》最早提出痫证病位在脑,力倡活血化瘀法治疗癫痫。瘀血既是一种致病因素,又是一种病理产物。瘀血形成后,阻塞脑窍、经络,清窍闭塞,筋脉失养,牵急刚劲,风气内动而致痫证发作。痫证为一反复发作的慢性疾病,病延时久必伤其正气,正气虚则血行无力,久病必虚,虚必兼瘀,脾气虚弱,运血无力,致血瘀气滞,脾虚痰伏,痰聚日久,痰凝气滞血瘀,故古人有"痰瘀同源""痰必兼瘀"之说。因此,痰瘀在很大程度上贯穿于癫痫发展过程的始终,痰瘀互结使癫痫症状反复发作,病情缠绵难愈,符合中医学"怪病多痰""久病多瘀"的特点。

总之,本虚标实是痫证的病性特点。痫证病机复杂,总体概括有痰、瘀、虚、惊、风等致病因素,造成脏腑功能失调,痰浊阻滞,气机逆乱,痰凝气滞血瘀,肝风内动,风热痰瘀互结,闭阻窍络所致。

(二)西医病因病理

1.病因

癫痫病灶的起源、形成和发展是在遗传因素和环境因素影响下大脑皮质发生局部及生理方面的复杂变化的结果。

根据病因,癫痫可分为特发性(原发性)癫痫、隐源性癫痫、急性症状性癫痫、远隔症状性癫痫四类。

(1)遗传因素:无显著家族病史的癫痫患者常归因于不遗传的新生突变。新研究证明,大部分癫痫脑病都有遗传依据,许多不同突变都可能与癫痫相关。

(2)症状性癫痫:在明确病因的癫痫中,各种危险因素导致癫痫的可能性不同,颅脑外伤占首位,其次为卒中及病毒性脑炎。

(3)急性症状性癫痫发作:①中枢神经系统感染;②脑外伤;③脑血管疾病;④代谢障碍;⑤药物戒断;⑥中毒;⑦子痫;⑧脑肿瘤等。

(4)发育性异常和癫痫:中枢神经系统发育性异常是癫痫,尤其是儿童癫痫的常见原因。

(5)颞叶内侧硬化。

(6)颅脑外伤后癫痫,脑外科手术后引发癫痫。

(7)颅内肿瘤的癫痫。

(8)脑血管疾病与癫痫。

(9)中枢神经系统感染与癫痫。

(10)癫痫患者中非病因性影像学异常。

2.病理改变

癫痫病理学应包括3个方面的内容:即原发性癫痫的病理形态学、继发性癫痫的病理形态学和癫痫发作引起的脑部继发性的病理形态学三部分。Paul等将伴有癫痫的病变归为6类,即畸形、肿瘤、家族性的和/或代谢性的、血管的和/或外伤的、感染的和/或炎症性的和海马硬化。

(1)癫痫脑组织的基本病理学改变:①选择性神经元丧失;②神经元改变;③星型胶质细胞增生及胶质化。

(2)不同类型癫痫的组织病理学特点:①无明确外因癫痫的组织学改变:微小退行性变、海马角硬化、皮质异常。②外因明确的癫痫:即为继发性癫痫,主要为局限性硬化、局限性细胞改变。

三、诊断与鉴别诊断

(一)诊断原则与方法

1.癫痫的诊断原则

传统将癫痫的诊断分为三步:即首先明确是否是癫痫,其次癫痫是原发性还是症状性,最后明确癫痫的病因。

2.病史采集

完整的病史包括发作史、出生史、生长发育史、热性惊厥病史、家族史等,能够为诊断癫痫提供更多的线索。

3.体格检查

体格检查重点应放在神经系统方面。

4.辅助检查

（1）致痫灶检查：脑电图、电子计算机 X 线体层扫描（CT）、磁共振成像（MRI）、脑磁图（MEG）、单光子发射计算机断层扫描、正电子发射断层扫描（PET）、磁共振波谱（MRS）、功能磁共振（fMRI）、立体定向脑电图（SEEG）等。

（2）其他实验室检查。

（二）鉴别诊断

癫痫的鉴别诊断应包括以下层次：癫痫性发作（ES）和非癫痫性发作（NES）的鉴别、癫痫与癫痫发作的鉴别、不同发作类型的鉴别以及不同癫痫综合征的鉴别。

四、治疗

（一）中医治疗

癫痫临床表现复杂，其治疗应根据不同的临床表现和疾病阶段进行，宜分标本虚实，轻重缓急。发作期以开窍醒神为主，恢复期和休止期以祛邪补虚为主。临证时，前者宜以豁痰息风、开窍定痫法为主；后者宜以健脾化痰，补益肝肾，养心安神之法为主。

1.汤药辨证治疗

（1）阳痫。

治法：急以开窍醒神，继以泻热涤痰息风。

方药：发作时灌服安宫牛黄丸，苏醒后服用黄连解毒汤合定痫丸加减。

（2）阴痫。

治法：息风涤痰，定痫开窍。

方药：半夏白术天麻汤合涤痰汤加减。

（3）脱证。

方药抢救：立即用独参汤灌服苏合香丸，偏阳衰者，加用参附注射液静脉推注或静脉滴注；偏阴竭者，加用清开灵注射液静脉滴注；抽搐严重者，灌服紫雪丹；喉中痰声沥沥者，用竹沥膏开水化溶后灌服。

（4）痰火扰神。

治法：清泻肝火，化痰宁神。

方药：当归龙荟丸加减。

（5）风痰闭阻。

治法：涤痰息风，镇痫开窍。

方药：定痫丸加减。

（6）瘀阻脑络。

治法：活血化瘀，息风通络。

方药：通窍活血汤加减。

（7）心脾两虚。

治法：补益心脾为主。

方药：归脾汤加减。

(8)心肾亏虚。

治法:补益心肾,潜阳安神。

方药:左归丸合天王补心丹加减。

(9)肝肾阴虚。

治法:滋养肝肾为主。

方药:大补元煎或地黄饮子加减。

2.其他治疗

(1)口服中成药:礞石滚痰丸、医痫丸、柏子养心丸、全天麻胶囊、七叶神安片、紫雪丹等,分别适用于不同证型;益脑安胶囊,用于不同证型的辅助治疗。

(2)静脉中成药。①醒脑静脉滴注射液:适用于癫痫伴脱证或癫痫持续状态的治疗。②参附注射液:适用于癫痫伴脱证的治疗。

(3)体针。①癫痫发作期取穴:百会、风府、大椎、后溪、腰奇。配穴:辨证配穴。②癫痫发作间期(或称"恢复期""休止期")体针取穴。虚证:神门、内关、足三里、阴陵泉、三阴交、太溪、中脘、巨阙。实证:风府、大椎、鸠尾、丰隆、太冲。配穴:辨证配穴。②艾灸取穴:大椎、肾俞、足三里、丰隆、间使、腰奇。

(4)头针:根据临床表现和脑电图检查,找到异常放电的"兴奋灶"来确定其病变发生的具体部位或区域(额、顶、枕、颞)。

(5)体穴埋线。取穴:丰隆(双)、内关(双)、长强。

(6)贴脐。

(7)搐鼻取嚏。

(二)西药治疗

癫痫治疗及选药原则上除应遵循按癫痫发作及癫痫综合征类型选药外,还应考虑到年龄与脑功能状况、共患病及合并用药等因素。目前,对于脑卒中后癫痫多主张选用新一代抗癫痫药物。对老年部分性癫痫推荐使用拉莫三嗪和加巴喷丁或奥卡西平;伴有其他疾病者则选拉莫三嗪或左乙拉西坦。在选择药物时,第二个应考虑的问题是某些抗癫痫药物可能对共患病带来负面的影响,如苯巴比妥、苯二氮䓬类、托吡酯可能影响认知功能,凡有认知障碍者,应尽量避免使用。丙戊酸类可引起震颤及胰岛素抵抗,故合并帕金森病或糖尿病者不宜选用。卡马西平和奥卡西平可致低钠血症,合并心力衰竭使用利尿剂患者,应尽量避免使用;有肾结石或肾结石病史者,尽量不用托吡酯及唑尼沙胺;有焦虑、抑郁者,最好不要用普瑞巴林;苯妥英钠可使糖尿病性周围神经疾病恶化。

老年脑卒中后继发癫痫患者因药物吸收差、血浆蛋白结合率低、肝脏代谢和肾脏清除率低及药物半衰期延长而致药代动力学改变等,直接影响到抗癫痫药物使用的剂量和方法。通常起始剂量较成人宜小,加药速度宜慢,目标剂量宜降低。65岁以下非老年卒中不需减量、减慢。

长期规范用药:脑卒中后癫痫一般均需长期规范用药,对老年患者尤其需要对其依从性进行监督,在疗效不佳时对药物浓度进行监测,对不良反应者应仔细观察和监护。一般在完全控制发作2年后,且多次长程脑电图检查正常或无癫痫样放电方可考虑停药,停药速度宜缓。有些患者可能需要终身服药。

(三)其他治疗

包括生酮饮食、脑低温疗法、抗氧化剂和自由基清除、针对脑和外周性炎症的免疫抑制性治疗、谷氨酸神经传导调节剂、神经营养因子受体激活剂、抗凋亡药物、脑刺激术、影响血-脑屏障通透性的药物、神经干细胞移植、抑制呼吸性碱中毒、使用闭环系统探测癫痫并激发光遗传刺激而影响丘脑区域等。

五、中西医结合优化选择

癫痫是最常见而严重的神经系统疾病之一,其致残率高,治愈困难,患者多需终身服药,疗程长。但临床上大多数癫痫患者治疗依从性差,擅自停药、减药、换药及拒服的比例高达67%,直接导致癫痫控制不住,给患者家庭和社会带来沉重负担,这些使得癫痫成为目前世界医学界的一大难题。应当提倡早期诊断、早期治疗,同时还要对癫痫患者进行规范的长期管理,使患者本人及家属参与治疗的决策,充分考虑患者的要求,选择最合适的药物,拟定最佳的治疗方案,制订长期良好的治疗随访计划,以达到控制癫痫发作的同时,提高患者生活质量,保持其心理健康,帮助其重返社会的治疗目标。

在治疗方面,目前临床上常用的抗癫痫西药,其疗效确切,作用机制相对清楚,特别是对于癫痫的急性发作及抢救是首选。所以一旦确定需要治疗,就应根据发作类型、癫痫综合征和药物不良反应及不同年龄段癫痫患者的生理特点及生活工作需求等,选用最佳抗癫痫药物,同时提倡规范化个体化的抗癫痫治疗方案的临床实施,有效控制癫痫发作。如果抗癫痫药物治疗失败则应该采取以下措施:①检查患者的依从性,或通过血药浓度监测;②重新评估癫痫的诊断,排除其他疾病,除外假性耐药;③选择另一种有效药物,逐渐加量至发作控制或最大可耐受剂量,发作控制后可考虑逐渐减掉原来的抗癫痫药物;④也可早期考虑手术治疗。

中药虽然不是发作期首选,但中医中药其性温和,有调理的作用,对肝肾功能的影响较小,在改善症状、减轻西药用量、降低西药不良反应、降低致残率和死亡率等方面均有明显作用。此外,中西医结合治疗可起到良好的协同作用——增效减毒。中医药一直以来都在癫痫的治疗中发挥着不可替代的作用。中医提倡"急则治其标,缓则治其本"的原则,一般在病证的发作期,首先给予西药抢救及治疗,缓解或控制标证,并辅以中医的灌肠、针灸等方法。癫痫休止期是癫痫治疗最佳时期,也是中医发挥特长的最佳时期。这个时候应该抓住主要病机,辨证论治,依证施药,配合针灸、贴脐、体穴埋线等中医特色疗法,扶助正气,驱邪外出,力求从根本上治愈痫证。

（王当惠）

第三节　病毒性脑炎

病毒性脑炎是由多种病毒引起的脑实质受损的中枢神经系统感染性疾病,其年发病率为(5~10)/10万,主要发生在低龄和高龄人群,在节肢动物传媒病毒分布区此病发病率高于其他区域。病毒性脑炎的分类至今尚未统一。按发病情况和病程分为急性、亚急性、慢性;按病理特点分为包涵体性、出血性、坏死性、脱髓鞘性;有按病变位置分为大脑炎、小脑炎、间脑炎、脑干炎、脑脊髓炎、脑膜脑炎;根据流行情况分为散发性及流行性(如乙型脑炎)。

病毒性脑炎属于中医学"温病""癫狂""痫证""痉证""痿证"等病证范畴。

一、中医病因病机

中医学认为病毒性脑炎的发病原因是人体正气自虚,时令温热、湿热毒邪乘虚侵袭所致。温热疫邪易侵袭肺卫,外邪随之入里,进入气分,故其病因为暑、温、热、毒等外邪致病,其病机不外风、痰、湿、热的相互转化及卫气营血的传变。

(一)邪犯肺卫

温热病毒初袭卫表,表卫郁遏,经腧不利,可见发热,恶寒,颈项强直;温热毒邪为阳邪,善上行,头在上为阳位,故温热之邪上行易袭头位,头之清阳被扰,故随之可见头痛、头晕;邪热犯及肺胃或湿滞三焦则见口渴,恶心,呕吐,食欲缺乏,腹痛,腹泻等。

(二)气营两燔

温热病毒虽先犯肺卫,但易速传阳明,病初即可呈现卫、气同病,或温热毒邪炽盛直接侵入气分,里热炽盛,故高热,头痛,项强;热炽中焦则口渴,恶心,呕吐;热扰心神则烦躁,嗜睡或昏迷。

(三)邪陷血分

温热毒邪初起即热象偏盛,易化火、化燥伤阴且传变迅速,表证短暂,旋即入里,并易窜入血分。热陷营血,邪热炽盛入于营血,营阴被灼,故壮热,入夜尤甚,口干渴。热盛邪陷心包则神昏谵语,烦躁;邪热久羁,耗伤真阴,引动肝风则惊厥,抽搐,全身强直,角弓反张。

(四)痰热蒙窍

热灼津液成痰,痰热蒙蔽心窍,则见神昏谵语,舌强难言;热邪炽盛则高热,口渴;痰涎壅盛,热扰胸中,则胸脘满闷,喉间痰鸣,痰黏难咳;痰热内阻,胃气上逆则呕吐,呃逆。

(五)阴虚风动

若邪热炽盛,津液耗伤,热极生风,则出现高热、惊厥、抽搐。该病后期热邪耗伤气血津液,气阴两亏,心神失养,则可见口干,神倦乏力,心悸,自汗等。

本病的病机转化过程主要为风、痰、湿、热的相互转化,而热与湿是生风生痰的原始病因。疾病的后期邪恋正虚,耗津伤阴,病及肝肾。本病的病位在脑、髓、心、肝、心包,可涉及脾肾,病性多为实证、热证,亦可见虚实夹杂证。

二、西医病因病理

(一)病毒性脑炎常见病原体

该病病毒种类繁多,国内、外报道 100 多种病毒可引起人类脑炎病变,常见是肠道病毒、虫媒病毒、腺病毒、疱疹病毒等,在我国无论是南方还是北方,肠道病毒均为病毒性脑炎的第一病原体,其次虫媒病毒。

1.肠道病毒脑炎

脊髓灰质炎病毒脑炎、埃可病毒脑炎、柯萨奇病毒脑炎、肠道病毒 71 型脑炎。

2.虫媒病毒脑炎

约 25 种,由甲病毒、黄病毒等引起,亚洲有乙型脑炎、西尼罗脑炎、登革热病毒脑炎等。

3.疱疹病毒类脑炎

单纯疱疹病毒脑炎、EB 病毒脑炎、水痘-带状疱疹病毒脑炎。

4.其他病毒脑炎

巨细胞病毒脑炎、麻疹病毒脑炎、风疹病毒脑炎、流行性腮腺炎病毒脑炎、尼帕病毒脑炎、狂犬病毒脑炎、丙型肝炎病毒脑炎、博尔纳病毒脑炎。

(二)病毒性脑炎常见传播媒介

最常见为吸血节肢动物,如蚊、蜱的体液及粪便等;其次是哺乳动物,如狗等。

(三)病毒进入人体途径

经皮肤及呼吸道(流行性腮腺炎病毒、麻疹病毒、水痘-带状疱疹病毒)、消化道黏膜(脊髓灰质炎病毒、肠道病毒),或直接经血液等途径,单纯疱疹病毒经口或生殖器黏膜,胎儿经胎盘可感染风疹病毒、巨细胞病毒及人类免疫缺陷病毒。

而侵入神经系统主要有两条途径:间接侵入神经系统,病毒进入人体在局部复制后形成病毒血症,条件合适时,如病毒毒力强或机体抵抗力差时,通过血-脑屏障而侵入中枢神经系统;直接侵入神经系统,沿周围神经的逆行轴浆运输系统感染中枢神经,如单纯疱疹病毒、水痘-带状疱疹病毒、狂犬病毒。

(四)病理生理机制

(1)病毒可通过各种途径侵入机体,其中呼吸道是首要感染途径,感染后首发免疫反应可损伤血-脑屏障。病毒进入脑内必须克服血-脑屏障作用,脉络丛血管壁多孔,无基膜,最易经此薄弱处进入;也有直接穿过血-脑屏障侵入或由白细胞带入脑内,如人类免疫缺陷病毒;狂犬病则沿周围神经进入。损伤机制为直接破坏神经组织导致功能障碍,免疫反应致脱髓鞘病变及血管和周围损伤,血管病变、脑水肿致脑循环障碍加重脑损伤。急性病变多数呈弥漫性分布,神经髓鞘变性、断裂提示白质损害明显,可出现感染后或变态反应性脑炎。

(2)由于中枢神经系统内不同细胞群的胞膜上存在不同的特异性受体,使得对不同病毒的易感性不同,导致了病理和临床症状的差异。易感部位的差异导致临床症状的差异,肠道病毒往往局限于脑膜细胞,出现良性脑膜炎表现;狂犬病毒侵犯三叉神经、小脑、边缘叶;单纯疱疹病毒局限于颞叶下中部。病理差异,病毒直接侵犯神经元,导致细胞溶解,神经胶质发生炎性反应,出现急性脑炎;有些病毒感染后很长时间才出现炎症反应,如麻疹病毒常导致亚急性硬化性全脑炎。病毒性脑炎影响下丘脑-神经垂体功能,使血管升压素不适当分泌引起血钠波动,广泛性大脑功能紊乱可引起脑电图异常。

三、临床表现

(一)症状

1.前驱症状

半数以上患者有发热、畏寒、头痛、咳嗽等上呼吸道感染症状,其次为恶心、呕吐、腹痛、腹泻等胃肠道症状及轻度行为、精神或性格改变,症状持续一到数天。

2.神经精神症状

(1)精神障碍表现:行为紊乱、兴奋躁动、缄默、违拗、木僵、消极行为、呆滞和被动等(行为和动作障碍);言语思维散漫、猜疑、夸大、迫害妄想、胡言乱语、言语减少、重复刻板言语等(言语和思维障碍);情绪兴奋不稳定、号哭、痴笑、惊恐、精神幼稚等(情感障碍);幻视、幻听、幻嗅、错觉等(感知障碍);其他尚有定向障碍、记忆障碍、虚构、注意力涣散、痴呆、大小便不能自理等。

(2)意识障碍表现:淡漠、迟钝、嗜睡和程度不同的昏迷;绝大多数患者有尿便不能控制,其中一部分见于意识障碍的患者,但有的患者意识清楚。

3.运动症状

半数病例有癫痫发作,以大发作最多见,部分患者呈持续状态,其次是局部性癫痫及肌肉阵发性痉挛发作,小发作少见,部分患者有两种以上类型发作。有些病例有肢体瘫痪,其中大部分为偏瘫,其余为单瘫和四肢瘫。少数病例有舞蹈动作及扭转痉挛或共济失调。

4.脑神经损害

小部分患者有脑神经损害症状,其中以视盘水肿较多见,其次为动眼神经麻痹、面神经麻痹、单侧或双侧展神经麻痹,个别患者有视神经萎缩、听力减退、吞咽神经、舌下神经麻痹及眼球震颤。

5.伴随症状

有些病毒性脑炎可伴随全身表现,如单纯疱疹病毒性脑炎可有口周、角膜疱疹或周身皮损,新生儿期可播散全身;腮腺炎病毒性脑炎常有腮腺、颌下腺及睾丸肿大;肠道病毒性脑炎可有腹泻、麻疹样、水泡样或细小瘀点样皮疹等。

(二)体征

神经系统检查表现为大脑半球广泛受累,可见假性球麻痹的体征。患者强哭强笑,掌颏反射亢进,出现唇反射、下颌反射、角膜下颏反射活跃等。多数患者有腱反射亢进,双侧巴宾斯基征阳性。少数患者有定位体征,表现在四肢或半身的轻重不同程度的瘫痪、失语等。亦有见锥体外系统受累体征的,如异常运动等。有的出现颈强直或去大脑强直状态,可有颅内压力增高的体征,表现为视盘水肿。

(三)分型

1.弥漫型

大脑及脑膜充血,脑组织明显肿胀及弥漫性水肿,可有大片的软化灶,脑室变窄。显微镜下的病变:大脑皮质等处的灰质中神经细胞广泛而严重地急性变性,胞体肿胀,虎斑溶解,甚至胞核固缩或溶解消失,胶质细胞轻至中度弥漫性增生,一般无胶质结节形成。在白质内细胞结构疏松,可见大片边界不清的早期软化灶,其中有多数小胶质细胞弥漫性增生。

2.脑干型

主要病变分布于中脑、桥脑和延脑,由于脑组织水肿使脑干体积增大而质软,切面的组织结构模糊或有软化灶。显微镜下见病变轻重不一,轻者在脑干的神经细胞中有不同程度的变性,血管扩张充血,血管周围偶见少量的淋巴细胞浸润;重者血管壁组织疏松,血管周围有大量的单核及淋巴细胞浸润,神经细胞变性和坏死,中度的胶质细胞增生。脑干病变较严重处的脑神经常受侵犯。

3.假肿瘤型

在广泛脑膜脑炎的基础上,在脑内形成肿块样的局灶性病变,临床常误诊为颅内肿瘤。此局灶性病变的发展过程:皮层的水肿较突出,其内的神经细胞变性较明显,先有细胞肿胀,以后大量神经细胞的核固缩,或胞体消失,伴有中等度的胶质细胞增生及星形细胞瘢痕形成;白质部分有大片边界不清的水肿,进一步发生软化、坏死,伴有小胶质细胞增生,或团块泡沫的格子细胞堆积;血管周围有大量的单核细胞和淋巴细胞浸润,管壁纤维增厚,管腔变窄。如病变继续发展,炎症和软化的病变部分被吸收,代之以胶质瘢痕形成,脑白质病变逐渐广泛,神经细胞大量死亡,可出现脑萎缩。不同的病毒引起的脑炎病理改变各有其特点,具体如下。

(1)单纯疱疹病毒性脑炎:呈弥漫性侵犯双侧大脑半球,但常不对称,以海马回、颞叶中部、额叶眶面和扣带回等处受累为最显著,也可引起下丘脑、延髓和脑桥病变。脑实质局部常有坏死、软化、出血、周围水肿明显,可导致颞叶钩回疝,神经细胞变性坏死、脱落,可见噬节和卫星现象。受累神经细胞核内有嗜酸性的 Cowdry A 型包涵体,脑病变部位及脑膜有充血、渗出,血管周围可见淋巴细胞及浆细胞浸润,急性期后可有神经胶质细胞增生、脑组织萎缩,脑实质出血性坏死和细胞核内包涵体是本病最特征性的病理改变。

(2)巨细胞病毒脑炎:脑室管膜炎是本病的一种特征性改变,因巨细胞病毒易侵犯脑室管膜下的细胞,存在显著的星形细胞反应,脑内能找到具有核内包涵体的巨细胞。

(3)带状疱疹病毒性脑炎:病理改变呈弥散性脑脊髓炎的变化,血管周围间隙的淋巴细胞浸润,小胶质细胞增生有时可见神经元变性,受累的神经细胞能发现核内包涵体。

(四)常见并发症

常见并发症有肺炎、心肌炎、心包炎及中耳炎等。若出现发热伴咳嗽咳痰,常提示并发了肺炎;若并发胸痛、胸闷、气促等,则应考虑有心肌炎或心包炎的存在;如若听力下降、耳鸣等,常常提示中耳炎。

四、实验室和其他辅助检查

(一)实验室检查

1.血常规

外周血白细胞计数可增高,半数患者可增高达 $10 \times 10^9 /L$,以中性粒细胞计数增高为主,个别病者可增至 $25 \times 10^9 /L$,也有少数降低者。

2.脑脊液

颅内压正常或轻至中度增高;白细胞数轻度增高,多在 $(50 \sim 100) \times 10^6 /L$,以淋巴细胞或单核细胞为主,偶尔在感染的早期多形核粒细胞可能占优势,但随后也转变为淋巴细胞占优势;由于单纯疱疹病毒性脑炎有出血性坏死,脑脊液可有红细胞数增多;蛋白质含量轻到中度增高,多低于 1.5 g/L;糖和氯化物多正常。

3.病毒检测

(1)病毒抗原的检测:①脑组织采用免疫荧光、电镜、放射免疫法检测抗原,具有较高的敏感性和特异性,但需要脑活检,不便推广应用。脑脊液标本用酶联免疫吸附试验检测可溶性抗原是一种简便、快速、敏感而特异的方法。②直接从患者的脑脊液中培养和分离出病毒,对病毒性脑炎的诊断有决定意义。可于疾病早期进行脑活检术或抽取脑脊液,进行细胞培养和动物接种,但阳性率较低。③聚合酶链反应技术具有极高的敏感性和特异性,适用于早期快捷诊断。④核酸杂交试验主要是以放射性核素或生物素等标记已知病毒的寡核苷酸制成探针,与标本中病毒核酸杂交进行诊断的方法。该方法可以克服病毒分离需完整病毒颗粒的缺陷,是病毒性脑炎诊断的发展方向。

(2)病毒抗体的检测:脑脊液中抗体的检测对病毒性脑炎除可进行回顾性诊断外,对早期诊断也有重要意义。检测方法包括中和试验、补体结合试验、酶联免疫吸附试验等。以酶联免疫吸附试验的敏感性最高,国际上常采用。

(二)神经电生理检查

脑电图:病毒性脑炎急性期脑电图主要表现为 α 波减少,频率减慢和有时可出现连续性和阵发性发作波,散在 θ 波最后形成 4～7 Hz θ 波为基本节率。多数反映在弥漫性慢活动背景上显示局灶性异常或主要病灶。其中局灶性高慢波尤其是棘、尖波、棘(尖)慢波综合与CT所见病灶基本一致,且病变定位率也高于脑CT。

(三)影像学检查

1.头颅CT检查

可见两侧大脑半球散在边缘清的低密度,造影剂亦不能增强。

2.头颅MRI检查

在MRI表现上,表现为长T1、长T2。病毒性脑炎是以病毒侵入神经元细胞为主的炎性病变,病毒直接侵犯神经元较集中的皮层及皮层下灰质核团,其周边白质很少累及。

五、诊断要点

鉴于病毒性脑炎临床及病因学诊断比较困难,目前国内临床诊断主要依靠脑脊液检查、血清学检查、神经系统检查方法。一般认为,脑脊液典型改变为压力增高,清亮,白细胞增多,一般 $300 \times 10^6/L$ 以下,以淋巴细胞为主,蛋白轻度增高或正常,糖和氯无明显变化,培养无细菌;早期细胞数可能正常或以单核为主。脑脊液分离出病毒是诊断的金标准,但临床受技术限制,实用性不强。脑电图几乎均有不同程度的异常,主要为高幅慢波,多呈弥漫性分布,可有癫痫样电波,其变化是非特异性的,需排除其他大脑疾病;病情越重、异常程度越强及持续时间越长,预后也越差。CT及MRI可显示异常或提示弥漫性炎性水肿,重症可显示大小不等、形态不规则、边缘不清的病灶;轻症及脑炎早期因组织结构未改变,多未见明显改变;MRI分辨力优于CT,对预后判断及鉴别诊断有重要意义。

六、鉴别诊断

(一)其他病原体所引起的脑炎及脑膜炎

1.结核性脑膜炎

发病无季节性,早期脑脊液中糖降低不明显,白细胞计数和蛋白增高不多,如患者在病程10天左右,意识障碍及神经系统症状继续加重,尤其出现脑神经麻痹的表现时,要高度怀疑结核性脑膜炎的可能性。应当做结核菌素试验,复查脑脊液,如外观呈毛玻璃状,白细胞分类以淋巴细胞为主,糖及氯化物降低,蛋白增高,尤其在涂片上找到抗酸杆菌时即可确定诊断。

2.化脓性脑膜炎

多于冬春季发病,最常见的致病菌为脑膜炎双球菌、肺炎球菌和流感嗜血杆菌。脑膜炎双球菌所致流行性脑脊髓膜炎患者有特殊的皮肤黏膜瘀点,肺炎球菌或流感嗜血杆菌脑膜炎患者常伴有中耳炎、乳突炎或肺炎。脑脊液多见混浊,白细胞计数增多,中性粒细胞占90%以上,糖含量减低,蛋白明显增高,脑脊液涂片或培养可获得病原菌。在疾病早期或经过部分抗菌药物治疗的化脓性脑膜炎患者,脑脊液变化可很轻或不典型,有时与病毒感染难以区别,但其脑脊液含糖量低,乳酸、乳酸脱氢酶、溶菌酶增高和pH降低,免疫球蛋白IgM和IgG均明显增高,可与病毒性脑炎鉴别。

3.隐球菌脑膜炎

本病多发生于长期应用抗生素及免疫抑制剂的患者,其起病缓慢,开始为阵发性轻度头痛,以后逐渐加重,但可缓解,时轻时重。脑脊液改变与结核性脑膜炎相似,经墨汁染色可以检出隐球菌,经霉菌培养可以培养出霉菌。

(二)弥散性脑损害与如下情况的区别

1.感染中毒性脑病

常在急性细菌感染的早期或极期,机体对感染毒素产生变态反应,导致脑充血水肿,故又称细菌感染后脑炎。多见于败血症、肺炎、细菌性痢疾、白喉、百日咳、伤寒等,以2～10岁儿童多见。脑症状常与原发病同时出现,表现为高热、头痛、呕吐、烦躁、谵妄、惊厥、昏迷、瞳孔散大且对光反应迟钝、脑膜刺激征等,偶有一侧或双侧瘫痪(多暂时性)。脑脊液中压力增高,细胞一般不增多,蛋白质可轻度增高,糖和氯化物正常。多数在1～2个月脑症状消失,无后遗症。

2.急性散播性脑脊髓炎

通常见于急性发疹性病毒传染病(如麻疹、风疹、天花、水痘、带状疱疹等)的病程中或出疹后3～4天,或其他急性病毒感染(如传染性单核细胞增多症、流感、某些病毒性上呼吸道炎等)的恢复期(感染过后1～2周),也可称病毒感染后脑炎。尚有在疫苗(牛痘、百日咳、狂犬病等疫苗)接种后2～3周发生的,名为疫苗接种后脑炎;或继发于驱虫药使用后,如驱虫净性脑炎,现今认为是自身免疫反应所致。临床表现多为高热、头痛、呕吐、抽搐、精神错乱、昏迷、脑膜刺激征及局灶损害体征(如瘫痪、失语等),脑脊液多有蛋白、细胞增多。查明神经症状发生的时间,常有提示临床诊断的意义。

3.瑞氏综合征

瑞氏综合征也称为脑病合并脂肪变性,是因多脏器脂肪浸润所引起的以脑水肿和肝功能障碍为表现的一组综合征。本病的临床特点:病毒感染后出现脑病的症状(意识障碍、惊厥),肝功能异常及代谢紊乱。多发生于6个月至4岁的婴幼儿和儿童,亦可见于任何年龄段。病因尚未彻底阐明,有认为可能是病毒感染促使机体对某种毒素过敏。主要病变是脑水肿和肝脂肪变性。临床常先有1～7天呼吸道病毒感染的征象继而突然出现脑症状,如呕吐、淡漠、谵妄、嗜睡或昏迷、去大脑强直等。无黄疸,早期肝不大,脑脊液压力升高,其余基本正常。血清转氨酶、游离脂肪酸、氨等均增高,凝血酶原时间延长。肝超声检查有助于提示诊断,确诊须靠肝活检。

(三)颅内占位性病变

对临床呈现较局限病灶损害时,应除外肿瘤或脓肿。

1.脑脓肿

主要有颅内感染、颅内高压及局灶性脑损害三大症状。脑脊液检查示颅内压有不同程度的增高,急性期脑脊液改变与化脓性脑炎相似;脓肿形成期细胞数轻度升高,以单核细胞为主;蛋白明显增高,糖及氯化物无特殊改变。MRI检查对脑脓肿可提供可靠诊断依据。

2.颅内肿瘤

起病较缓,逐渐加重,临床表现主要为头痛、呕吐、视益水肿等颅内压增高症状及局灶性症状。患者体温正常,血常规正常,脑脊液可有蛋白增加,但无细胞数增加。病史及体检均找不到感染灶。可通过CT或MRI确诊。

(四)精神疾病

须与精神分裂症、反应性精神病、情感性精神病及癔症所表现的精神异常进行鉴别。散发性病毒性脑炎的精神症状属于器质性,有明显的记忆、计算、理解及定向力缺陷,并常有意识障碍及其他脑损害体征,脑电图显示弥漫性异常,故鉴别不难。

七、治疗

西医目前对大多数病毒性脑炎缺乏特效治疗,迄今缺乏特效的抗病毒药物(除单纯疱疹病毒性脑炎外),主要措施是支持疗法及对症处理。根据不同的病因和起病方式,决定中医的辨证治疗。若感受温热邪毒,以起病急、发热和神昏痉厥等为主者,按温病卫气营血辨证论治;若感受湿热邪毒,则热势低,易化湿生痰,以精神或神经症状为主,按杂病辨证治疗。

(一)中医辨证治疗

总的治则以清气凉营、平肝息风和涤痰开窍法为主。急性期以祛邪为要,宜化痰开窍,清热平肝;后期注重甘寒养阴,配以活血通络等法治疗;恢复期则以扶正为主,宜养阴益气活血。

1.急性期治疗

(1)温热毒邪,侵袭卫气。

辛则厚朴 15 g 以化湿邪;嗜睡身倦者,加石菖蒲 15 g、郁金 12 g 以化浊开窍。

(2)气营两燔。

治则:清气凉营,醒脑开窍。

方剂:清瘟败毒饮加减,送服紫雪丹。

加减法:头痛剧烈者,加菊花 15 g、僵蚕 10 g、刺蒺藜 15 g、龙胆草 15 g 以清肝降火;若呕吐,乃胃中痰气上逆所致,加旋覆花 10 g、枳壳 15 g、竹茹 15 g、法半夏 10 g、炙枇杷叶 15 g 以化痰行气降逆;便秘便干,舌红绛,苔干黄而燥者,为津枯火炽,宜加麦冬 15 g、生大黄 6 g 以滋水行舟。

(3)热盛动风。

治则:清肝息风。

方剂:羚角钩藤汤加减。

加减法:痰涎壅盛者加瓜蒌仁 15 g、石菖蒲 10 g、郁金 10 g、枳实 15 g、胆南星 10 g 以理气化痰;呕吐较甚者,加紫苏梗 15 g、藿香梗 15 g、法半夏 10 g 以降气止呕;大便秘结者,加生大黄 6 g 后下以通腑泄热;如神倦脉虚,舌绛苔少,并见头晕目眩,手足抽搐者,多因虚风内扰所致,治宜滋阴息风,可以大定风珠汤加减:白芍 15 g、阿胶 15 g、醋制龟甲 25 g、生地黄 15 g、生牡蛎 30 g、五味子 12 g、麦冬 15 g、甘草 9 g。

(4)痰气郁结。

治则:理气化痰。

方剂:温胆汤加减。

加减法:痰涎壅遏,从口中溢出者,加白豆蔻 15 g、瓜蒌仁 10 g、紫苏子 15 g、郁李仁 15 g 以健脾化痰;厌食,口流涎者,加佩兰 15 g、荷叶 30 g、神曲 15 g、山楂 15 g 以理气消食;大便溏垢不爽,多黏涎者,加槟榔 15 g、广木香 10 g、黄连 6 g 以调气清热。

(5)痰湿蒙窍。

治则:豁痰开窍。

方剂:涤痰汤加减,或并服苏合香丸。

加减法:痰涎阻塞气道,证见发热,呼吸急促,咳嗽,可加用鱼腥草 15 g、桔梗 10 g、苦杏仁 10 g、浙贝母 12 g 等以宣肺化痰清热;发热较甚者,加青蒿 12 g、黄芩 15 g 以清内热;随病程迁延,可致正气渐虚,症见昏沉,倦怠,痰多,二便失禁,脉沉无力,加生晒参 15 g、白术 15 g、茯苓 20 g 以益气健脾化痰。

2.恢复期治疗

(1)气虚痰阻。

治则:益气健脾,祛痰通络。

方剂:六君子汤合菖蒲郁金汤加减。

加减法:大便稀溏者,加山药15 g、扁豆15 g以健脾渗湿;痰浊较甚者,加竹沥水15 g、白附子9 g、白芥子10 g以涤痰开窍;如舌强不能言,足废不能用,腰膝无力,则宜滋肾阴,补肾阳,用地黄饮子加减:熟地黄15 g、巴戟天12 g、山茱萸15 g、石斛15 g、肉苁蓉15 g、制附片10 g、肉桂10 g、茯苓15 g、石菖蒲15 g、郁金15 g、远志12 g、黄精20 g。

(2)热伤阴血。

治则:滋阴增液。

方剂:加减复脉汤合黄连阿胶汤加减。

加减法:如肾阴亏耗较重,症见腰膝酸软、耳鸣耳眩者,可加菟丝子15 g、女贞子15 g以滋养肾阴;失眠多梦者,加酸枣仁30 g、牡蛎30 g以宁心安神;五心烦热者,加牡丹皮15 g、白薇15 g以清虚热;失语者,加木蝴蝶15 g以清咽开音。

(3)痰瘀阻络。

治则:涤痰开窍,活血通络。

方剂:涤痰汤合三甲散加减。

加减法:若头痛者,加细辛6 g、葛根15 g、白芷10 g,以祛风舒筋;呕吐者,加吴茱萸10 g、紫苏叶12 g、黄连6 g、竹茹12 g、炙枇杷叶15 g以化痰止呕;肢体瘫痪者加续断15 g、桑寄生15 g、牛膝15 g以补肾壮腰膝;智力减退者加黑芝麻30 g、益智仁15 g、黄精30 g以补肾益智;二便失禁者加炒山药30 g、山茱萸15 g、桑螵蛸15 g以健脾收摄。

(二)其他中医疗法

1.中成药

(1)牛黄清心丸:清热解毒、开窍安神,适用于气营两燔见高热、烦躁、嗜睡者,口服。每次1粒,每天2次,3～7天为1个疗程。

(2)安宫牛黄丸:清热开窍、豁痰解毒,适用于热邪内陷心包,痰热壅闭心窍,见高热神昏谵语者,口服,每次1粒,每天1次,3天为1个疗程。

(3)六神丸:清热止痛、祛邪解毒,适用于卫气同病及气营两燔之证。口服,每次10粒,每天3次,7天为1个疗程。

(4)苏合香丸:温中行气、开窍醒脑,适用于痰湿蒙窍证见低热昏迷、舌苔白腻者。口服,每次1粒,小儿减半,每天2～3次,7天为1个疗程。

(5)安脑丸:清热解毒、醒脑安神,适用于热盛动风证见高热、神昏、抽搐痉厥、烦躁谵语者。口服,每次1～2丸,每天2次,6天为1个疗程。

(6)小儿回春丹:开窍定惊、清热化痰,适用于小儿热盛动风证见高热、惊厥、抽搐不止者。口服,每次0.9～1.5 g,每天2～3次,化服,5天为1个疗程。

(7)抗病毒口服液:清热解毒,适用于邪犯卫气证。口服,每次10 mL,每天3次,5天为1个疗程。

(8)清开灵注射液:清热解毒、化痰通络、醒神开窍,适用于气营两燔、热盛动风证。每次20～40 mL加入5%～10%葡萄糖注射液250 mL中,静脉滴注,每天1次,3～5天为1个疗程。

(9)醒脑静脉滴注射液:开窍醒脑、凉血行气、活血化瘀、清热解毒,适用于气营两燔,痰湿蒙窍证。每次 20～40 mL 加入 5%～10% 葡萄糖注射液 250 mL 中,静脉滴注,每天 1 次,5 天为 1 个疗程。

2.针灸、砭石、穴注

(1)体针。①气营两燔:曲池,二间,内庭,胃俞,足三里,气海,厉兑,商阳。②热盛动风:曲池,大椎,行间,少府,阳陵泉,丰隆,人中,十二井,十宣。③痰瘀阻络取穴:太溪,三阴交,太冲,外关透内关,曲池,膈俞,大椎,大包,丰隆。

(2)耳针疗法。①适应证:各种炎症性病症如对急性结膜炎、中耳炎、牙周炎、咽喉炎、扁桃体炎、腮腺炎、气管炎、肠炎、盆腔炎、风湿性关节炎、面神经炎、末梢神经炎等,有一定的消炎止痛功效。②取穴:取心、皮质下、肾、肝、神门、肾上腺、内分泌、肺。每次选 4～6 个穴。

(3)刺络。①适应证:火热炽盛证(具有散血清热泻火之效)。②取穴:取百会、印堂、大椎、关冲、尺泽诸穴。

(4)皮肤针。①适应证:外感暑邪(可清解暑热)。②取穴:取项背及脊柱两侧 1.5～3 寸处、第 1～10 椎间。

(5)梅花针。①适应证:病毒性脑炎后遗症期见头痛、癫痫者。②取穴:头痛取后颈、胸部、头部(在颈椎两侧、颞部、耳垂下、耳前、颈窝可发现结节、条索及压痛)、风池、太阳、大小鱼际处、大椎、胸椎 5～10 两侧、腰部(发现条索、压痛处)。癫痫时,重刺后颈、骶部,可在指尖放血,配用大椎、中脘、期门、足心阳性物(即患肢有结节物、条索状物、泡状软性物和障碍阻力处)。未发作时调治,取脊柱两侧、头部、颈下部、足心阳性物处、内关、行间。以后颈部、骶部为重点。

(三)西医治疗

治疗原则是消除病因,减轻组织的病理反应,恢复受损的功能。多年来努力寻找特异性抗病毒药,至今成效有限。目前所用药物,通常剂量在体内难以杀灭病毒,且药物必须进入细胞内起作用,超剂量使用可损害正常细胞的功能,因而影响药物的使用和疗效。在治疗时要注意考虑机体的免疫状态,并强调综合治疗措施,对挽救患者生命、减少后遗症非常重要。

1.一般治疗

加强护理、预防褥疮及肺部感染等并发症。

(1)卧床休息,避免精神刺激。

(2)注意饮食,给予充分的营养,对昏迷者应及时鼻饲流质饮食。

(3)保持水、电解质平衡。应用脱水剂者应记出入量,定期复查电解质,防止液体过多或不足及电解质紊乱。

(4)昏迷患者保持侧卧位,每 2 小时翻身、拍背、吸痰一次。有尿潴留者,可行手法辅助排尿,即用拇指揉压关元穴,必要时留置尿管。

(5)必要时输脂肪乳或复方氨基酸,加强营养支持以提高机体抵抗力。

(6)注意口腔卫生及皮肤护理,防止发生肺炎、泌尿系统感染、褥疮等。

2.抗病毒制剂

抗病毒药物对病毒的作用,主要是针对其吸附、穿入、脱壳、转录、复制及有关酶等发育成熟的环节,但实际作用机制尚未完全阐明。由于病毒仅在细胞内繁殖末期才出现典型症状,故须在感染极早期用药才较有效。目前最常使用的抗病毒药物是阿昔洛韦,可用于疱疹性脑炎,对于水痘、带状疱疹病毒性脑炎也可能有效,标准的治疗是阿昔洛韦以 10 mg/kg 静脉滴注超过 1 小时,一天三次,每天总量为 30 mg/kg,连续使用 14 天,若免疫抑制患者则疗程建议使用到 21 天。更昔洛韦和膦甲酸钠可用来治疗巨细胞病毒性脑炎和肠道病毒脑炎、人疱疹病毒性脑炎。其中在治疗巨细胞病毒性脑炎时,建议更昔洛韦和膦甲酸钠联合治疗,用更昔洛韦 5 mg/(kg·d),每天两次,膦甲酸钠 60 mg/kg,每 8 小时一次,或 90 mg/kg 静脉注射,每 12 小时一次,疗程为 3 周,免疫抑制的患者则应维持 6 周;对于 HHV6 脑炎(无论是 A 型或 B 型),则建议用膦甲酸钠 60 mg/kg,每 8 小时一次;对于 HHV6 脑炎(B 型),可选择更昔洛韦替代治疗。

3.肾上腺糖皮质激素

此类激素是免疫抑制剂,能破坏或减少淋巴细胞,抗 B 细胞和 T 细胞的功能,抑制炎症反应、干扰素和抗体形成,也能改变神经胶质、胶质瘢痕而使脑组织再生,故使用有其利弊。尽管临床上应用已久,但目前意见尚未完全一致。考虑激素有抗炎、消肿、稳定溶酶体系统而防止抗原抗体反应时产生有害物质,因此适时使用、掌握适当的剂量和疗程,是有治疗价值的。不少人主张早期、大剂量、短疗程的方法。一般用地塞米松 15~20 mg 加糖盐水 500 mL 静脉滴注,每天 1 次,10~14 天,以后改口服泼尼松,逐渐减量。

4.免疫疗法

(1)干扰素及其诱生剂。许多实验表明干扰素可抑制病毒在细胞内增殖,对 RNA 和 DNA 病毒均有效,对宿主细胞损害极小。但宿主特异性甚高,只在人体细胞内产生的干扰素才对人类病毒性疾病有效,且不易制备大量、纯净及高浓度的制剂。干扰素诱生剂,如聚肌苷聚胞啶酸和聚鸟苷聚胞啶酸、青枝霉素、麻疹活疫苗等,可使人体产生足量的内源性干扰素。近已确定干扰素及其诱生剂能抑制病毒血症并防止病毒侵入脑部,故在感染病毒后潜伏期使用,效果较显著。近来还在研究诱生干扰素的增效剂,以期提高疗效。

(2)转移因子是从迟发型变态反应者的外周白细胞中提取的一种物质,可使正常淋巴细胞致敏而转化为免疫淋巴细胞。适用于免疫缺损患者,通过逆转细胞的免疫缺陷,可使疾病缓解,有人用以治疗急性病毒性脑炎有一定效果。

5.对症治疗

(1)对高热患者,宜将室温降为 27~30℃。可应用吲哚美辛、阿司匹林等退热药,但对体温调节中枢紊乱者效果不著。对中枢性高热可采用物理降温,但应注意以患者不出现寒战或局部肌肉收缩为宜。

(2)对惊厥者,应从高热、缺氧、呼吸道梗阻、脑水肿、低钠血症等方面分析原因,采取针对性措施。抗惊厥药物常用地西泮 10~20 mg 静脉滴注,也可用水合氯醛、苯巴比妥等。对癫痫持续状态者,可用地西泮 100 mg 加糖盐水 500 mL,于 12 小时内缓慢静脉滴注完毕或根据发作情况控制滴速。

(3)脑水肿是引起惊厥、呼吸衰竭的根本原因。可用 20% 甘露醇 1~2 g/kg 体重,每 6~8 小时一次,静脉加压注射,疗程为 5~7 天。对低蛋白血症伴脑水肿者可用白蛋白。

(4)精神症状的处理,可采用氯丙嗪、奋乃静及氟哌啶醇等,开始用小剂量逐渐增至能控制症状为止。

(5)对昏迷无咳嗽吞咽反射或呼吸道分泌物增多者,应考虑行气管切开。对呼吸衰竭尚有自主呼吸者,可用呼吸兴奋剂山梗菜碱、尼可刹米等。呼吸停止或明显通气不足者则需用人工呼吸器。

6.高压氧治疗

急性期及恢复期均可采用高压氧治疗。

7.手术治疗

伴有颅内压增高而药物治疗无效或出现脑疝者,可做脑室引流或去骨瓣减压术。

8.恢复期治疗

注意营养,积极配合理疗、体疗,以促进肢体功能的恢复。有 5%~20% 的患者残留不同程度的后遗症,因此积极早期地进行康复治疗很有必要,包括功能、语言、智力、生活自理能力等方面的训练。癫痫者应长期服用抗癫痫药物。

(王当惠)

第四节 血管性痴呆

血管性痴呆是指由于脑血管病变引起一组表现为认知障碍的临床综合征,在中国,60 岁以上的人群痴呆的发病率为 3.0%,其中 VD 约占总人群的 0.9%,年龄越大,发病率越高,且有地域差异,北方发病率高于南方,城市高于农村。血管性痴呆是一种可防治的痴呆。

血管性痴呆在中医学中曾属于"呆证""健忘""癫证""郁证"等范畴。

一、中医病因病机

有关其病因病机,中医自古以来论述较多,多从五脏、阴阳论治,也有从痰、瘀、气、火、浊毒论治者。本病病理性质多属本虚标实,本虚为五脏、气血不足,导致髓海失养,标实则为气火、痰瘀、浊毒阻滞,脑脉不通。

二、西医病因病理

现代医学认为,血管性痴呆的病因主要涉及脑血管病与危险因素 2 个方面。

(一)脑血管病

血管性痴呆的发病机制一般认为是脑血管病的病灶涉及额颞叶及边缘系统或病灶损害了脑组织的足够容量,导致高级认知功能的损害。血管性痴呆的发病机制目前研究较多,主要包括以下几种。

1.脑血管损害

(1)多发性脑梗死:皮质或皮质下的多发脑梗死灶达到一定的脑容量时可诱发认知障碍。Loeb 等在一项尸检研究中证实,>70% 的血管性痴呆患者脑损害体积>50 mL,常在 60~80 mL,而当脑容量>100 mL 时,绝大多数患者均进展为痴呆。

(2)分水岭性梗死:分水岭性梗死是由于心律失常、低血压、休克等血流动力学改变、颈动脉硬化或狭窄闭塞等导致循环急性或慢性灌注不足,引起两支动脉边缘地带的脑组织发生梗死性改变所致。

(3)腔隙性梗死:腔隙梗死或小梗死是血管性痴呆的最主要原因。腔隙性梗死是直径 3~15 mm 的粟粒状软化或小的空腔,有不止一种病理构成,常见为小的梗死,少见的也包括痊愈和重吸收的小量出血。腔隙性梗死早期多无明显症状,临床上易忽视,但当腔隙性梗死脑容量达到一定的数量,常可引发认知障碍。

(4)关键部位性脑梗死:关键部位性脑梗死是指梗死部位发生于丘脑、海马、尾状核、角回的关键组织,此类组织与认知功能密切相关,故尽管影像学可见梗死灶范围不大,但初次梗死就可引起明显的认知功能障碍。

2.脑白质损伤

小血管导致的脑白质损伤与血管性认知障碍关系最密切。脑白质损害病理形态特征包括脱髓鞘、轴突丢失和腔隙性梗死,发病机制可能是由于低灌注和脑血流紊乱引起脑内大动脉的粥样硬化和穿支动脉的几种微血管病理,包括小动脉增厚的纤维样变和玻璃样变导致迂曲等引起白质出血或缺血性损伤从而引起脑白质受损,引发认知功能障碍。

3.神经生化系统

(1)中枢胆碱能系统:胆碱能系统主要影响胆碱能突触(记忆突触的主要部分)从而参与大脑的记忆形成和储存。目前大量研究证明,乙酰胆碱合成减少和胆碱酯酶活性相对增高均可导致血管性痴呆患者的认知障碍。

(2)氨基酸受体的兴奋毒性:氨基酸受体的兴奋毒性是指兴奋性氨基酸受体激活后引起的神经元细胞凋亡,中枢兴奋性氨基酸最主要的是谷氨酸。有研究表明,脑缺血缺氧后谷氨酸再摄取受阻,大量作用于突触后膜,导致钙离子内流,细胞内钙超载,轻则引起海马区长时程效应,突触间传导障碍,记忆障碍;重则介导一系列钙离子依赖生化反应,导致神经细胞凋亡,引发痴呆。

(3)氧自由基:脑缺血再灌注的急性期,大量的自由基产生并攻击富含脂质的脑细胞如灰质神经元,破坏并降解磷脂导致其变性失能,大大增加细胞膜的通透性,从而引起细胞毒性水肿,神经递质的释放等连锁反应,最终导致细胞坏死,导致梗死范围的进一步扩大。

(4)单胺类神经递质:脑内的各种单胺类神经递质,如多巴胺,去甲肾上腺素5-羟色胺和5-羟吲哚乙酸等在记忆的形成和保持中起着不可或缺的作用。当大脑缺血缺氧时,脑内单胺类神经递质释放及调节紊乱,导致记忆障碍,诱发痴呆。

(5)一氧化氮:少量一氧化氮对神经细胞有保护作用,可以调节脑血流及承担信使及递质作用,但当脑组织缺血缺氧时,一氧化氮大量增多,参与过氧化反应,并生成过硝酸盐,产生神经毒性而损伤磷脂、核酸,破坏神经细胞。

(6)炎性机制:脑缺血再灌注时,内皮细胞和神经元被激活释放大量的炎症因子(关键是 TNF-α 和 IL-1β),促使白细胞聚集在受损脑组织处,引起脑血管的再阻塞,导致"无再流现象"。同时,白细胞尚可产生蛋白水解酶和效应因子,直接损害神经元,两方面结果,加重脑组织的损伤。

(二)危险因素

血管性痴呆的危险因素主要包括遗传因素及非遗传因素。遗传因素主要表现为遗传异质性及基因多态性,非遗传因素主要包括种族、年龄、性别、低受教育水平,不良生活习惯如吸烟、酗酒等,社会及心理因素,接触与有毒化学药品的职业等。

三、临床表现

(一)症状和体征

血管性痴呆是脑血管病后所引发的痴呆,发病前多有卒中病史,临床特点具有突发、阶梯性进展、波动性及慢性病程的特点。其症状和体征包括认知功能障碍和脑损伤的神经功能定位。

1.临床症状

(1)注意力下降:血管性痴呆患者注意力下降主要表现为回答问题时反应迟钝,不能回答或答非所问,严重者置之不理,无法进行互动及交流。

(2)语言功能障碍:血管性痴呆患者晚期神经功能退化可导致不同程度的语言表达和理解障碍,部分患者存在严重的构音障碍。

(3)记忆力减退:血管性痴呆患者的记忆力呈选择性斑片状减退,对某些事件记忆全无,对另一些事件的记忆却可完整无误,但以近事遗忘为主。

(4)视觉空间障碍:因枕叶和顶叶大面积梗死的患者可出现视觉空间定向力障碍,患者可忘记回家的路,不能完成画钟表行动等。

(5)执行能力:因额叶、顶叶损害的患者可出现执行能力障碍,患者可出现失算、失认等执行能力障碍。

2.特征性症状及体征

(1)神经病学症状和体征:血管性痴呆患者可出现典型的睡眠倒错现象,夜间难以入睡,日间嗜睡。神经系统检查可见中枢性面舌瘫,肢体偏瘫、肌张力增高,腱反射亢进以及锥体束征。

(2)行为异常:血管性痴呆患者可出现无意义的反复询问同一问题,大声哭闹,还可出现刻板运动、攻击和暴力行为。部分患者出现贪食、异食癖等饮食障碍。

(3)精神病性症状:血管性痴呆患者早期因智能的减低、记忆力、判断力等下降引起对疾病的恐惧、对未来的担忧易引起情感障碍及人格障碍,表现为淡漠、欣快、抑郁、焦虑、易激惹等症状,晚期因生物学的改变加重抑郁及焦虑,甚至引起伤人、自杀等意外事件发生。

(二)并发症

血管性痴呆患者认知功能下降,自理个人卫生困难,易引发呼吸系统、泌尿系统等感染性疾病;随着平衡功能的减退,跌仆多发并易引起骨折等外伤性疾病;摄食不当则引发胃肠功能紊乱及营养不良;晚期护理不当,易导致压疮或长期服用阿司匹林等药物导致消化道出血。

(三)临床常用实验室检查

1.痴呆诊断量表

痴呆患者认知能力简易筛查量表为目前应用最广泛的简易痴呆评定量表,检查结果与患者的文化教育水平相关。修订的长谷川简易痴呆量表可用于门诊及住院患者的痴呆简易初筛。临床痴呆评定量表可从记忆力、定向力、解决问题的能力以及社交能力四个方面评价痴呆等级,评定结果可分为健康、可疑、轻度、中度和重度痴呆五个等级。其他可评价血管性痴呆的量表还包括日常生活能力量表、日常生活及社会能力调查表、总体退化量表(GDS)等。

2.神经电生理检查

评定血管性痴呆的神经电生理检查主要包括脑电图、视觉和听觉诱发电位,事件相关电位。其中脑电图可显示在大面积脑梗死侧脑半球在慢波情况下的不对称改变视觉和听觉诱发电位主要用于枕叶、脑干梗死性痴呆的筛查;事件相关电位主要用于痴呆患者的注意力下降的严重程度进行分级评定。

3.神经心理测验

常用韦氏成人智力量表以及其记忆量表,但该检查较费时费力,现已由简易的物体记忆测验以及快速词汇检测所代替。

4.脑功能及脑代谢检查

正电子发射体层摄影是一项能通过检查脑内代谢从而区别各种痴呆类型的检查,双侧大脑半球散在多发低代谢灶常提示血管性痴呆,而双侧顶叶的低代谢灶多为早期血管性痴呆患者,额颞叶痴呆,额、颞叶前部的代谢异常;路易小体痴呆的低代谢区常位于额顶枕交界区及小脑。

5.经颅多普勒彩超及颈部血管彩超

经颅多普勒彩超可通过检测颅内血管的流速及阻力判断责任血管的血流动力情况以助于排查病灶;颈部血管彩超可通过超声波探查血管的形态、管壁情况以了解颈外血管的供血情况以排查责任病灶。

6.神经影像学检查

血管性痴呆患者头颅 CT 可见多发散在的脑血管病变的责任病灶的低密度影或脑沟变宽、脑室扩大、脑皮质变薄等脑萎缩征象;而头颅 MR 则可见额颞叶、海马等的萎缩征象。

四、诊断要点

(一)NINDS-AIREN 诊断标准

(1)有痴呆(通过临床和神经心理学检查有充分证据表明符合痴呆的诊断标准;同时排除了由意识障碍、谵妄、神经症、严重失语及全身性疾病或脑变性疾病所引起的痴呆)。

(2)有脑血管病的证据:①临床证明有脑血管病所引起的局灶性体征,如偏瘫、中枢性舌瘫、病理征、偏身失认、构音障碍等。②影像学检查(如 CT 或 MRI)有相应的脑血管病的证据,如大血管梗死、重要部位单个的梗死、多发性脑梗死和腔隙性脑梗死、广泛的脑室周围白质病变、上述病变共存等。

(3)上述两种损害有明显的因果关系:①在明确的卒中后 3 个月内出现痴呆;②突然出现认知功能衰退,或波动样、阶梯样进行性认知功能损害。

(4)临床支持很可能血管性痴呆标准:①早期出现步态异常(小碎步、慌张步态、失用及共济失调步态等);②不能用其他原因解释的多次摔倒病史;③早期出现尿急、尿频及其他泌尿系统症状,且不能用泌尿系统疾病来解释。④假性球麻痹。

(5)人格及精神状态改变:意志缺乏、抑郁、情感改变及其他皮质下功能损害,包括精神运动迟缓和运动障碍。

(二)严重程度标准

采用 MMSE 量表及 CDR 评定量表通过对患者的记忆力、定向力、理解力、执行能力以及社交力情况把痴呆分成五个类型。CDR＝0 为无痴呆,0.5 为可疑痴呆,1.0 为轻度痴呆,2.0 为中度痴呆,3.0 为重度痴呆。

五、鉴别诊断

(一)阿尔茨海默病

阿尔茨海默病目前原因未明,呈隐匿起病,进展缓慢,发病率女性大于男性,认知方面主要表现为记忆力下降,以近事记忆下降为主,对日常生活工具应用能力下降,多数患者伴有人格障碍,缺乏局灶性神经系统体征,脑脊液中存在 tau 蛋白,典型病理特征是神经元纤维缠结,老年斑沉积及神经元数量减少,脑电图呈弥散性异常,CT、MR 显示前额、颞顶脑萎缩,SPECT 可见以双侧颞顶叶为主的双侧皮层血流量对称性减少。

(二)路易小体痴呆

路易小体痴呆是一种病因未明的进行性痴呆,以神经元胞质内路易小体形成为病理特征,临床特点为合并波动性认知障碍、帕金森病以及反复发作的视幻觉三主征。神经病理学检查可见苏木精-伊红染色的包涵体,神经影像学检查可见脑萎缩及血管性病变。

(三)Pick 病

Pick 病是一种遗传性疾病,以胶质细胞增生、肿胀或嗜银包涵体(Pick 小体)为病理特征,多在中老年起病,缓慢出现人格改变、言语障碍以及行为异常,影像学可见额颞叶局限性萎缩。SPECT 可见额颞叶的对称性血流量减少。

(四)正常颅压脑积水

当血管性痴呆出现脑萎缩及脑室扩大,需与正常颅压脑积水相鉴别。正常颅压脑积水常表现为进行性智力衰退、共济失调步态、二便失禁三大主征。发病隐匿,部分患者发病前可有蛛网膜下腔出血病史,头颅 CT、MRI 无明确的脑梗死病灶,而仅表现为脑萎缩及脑室扩大征象。

六、治疗

随着我国人口老龄化的加剧,目前血管性痴呆的发病率也在不断地增高,治疗上没有特效药可治愈,主要是以预防卒中、改善认知功能及延缓病程为主。而中医药辨证治疗因其综合效益高、疗效佳以及不良反应少而得到临床认可。目前研究中医中药结合药线灸、针灸等的中医综合治疗方案因疗效佳已引起广大医疗同行的效仿。

(一)辨证治疗

血管性痴呆当属于中医"痴呆"的范畴。传统医学认为起发病机制为五脏气血虚损,外加气、火、痰、瘀阻滞,最终导致髓海不足。病性属本虚标实。中医治疗以补虚泻实为则。对于五脏虚损者,应以培补先后天为主;以气郁、痰凝、血瘀为主要者,当以开郁、化痰、消瘀为法,当虚实夹杂者,则当补泻兼施。临床上痴呆具有以下辨证分型。

1.积损正伤,髓海不足

治法:填精补髓,开窍醒神。

方药:七福饮加减。

2.肝郁化火,上扰清窍

治法:清热泻火,镇静安神。

方药:天麻钩藤饮加减。

3.痰湿内阻,上蒙清窍

治法:豁痰开窍,健脾化浊。

方药:涤痰汤加减。

4.瘀阻脑络,清窍失灵

治法:活血化瘀,开窍醒神。

方药:通窍活血汤加减。

5.内生浊毒,毒损脑络

治法:清热解毒,通窍达邪。

方药:黄连解毒汤加减。

(二)其他治疗

1.针灸治疗

中医综合治疗除了中药外,最常用的是针灸疗法。

(1)体针。体针当注意通窍醒脑,主穴均采用百会、四神聪,而各证型需搭配不同穴位。①髓海不足。治则:补肾填髓;取穴:太溪、肾俞、关元。②肝肾亏损。治则:补益肝肾,填髓健脑。取穴:肝俞、肾俞、悬钟。③痰湿内阻。治则:健脾益气,化痰通窍。取穴:足三里、阴陵泉、丰隆、中脘。④瘀阻脑络。治则:化瘀通络,健脾益智。取穴:血海、膈俞、内关、百会、四神聪。

(2)耳针及耳穴压豆取穴:神门、皮质下、肾、脑点、交感、心、枕等穴。

(3)头针取穴:双侧语言区、晕听区。

(4)穴位注射取穴:双侧肾俞为主穴,配合足三里、丰隆。用当归注射液、丹参注射液等穴位注射;或选足三里、肾俞,用乙酰谷酰胺注射液等穴位注射。

(5)刺血疗法。主穴:中冲、天枢。配穴:涌泉、劳宫。

(6)艾灸:艾灸能刺激血管内皮生长因子,促进受损血管再生,更好地改善血管性痴呆大鼠学习记忆、神经行为。

2.心理治疗

行为疗法是在血管性痴呆中最常用的心理治疗,治疗的方式通常有支持疗法、音乐疗法、行为矫正、文体活动康复训练、生活基本技能训练。心理治疗可帮助患者加强对疾病的了解,消除对未知的恐惧,树立正常的生活观,延缓痴呆的进展。早期心理治疗强调家属的参与和理解支持。

3.高压氧治疗

高压氧治疗是指让患者在高于大气压的压力下呼吸纯氧。高压氧具有抑菌、改善脑循环、促进葡萄糖的有氧氧化供能,改善脑代谢、恢复脑功能等作用。目前采用高压氧治疗缺血或出血性疾病在临床上已广泛应用。

4.康复治疗

康复治疗是指通过对患者的运动、言语、感觉等锻炼以增强其患者思维、记忆力、想象力从而改善患者日常生活质量及认知。为更好地修复血管性痴呆患者损伤、重建运动反射,康复治疗应尽早介入。

(三)西医治疗

目前西医治疗主要分为防止卒中的发生以及改善认知、控制精神及行为三方面。

1.防止卒中发生

预防卒中发生主要包括建立积极健康的生活方式,如参加有氧运动,戒烟戒酒等,以及控制脑血管危险因素如高血压、糖尿病、高脂血症等。

2.改善认知功能症状

(1)胆碱酶抑制剂:现代研究证明胆碱酶抑制剂可通过抑制乙酰胆碱酯酶活性,减少乙酰胆碱降解,增加与突触结合的乙酰胆碱量,从而改善血管性痴呆患者的认知功能。

(2)兴奋性氨基酸受体(兴奋性氨基酸)拮抗剂:兴奋性氨基酸受体拮抗剂的代表药为美金刚,其可竞争性与 N-甲基-D-天冬氨酸受体(NMDA)结合,防止 Ca^{2+} 离子内流,从而拮抗兴奋性氨基酸对神经细胞的损害,改善认知功能。

(3)钙通道阻滞剂:钙通道阻滞剂可拮抗 Ca^{2+} 进入细胞,起到松弛血管平滑肌,扩张脑血管,改善脑循环作用,从而改善血管性痴呆患者的认知功能。其代表药物有尼莫地平。

(4)麦角生物碱制剂:代表药物尼麦角林为一种 α_1 受体阻滞剂,可通过扩张血管达到改善脑循环作用。此外其尚能促进脑组织对葡萄糖、磷脂的摄取及利用,并能起到抑制胆碱酯酶活性,增加纹状体内乙酰胆碱含量,多方面作用起到改善认知的作用。

(5)自由基清除剂:此类药物能清除脑内自由基,减少脂质过氧化作用,达到保护脑血管及神经功能,改善认知的作用。

(6)脑代谢激活药:脑代谢激活剂能够增强脑细胞对磷脂及葡萄糖的利用,促乙酰胆碱的合成,改善中枢性兴奋性氨基酸活性从而改善由缺氧造成的逆行性遗忘,改善记忆、认知等功能。代表药物为吡咯烷酮衍生物,如吡拉西坦,以及胞磷胆碱、ATP 等。

(7)神经营养药:神经营养药是指可促进神经细胞再生及修复的药物。其代表药神经节苷脂能介导神经生长因子促进神经细胞再生,从而达到改善认知功效。

(8)降低同型半胱氨酸:同型半胱氨酸是蛋氨酸代谢中的产物,当其生成过多时可抑制 NO 活性,造成动脉粥样硬化;当其当谢异常时可产生同型胱氨酸,产生神经毒性直接损害海马神经元,造成认知的缺损。同型半胱氨酸的生成和代谢异常常与维生素 B_{12}、叶酸、维生素 B_6 相关,临床多通过补充后三者的摄入以降低同型半胱氨酸的生成。

3.控制精神及行为

根据症状使用抗精神病药物。目前常用的药物包括有抗精神病药如奋乃静、奥氮平、利培酮、喹硫平等;情感稳定剂如丙戊酸钠;抗抑郁药如西酞普兰、帕罗西汀、氟西汀;抗焦虑药如阿普唑仑、艾司唑仑、劳拉西泮、氯硝西泮等。

七、中西医结合优化方案

血管性痴呆多为老年突发起病,呈阶梯性、波动性进展,晚期多需要家属细心的护理和照料,且病程较长,需耗费大量的人力和物力。中西医结合疗法具有疗效确切,不良反应少的特点,是目前研究的主要靶点。而中西医结合优化方案可见如下几点。

(一)未病先防

《素问·四气调神大论》载"是故圣人不治已病治未病,不治已乱治未乱,此之谓也"。作为一个优秀的医务工作者,未病先防是深入骨髓的一种意识。预防血管性痴呆的发生首要任务就是防治高血压病、糖尿病、高脂血症,以及戒除不良的生活习惯如吸烟、酗酒等,从而防止脑血管疾病的发生。中西医结合在此处常能发挥疗效好,不良反应低的作用。如中医认为平肝潜阳法具有降压之效,并得到相关认证。《素问遗篇·刺法论》说"正气存内,邪不可干。"在预防疾病的发展中,加强锻炼身体,强化自身素质,也是一种预防的方案。有学者研究证实太极拳可通过减轻人体体重,降低血压、血糖及血脂,从而达到预防脑血管疾病的目的。

血管性非痴呆认知功能障碍是指脑血管病后引发的极早期、轻度认知障碍(未达痴呆诊断)的一组综合征,与血管性痴呆、混合性痴呆同属于血管性认知障碍。血管性非痴呆认知功能障碍常隐匿起病,临床症状多样,主要表现为注意力以及执行能力的减弱,对操作性动作及信息的处理减慢,但与血管性痴呆明显不同的是,尽管在完成一项操作需付出更多的时间和努力,血管性非痴呆认知功能障碍患者常可独立完成。血管性非痴呆认知功能障碍晚期多转变为血管性痴呆,但早期诊治可逆转病情,故早期诊治血管性非痴呆认知功能障碍具有重要意义。目前有关血管性非痴呆认知功能障碍的研究较少,有研究证实通过干预饮食、有氧运动、认知功能锻炼并控制和检测血管性危险因素可有效防止认知功能下降,早期服用胆碱酶抑制剂能明显改善患者的认知,此外长期口服胞磷胆碱在改善认知方面取得了良好的疗效,并且耐受性好。中医药研究在此方面也获得可不少进展,如研究证实中成药银杏叶片联合阿司匹林治疗可较单纯西药治疗更好地改善血管性非痴呆认知功能障碍脑循环及认知功能。而电针治疗较口服尼莫地平取得更好的疗效。有学者在一项临床研究中证实有症状性血管内治疗可明显地改善神经和认知功能。

最有效的治疗就是防患于未然。在防治血管性痴呆各项危险因素方面,当以增强自身素质为主,中西药为辅以减少卒中的风险;卒中发生后当警惕血管性非痴呆认知功能障碍的发生,并早期给予药物治疗,以求逆转认知功能障碍的发展。

(二)既病防变

既病防变要求早期诊断疾病,并预防并发症的发生。具有脑血管危险因素,脑血管疾病史后出现的早期认知障碍,均因优先考虑血管性痴呆,确诊后立即给予早期的治疗。中西医结合疗法疗效确切,方式多样,不良反应少,可显著改善患者的脑循环及认知功能。有学者在临床研究中将 134 名血管性痴呆患者随机分为中药+康复治疗组(A 组)、中药+针灸治疗组(B 组)、中药+针灸+康复治疗组(C 组)、西药吡拉西坦组(D 组),经过 12 周的治疗后结果证明四组的认知功能、日常生活能力均得到明显改善,但 A、B 组的定向力、短期记忆力改善的更明显,C 组则以日常生活能力改善为著。但是药物治疗只是血管性痴呆治疗的一小部分,早期痴呆患者常因脑血管病后遗留运动、言语功能缺损,并因对疾病的恐惧产生抑郁、焦虑心理,故而在传统的中西药物联合下还需要兼顾针灸、康复、心理功能、社会交往等辅助治疗以达到宏观调理,并注意预防感染、胃肠道疾病、心理疾病等并发症,努力延缓痴呆的进展。

血管性痴呆发生后当注重早期的诊治,除了常规的中西药物治疗外,坚持康复、心理干预、以及各项中医综合疗法可取得更好的疗效。

(三)病后防瘥

血管性痴呆是一种可防可控的痴呆性疾病,在早期诊断、早期治疗、坚持康复锻炼的情况下预后都比较好。但因患者均为老年患者,且部分患者因早期出现运动功能、言语功能、吞咽功能的障碍,需长期卧床或无法与人交流,若家属或医师疏于管理,常易导致并发症的发生或病情的加重。而晚期的痴呆患者对西药多产生耐药,此时中医的辨证治疗常能发挥其优势。如晚期的痴呆患者常因长期服用阿司匹林等西药产生厌食等胃肠道反应,中医可发挥饮食调养的作用,如三七山楂粥、人参茶、健脑粥。中医综合疗法如针灸、中药封包等常能取得良好的疗效。

(王当惠)

第五节　坐骨神经痛

坐骨神经痛是指各种原因引起的坐骨神经的炎症、水肿,从而产生沿坐骨神经通路及其所分布区域内(腰部、臀部、大腿后侧、小腿后外侧和足外侧等)疼痛的临床症状群,为常见的周围神经疾病。坐骨神经痛是临床常见病和多发病之一,流行病学调查显示,全球患病率在 1.6%～4.3%。有研究认为,约 60%坐骨神经痛患者遗留轻度残疾,有相当数量的坐骨神经痛患者疼痛时间超过 1 年且伴有较高程度病残,可导致误工并严重影响生活质量。目前国内外对本病的治疗尚无特异性治疗。

一、病因病机

(一)中医病因病机

坐骨神经痛的常见病因病机包括因外伤跌仆或用力不当而致气滞血瘀;涉水淋雨或久居湿地而致寒湿阻络;感受湿热或寒湿化热循经下注;素体肥胖或嗜食肥甘厚腻,而致痰浊日盛;年老久病失血而致气血两亏;年老肝肾不足,或因久病伤肾,而致肝肾亏虚。应该注意防止风寒湿邪侵袭。风寒湿邪能够使气血受阻,经络不通,既是引起坐骨神经痛的重要因素,又是导致坐骨神经痛病情加重的主要原因。

(二)西医病因病理

1.原发性坐骨神经痛

可能与寒冷、潮湿和其他部位感染,如流感、风湿、扁桃体炎、鼻窦炎等引起神经间质炎有关。

2.继发性坐骨神经痛

主要是其邻近结构的病变所引起,按其受损部位可分为根性坐骨神经痛和干性坐骨神经痛。

(1)根性坐骨神经痛:病变主要在椎管内,最常见的原因是腰椎间盘突出症,其他如腰椎肥大性脊柱炎、腰椎滑脱、腰椎结核、腰骶脊膜神经根炎和马尾或圆锥部位肿瘤等,椎体转移癌也为少见原因。

(2)干性坐骨神经痛:病变主要在椎管外坐骨神经的行程上,有腰骶神经丛及坐骨神经干邻近的病变,如骶髂关节炎、子宫附件炎、髋关节炎、腹腔内肿瘤、妊娠子宫、臀部肌内注射部位不当使刺激性药物注射至神经等。

二、临床表现

青壮年多见,单侧居多。疼痛主要沿坐骨神经由腰部、臀部向股后、小腿后外侧和足外侧放射。疼痛常为持续性钝痛,阵发性加剧,也可为电击、刀割或烧灼样疼痛,行走和牵拉坐骨神经时疼痛明显。根性痛在咳嗽、喷嚏、用力时加剧。

三、实验室与其他辅助检查

影像学检查具有重要地位,包括腰骶椎、骶髂关节 X 线片,脊柱 MRI,脊髓造影加 CT,除临床的盆腔物理诊断外可做盆腔的 CT 或 MRI。

四、诊断要点

(一)症状

临床多见起自腰、臀部、大腿后侧向下放射的持续性或间歇性疼痛,站立、弯腰、咳嗽、打喷嚏时均可使疼痛加重。

(二)体格检查

坐骨神经诸压痛点为阳性,拉塞格征及坐骨神经牵拉征阳性。检查感觉障碍常不明显,或仅在小腿外侧和足部腓神经分布区有感觉障碍。

五、鉴别诊断

(1)急性腰肌扭伤、慢性腰肌劳损、髋关节炎、臀部纤维组织炎等也可引起腰臀及下肢的疼痛,但这些疾病的疼痛和压痛都在局部,并不放射,无感觉障碍、肌力减退、踝反射消失等神经体征。

(2)髂总动脉闭塞或下肢血管闭塞性脉管炎可引起下肢疼痛,但具有皮肤苍白、发冷、动脉搏动消失等表现,不难与本病鉴别。

六、治疗

(一)中医辨证疗法

目前中医辨证治疗本病,常见的有寒湿凝络、湿热侵络、瘀血阻络、肝肾不足等四型。①寒湿凝络:祛寒除湿,温经通络。方药:乌头汤加减。②湿热侵络:清热利湿,舒筋通络。方药:四妙丸加减。③瘀血阻络:活血化瘀,理气止痛。方药:身痛逐瘀汤加减。④肝肾不足:补养肝肾,祛邪通络。方药:独活寄生汤加减。

(二)其他治疗

1.针灸疗法

目前临床医家多根据个人经验取穴或辨证取穴。有学者分析针灸治疗坐骨神经痛的取穴规律表明,针灸治疗坐骨神经痛取穴组方繁杂,重复性低下,是一个亟待解决的问题。

2.针刀疗法

本疗法易掌握,临床疗效确切,门诊即可操作,大大减少了患者的痛苦和住院费用,值得临床推广运用。

3.其他

按摩推拿、灸法、梅花针法、放血疗法、电针疗法、耳穴、穴位埋线、气功、导引等。

(三)西医疗法

1.对症治疗

(1)卧床休息:在严重疼痛的急性期,应卧硬板床休息,尽量减少患肢活动,避免负重,重者需用腰围。

(2)药物治疗:①非甾体抗炎药,如布洛芬、双氯酚酸等应用最广,适合大多数患者,常为治疗本病首选药物;②皮质类固醇药物,如泼尼松、地塞米松等;③维生素类,如维生素 B_1 和 B_{12} 等;④脱水药物,如 20%甘露醇等。

(3)局部理疗:急性疼痛可用超短波、普鲁卡因离子透入、紫外线等。疼痛减轻后,改用感应电、超短波、碘离子导入和各种热疗。

(4)皮质激素硬膜外注射:国内常用醋酸泼尼松龙加利多卡因。对突出型和游离型的有效率高(76%),对膨出型有效率较低(26%)。但最近有文献提出硬膜外注射患者远期并不获益。

(5)神经阻滞术:经多种方法治疗仍有剧痛者,可进行神经阻滞术,依据病变部位和性质,可选用椎管硬膜外、椎管脊神经、椎管神经节、臀部坐骨神经干等部位。

2.病因治疗

应依据病因而选取不同的方法,局部压迫严重且用多种方法无效者,视情况可择期手术。对炎症病变,尽可能依据感染的病原,选用相应的抗炎药物。对骨关节炎或盆腔疾病,也应进行针对性治疗。

3.手术疗法

坐骨神经根性卡压最常见又最严重的原因是腰椎间盘突出或椎管内狭窄。对椎间盘突出症经过非手术疗法仍不能缓解者,必须考虑手术治疗,但要严格掌握手术适应证。常用手术方法有经皮穿刺切割椎间盘、经后路髓核切除术、前路椎间盘切除加椎间植骨术。

4.介入疗法

在具备有外科手术切开适应证的腰椎间盘突出症患者中,单纯的腰椎间盘膨出或突出为介入治疗指征。

(四)中西医结合疗法

正如前述坐骨神经痛的治疗应根据病因分别对待,椎管内或盆腔内肿瘤应首先考虑手术治疗,有腰椎结核则抗痨治疗,此外大部分坐骨神经痛患者可采用中医综合疗法或中西医结合疗法。例如腰椎间盘突出者,急性期可服中药、针灸、牵引及推拿治疗,必要时应用激素和脱水剂,结合睡硬板床休息,一般均能得到缓解。慢性反复发作病例,可作麻醉下重手法推拿,也能使多数患者得到缓解。只有少数突出较严重,神经根粘连较严重的患者需要手术治疗。

七、中西医结合优化选择

针对坐骨神经痛这种反复难愈,影响因素众多的疾病,中西医结合,相辅相成,取长补短,能取得更好的效果。在坐骨神经痛的治疗选择上,不仅要考虑整体观,还要注重个体化治疗,因时、因地、因人,优化选择方案。首先,不论是否进行药物或针灸等传统中医疗法治疗,应当先帮助患者建立健康的生活姿势。其次,对坐骨神经痛的治疗方案选择,首先是考虑患者病情需要,其次结合患者意愿及经济状况。

值得一提的是西方医学越来越认识到康复无药物治疗对于尚未具有手术指征的坐骨神经痛患者是获益的,而中医学众多的传统疗法无疑是较好的选择,因为中医康复疗法以中医学整体观念和辨证论治为指导,在强调整体康复的同时,主张辨证康复。所以中医传统疗法或中药汤剂为主,其他多方法治疗为辅,或西药为辅,可能是一个较好的治疗原则。而中医治疗尤其传统中医康复疗法治疗本病的研究已越来越受到重视,研究者们已经对针灸、推拿等方法治疗进行了广泛探讨和证实,从不同方面揭示了坐骨神经痛的康复治疗的研究方向和临床发展趋势,为提高传统中医康复疗法治疗本病提供了大量的临床经验

(王当惠)

第六节　运动神经元病

运动神经元病是一种病因不明、出现上和/或下运动神经元不可逆性损害的神经系统变性疾病。其病变部位可累及脊髓前角细胞、皮质锥体细胞、脑干后组运动神经元以及锥体束。目前运动神经元病包括肌萎缩侧索硬化、进行性肌萎缩、原发性侧索硬化、进行性延髓麻痹四种类型。肌萎缩侧索硬化 是其最常见的类型,临床主要特征以上、下运动神经元受损并存,临床表现为进行性加重的肌无力、萎缩以及肌束颤动、延髓麻痹、腱反射活跃和锥体束征等,一般不出现眼外肌及括约肌受累。其生存期3~5年,约20%的患者可存活5~10年,大多数患者最终死于呼吸衰竭或严重肺部感染。其年发病率为(1~2)/100 000,患病率为(6~8)/100 000。肌萎缩侧索硬化是神经内科领域里久攻难克的疑难疾病之一,已成为一个全球关注的疾病而受到相关卫生部

门的高度重视,神经病学专家学者们对其相关发病机制和治疗措施进行深入研究探讨,以求对疾病的认识有新的突破。

肌萎缩侧索硬化在中医学中并无对应病名,但其以肌无力、肌萎缩为核心症状,中医归属于"痿病"范畴,尚有四肢拘挛、构音不清表现,而归于"痉病""喑痱"范畴。

一、中医病因病机

传统中医学认为"痿病"与脾、肺、肾、肝密切相关,其病因主要为先天不足、后天失养、饮食劳倦、久病体虚以及外感温热毒邪等,以致五脏虚损,气血亏耗,肌肉筋脉失其濡养而致痿。

致痿主要病机:肺热叶焦,失其宣布;热邪内盛,下烁真阴;脾虚失运或湿热蕴结,互为因果;温热毒邪,灼伤阴津;肝肾阴虚,虚火内炽;津亏血瘀,脉络失养;肾阳不足,肺气虚冷等。一般而言,病变部位在肌肉筋脉,以气血阴阳亏虚为主,派生痰、瘀、风、热诸象。

二、西医病因病理

肌萎缩侧索硬化发病的病因病机尚不清楚,目前相对流行的学说主要包括兴奋性氨基酸毒性学说、分子遗传学说、氧化应激性学说、神经微丝聚集学说以及其他学说等。

(一)兴奋性氨基酸毒性学说

研究表明肌萎缩侧索硬化患者血液和脑脊液中的谷氨酸水平明显高于健康人。而谷氨酸是一种兴奋性神经递质,当其水平过高或异常聚集时可过度刺激谷氨酸受体,导致大量的钙离子内流,激活多种钙依赖的酶系统从而诱导相关的神经元出现病理性死亡。

(二)分子遗传学说

5%～10%的肌萎缩侧索硬化患者具有家族遗传性,其中铜/锌超氧化物歧化酶基因突变观点已被广泛接受。

(三)氧化应激性学说

氧化应激是由于活性氮自由基和氧自由基的产生与清除失衡引起,其中,8-羟基-2-脱氧鸟苷酸为评价 DNA 氧化损伤的重要标志物。在运动神经元病患者脑和脊髓中 8-羟基-2-脱氧鸟苷酸的水平明显高于正常人群,所以这些患者具有更强大的氧化损伤表现。

(四)神经微丝聚集学说

构成神经元细胞骨架的主要成分之一是神经微丝,其对维持运动神经元的正常生存极为重要。当神经细胞体和轴突中的神经微丝异常积聚时,可引起脊髓前角运动神经元轴突的球状化、核周体凝集包涵体、束样神经突肿胀等病理变化,最终导致运动神经元变性、死亡。

(五)其他学说

重金属中毒学说、轴突转运损伤学说、病毒感染、线粒体功能异常学说、炎症反应和非神经细胞作用学说等,但目前均无明显证据支持其相关发病机制。

(六)病理特征

肌萎缩侧索硬化最主要的病理特点是运动神经元选择性丢失,表现为大锥体细胞的消失、脑干和脊髓前角的运动神经元脱失以及皮质脊髓束变性等。

三、临床表现

本病隐袭起病,缓慢进展,早期临床表现多样,一般多为单一部位起病,逐渐进展至另一个部位,少数患者可见两个部位同时起病。约 75% 患者从单侧上肢远端起病,首发症状为手指运动不灵或握力减弱,精细动作笨拙,伴伸腕困难,不久后出现手部小肌肉萎缩,随后逐渐累及上肢近端肌群出现肩胛下垂、举臂无力。

随病情进展,肌无力、肌萎缩可扩展至下肢、躯干及颈部。累及胸锁乳突肌时患者出现转颈、抬头无力;少数病例从下肢起病,肌无力前常先出现肌肉痛性痉挛,后出现垂足、上楼、蹲起动作完成困难,病情加重使患者逐渐丧失行走能力。体格检查可发现受累肢体、躯干部、颈部肌无力以及肌肉萎缩,伴肌束颤动,腱反射通常活跃甚至亢进,病理征阳性等上、下运动神经元损害表现。

延髓麻痹常较晚出现,约 25% 患者以此为首发症状。构音不清常先出现,随病情进展逐渐出现流涎、咀嚼费劲、吞咽困难、进食呛咳,部分患者可出现假性球麻痹症状。体检可发现软腭提升无力、面肌无力、鼓腮困难、咀嚼无力、洼田饮水试验阳性、舌体运动不灵活、舌肌萎缩、束颤、咽反射活跃至亢进、吸吮反射、下颌反射阳性。

患者出现呼吸症状通常较晚,表现为胸闷、呼吸困难、咳嗽无力,甚至端坐呼吸、夜间呼吸困难等,查体可见辅助呼吸肌做功、双肺呼吸音减弱;约 5% 患者合并额颞叶痴呆,表现为认知功能减退及人格障碍。本病不累及眼外肌及括约肌。小部分患者发病初期有麻木、疼痛等主观感觉异常,但无客观感觉障碍,可能与周围神经嵌压有关。

四、实验室和其他辅助检查

(一)神经电生理检查

1.神经传导测定

早期远端运动潜伏期以及神经传导速度正常,随病情发展,复合肌肉动作电位波幅出现明显降低,传导速度有轻度减慢,但感觉神经传导测定一般正常。肌肉明显萎缩时,相应神经可见 F 波出现率下降,F 波传导速度相对正常。

2.同芯针肌电图检查

呈进行性失神经表现,如纤颤电位、束颤电位、正锐波。慢性失神经表现,如运动单位电位的时限增宽、波幅增高,多相波增多,大力收缩时运动单位募集减少,波幅增高,严重时呈单纯相。当同一肌肉肌电图出现进行性失神经、慢性失神经共存时,对于诊断具有重要价值。

对于临床怀疑本病,需要间隔 3 个月对患者随访复查。电生理检查结果应紧密结合临床表现分析。

(二)神经影像学检查

影像学检查不作为确诊本病的依据,但有助于鉴别、排除其他结构性损害的疾病。例如脑干、颅底、脊髓或椎管导致上和/或下运动神经元病变时,MRI 检查支持相应部位病变。约 40% 肌萎缩侧索硬化的磁共振 T2 加权或弥散张量序列上可发现锥体束走行部位的异常信号。

(三)肌肉活检

目前肌肉活检不作为本病的诊断依据。只有当临床、电生理或实验室检查发现不典型改变而怀疑其他疾病时,如包涵体肌炎,肌活检才有价值。

五、诊断要点

诊断标准

1.肌萎缩侧索硬化的诊断条件

(1)病情进行性发展,通过详细病史、神经系统体查或电生理检查,证实症状或体征在一个区域内进行性发展,或从一个区域发展到其他区域。

(2)临床、神经电生理或病理检查证实有下运动神经元受累的证据。

(3)临床体检证实有上运动神经元受累的证据。

(4)排除其他疾病。

2.肌萎缩侧索硬化的诊断分级

(1)临床确诊肌萎缩侧索硬化:通过临床或神经电生理检查,证实4个区域中至少有3个区域存在上、下运动神经元同时受累的证据。

(2)临床拟诊肌萎缩侧索硬化:通过临床或神经电生理检查,证实4个区域中至少有2个区域存在上、下运动神经元同时受累的证据。

(3)临床可能肌萎缩侧索硬化:通过临床或神经电生理检查,证实仅有1个区域存在上、下运动神经元同时受累的证据,或者在2或以上区域仅有上运动神经元受累的证据。已经行影像学和实验室检查排除了其他疾病。

六、鉴别诊断

在肌萎缩侧索硬化的诊断过程中,根据症状和体征的不同,需要与多种疾病进行鉴别,常见的有脊髓型颈椎病、多灶性运动神经病、肯尼迪病、平山病、脊肌萎缩症等。

(一)脊髓型颈椎病

由颈椎病变而出现脊髓和/或神经根症状,可表现为颈部酸痛、上肢节段性肌无力和肌萎缩、下肢痉挛性瘫痪,查体可见腱反射活跃、双侧病理征阳性,多伴有感觉障碍。但脊髓型颈椎病无延髓症状,肌电图提示局限于颈段的神经源性损害,而胸锁乳突肌肌电图检查无异常,颈部CT或MRI可见与症状相对应的颈椎病变或脊髓受压表现。

(二)多灶性运动神经病

多灶性运动神经病是免疫介导的周围神经病,中年男性多见,典型表现为以手部小肌肉不对称性无力、萎缩起病,逐渐累及上肢近端,受累肌分布呈多数单神经病的特点,无延髓症状以及锥体束征,周围神经可发现非嵌压部位的运动神经传导阻滞,约半数患者血清中抗神经节苷脂抗体阳性,运用免疫球蛋白或免疫抑制剂可取得疗效。

(三)肯尼迪病

肯尼迪病是一种遗传性运动神经元病,多见于中年男性,缓慢病程,临床表现可有延髓症状、肌无力、肌萎缩,但无上运动神经元受累症状,常伴内分泌紊乱如乳房发育、少精症,肌电图除神经源性损害外,可涉及感觉神经受累,基因检测发现CAg重复序列异常增加可确诊。

(四)平山病

平山病是一种良性自限性下运动神经元疾病,多见于男性青少年,以单侧或双侧手及前臂不对称性肌无力、萎缩,通常在数年后静止,是由于椎体和脊膜生长不平衡,曲颈时颈髓硬膜囊以及韧带压迫脊髓导致脊髓前角细胞缺血所致。过屈位颈髓MRI提示下颈段颈髓前移、受压变扁平等表现。

(五)脊肌萎缩症

脊肌萎缩症是一组通常发生于婴儿、儿童或青少年的常染色体隐性遗传病,认为是由于*SMN*基因缺失致前角细胞变性,病程缓慢,临床主要表现有局限性的肌无力、肌萎缩和肌束颤动,一般无锥体束征以及延髓症状,基因检测可明确诊断。

七、治疗

至今尚无有效的方法治愈肌萎缩侧索硬化,目前提倡采取综合性的方案可改善患者生存质量。根据患者的具体表现,选用不同的治疗手段,包括中医辨证处方、中药制剂及传统外治法等治疗方案;对于呼吸肌受累或吞咽明显困难者,应无创辅助通气或经皮胃造瘘术治疗以提高临床疗效。

(一)辨证治疗

本病临床证型以虚为主,涉及脾、肺、肾、肝等脏。实者以湿热多见,以清热燥湿通络为主,虚者以脾、肺、肾、肝亏虚为主,治疗以益气扶正为主。由于本病的证候处于动态演变,临证之时,可根据病情变化,灵活运用。

1.湿热浸淫

治法:清热燥湿,化浊通络。方药:三仁汤合四妙散加减。

2.脾气亏虚

治法:益气健脾,补中强肌。方药:补中益气汤加减。

3.肺脾两虚

治法:健脾益肺,固护宗气。方药:健脾益肺方加减。

4.肝肾阴虚

治法:滋阴柔筋,补益肝肾。方药:左归丸加减。

5.脾肾阳虚

治法:温肾健脾,荣血养肌。方药:右归丸加减。

(二)其他治疗

1.中成药

(1)金水宝胶囊:功能补益肺肾,秘精益气,主治肺肾两虚者,适用于神疲乏力,少气懒言,久咳虚喘者,每次3粒,每天3次,4周为1个疗程。

(2)龟鹿补肾胶囊:功能益气养血,补肾壮骨,用于身体虚弱,精神疲乏,腰腿酸软者,每次2粒,每天3次,4周为1个疗程。

(3)六味地黄丸:功能补肾益肝,主治肝肾阴亏者,每次8粒,每天3次,4周为1个疗程。

(4)黄芪注射液:功能益气扶正,主治气虚明显者,每次10~20 mL,静脉滴注,每天1次,2周为1个疗程。

2.穴位注射

对于气虚或兼夹血瘀患者,可用黄芪注射液或当归注射液注射足三里、阳陵泉。

3.捏脊疗法

对各证型患者,可采取捏脊疗法,具有促进气血运行,疏通经络,调整阴阳作用。

(三)西医治疗

1.药物治疗

(1)利鲁唑:该药是通过大型临床研究证实可延长肌萎缩侧索硬化患者存活时间以及推迟气管切开时间的药物,适用于轻、中症的肌萎缩侧索硬化患者。当已经使用有创呼吸机辅助通气的肌萎缩侧索硬化患者,不建议继续服用利鲁唑。

(2)其他药物:肌酸、辅酶Q10、维生素E、睫状神经营养因子、胰岛素样生长因子等,但在临床研究中均未能证实有效。

2.呼吸支持

(1)建议有条件者定期检查肺功能。

(2)咳嗽无力、难以自主排痰者,使用吸痰器或人工辅助咳嗽,减少呼吸道分泌物。

(3)双水平正压通气的使用。无创通气的指征包括端坐呼吸、最大吸气压力<6 kPa、用力吸气鼻内压<4 kPa、用力肺活量<70%、夜间血氧饱和度降低等。

(4)患者病情进一步恶化,二氧化碳分压<6.7 kPa,无创通气不能维持血氧饱和度>90%,或分泌物过多无法排出有堵塞气道可能时,运用有创呼吸机辅助呼吸。

3.营养管理

(1)对于能够正常进食者,应提倡均衡饮食。

(2)对于吞咽困难者,宜高蛋白、高热量饮食以保证营养摄入;对于咀嚼费力、吞咽困难的患者,可以改变饮食的质地,建议进食软食、半流食、少食多餐;对于肢体或颈部无力者,可调整进食姿势或使用进食器具辅助用餐。

(3)对于吞咽困难、体重下降明显、脱水或存在呛咳误吸高风险的患者,应尽早行经皮内镜胃造瘘术。建议经皮胃造瘘术应在用力肺活量>50%时进行。对于拒绝或无法行经皮胃造瘘术者,可采用鼻胃管进食。

4.综合治疗

在本病各个阶段,患者可出现如流涎、焦虑、抑郁、失眠、交流困难、构音障碍、肢体痉挛、疼痛等,应根据具体情况,予以针对性地指导和治疗,选择适当的药物、辅助设施以及心理调节,提高其生活质量,预防各类并发症。

八、中西医结合优化选择

针对肌萎缩侧索硬化这种病因、病机尚不明确的疑难疾病,中西医结合,相辅相成,取长补短,在一定程度上可控制病情进展、延长生存期、提高其生活质量。

患者的生存期仅3～5年,利鲁唑可延长患者存活时间以及推迟气管切开时间。近年来中医药治疗的应用逐渐增多,其疗效在一定程度上可改善患者某些不适症状。中医认为本病的基本病机是肺、脾、肾、肝等脏腑的虚损,其中又以脾气亏虚为主,故本病辨证治疗均重视脾胃,立足于脏腑辨治基础上,着眼于补益肝肾、健脾益肺,使脾健肾充,肝得滋养,气血生化有源,肌骨筋肉得养而强壮,达到改善症状的作用。本病常由虚致实,由实致虚,而成虚实错杂之证,病程中可夹杂湿、热等病邪,酌情选用祛湿、清热之品而选用不同方药。针对疾病不同阶段,选择捏脊、中药外洗、穴位注射等不同的中医特色外治方法,同时注重患者早期生活饮食调理、起居调护、情志调节等,充分发挥中医对疾病个体化诊治的优势和特色。

肌萎缩侧索硬化临床表现多样,中西医结合应该做到有序治疗。当出现言语不清时,可配合中医传统疗法如针灸"醒脑开窍法"、中医吐纳疗法等,辅以言语功能训练;吞咽困难者,针灸可选用廉泉、百会等穴位,辅以吞咽功能训练;呼吸困难者,可中医吐纳疗法,辅以无创通气或者有创辅助通气;患者合并情绪障碍如抑郁、焦虑,可予调节情志,配合中医五音疗法。

总之,注重、加强多学科之间的合作,建立并形成一个包括神经科、营养科、消化科、呼吸科、精神科、康复科及中医传统疗法科等多学科紧密协作的团队,尽可能从早期采取包括中医药、营养支持、吞咽及呼吸功能评估与支持、情志调节等综合治疗方案,控制疾病进展,提高生存质量,预防相关并发症。

（王当惠）

参 考 文 献

[1] 刘新红,张龙,孟庆菊.神经内科临床与康复[M].上海:上海交通大学出版社,2023.

[2] 胡春荣.神经内科常见疾病诊疗要点[M].北京:中国纺织出版社,2022.

[3] 郭道林,李宛真,李琳,等.现代神经内科疾病诊治新进展[M].上海:上海科学技术文献出版社,2023.

[4] 魏佳军,曾非.神经内科疑难危重病临床诊疗策略[M].武汉:华中科技大学出版社,2021.

[5] 金琦.内科临床诊断与治疗要点[M].北京:中国纺织出版社,2021.

[6] 黄佳滨.实用内科疾病诊治实践[M].北京:中国纺织出版社,2021.

[7] 张卓伯,徐严明.神经内科疑难病例解析[M].北京:科学出版社,2022.

[8] 徐燕.中医良方大典[M].上海:上海科学普及出版社,2021.

[9] 赵淑堂.临床内科常见病理论与诊断精要[M].哈尔滨:黑龙江科学技术出版社,2021.

[10] 夏健,陈华,袁叶.神经内科疾病全病程管理[M].北京:化学工业出版社,2022.

[11] 唐北沙,李延峰.神经变性病学[M].北京:人民卫生出版社,2021.

[12] 王维治.神经病学[M].北京:人民卫生出版社,2021.

[13] 王为光.现代内科疾病临床诊疗[M].北京:中国纺织出版社,2021.

[14] 徐运,蒲传强,崔丽英.脑卒中内科治疗[M].北京:人民卫生出版社,2021.

[15] 王岩.护理基础与临床实践[M].北京:化学工业出版社,2021.

[16] 崔丽英,彭斌.北京协和医院神经科疑难罕见病例解析[M].北京:人民卫生出版社,2021.

[17] 刘玮.现代内科学诊疗要点[M].北京:中国纺织出版社,2022.

[18] 傅瑜,孔小轶.神经系统与危重症疾病相关交叉学科病例精粹[M].北京:北京大学医学出版社,2021.

[19] 孙雪茜,梁松岚,孙责,等.内科常见病治疗精要[M].北京:中国纺织出版社,2022.

[20] 张鸣青.内科诊疗精粹[M].济南:山东大学出版社,2021.

[21] 谢海波.中医内科病诊疗与处方[M].北京:化学工业出版社,2021.

[22] 徐玮,张磊,孙丽君,等.现代内科疾病诊疗精要[M].青岛:中国海洋大学出版社,2021.

[23] 高娟,王佩,魏爱爱.临床神经内科诊疗必备[M].上海:上海交通大学出版社,2023.

[24] 杨智,董齐,杨帆.神经内科诊疗技术与临床实践[M].北京:中国纺织出版社,2023.

[25] 刘玉洁.神经内科临床治疗最新进展[M].上海:上海科学普及出版社,2023.

［26］刘江波,徐琦,王秀英.临床内科疾病诊疗与药物应用［M］.汕头:汕头大学出版社,2021.

［27］徐化高.现代实用内科疾病诊疗学［M］.北京:中国纺织出版社,2021.

［28］陈强,李帅,赵晶,等.实用内科疾病诊治精要［M］.青岛:中国海洋大学出版社,2022.

［29］张海海.急危重症诊疗实践［M］.济南:山东大学出版社,2021.

［30］刘晓明,郝园园,魏玉成,等.临床中西医结合治疗内科疾病［M］.哈尔滨:黑龙江科学技术出版社,2022.

［31］王刚.神经病学诊断思路［M］.上海:上海交通大学出版社,2022.

［32］章悦,王蓓.神内病例拍案惊奇［M］.长沙:中南大学出版社,2022.

［33］张士亮.神经内科疾病诊断与治疗［M］.天津:天津科学技术出版社,2023.

［34］张海波,张娜,宋伟慧,等.神经内科诊治思维与临床实践［M］.上海:上海科学技术文献出版社,2023.

［35］刘静.神经内科疾病临床诊治与康复［M］.青岛:中国海洋大学出版社,2023.

［36］刘明生.周围神经和肌肉超声成像在神经肌肉病诊断中应用［J］.中国现代神经疾病杂志,2023,23(9):771-774.

［37］张绿明,万志荣,王桂华,等."燕尾征"消失对帕金森病、原发性震颤及帕金森病叠加综合征的诊断价值［J］.临床神经病学杂志,2021,34(3):194-197.

［38］马丽芳,刘若凡,唐璐,等.面部起病的感觉运动神经元病临床特点及治疗分析［J］.中风与神经疾病杂志,2021,38(4):340-344.

［39］张启明,谢昀.美索巴莫注射液治疗急性坐骨神经痛的疗效及安全性研究［J］.转化医学杂志,2021,10(6):371-373.

［40］刘露.神经内科患者长期留置鼻饲管的护理方法研究［J］.黑龙江科学,2022,13(12):89-91.